# Vertrauen und die Suche nach Gesundheitsinformationen

W0269472

Elena Link

# Vertrauen und die Suche nach Gesundheitsinformationen

Eine empirische Untersuchung des Informationshandelns von Gesunden und Erkrankten

Mit einem Geleitwort von Frau Prof. Dr. Eva Baumann

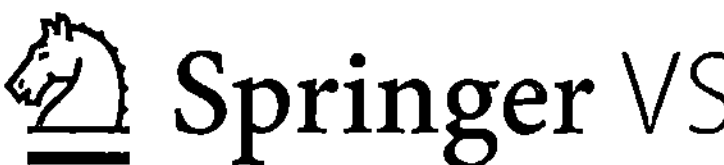 Springer VS

Elena Link
Institut für Journalistik/Kommunikation
Hochschule Hannover
Hannover, Deutschland

Zugl.: Hannover, Hochschule für Musik, Theater und Medien, Dissertation, 2018

Ergänzendes Material zu diesem Buch finden Sie auf http://extras.springer.com.

ISBN 978-3-658-24910-6        ISBN 978-3-658-24911-3   (eBook)
https://doi.org/10.1007/978-3-658-24911-3

Die Deutsche Nationalbibliothek verzeichnet diese Publikation in der Deutschen National-
bibliografie; detaillierte bibliografische Daten sind im Internet über http://dnb.d-nb.de abrufbar.

Springer VS
© Springer Fachmedien Wiesbaden GmbH, ein Teil von Springer Nature 2019
Das Werk einschließlich aller seiner Teile ist urheberrechtlich geschützt. Jede Verwertung, die
nicht ausdrücklich vom Urheberrechtsgesetz zugelassen ist, bedarf der vorherigen Zustimmung
des Verlags. Das gilt insbesondere für Vervielfältigungen, Bearbeitungen, Übersetzungen,
Mikroverfilmungen und die Einspeicherung und Verarbeitung in elektronischen Systemen.
Die Wiedergabe von Gebrauchsnamen, Handelsnamen, Warenbezeichnungen usw. in diesem
Werk berechtigt auch ohne besondere Kennzeichnung nicht zu der Annahme, dass solche
Namen im Sinne der Warenzeichen- und Markenschutz-Gesetzgebung als frei zu betrachten
wären und daher von jedermann benutzt werden dürften.
Der Verlag, die Autoren und die Herausgeber gehen davon aus, dass die Angaben und Informa-
tionen in diesem Werk zum Zeitpunkt der Veröffentlichung vollständig und korrekt sind.
Weder der Verlag, noch die Autoren oder die Herausgeber übernehmen, ausdrücklich oder
implizit, Gewähr für den Inhalt des Werkes, etwaige Fehler oder Äußerungen. Der Verlag bleibt
im Hinblick auf geografische Zuordnungen und Gebietsbezeichnungen in veröffentlichten Karten
und Institutionsadressen neutral.

Springer VS ist ein Imprint der eingetragenen Gesellschaft Springer Fachmedien Wiesbaden GmbH
und ist ein Teil von Springer Nature
Die Anschrift der Gesellschaft ist: Abraham-Lincoln-Str. 46, 65189 Wiesbaden, Germany

# Danksagung

Auf dem Weg bis zum Abschluss meiner Promotion haben mich viele Menschen unterstützt, sowohl fachlich als auch persönlich, sodass ich diese Gelegenheit nutzen möchte, um mich herzlich bei ihnen zu bedanken.

Zunächst gilt ein besonderer Dank meinen Betreuern: Vor allem möchte ich mich bei Prof. Dr. Eva Baumann bedanken, die nicht nur mein Interesse an der Gesundheitskommunikation geweckt hat, sondern mir in Form von theoretischen, methodischen und strukturellen Impulsen viele wertvolle Anregungen für meine Arbeit gegeben und sich immer Zeit für anregende Diskussionen genommen hat. Neben dem wertvollen fachlichen Austausch, ist es aber auch der zwischenmenschliche Umgang, der unsere Zusammenarbeit für mich besonders macht und daher bedanke ich mich an dieser Stelle für die schöne, bereichernde und inspirierende gemeinsame Zeit.

Mein Dank gilt zudem Prof. Dr. Christoph Klimmt für sein hilfreiches Feedback von den ersten Ideen bis zur Finalisierung der Arbeit, die Freiheit meinen eigenen Weg zu gehen und die Chance meine Ideen im Projekt Biofabrication for NIFE umsetzen zu können. Bei allen beteiligten WissensschaftlerInnen des Projektverbundes bedanke mich für die organisatorische Unterstützung. Ein besonderer Dank gilt dem Annastift und Prof. Dr. Henning Windhagen ebenso wie den interessierten PatientInnen und den Studierenden im Projektseminar, die mich bei der Realisierung der qualitativen Leitfadengespräche unterstützt haben.

Besonders erwähnen möchte ich auch Prof. Dr. Helmut Scherer, von dem ich viel lernen durfte und von dessen Engagement ich profitiert habe. Ein besonderer Dank geht auch an Prof. Dr. Daniela Schlütz, die mich bei Höhen und Tiefen unterstützt, mir neue Impulse gegeben und herzlichen Zuspruch für mich hatte.

Meinen Kolleginnen und Kollegen am Institut für Journalistik und Kommunikationsforschung danke ich für die angenehme Arbeitsatmosphäre, die gegenseitige Motivation, wertvollen fachlichen Input, gemeinsame Zeit für Diskussionen und emotionalen Zuspruch. Besonders danken möchte ich Katharina Emde-Lachmund, Sophie Bruns, Jule Scheper, Katharina Knop-Hülß, Stefanie Wahl und Doreen Reifegerste für offene Ohren, seelischen Beistand sowie fachliche Unterstützung. Zudem gilt mein Dank auch Corinna Kastner und Ines Schumann, die meine Arbeit akribisch korrekturgelesen haben.

Ein besonderer Dank gilt auch meinen lieben Freundinnen Alena Bauer, Daniela Charrier, Anna Fricke und (in ihrer Doppelrolle) Katharina Emde-Lachmund, die stets ihre Hilfe angeboten haben, kurzfristig Kapitel korrekturgelesen haben, mich ermutigten, mitfieberten und für Ablenkung sorgten. Neben all dieser Unterstützung bedanke ich mich aber auch für ihr Verständnis, wenn die gemeinsame Zeit manchmal etwas zu kurz kam.

Ohne den Rückhalt meiner Familie und Freunde wäre der Weg sicherlich viel beschwerlicher gewesen. Daher möchte ich am Schluss den wichtigsten Menschen meines Lebens danken: Benjamin Stegemann danke ich für seine Begleitung auf meinem Weg, gelungene Ablenkung und schöne Stunden abseits der Arbeit, Aufforderungen zur Prokrastination und gleichzeitiges Verständnis für späte Feierabende.  Ein ganz herzliches Dankeschön ist an meine Familie gerichtet, die mich bedingungslos unterstützen. Sie haben mir in den vergangenen Jahren stets Halt gegeben, mich auf jedem Schritt begleitet, mir viele liebe Gedanken geschickt und die Daumen gedrückt. Dieses Werk ist euch gewidmet.

# Geleitwort

„Vertrauen ist der Anfang von allem." Dies ist kein Zitat eines berühmten Dichters oder Denkers, sondern der Werbeslogan einer großen Bank in den 1990ern. So wenig sich dieser Satz als tragfähig für die Branche erwies, für so treffend ist er, wenn es um ein Dissertationsvorhaben geht. Wer eine Promotion als den für die wissenschaftliche Laufbahn so zentralen und im Hochschulgesetz verankerten „Nachweis der Befähigung zu vertiefter selbständiger wissenschaftlicher Arbeit" bereits erbracht hat oder damit befasst ist, wird diesen Balanceakt zwischen ‚Kontrolle behalten' und ‚Kontrolle abgeben' gut kennen.

Dabei gilt es, nicht nur dem gewählten Thema und den eigenen Daten zu vertrauen, sondern auch den Betreuerinnen und Betreuern, den Kolleginnen und Kollegen, der Familie und den Freundinnen und Freunden, die einen auf diesem mehrjährigen Weg begleiten. In erster Linie geht es aber um Vertrauen in sich selbst, in die eigene Motivation und die eigenen Fähigkeiten. Dass Vertrauen für soziale Interaktion zentral ist und wie komplex die Bezüge zwischen Vertrauen und dem Informationshandeln sind, wird an vermutlich kaum einer kommunikationswissenschaftlichen Arbeit so deutlich, wie an der vorliegenden Dissertationsschrift, die der Bedeutung von Vertrauen für das Informationshandeln im Kontext von Gesundheit und Krankheit auf den Grund geht.

Herausgearbeitet wird zunächst, dass Vertrauen meint, Verantwortung und Kontrolle an Dritte zu delegieren, um die eigene Unsicherheit und Verletzlichkeit akzeptieren und somit die situative Unsicherheit überwinden und sich jene Unterstützung zu verschaffen, die die eigene Handlungsfähigkeit wiederherzustellen hilft. Gerade im Krankheitsfall, der durch bisweilen extreme Unsicherheit und Besorgnis gekennzeichnet ist, ist die Bereitschaft, sich auf Andere zu verlassen und Verantwortung abzugeben elementar. Entsprechend geht die Arbeit zunächst den Faktoren der Entstehung von Vertrauenseinstellungen im Gesundheitskontext auf den Grund.

Im Mittelpunkt steht jedoch schließlich, was der Akt des Vertrauens für soziale Interaktionen im Allgemeinen und Informations- und Kommunikationshandeln im Krankheitsfall im Speziellen bedeutet. Denn hier werden in einer von Unsicherheit und emotionaler Belastung geprägten situativen individuellen Problemlage nicht nur Entscheidungen mit bisweilen nachhaltig lebensverändernder Tragweite getroffen, auch stellen die asymmetrischen Kommunikationsbeziehungen zwischen Expertinnen und Experten auf der einen Seite und Patientinnen und Patienten auf der anderen Seite eine mit Blick auf die heute sehr an Bedeutung gewonnene informierten Entscheidungsfindung besondere Herausforderung dar, für die eine entsprechende Informationsgrundlage unab-

dingbar ist. Jedoch stellt dies die Menschen – selbst bei hohem Informations-
und Unterstützungsinteresse und -bedürfnis – vor die Aufgabe, den eigenen
Informationsbedarf nicht nur zu erkennen und zu konkretisieren, adäquate
Quellen zu finden und die Inhaltsqualität der Informationen zu bewerten, sondern diese auch dahingehend zu prüfen, ob sie auf die eigene Situation übertragbar sind. Für Situationen dieser Art nimmt die Inanspruchnahme der Unterstützung durch eine Vertrauensinstanz eine Schlüsselrolle ein, und Vertrauen
entscheidet darüber, ob ein Arzt bzw. eine Ärztin oder andere Vertrauensinstanzen wie zum Beispiel „Doktor Google" in Anspruch genommen werden.

Die Autorin nimmt eine konsequente Prozessperspektive ein und modelliert
das gesundheitsbezogene Informations- und Kommunikationshandeln von den
persönlichen und situativen Hintergründen und Auslösern ausgehend über die
in der Situation aktualisierten Einstellungen, die individuelle Zielformulierung
und Entwicklung einer Handlungsstrategie bis zur Entscheidung über die Zuwendung zu einer oder mehreren medialen oder interpersonalen Informationsquellen.

Die Arbeit ist ein Zeugnis eigenständiger wissenschaftlicher Leistungsfähig-
keit nicht nur auf der Theorieebene, auf der sie verschiedene Wissenschaftsdis-
ziplinen und Forschungsparadigmen integriert, und auf empirischer Ebene mit
einem komplexen Mehrmethodendesign, das qualitative und quantitative Elemente auf höchstem Niveau kombiniert, sondern vor allem in der problembe-
zogenen Integration von Theorie und Empirie. So liegen die Verdienste dieser
lesenswerten Arbeit ebenso in der kommunikationswissenschaftlichen Grundla-
genarbeit wie in der Nutzbarmachung des im Gesundheitskontext so zentralen
Vertrauenskonstruktes für das Feld der Gesundheitskommunikation.

Und schließlich hat die Kernfrage nach der Rolle von Vertrauen auch damit
zu tun, was die empirische Sozialwissenschaft ausmacht. Es geht um den Umgang mit Zweifel an vorhandenem Wissen, der uns auf der Suche nach neuen,
noch so kleinen Erkenntnisbausteinen antreibt. Und dabei müssen wir auch
immer unsere eigene Unsicherheit als Wissenschaftlerinnen und Wissenschaftler
managen. Wie wichtig es dabei – gerade innerhalb des hochkompetitiven Wis-
senschaftssystems – ist, auch Vertrauensbeziehungen zueinander aufzubauen
und zu pflegen, wird auch jede und jeder nachvollziehen können, die bzw. der
sich hierin bewegt.

Elena Link auf diesem Weg zu begleiten, war und ist mir eine große Freude
und Ehre.

Eva Baumann

# Inhaltsverzeichnis

*Der Anhang zu diesem Buch ist unter http://extras.springer.com frei verfügbar.*

# Abbildungsverzeichnis

# Tabellenverzeichnis

# Zusammenfassung

Gesundheitliche Beschwerden gehen damit einher, dass Betroffene mit subjektiven Unsicherheiten konfrontiert sind. Zur Bewältigung dieser Unsicherheiten können verschiedene Formen des gesundheitsbezogenen Informationshandelns dienen (Brashers, 2001). Dabei sind für die Unsicherheitsbewältigung Kommunikationsbeziehungen und die Auswahl subjektiv nützlicher Informationen z. B. von ärztlichem Fachpersonal oder medialen Informationsquellen bedeutsam. Eine weitere Strategie um Unsicherheiten zu bewältigen stellt Vertrauen dar. Es ist als die Bereitschaft zu verstehen, Verantwortung an Dritte abzugeben und eine bedeutungsvolle Interaktion einzugehen (Mayer et al., 1995). Entsprechend diesem Verständnis ist anzunehmen, dass Vertrauen ein konstituierendes Merkmal von Kommunikationsbeziehungen darstellt und folglich Einfluss auf das Informationshandeln nimmt. Vor diesem Hintergrund integriert die Arbeit die theoretischen Perspektiven des Unsicherheitsmanagements und Vertrauens und verfolgt dabei die Zielsetzung die Rolle von Vertrauen für das gesundheitsbezogene Informationshandeln zu identifizieren.

Zur empirischen Modellspezifikation und -prüfung dienen qualitative Leitfadengespräche im Krankheitskontext Arthrose und eine repräsentative Befragung der deutschen InternetnutzerInnen. Zunächst verdeutlicht die qualitative Modellspezifikation, dass Vertrauen sowohl als Strategie des Unsicherheitsmanagement, als Einflussfaktor der Zuwendung und Deutung sowie als Anlass der kombinierten Nutzung verschiedener Informationsquellen fungiert. Die quantitative Studie integriert für die Modellprüfung Vertrauen in das Perceived Risk Information Seeking Model (Kahlor, 2010). Die Intention zur Informationssuche im Internet wird fokussiert und mittels des Vertrauens in Online-Informationen und ärztlichem Fachpersonal erklärt. Die Überprüfung zeigt, dass hohes Vertrauen in Online-Informationen die Einstellung zur Suche verbessert und geringes Vertrauen in ärztliches Fachpersonal zu den Auslösern der Online-Informationssuche zählt.

Die Erkenntnisse der Arbeit verdeutlichen den hohen Stellenwert die kombinierte Nutzung unterschiedlicher Vertrauensinstanzen abzubilden und Perspektiven der interpersonalen Kommunikation und Massenkommunikation stärker zu integrieren. Dabei ist Vertrauen ein Bindeglied, das eine zusätzliche Informationssuche in alternativen Quellen mehr oder weniger notwendig erscheinen lässt. Zudem verdeutlicht die Arbeit, dass das Informationshandeln und die Rolle des Vertrauens von situativen Faktoren wie dem Gesundheitszustand der Vertrauenden geprägt werden und folglich unterschiedliche Gruppen der Vertrauenden unterschieden werden müssen.

# Summary

Health complaints are accompanied by the fact that those affected are confronting subjective uncertainties. To deal with these uncertainties, individuals can deploy different strategies for seeking health information that are based on communication relations, and their choice of subjectively useful information provided by, for example, health professionals or media sources, is of particular importance. Trust serves as another strategy for coping with uncertainty. It can be understood as the willingness to assign responsibility to a third party and engage in a meaningful interaction (Mayer et al., 1995). Moreover, trust is a characteristic of communication relations and therefore also influences information-seeking behaviors. Against this background, this thesis integrates the theoretical perspectives of uncertainty management and trust, and identifies the role of trust in health-related information-seeking behavior.

The empirical specification and testing of the role of trust were based on qualitative interviews in the medical context of osteoarthrosis and a representative survey of German internet users. The results of the qualitative study show that trust functioned as a strategy of uncertainty management as well as a driver for using and interpreting different information sources. In addition, trust was a reason for using a combination of different information sources. To test the model, the quantitative study integrated trust in the Perceived Risk Information-Seeking Model (Kahlor, 2010), and the intention to seek information on the internet was brought into focus. Trust in online information and health professionals served as an explanation for this kind of information-seeking behavior. The results show that a high level of trust in online information improves the attitude towards the search, whereas a low level of trust in health professionals can be seen as the trigger for searching the internet for information.

The findings of this thesis highlight the great significance of theoretically and empirically investigating the combined usage of different information sources. In addition, the different perspectives on interpersonal communication and mass communication must be further integrated. For that matter, trust can serve as a link that emphasizes the necessity of searching for additional information in alternative sources to a greater or lesser extent. Moreover, this thesis highlights that the information-seeking behavior and the role of trust are influenced by situational factors, such as the trustee's state of health, which means that different groups of trustees need to be differentiated.

# 1. Einleitung

## 1.1 Forschungsinteresse

Die Diagnose einer Erkrankung stellt für die Betroffenen eine bedrohliche und belastende Erfahrung dar, lässt vormals Wichtiges belanglos erscheinen und bringt **hohe Unsicherheiten** mit sich. Die subjektiv wahrgenommenen Unsicherheiten beziehen sich beispielsweise auf die zahlreichen Entscheidungsnotwendigkeiten, die lebensverändernde Konsequenzen haben können. Hinzu kommt, dass die eigene Wissensbasis häufig als unzureichend erlebt wird und somit eine hohe wahrgenommene Abhängigkeit von dem Rat und der Hilfe von ÄrztInnen oder anderen Informationsquellen besteht. Die Abhängigkeit wird zusätzlich dadurch verstärkt, dass Betroffene nur begrenzt in der Lage sind zu beurteilen, ob medizinische Empfehlungen und Gesundheitsinformationen aus den unterschiedlichen Quellen verlässlich sind. PatientInnen sind somit nach einer Diagnose häufig nicht nur verunsichert, sondern auch verletzlich.

Für den Umgang mit subjektiv wahrgenommenen Unsicherheiten stellt das **gesundheitsbezogene Kommunikations- und Informationshandeln** eine wichtige Bewältigungsstrategie dar (Barbour, Rintamaki, Ramsey, & Brashers, 2012; Brashers, 2001; Lee & Hawkins, 2010). Das Informationshandeln kann als Prozess (Galarce, Ramanadhan, & Viswanath, 2011) beschrieben werden, der durch Unsicherheiten als situative Auslöser von Informationsbedürfnissen angestoßen wird. Um diese zu befriedigen, findet in Abhängigkeit von der spezifischen Form der Unsicherheit, ihrer Bewertung und der damit verbundenen Zielsetzung des Unsicherheitsmanagements, die Wahl einer bestimmten Strategie der Informationssuche oder -vermeidung statt. Diese manifestiert sich in der Zuwendung zu einer oder mehreren Quellen für Gesundheitsinformationen und der Deutung dieser Informationen. Das Unsicherheitsmanagement gilt als erfolgreich, wenn die individuelle Zielsetzung erreicht worden ist. Dies kann sowohl die Reduktion als auch die Aufrechterhaltung von Unsicherheiten bedeuten. Für den **Erfolg des Unsicherheitsmanagements** ist die Auswahl subjektiv nützlicher Quellen und Informationen bedeutsam. Jedem oder jeder Einzelnen stehen dafür eine Vielzahl verschiedener Quellen wie ärztliches Fachpersonal, mediale Informationsangebote oder das soziale Umfeld zur Verfügung, die für den erfolgreichen Umgang mit subjektiven Unsicherheiten entscheidend sind. Statt sich auf einzelne Informationsquellen zu verlassen, konsultieren Gesundheitsinteressierte und PatientInnen meist mehrere Quellen (Baumann, 2006; Hesse et al., 2005; Walsh et al., 2010). Der Prozess des Informationshandelns umfasst somit nicht nur einzelne Nutzungssequenzen, sondern bezieht

© Springer Fachmedien Wiesbaden GmbH, ein Teil von Springer Nature 2019
E. Link, *Vertrauen und die Suche nach Gesundheitsinformationen*,
https://doi.org/10.1007/978-3-658-24911-3_1

sich auch auf das Zusammenspiel der Nutzung verschiedener Informationsquellen, die im selben Unsicherheitskontext verortet sind (Ruppel & Rains, 2012; Scherer, 1997; Slater, 2007). Die PatientInnen gehen also nicht nur mit einer Informationsquelle, sondern mit unterschiedlichen Quellen eine Kommunikationsbeziehung ein.

Vor dem Hintergrund der hohen **Bedeutung dieser Kommunikationsbeziehungen** zu unterschiedlichen Informationsquellen zeigt sich, dass im Zuge der dargestellten Perspektive auf die Bewältigung subjektiver Unsicherheiten (Brashers, 2001) die Eigenschaften dieser Beziehungen bisher unberücksichtigt bleiben. Dabei ist anzunehmen, dass die Entscheidung, welchen Quellen man sich in bestimmen Situationen zuwendet und ihnen damit auch das Potenzial zuschreibt, Unsicherheiten zu bewältigen, eine Frage des Vertrauens ist. Denn **Vertrauen** stellt eine elementare Komponente von Beziehungen dar und dient der Bewältigung von Unsicherheiten (Luhmann, 1989; Righetti & Finkenauer, 2011). Vertrauen ermöglicht es, dass Vertrauende in einer Situation, die durch subjektive Unsicherheitswahrnehmungen, eine hohe Verletzlichkeit und die fehlende eigene Handlungsfähigkeit gekennzeichnet ist, Verantwortung an Dritte übergeben und eine bedeutungsvolle Interaktion eingehen (Mayer, Davis, & Schoorman, 1995). Durch Vertrauen in das entsprechende Gegenüber (die sogenannte Vertrauensinstanz), ist der oder die Einzelne in der Lage die eigene Unsicherheit und Verletzlichkeit zu akzeptieren. Damit verbunden sind positive Erwartungen an die Konsequenzen der Verantwortungsübergabe. Gerade im Gesundheitskontext scheint es unerlässlich, sich auf Andere zu verlassen, Verantwortung zu teilen und trotz des Ausmaßes an empfundenen Unsicherheiten, der eigenen Verletzlichkeit und fehlender Informationen, einen konstruktiven Umgang mit der belastenden Situation zu finden und handlungsfähig zu bleiben. Vertrauen wird folglich als Strategie zur Bewältigung von Unsicherheiten verstanden und nimmt für die Inanspruchnahme der Unterstützung einer Vertrauensinstanz eine Schlüsselrolle ein. So entscheidet Vertrauen darüber, ob die Hilfe beispielsweise des Arztes oder der Ärztin überhaupt in Anspruch genommen wird oder z. B. online nach Informationen gesucht wird (Balkrishan, Dugan, Camacho, & Hall, 2003; Fiscella et al., 2004; Hall, Dugan, Zheng, & Mishra, 2001).

Da Vertrauen bedeutungsvolle Interaktionen mit Vertrauensinstanzen ermöglicht und selbst als Strategie zur Reduktion von Unsicherheiten fungiert, ist davon auszugehen, dass es Einfluss auf das Informationshandeln nimmt und die Art und den Erfolg des Unsicherheitsmanagement beeinflusst (Rains & Donnerstein Karmikel, 2009; siehe auch Hall et al., 2001; Hong, 2006). Die **enge Beziehung zwischen Vertrauen, Unsicherheit und dem Informations-**

**handeln** verdeutlicht die Notwendigkeit die Perspektiven des unsicherheitsbezogenen Informationshandelns und des Vertrauens zusammenzuführen. Dies ist das Anliegen der vorliegenden Arbeit. Dafür scheint es im ersten Schritt von zentraler Bedeutung, ein umfassendes, subjektzentriertes **Verständnis von Vertrauen** und seinen Entstehungsbedingungen zu erarbeiten. Dies schafft die Grundlage, um in einem zweiten Schritt, von den Konstruktspezifika ausgehend, die Rolle des Vertrauens für das Informationshandelns abzuleiten. Dabei soll auch geprüft werden, ob sich die Rolle des Vertrauens in unterschiedlichen Kontexten wie beispielsweise in Abhängigkeit von dem Gesundheitszustand der Vertrauenden unterscheidet.

Die vorliegende Arbeit verfolgt somit **zwei Zielsetzungen:** zum einen die Einflussfaktoren der Entstehung von Vertrauenseinstellungen im Gesundheitskontext zu identifizieren; zum anderen die Rolle der Vertrauenseinstellungen für das gesundheitsbezogene Informationshandeln zu bestimmen. Das Konstrukt Vertrauen wird somit aus zwei Perspektiven betrachtet (siehe Abbildung 1).

**Abbildung 1:**   **Überblick über das Forschungsinteresse der Arbeit**

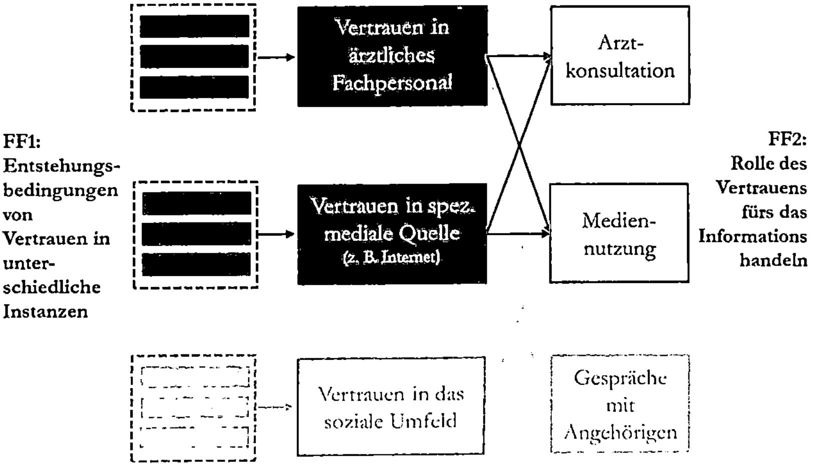

Quelle: Eigene Darstellung

Zunächst sollen seine Kontexte, Bedingungen und Erscheinungsformen exploriert werden und anschließend wird es als erklärender Faktor in den Prozess des unsicherheitsbezogenen Informationshandelns integriert. Die relevanten Vertrauensinstanzen werden dabei mit Blick auf die Bedeutung und die Charakteristika des zugeschriebenen Vertrauens ausgewählt (siehe Kapitel 4.1). Der Fokus liegt auf dem ärztlichen Fachpersonal und spezifischen medialen Informationsquellen. Die zwei übergeordneten Fragestellungen lauten:

**Wie entstehen Vertrauenseinstellungen von (potenziellen) PatientInnen in gesundheitsbezogene Vertrauensinstanzen?**

**Welche Rolle spielt Vertrauen für das unsicherheitsbezogene Kommunikations- und Informationshandeln von (potenziellen) PatientInnen?**

## 1.2 Relevanz und angestrebter Beitrag der Arbeit

Die beiden Zielsetzungen der Arbeit sind in mehrfacher Hinsicht relevant und von disziplinübergreifender Bedeutung. Die Arbeit greift die Veränderung der Patientenrolle auf, nimmt auf Veränderungen der Medienumgebung Bezug, dient der Theorie- und Methodenentwicklung und hat praktische Implikationen für die Gesundheitsversorgung. Diese einzelnen Aspekte sollen im Folgenden aus kommunikationswissenschaftlicher Perspektive näher ausgeführt werden. Bevor spezifisch die Relevanz der beiden forschungsleitenden Fragestellungen dargelegt wird, soll beschrieben werden, warum **Vertrauen eine aktuelle Herausforderung** der Gesundheitskommunikation darstellt. Dies resultiert aus der **veränderten Patientenrolle**. Besonders deutlich werden die neuen Anforderungen an PatientInnen anhand des Patientenrechtegesetzes (Gesetz zur Verbesserung der Rechte von Patientinnen und Patienten). Im Gesetz wird gefordert, dass sich der oder die Einzelne in den medizinischen Entscheidungsprozess einbringt, sich für die eigene Gesundheit engagiert und Verantwortung sowie Kontrolle über die eigenen Handlungsoptionen übernimmt, statt diese (vertrauensvoll) an den Arzt oder die Ärztin abzugeben (Braun & Marstedt, 2014; Merten, 2005; Rummer & Scheibler, 2016). Es soll eine informierte und partizipative Entscheidung der Betroffenen stattfinden (Rummer & Scheibler, 2016).

Um die geforderte partizipative Rolle in der eigenen Gesundheitsversorgung ausfüllen zu können, ist ein gewisser Grad an Informiertheit notwendig und es erfordert im Sinne der Gesundheitskompetenz Informations- und Handlungskompetenzen des/der Einzelnen, um relevante Informationen finden, verstehen und bewerten zu können (Anker, Reinhart, & Feeley, 2011; Hibbard & Peters, 2003; Nutbeam, 2008; Schultz & Nakamoto, 2013). Wie Neverla, Brichta, Kamp und Lüdecke (2007, S. 14) deutlich machen, sind mündige PatientInnen auch kommunikationsaktiv. Dass Betroffene hierzu grundsätzlich bereit und in der Lage sind, zeigt sich anhand eines gestiegenen **Interesses an Gesundheitsinformationen** und einem aktiveren Kommunikations- und Informationshandeln im Zuge konkreter gesundheitsbezogener Herausforderungen (Borch & Wagner, 2009).

Eine **veränderte Medienumgebung** bietet hierfür viele Potenziale, indem sich die verfügbaren medialen Informationsquellen vervielfältigt haben. Potenzielle Vertrauensinstanzen stellen nicht mehr ausschließlich ärztliches Fachpersonal dar, vielmehr bieten auch mediale Quellen wie Gesundheitsportale oder Online-Communitys im Internet oder Ratgebersendungen im Fernsehen Gesundheitsinformationen an.

Aus der **Vielzahl an potenziellen medialen Vertrauensinstanzen** kommt dem Internet eine herausragende Stellung zu. Es erlaubt aufgrund der Möglichkeit zur aktiven und zielgerichteten Suche ein hohes Maß an Selbstbestimmtheit. Zudem bietet es einen leichten Zugang zu Wissen, das früher ExpertInnen vorbehalten war (Dierks, Schwartz, & Walter, 2000, S. 150; Lowrey & Anderson, 2006, S. 126; Schmidt-Kaehler, 2005; Zillien & Lenz, 2008). Folglich kommt es aufgrund der zunehmenden Anzahl an Informations-, Wissens- und Unterstützungsangeboten und der Optionen der individuellen Recherche zu einem **Monopolverlust von ÄrztInnen**, da sie nicht mehr die alleinige Kontrolle und Exklusivität in Bezug auf medizinisches Wissen besitzen (Lee, 2008, S. 451; siehe auch Hesse et al., 2005). Zugleich kann die Informationssuche im Internet aufgrund der Vielzahl und Heterogenität der Informationsangebote als besonders voraussetzungsreich gelten und fordert vor allem medienbezogene Informationskompetenzen (Medienkompetenz) als spezifische Form der Gesundheitskompetenz (Baumann, 2018; Zok, 2014).

Die partizipative Rolle der PatientInnen und die veränderte Medienumgebung verändern die **Voraussetzungen für Vertrauensbeziehungen** im Gesundheitskontext (Lee, 2008; Lee & Hornik, 2009). Vor allem die Vertrauensbeziehung zwischen ärztlichem Fachpersonal und dem Patienten oder der Patientin wird herausgefordert. Es kann angenommen werden, dass die partizipativere Patientenrolle sowie der verbesserte Zugang und die Verfügbarkeit von Gesundheitsinformationen im Internet, die Abhängigkeit und Relevanz der Informationen von ÄrztInnen verringert und sich dies auch in einem geringeren Bedarf, dem Arzt oder der Ärztin zu vertrauen, ausdrückt (Davison et al., 2002, S. 42-43; Mechanic, 1998a, S. 663). Diese Annahme wird durch die Tatsache gestützt, dass PatientInnen zunehmend skeptischer gegenüber ÄrztInnen eingestellt sind und vor allem das Vertrauen Jüngerer geringer ausfällt (Wallenfels, 2015). Der Wandel der Vertrauensbeziehung bestätigt sich auch aus Sicht des ärztlichen Fachpersonals. Sie nehmen ebenfalls wahr, dass das in sie gesetzte Vertrauen sinkt und sich die Arzt-Patienten-Beziehung grundlegend verändert hat (Thielscher & Schulte-Sutrum, 2016; siehe auch Bittner, 2016).

Obwohl sich die Vertrauensbeziehung und ihre Rahmenbedingungen verändert haben, scheint Vertrauen in ÄrztInnen gerade aufgrund des medizinischen Fortschritts, der weiterhin bestehenden Wissensasymmetrie und der vorherrschenden Unsicherheit, eine wichtige Voraussetzung der Gesundheitsversorgung zu sein (Lee, 2008). Gerade aufgrund der veränderten Rahmenbedingungen fungieren ÄrztInnen auch als Übersetzer oder Vertrauensvermittler für Gesundheitsinformationen aus anderen Quellen. Dies erscheint wichtig, da das Internet zumindest bei unerfahrenen NutzerInnen Unsicherheiten verstärken kann und der Arztbesuch sowie das Vertrauen in ÄrztInnen in diesen Fällen noch wichtiger wird (Lee, 2008, S. 452). Diese Annahmen verdeutlichen die Relevanz, das Vertrauen sowie seine Rolle für das gesundheitsbezogene Informationshandeln zu analysieren.

Die **erste Forschungsfrage** zielt darauf ab, die grundlegenden Dimensionen des Vertrauenskonstrukts und die Prozesse der Vertrauensgenese in verschiedene Instanzen zu erörtern. Sowohl in Bezug auf ÄrztInnen als auch mediale Angebote fehlt bisher eine umfassende, **theoriebasierte Auseinandersetzung** mit dem Konstrukt Vertrauen. Dementsprechend integriert die Arbeit zunächst psychologische, soziologische, kommunikationswissenschaftliche und medizinische Ansätze, um ein umfassendes theoretisches Verständnis der intrinsischen Eigenschaften eines/einer Vertrauenden sowie der Vertrauensinstanz zu ermöglichen, um eine Einbettung von Vertrauen in soziale Beziehungen vorzunehmen und um die Funktionen des Vertrauens in kommunikativen Kontexten zu bestimmen. Vertrauen wird in dieser Arbeit somit stets in einem Kommunikationskontext verstanden, in dem es auf seine Bedeutung für die Entstehung und Ausgestaltung von kommunikativen Beziehungen zu unterschiedlichen Vertrauensinstanzen analysiert wird.

Eine dieser Instanzen stellt das **ärztliche Fachpersonal** dar. In der Arzt-Patienten-Beziehung besitzt Vertrauen sowohl für die Reduktion von Unsicherheiten, das Wohlbefinden Betroffener als auch für eine effektive Gesundheitsversorgung eine hohe Bedeutung, und es gilt Vertrauen zu erhalten und zu fördern (Fiscella et al., 2004; Hall et al., 2001; Thielscher & Schulte-Sutrum, 2016). Zudem ist die hohe Bedeutung von Vertrauen im Zuge einer Erkrankungssituation auf die vorherrschende Verletzlichkeit, Abhängigkeit und Asymmetrie von Macht und Wissen in der Arzt-Patienten-Beziehung und die hohe Bedeutung der eigenen Gesundheit und des individuellen Wohlbefindens als Vertrauensgut, zurückzuführen (Dugan, Trachtenberg, & Hall, 2005, S. 65).

Obwohl der Wert von Vertrauen in das ärztliche Fachpersonal im Behandlungsprozess bekannt ist, gibt es bislang nur vergleichsweise wenig systematische Untersuchungen zu diesem Thema (Ommen, Janssen, Neugebauer, &

Pfaff, 2007, S. 52). Zudem bestehen aus theoretischer Sicht kein einheitliches Verständnis und keine einheitliche Dimensionalisierung (Hall et al., 2001; Müller, Zill, Dirmaier, Härter, & Scholl, 2014). In Bezug auf die Vertrauensgenese wird häufig vereinfacht angenommen, dass sich Vertrauen nur über Zeit und durch gemeinsame Erfahrungen entwickelt und somit mit der Dauer der Arzt-Patienten-Beziehung tendenziell wächst. Allerdings ist nahezu die Hälfte der Arztbesuche bei einem Spezialisten oder einer Spezialistin, die in der Regel nicht über einen längeren Zeitraum konsultiert werden. Gerade für solche, aber auch für AllgemeinmedizinerInnen, scheint der Erstkontakt von zentraler Bedeutung zu sein. In diesen Fällen muss die Entscheidung zu vertrauen in kurzer Zeit gefällt werden (Freburger, Callahan, Currey, & Anderson, 2003, S. 51; Keating, Gandhi, Orav, Bates, & Ayanian, 2004, S. 1015). Folglich bleibt die Frage offen, welche Faktoren in dieser Situation die Bewertung der Vertrauenswürdigkeit rechtfertigen und die Vertrauensgenese beeinflussen (Hall et al., 2001).

Dabei stellt die Arzt-Patienten-Beziehung eine Kommunikationsbeziehung dar, die nicht losgelöst von anderen Kommunikationskontexten betrachtet werden kann. Vor allem vor dem Hintergrund der beschriebenen höheren Autonomie und geforderten Partizipation von PatientInnen erhalten **mediale Angebote für Gesundheitsinformationen** eine zunehmende gesundheitsbezogene Relevanz (Baumann & Czerwinski, 2015; Marstedt, 2018). Analog zur Auseinandersetzung mit Vertrauen in einen Arzt oder eine Ärztin, wird analysiert, wie Vertrauen in mediale Quellen entsteht. Im Kontext der Forschungstradition zur Medienglaubwürdigkeit (Hovland, Janis, & Kelly, 1959; Kohring, 2001; Roberts, 2010; Sbaffi & Rowley, 2017; Wirth, 1999) konzentriert sich die kommunikationswissenschaftliche Forschung bislang auf Charakteristika einer Kommunikationsquelle, die die Zuwendung zu dieser Quelle bedingen und den Einfluss persuasiver Botschaften begünstigen oder sie nimmt einen Glaubwürdigkeitsvergleich verschiedener Mediengattungen vor (siehe im Überblick Köhnken, 1990, S. 7; Kohring, 2001, S. 9-10). Dabei werden die Begriffe **Vertrauen und Glaubwürdigkeit** teilweise synonym verwendet. Des Weiteren bleiben die Definitionen des Konstruktes uneinheitlich und zu unspezifisch, was auch mit einer eher seltenen theorieorientierten Auseinandersetzung einhergeht (Wirth, 1999, S. 52; siehe auch Kohring & Matthes, 2004; Matthes & Kohring, 2003; Sbaffi & Rowley, 2017). Diese **theoriegeleitete Auseinandersetzung** soll in der vorliegenden Arbeit geleistet werden, was auch die theoretische Abgrenzung zwischen den Konstrukten des Vertrauens und der Glaubwürdigkeit und die Definition von Vertrauen einschließt.

Mit den beschriebenen Herausforderungen auf theoretischer Ebene gehen vor allem für mediale Gesundheitsinformationen auch **methodische Fragen** einher. Häufig wird Vertrauen entweder eindimensional erfasst oder es werden auf explorativen Faktorenanalysen basierend viele verschiedene Indikatoren verwendet, die von Studie zu Studie variieren (Gaziano & McGrath, 1986; Lee, 1978; siehe auch Kohring, 2001). Während Matthes und Kohring (2003) diese Kritikpunkte aufgreifen und erstmals mit theoretischem Bezug zu dem Konstrukt Vertrauen eine Skala für journalistische Angebote entwickeln, werden nicht-journalistische mediale Informationsangebote (im Internet) nur sehr unspezifisch abgebildet. So fehlt bislang eine theoretische Verortung sowie eine Differenzierung zwischen verschiedenen Kommunikationsmodi (Hasebrink, 2004; Hölig, 2014). Dies scheint notwendig, da sich die verschiedenen Informationsangebote nicht mehr mittels gängiger Kategorien einordnen lassen und davon ausgegangen wird, dass zwischen den verschiedenen Arten der (Online-)Kommunikation Unterschiede in der Bedeutung und Bewertung des Vertrauens bestehen.

Für die einzelnen Vertrauensinstanzen soll die theoretische und empirische Betrachtung von Vertrauen in einem **kontextbezogenen, integrativen Modell der Entstehung von Vertrauen** münden. Ein solches Modell soll ein tiefgehendes Verständnis der Faktoren ermöglichen, die eine Entwicklung von vertrauensvollen Kommunikationsbeziehungen zu gesundheitsbezogenen Instanzen bedingen. Das Modell wird neben soziodemografischen Einflussfaktoren, auch die Kontexte, Prozesse und Bewertungen der Vertrauenswürdigkeit integrieren. Einen solchen Beitrag zur Theoriebildung fordern auch Sbaffi und Rowley (2017) auf Basis einer Meta-Analyse von 73 Artikeln zu Vertrauen in Gesundheitsinformationen aus dem Internet und betonen die Notwendigkeit explorativer Studien zu den Entstehungsbedingungen von Vertrauen.

Die im Zuge der ersten Forschungsfrage angestrebte theoretische und empirische Konzeptspezifikation und Identifikation der Bedingungen der Vertrauensgenese haben einen **praktischen Nutzen für das Gesundheitswesen.** Auf Basis eines integrativen Modells der Entstehung von Vertrauen können eine systematische Auseinandersetzung und das Monitoring des Vertrauensverhältnisses zwischen Betroffenen und ärztlichem Fachpersonal oder anderen Vertrauensinstanzen wie medialen Gesundheitsangeboten erfolgen. Die systematische Messung von Vertrauen hilft somit besser zu verstehen, was Vertrauen fördert oder erschwert und wie Vertrauensverlusten vorgebeugt oder entgegengewirkt werden kann. In Bezug auf die Arzt-Patienten-Interaktion kann dieses Wissen sowohl auf Systemebene integriert werden, hilft aber auch dem einzelnen Arzt oder der einzelnen Ärztin, anhand bestimmter Indikatoren Beziehungen zu identifizieren, in denen Vertrauen problematisch erscheint. In diesen Fällen können Maßnahmen entwickelt und implementiert werden, die zu einer

Verbesserung der Beziehungsqualität beitragen können (Hall et al., 2001; Thom, Hall, & Pawlson, 2004; Thom, Ribisl, Stewart, & Luke, 1999). Für mediale Gesundheitsinformationen ist ein systematisches Monitoring aus Anbietersicht ebenfalls relevant, da die Informationen weitreichende Konsequenzen haben können. Als vertrauenswürdig bewertete Informationen beeinflussen Therapieentscheidungen und gesundheitsbezogene Handlungsweisen und nehmen Einfluss auf die Arzt-Patienten-Interaktion.

Die **zweite Fragestellung** der Arbeit bezieht sich auf die Rolle des Vertrauens für das gesundheitsbezogene **Informations- und Kommunikationshandeln**. Trotz der bereits dargestellten Bedeutung des Vertrauens im Gesundheitskontext, wird dessen Rolle für das gesundheitsbezogene Informations- und Kommunikationshandeln bisher nur unzureichend berücksichtigt. So beschränkt sich die Forschung bezogen auf ÄrztInnen nur auf die Auswahl des behandelnden Arztes oder der Ärztin und die Art des Austausches zwischen Betroffenen und dem behandelnden ärztlichen Fachpersonal (Hall et al., 2001; Ommen et al., 2007). Bezogen auf mediale Informationen wird Vertrauen als eines von vielen Kriterien für die Auswahl und Zuwendung zu einer Informationsquelle berücksichtigt. Vertrauen ist in diesem Sinne eine Eigenschaft einer Quelle, die deren Selektionswahrscheinlichkeit erhöht (Hastall & Knobloch-Westerwick, 2013). Statt den Blick auf den Einfluss des Vertrauens auf diesen einzelnen Schritt des Informationshandelns zu beschränken, will die vorliegende Arbeit, auf einem theoretischen Modell basierend, die Rolle des Vertrauens für den **gesamten Prozess des unsicherheitsbezogenen Informationshandelns** empirisch zunächst explorieren und dann überprüfen. So wird eine Modellspezifikation und Modellprüfung angestrebt, die identifiziert und prüft, an welchen Stellen und in welcher Funktion Vertrauen den Prozess des Informationshandelns beeinflusst. Zudem wird analysiert, inwiefern sich die Bedeutung des Vertrauens in unterschiedlichen **Gruppen der Vertrauenden**, beispielsweise in Abhängigkeit ihres Gesundheitszustandes, unterscheidet. Dies dient als Grundlage, um das Verständnis für die Auslöser und Strategien des Informationshandelns, für die Zuwendung und Deutung von Gesundheitsinformationen sowie für die kombinierte Nutzung verschiedener Informationsquellen zu erhöhen und um Vertrauen in etablierte Modelle des gesundheitsbezogenen Informationshandelns integrieren zu können.

Für den Prozess des Informationshandelns können das eingangs beschriebene veränderte Vertrauensverhältnis zwischen ärztlichem Fachpersonal und PatientInnen und die zunehmende Bedeutung medialer Gesundheitsinformationen weitreichende Konsequenzen haben. Mit Blick auf Vertrauen als Bewältigungsstrategie, könnte der Rückgang des Vertrauens in ärztliches Fachpersonal bedeuten, dass die Unsicherheitsbewältigung Betroffener allein durch die Interaktion mit dem Arzt oder der Ärztin nicht mehr gewährleistet ist. Speziell für den durch Unsicherheit initiierten Prozess des Informationshandelns deutet dies darauf hin, dass ein aus Patientensicht als unzureichend wahrgenommenes Vertrauensverhältnis zu einem Arzt oder einer Ärztin zur Suche von alternativen Vertrauensinstanzen führen kann, um diese Defizite zu kompensieren und Unsicherheiten zu bewältigen (Hou & Shim, 2010; Lee & Hornik, 2009; Lowrey & Anderson, 2006, Tustin, 2010). Dies bestätigt sich in der Feststellung von Thielscher und Schulte-Sutrum (2016), die als Symptom des Vertrauensproblems von ÄrztInnen die zunehmende Suche nach einer zweiten Meinung oder die nachträgliche Überprüfung der Diagnose und Therapieempfehlung beschreiben. Die zusätzlichen Informationen können wiederum direkte Auswirkungen auf das Vertrauen in den Arzt oder die Ärztin haben.

Folglich wird in der vorliegenden Arbeit der veränderten Patientenrolle und den veränderten Kommunikationsbedingungen Rechnung getragen, indem neben ÄrztInnen auch die Informationssuche mittels medialer Informationsangebote und der Austausch mit Angehörigen oder anderen Betroffenen im Prozess des Informationshandelns berücksichtigt und ihre jeweilige Rolle für die Unsicherheitsbewältigung bestimmt wird. Indem sowohl interpersonale als auch mediale Quellen beachtet werden, integriert die Arbeit Ansätze der massenmedialen Selektionsforschung und medizinischen Forschung zu interpersonalen Beziehungen. Ein solch umfassender Forschungsansatz geht dabei mit Blick auf die Rolle des Vertrauens mit dem Potenzial einher, einen wichtigen Beitrag zur Durchdringung eines bisher zu wenig beachteten sozial-kommunikativen Phänomens zu leisten, das sowohl aus medialer als auch interpersonaler Sicht bedeutsam ist.

Die kombinierte Nutzung von Instanzen wie dem ärztlichen Fachpersonal und dem Internet macht deutlich, dass in Bezug auf den Prozess des Informationshandelns nicht nur Sequenzen der Informationssuche oder -vermeidung untersucht werden sollen, wie es bisher überwiegend der Fall gewesen ist (Scherer, 1997; Slater, 2007). Vielmehr stellt sich die Frage, wie die einzelnen Instanzen miteinander in Beziehung stehen und kombiniert werden. Aus der Perspektive der vorliegenden Arbeit ist dabei entscheidend, inwieweit Vertrauen das Bindeglied zwischen einzelnen Nutzungssequenzen unterschiedlicher Informationsquellen ist und zu einer kombinierten Nutzung verschiedener Vertrauensinstanzen führt. Das Informationshandeln unter Bezugnahme auf Vertrauen zu erklären, soll einen wichtigen Beitrag zur Theoriebildung leisten.

Für beide Forschungsfragen soll festgehalten werden, dass ein theoriebasiertes Verständnis von Vertrauen, seinen Entstehungsbedingungen und seiner

Rolle für das Informationshandeln auch unabhängig von dem **Anwendungs-feld der Gesundheitskommunikation** von Bedeutung und hohem Interesse ist. Durch die hier geleistete Auseinandersetzung mit Vertrauen im Gesundheitskontext, können allgemeine Implikationen für die Entstehung von Vertrauen in mediale Informationsangebote abgeleitet werden. Zudem kann auch für andere kommunikative Kontexte und Nutzungssituationen, die ebenfalls mit hohem Involvement einhergehen, von einer hohen Bedeutung der gewonnen Erkenntnisse über die Rolle des Vertrauens ausgegangen werden. So gilt es zu prüfen, inwiefern die gewonnenen Erkenntnisse auch auf andere kommunikative Kontexte übertragbar sind. Dazu gehört auch zu reflektieren, inwiefern dem Verständnis dieser Prozesse auch für den Umgang mit dem gesellschaftlichen Trend des sinkenden Vertrauens in Medien und öffentliche Debatten um Fake News Bedeutung zukommt (siehe beispielsweise Schultz, Jackob, Ziegele, Quiring, & Schemer, 2017).

## 1.3 Vorgehensweise

Die vorliegende Arbeit befasst sich mit der Entstehung von Vertrauenseinstellungen in gesundheitsbezogene Informationsquellen sowie der Rolle von Vertrauen für das gesundheitsbezogene Informationshandeln. Beide Schwerpunkte werden sowohl aus theoretischer als auch empirischer Perspektive betrachtet. Empirisch wird ein Mixed-Method-Design in Form eines sequenziellen Verallgemeinerungsdesigns (Kuckartz, 2014, S. 812) gewählt. Beide zugehörigen Studien wurden im Zuge des Projektes **Biofabrication for NIFE** realisiert, in dem die Forscherin beschäftigt war. Dabei handelt es sich um ein interdisziplinäres Forschungsprojekt, das von der VolkswagenStiftung und dem Land Niedersachsen gefördert wurde und zum Ziel hat biologische und biofunktionalisierte Implantate für die patientenindividuelle Situation zu entwickeln (biofabrication.info). Die beiden Studien waren Teil der kommunikationswissenschaftlichen Begleitforschung.

Die Beschreibung der theoretischen Basis sowie der Studien gliedert sich insgesamt in acht Kapitel. In Kapitel 2 wird der Prozess des gesundheitsbezogenen Informationshandelns mit seinen Auslösern, unterschiedlichen Zielsetzungen, Strategien und den Einflussfaktoren der Zuwendung zu einzelnen oder mehreren Informationsquellen beschrieben. Anhand der Darstellung wird deutlich, dass Vertrauen innerhalb des Prozesses bisher nur am Rand berücksichtigt wird. Um eine theoretische Verortung des Vertrauens vornehmen zu können, erfolgt in Kapitel 3 zunächst dessen Konstruktspezifikation. Dazu wird unter Berücksichtigung unterschiedlicher wissenschaftlicher Perspektiven eine Definition erarbeitet (Kapitel 3.1), die Dimensionen des Konstruktes werden beschrieben (Kapitel 3.2), es werden seine Kontexte und Funktionen verdeutlicht (Kapitel 3.3) und der Entstehungsprozess von Vertrauenseinstellungen wird in einem integrativen Modell zusammengeführt (Kapitel 3.4).

Im nächsten Schritt werden diese Annahmen auf Vertrauensinstanzen im Gesundheitskontext übertragen (Kapitel 4). Nachdem auf der Basis bisheriger empirischer Erkenntnisse die relevanten Vertrauensinstanzen identifiziert werden (Kapitel 4.1), soll jeweils für ÄrztInnen (Kapitel 4.2) und Angebote medialer Gesundheitsinformationen (4.3) eine Auseinandersetzung mit der Bedeutung und den Entstehungsbedingungen des Vertrauens in diesen Kontexten stattfinden. Erneut stehen am Ende der Unterkapitel integrative Modelle für die einzelnen Vertrauensinstanzen, die die Gründe und Einflussfaktoren der jeweiligen Vertrauenseinstellung abbilden. Diese Ausarbeitung stellt die theoretische Basis für die empirische Auseinandersetzung mit der Entstehung von Vertrauenseinstellungen – die Beantwortung der ersten Fragestellung der Arbeit – dar.

Im 5. Kapitel werden die Perspektiven des gesundheitsbezogenen Informationshandelns und des Vertrauens miteinander verbunden und die Rolle der Vertrauenseinstellungen für das gesundheitsbezogene Informationshandeln abgeleitet. Dazu wird Vertrauen in den in Kapitel 2 beschriebenen Prozess des unsicherheitsbezogenen Informationshandelns integriert. Dies bildet die theoretische Grundlage für die Beantwortung der zweiten Forschungsfrage, die Informationshandeln abhängig von Vertrauen erklären will.

Kapitel 6 und 7 zeichnen die zweistufige theoretische Modellierung empirisch nach und befassen sich mit den empirischen Schritten des Verallgemeinerungsdesigns. Die qualitative Interview-Studie (Kapitel 6) verfolgt einen explorativen Ansatz. Mit PatientInnen eines ausgewählten Krankheitsbildes wird der Prozess ihrer Entscheidungsfindung in Bezug auf die relevanten Vertrauensinstanzen, Determinanten des Vertrauens und ihre subjektive Bedeutung für das gesundheitsbezogene Informationshandeln erörtert. Kapitel 6 widmet sich somit der Exploration der Rolle des Vertrauens für das gesundheitsbezogene Informationshandeln. Nach Konkretisierung des Forschungsinteresses für die explorative Studie (siehe Kapitel 6.1) werden die methodische Umsetzung (Kapitel 6.2) und die Ergebnisse der qualitativen Leitfadengespräche beschrieben und interpretiert (Kapitel 6.3 und 6.4).

Die darauf aufbauende zweite Studie (Kapitel 7) widmet sich verallgemeinernd der Prüfung ausgewählter Einflüsse des Vertrauens auf das gesundheitsbezogene Informationshandeln. Dabei rückt vor allem die Beziehung zwischen ÄrztInnen und Gesundheitsinformationen aus dem Internet in den Fokus des Interesses. Mittels einer repräsentativen Befragung wird der Einfluss des Vertrauens in verschiedene Vertrauensinstanzen auf die Intention zur gesundheitsbezogenen Internetnutzung systematisch überprüft. Es wird folglich die Online-Informationssuche fokussiert. In diesem zweiten Analyseschritt werden die explorativ identifizierten Einflusspotenziale der Vertrauenseinstellungen bezüglich des gesundheitsbezogenen Informationshandelns (siehe Kapitel 6) auf die Allgemeinheit der InternetnutzerInnen übertragen und ihre Verallgemeinerbarkeit überprüft. Damit verbunden wird auch der Frage nachgegangen, ob sich die Rolle des Vertrauens in Abhängigkeit von dem Gesundheitszustand zwischen Gesunden und Erkrankten systematisch unterscheidet.

Mit dem Zweck die Rolle der Vertrauenseinstellungen zu überprüfen, werden zunächst die Implikationen aus der ersten Studie abgeleitet (siehe Kapitel 7.1). Anschließend werden eine Spezifizierung und Ergänzung des theoretischen Rahmens der Arbeit vorgenommen, indem Vertrauen sowie weitere Einflussfaktoren des Vertrauens, die aus der qualitativen Studie gewonnen wurden, in das Planned Risk Information Seeking Model (PRISM) von Kahlor (2010) integriert werden (Kapitel 7.2). Auf dieser Grundlage wird das Forschungsinteresse der zweiten Studie konkretisiert (Kapitel 7.3), bevor die methodische Umsetzung (Kapitel 7.4) und die Ergebnisse der zweiten Studie vorgestellt und diskutiert werden (Kapitel 7.5).

Die Arbeit schließt in Kapitel 8 mit der Diskussion. Zunächst werden die zentralen Ergebnisse beider Studien zusammengefasst und miteinander in Relation gesetzt. Anschließend wird mit Bezug auf die übergeordneten Fragestellungen ein Fazit gezogen und Implikationen abgeleitet (Kapitel 8.1), der programmatische Ertrag beschrieben (Kapitel 8.2), eine kritische Reflektion des Mixed-Method-Designs (Kapitel 8.3) vorgenommen sowie ein Ausblick auf zukünftige Fragestellungen (Kapitel 8.4) gegeben.

# 2 Theoretische Grundlage des gesundheitsbezogenen Informationshandelns

Der Zugang, die Nutzung und der Umgang mit Informationen hat einen ebenso wichtigen Einfluss auf gesundheitsbezogene Faktoren des Lebensstils, wie auf die Prävention von Erkrankungen sowie die frühe Diagnose einer Krankheit, deren Bewältigung und die Entscheidungsfindung durch die PatientInnen und ÄrztInnen (Galarce et al., 2011). Die folgende Ausarbeitung zum gesundheitsbezogenen Informationshandeln schafft die Grundlage für die weitere Auseinandersetzung mit der Rolle des Vertrauens in diesem Zusammenhang. Kapitel 2 stellt neben einer Begriffsbestimmung (siehe Kapitel 2.1) den Prozess des Informationshandelns dar (siehe Kapitel 2.2–2.4) und legt dafür die subjektorientierte Perspektive des Unsicherheitsmanagements zugrunde. Die Schwerpunkte der prozesshaften Darstellung liegen auf den Auslösern des Informationshandelns sowie auf der gleichzeitigen oder kombinierten Nutzung verschiedener Informationsquellen, die sich im Zuge der Bewältigung von gesundheitsbezogenen Herausforderungen ergänzen oder ersetzen können.

## 2.1 Begriffsbestimmung

Im Zuge der Begriffsbestimmung werden zunächst zwei Bereiche des gesundheitsbezogenen Informationshandelns unterschieden. Zum einen kann es sich um eine stärker interessengeleitete Auseinandersetzung mit Informationen handeln, die vor allem auf einem persönlichen Interesse an dem Thema Gesundheit allgemein beruht. Zum anderen kommt es aufgrund einer spezifischen gesundheitlichen Belastung zu einer eher problemorientierten Suche (van der Rijt, 2000). Das Informationshandeln dient folglich entweder einer Auseinandersetzung mit bestimmten Risiken und der Prävention, oder es stellt eine Reaktion auf eine akute Betroffenheit dar (Brashers, Goldsmith, & Hsieh, 2002).

In der vorliegenden Arbeit steht die **problemorientierte Auseinandersetzung** mit Informationen im Fokus. Diese ist dadurch gekennzeichnet, dass aufgrund eines wahrgenommenen gesundheitlichen Problems und der empfundenen Belastung und Bedrohung durch eine Krankheit Handlungs- und Entscheidungsbedarf entsteht, der auch das Bedürfnis hervorrufen kann, diese Bedarfe mit Informationen zu bewältigen (Bonfadelli & Wirth, 2005; Loiselle, Lambert, & Cooke, 2006; van der Rijt, 2000).

**Informationen** werden nach Brashers et al. (2002) als: „[…] stimuli from a person's environment that contribute to his or her knowledge or beliefs“ (S. 259) definiert. Demzufolge sind Informationen als objektive, kontextunabhängige Ressource zu verstehen, die durch interpersonale sowie mediale Kom-

© Springer Fachmedien Wiesbaden GmbH, ein Teil von Springer Nature 2019
E. Link, *Vertrauen und die Suche nach Gesundheitsinformationen*,
https://doi.org/10.1007/978-3-658-24911-3_2

munikation bereitgestellt wird (Atkin, 1973; Bonfadelli, 2004, S. 183). Im Gegensatz zu Atkin (1973) unterscheidet Dervin (1977, 1983) im Sense-Making-Approach zwischen objektiven, externen Informationen, die unsere Realität beschreiben und subjektiven, internen Informationen, die unser Abbild der Realität oder unsere Strukturen widerspiegeln. Dieser Annahme liegt zugrunde, dass es in der jeweiligen Lebensrealität keinen absoluten, externen Sinn gibt, sondern der oder die Einzelne gefordert ist, einen solchen mithilfe bestimmter Informationen selbst zu konstruieren (Dervin, 2003c, S. 204). Im Kontext dieser Arbeit wird ebenfalls davon ausgegangen, dass Informationen einen extern objektiven und intern subjektiven Charakter besitzen. Zudem ist für die vorliegende Arbeit zentral, dass sich das Informationshandeln sowohl auf **interpersonale Kommunikation** (z. B. den Austausch mit Angehörigen oder ärztlichem Fachpersonal) als auch **mediale Kommunikation** (z. B. die Informationssuche im Internet, dem Fernsehen) bezieht.

Ausgehend von diesem Grundverständnis umfasst das Informationshandeln die kommunikativen und kognitiven Aktivitäten des Suchens, Tolerierens, Ignorierens, Vermeidens, Bereitstellens, Abschätzens, Bewertens und Interpretierens der Reize der Umwelt (Brashers et al., 2000; siehe auch Case, 2007, S. 61-64). Es stellt dabei eine **situative zweckgebundene Strategie** dar, um bestimmte subjektive Ziele wie beispielsweise die Bewältigung von Krankheiten, die Konstruktion von Sinn und Kohärenz als auch damit einhergehender Unsicherheiten zu erreichen (Brashers et al., 2002, S. 258; Case, 2007, S. 80; Jäckel, 1992, S. 247).

Im Fall einer **Erkrankung** dienen Informationen dazu, eine Lebenssituation, die durch eine hohe Unsicherheit und fehlende handlungsleitende Orientierung geprägt ist, zu bewältigen (Brashers, 2001; Neverla et al., 2007; Zillien & Lenz, 2008). Informationen haben dabei sowohl eine kognitive Komponente, die auf den Zugewinn an sachbezogenem Wissen und einstellungsrelevanten Bausteinen abzielt, als auch eine emotionale Komponente, die sich auf den Umgang mit einer psychischen Belastung bezieht (Neverla et al., 2007; Scheiber & Gründel, 2000). Das Informationshandeln dient dazu:

— den Wissensstand zu erweitern,

— vorherrschende Überzeugungen zu bestätigen oder zu widerlegen, um einen subjektiv adäquaten kognitiven oder affektiven Umgang mit der Situation zu gewährleisten (Atkin, 1973, S. 208-211),

— Entscheidungen vorzubereiten (Aaronson, Mural, & Pfoutz, 1988, S. 335) oder

— die subjektiv wahrgenommene Kontrolle über den Krankheitsverlauf und Behandlungsprozess zu bewahren und Ängste abzubauen (Atkin, 1973, S. 208-211; Johnson & Meischke, 1991, S. 748; Loiselle et al., 2006,

S. 82; Nan, Underhill, Jiang, Shen, & Kuch, 2012, S. 202; Tustin, 2010, S. 3).

Informationshandeln ist somit ein zentraler Bestandteil der Krankheitsbewältigung sowie der Entscheidungsfindung und befähigt den Einzelnen oder die Einzelne dazu, sich aktiv in die eigene Gesundheitsversorgung einzubringen. Für die vorliegende Arbeit ist dabei zentral, dass das Informationshandeln mit einem subjektzentrierten Fokus auf den/die Betroffene/n und seine/ihre situativen Bedürfnisse als **subjektive Aneignungsstrategie** und Sinnstiftung verstanden wird. Das gesundheitsbezogene Informationshandeln selbst kann dabei als **Prozess** beschrieben werden (Anker et al., 2011, S. 348; Atkin, 1973; Freimuth, Stein, & Kean, 1989; Kahlor, 2010, S. 348; Lenz, 1984; Loiselle et al., 2006, S. 89; Warner & Procaccino, 2004, S. 709). Galarce et al. (2011) benennt die einzelnen Bestandteile, die dieses Handeln und seine spezifischen Formen prägen:

> „An HISB [Health Information Seeking Behavior] can be defined by its triggers, channel, source, search strategy, type of information sought, and outcomes. These components are mutually dependent and are determined by a complex array of sociodemographic, situational, personal, and structural factors" (S. 168).

Den Ausgangspunkt des Informationshandelns bildet ein bestimmter innerer oder äußerer Reiz oder Trigger (siehe Kapitel 2.2.1), dessen Bewertung in der Entscheidung mündet, welcher Umgang mit Informationen gewählt wird und welche Strategien den höchsten Nutzen versprechen, um ein bestimmtes Ziel zu erreichen (siehe Kapitel 2.4 und 2.5). Hierbei spielt es auch eine Rolle, wie die Informationen gedeutet und angeeignet werden. Daher wird die von Galarce et al. (2011) beschriebene Prozesskette um die Informationsverarbeitung und -aneignung als Teil des Informationshandelns ergänzt (siehe Abbildung 2). Dieser Prozessschritt scheint als eigener Bestandteil des Informationshandelns notwendig, da erst dadurch den Informationen eine konkrete Handlungsrelevanz zukommt und beispielsweise auf Basis der individuellen Deutung der Gesundheitsinformationen medizinische Entscheidungen getroffen werden. Im Folgenden werden die einzelnen Schritte des beschriebenen Prozesses des unsicherheitsbezogenen Informationshandelns vorgestellt.

## 2.2 Determinanten des gesundheitsbezogenen Informationshandelns

Den Ausgangspunkt des Prozesses des Informationshandelns bilden die Hintergründe oder Auslöser, die zu einem bestimmen Informationshandeln motivieren. Die Hintergründe umfassen zum einen situative Gegebenheiten, wie die Diagnose einer Erkrankung, die zu einem spezifischen Informationsbedürfnis führen (siehe Kapitel 2.2.1). Zum anderen sind auch situationsübergreifende Einflussfaktoren zu beachten, die häufig die Wahrnehmung von Informationsbedürfnissen beeinflussen (siehe Kapitel 2.2.2).

### 2.2.1 Situative Auslöser des gesundheitsbezogenen Informationshandelns

Aus einer individuums-zentrierten Perspektive ist das Informationshandeln **situations- und problemabhängig** (Baumann & Hastall, 2014, S. 458), sodass ein konkretes Gesundheitsproblem, der eigene Gesundheitszustand oder das jeweilige Stadium des Krankheitsverlaufs das Bedürfnis nach Informationen oder Unterstützung auslösen kann (Bonfadelli, 2004, S. 181; Galarce et al., 2011, S. 168; Neverla et al., 2007, S. 64-65).

Ein **Informationsbedürfnis** beschreibt einen inneren Motivationsstand, der zu bestimmten Gedanken, Intentionen oder Handlungen führt (Case, 2007, S. 69). Dervin (2003a) verdeutlicht mittels der Sense-Making-Metapher, dass Informationsbedürfnisse entstehen, wenn bestehende Erfahrungen sowie Wissensbestände situativ als unzureichend für die Sinnkonstruktion im Alltag erscheinen und dadurch eine Diskontinuität entsteht. Einem ähnlichen Grundgedanken folgt auch Atkin (1973), der als relevante Diskrepanz für die Entstehung von Informationsbedürfnissen zwischen dem vorherrschenden und dem gewünschten Ausmaß an empfundener Unsicherheit unterscheidet: „…a function of extrinsic uncertainty produced by a perceived discrepancy between the individual´s current level of certainty about important environmental objects and a criterion state that he seeks to achieve" (S. 206).

Der Vergleich zwischen diesen Zuständen und somit das Delta zwischen Ist- und Soll-Zustand kann eine **subjektive Unsicherheitswahrnehmung** auslösen und zu einem bestimmten Informationshandeln motivieren (Case, 2007, S. 73; siehe Kapitel 2.2.1.1). Dabei ist zwischen kognitiven, affektiven und konativen Bedürfnissen zu unterscheiden, die darauf abzielen, Wissen zu erlangen, Sinn zu konstruieren, eine Bewertung beispielsweise einer Situation vorzunehmen oder zu konkreten Handlungsweisen zu befähigen (Atkin, 1973; Dervin & Frenette, 2003). Im Gesundheitskontext entsteht die Wahrnehmung von Informationsbedürfnissen häufig durch die Interaktion zwischen dem Gesundheitszustand, der Art des Gesundheitsproblems oder der Krankheit, psychologischer Prozesse und Determinanten sowie dem sozialen Kontext (Galarce et al., 2011, S. 168). Zentral ist, dass diese einzelnen Faktoren wie auch ihre Interaktion mit subjektiven Unsicherheitswahrnehmungen einhergehen, deren Einfluss als situative Determinante des Informationshandelns im folgenden Abschnitt genauer dargestellt wird.

## 2.2.1.1 Definition von Unsicherheit

Unsicherheiten sind ein inhärentes Merkmal vieler akuter sowie chronischer Erkrankungen (Brashers et al., 2000, S. 63; Mishel, 1988, 1990) und stellen aus der Perspektive des Unsicherheitsmanagement (Brashers, 2001, 2014) einen wichtigen situativen Anlass für gesundheitsbezogenes Informationshandeln dar. Das Empfinden von Unsicherheit ist nach Hurley, Kosenko und Brashers (2011) durch die folgenden Merkmale gekennzeichnet: „… the inability to make sense of, assign value to, or predict the outcome of events or situations because of a lack of sufficient cues" (S. 370; siehe auch Mishel, 1990).

Das der Arbeit zugrundeliegende Verständnis von Unsicherheit kann durch eine **Abgrenzung von Risiken** weiter spezifiziert werden. Für beide Konstrukte wird, orientiert an den theoretischen Annahmen von Aven (2011) sowie Stirling und Gee (2002), Ungewissheit als übergeordnete Kategorie verstanden. Stirling und Gee (2002) klassifizieren, basierend auf der möglichen Kenntnis der Eintrittswahrscheinlichkeiten eines Ereignisses oder seiner Konsequenz (Basis vorhanden vs. nicht vorhanden) und der möglichen Kenntnis der spezifischen Art und des Ausmaßes dieser Konsequenz (Konsequenzen bestimmt vs. unbestimmt), **vier Arten der Ungewissheit.**

Unsicherheit und Risiko stellen zwei dieser Facetten[1] dar. **Risiken** zeichnen sich dadurch aus, dass sie eine vergleichsweise bestimmbare Dimension der Ungewissheit beschreiben (Früh, 2016), was bedeutet, dass die Eintrittswahrscheinlichkeiten eines Ereignisses sowie das Ausmaß weitgehend bekannt sind. Damit geht einher, dass über Risiken ein gewisses Maß an Kontrolle besteht, die es zumindest ermöglicht, selbst zu entscheiden, ob diese akzeptiert oder vermieden werden (Sztompka, 1999, S. 30).

Im Gegensatz zu den berechenbaren Risiken zeichnen sich **Unsicherheiten** durch ihren weniger kalkulierbaren Charakter aus. So ist durchaus möglich, dass Vorstellungen über die Art und das Ausmaß bestimmter Ereignisse vorhanden sind, allerdings besteht keine Kenntnis über die Eintrittswahrscheinlichkeit (Aven, 2011, S. 1517), und die Randbedingungen einer durch Unsicherheit gekennzeichneten Situation erscheinen weitgehend unklar. Auf der Basis dieser Differenzierung werden die Merkmale von Situationen mit hoher Unsicherheitswahrnehmung und verschiedene Arten der Unsicherheit vorgestellt.

---

[1]   siehe für eine ausführliche Auseinandersetzung mit der Klassifizierung Stirling und Gee (2002)

### 2.2.1.2   Merkmale von Situationen mit hoher Unsicherheitswahrnehmung

Von der angeführten Definition ausgehend kann angenommen werden, dass Unsicherheit entsteht, wenn bestimmte Details von Situationen (1) ambiguitiv, komplex, unvorhersehbar und unwahrscheinlich sind, (2) keine weiteren Informationen verfügbar oder aber die vorliegende Wissensbasis inkonsistent erscheint und (3) sich Menschen in Bezug auf den eigenen oder den generellen Wissensstand unsicher fühlen (Brashers, 2001, S. 478; siehe auch Babrow, Hines, & Kasch, 2000; Babrow, Kasch, & Ford, 1998). Gerade bei gesundheitlichen Herausforderungen treffen diese Charakteristika häufig zu, und der Patient oder die Patientin ist mit einer Vielzahl an objektiven und subjektiven Unsicherheiten[2] konfrontiert. Da die vorliegende Arbeit eine subjektzentrierte Perspektive einnimmt, liegt der Fokus auf **subjektiv wahrgenommenen Unsicherheiten.**

So können PatientInnen in den verschiedenen Phasen des Krankheitsverlaufs **medizinische Unsicherheit** in Bezug auf wahrgenommene Symptome und körperliche Einschränkungen, die Diagnose, unklare Befunde, die Krankheit, die medizinische Versorgung, die Therapieentscheidung und -optionen sowie die Wirksamkeit der Behandlung und die Prognose des Krankheitsverlaufs wahrnehmen und sind gefordert, diese zu bewältigen (Neverla et al., 2007, S. 64-72; Tustin, 2010, S. 6). Gerade die Diagnose sowie die Therapieentscheidung sind Schlüsselmomente im Krankheitsverlauf, die aufgrund hoher subjektiver Unsicherheiten zu hohen Informationsbedürfnissen führen (Case, 2007, S. 86; siehe auch Brashers, 2014; Lee & Hawkins, 2010; Neverla et al., 2007). Medizinische Entscheidungssituationen lassen sich dadurch charakterisieren, dass für den Patienten oder die Patientin ein Zwang zur Entscheidung besteht, keine Entscheidungsrationalität angenommen werden kann und daher die Anforderungen an den oder die Einzelne/n besonders hoch sind. So können die verschiedenen Alternativen der Therapie beispielsweise vergleichbar attraktiv erscheinen, oder es fehlen relevante Informationen, um verschiedene Alternativen umfassend zu evaluieren (Brashers, 2001, S. 477; siehe auch Babrow, 2001; Case, 2007; Mishel, 1988, 1990).

Ebenso kann die Arztkonsultation eine Herausforderung für die Betroffenen darstellen und das Bedürfnis der Vor- oder Nachbereitung hervorrufen (Flynn, Smith, & Freese, 2006, S. 1295; Kaltenborn, 2001, S. 50-51; Link, Sche-

---

[2]   Während sich objektive Unsicherheiten auf fehlendes oder mehrdeutiges Wissen in Bezug auf die Diagnose, Prognose und Behandlung bezieht und damit deren Evidenzbasierung anspricht, beschreibt subjektive Unsicherheit eine wahrgenommene Gemütsverfassung, die unabhängig vom vorherrschenden Wissensstand ist (Han, Klein, & Arora, 2011). Objektive Unsicherheiten können die Wahrnehmung subjektiver Unsicherheiten bedingen, während diese aber auch unabhängig von objektiven Unsicherheiten vorliegen können.

rer, & Schlütz, 2014). Gerade die Informations- und Machtasymmetrie in der Arzt-Patienten-Beziehung begünstigt die Wahrnehmung von medizinischen Unsicherheiten. Beide Formen der Asymmetrie beruhen darauf, dass PatientInnen nur unzureichend Kenntnis über die medizinischen Möglichkeiten besitzen, ihnen medizinisches Fachwissen fehlt, die Kompetenzen zur Risikoabschätzung unterschiedlich hoch ausgeprägt sind, die Qualität der Versorgung meist nicht bewertet werden kann und ein hoher Grad an Verletzlichkeit und Abhängigkeit sowie die Notwendigkeit zu vertrauen auf der Seite der PatientInnen besteht (Goold, 2001; Haselhoff, 2010; siehe Kapitel 3 und 4). Diese wahrgenommenen Auslöser der medizinischen Unsicherheit werden zusätzlich durch die Charakteristika medizinischer Informationen und die objektiven Unsicherheiten medizinischer Evidenzen verstärkt: Ihre Belastbarkeit ist meist auf lange Sicht ungewiss und somit immer vorläufig, sie können teilweise inkonsistent und widersprüchlich sowie nur schwer zugänglich und verständlich sein (Brashers et al., 2000). Auch Verständnisprobleme in der Arzt-Patienten-Kommunikation können zu einer erhöhten Unsicherheitswahrnehmung führen (Brashers et al., 2000, S. 80).

Zudem kann sich der Patient oder die Patientin aufgrund der erheblichen Veränderung der Lebensumstände mit **persönlichen und sozialen Unsicherheiten** in Bezug auf die eigene Rolle, den Status als Patient/Patientin und soziale Beziehungen wie Reaktionen auf die Erkrankung und die mögliche Auswirkung auf die Beziehung konfrontiert sehen (Brashers, Neidig, Reynolds, & Haas, 1998; Brashers et al., 2000; Mishel, 1988, 1990; Rosen & Knäuper, 2009). Dies verdeutlicht, dass auch die Interaktion mit oder die Wahrnehmung von bestimmten Handlungsweisen der Angehörigen oder anderer Betroffener interpersonale Auslöser des Informationshandelns darstellen.

Hinzu kommt, dass PatientInnen aufgrund ihrer Erkrankung besonders verletzlich sind und folglich die subjektive Wahrnehmung von Unsicherheiten generell erhöht ist (Rosen & Knäuper, 2009, S. 228). Das Gefühl, machtlos, ausgeliefert und orientierungslos zu sein, kann den oder die Einzelne/n herausfordern und die eigene Umwelt chaotisch und widersprüchlich erscheinen lassen (Dervin, 2003a, 2003b; siehe auch Bonfadelli & Friemel, 2011). Gerade der Stress und die emotionale Belastung durch die Erkrankung schränken die Fähigkeiten ein, sich Informationen zuzuwenden und sich diese anzueignen (Brashers et al., 2000, S. 76; Case, 2007).

### 2.2.1.3 Charakteristika von Unsicherheiten und der Unsicherheitswahrnehmung

Das zentrale Charakteristika der in den beschriebenen Situationen subjektiv empfundenen Unsicherheiten ist ihre Vielschichtigkeit (Brashers, 2001, S. 480). Brashers (2001) beschreibt diese anhand von drei Merkmalen: „… uncertainty is multilayered, interconnected, and temporal …" (S. 481; siehe auch Babrow et al., 2000). Somit können spezifische Unsicherheitswahrnehmungen immer anhand der folgenden Dimensionen charakterisiert und unterschieden werden: ihrem Bezugsobjekt und der Quelle der jeweiligen Unsicherheitswahrnehmung (1), der Anzahl unterschiedlicher Formen der Unsicherheit, die gleichzeitig vorherrschen (2), ihrer zeitlichen Dauer (3) und ihrer Valenz (4).

Bezüglich der **Bezugsdimension (1) von Unsicherheit** hat bereits die Auseinandersetzung mit den Merkmalen von Situationen mit hoher Unsicherheitswahrnehmung verdeutlicht, dass sich Unsicherheit auf die eigene Person (z. B. die eigenen Überzeugungen, Werte, Fähigkeiten und Verhaltensweisen), auf Mitmenschen und die eigene Beziehung zu diesen (z. B. hinsichtlich ihrer Qualität und Dauerhaftigkeit) sowie auf andere Charakteristika einer Situation (z. B. Regeln oder soziale Normen) beziehen kann. Erkrankte stellen beispielsweise ihre eigenen Fähigkeiten in Frage, die Krankheit bewältigen zu können. Ebenso können Unsicherheiten in Bezug auf die Kompetenzen des ärztlichen Fachpersonals und ihre Diagnosen und Therapieempfehlungen entstehen. Zudem kann auf einer allgemeineren Ebene auch die Bedeutung von Tests oder Verfahren der Gesundheitsversorgung aus Sicht der Betroffenen unsicher erscheinen (Brashers, 2001, S. 480; Brashers, 2014, S. 232).

Die Dimension der **Anzahl vorherrschender Unsicherheiten (2)** verdeutlicht, dass ein Patient oder eine Patientin im Kontext einer akuten wie auch chronischen Erkrankung mehrere Unsicherheiten auf der gleichen oder verschiedenen Bezugsdimensionen gleichzeitig wahrnehmen kann. Sie stehen miteinander in einer wechselseitigen Beziehung und können konfliktär, komplementär oder redundant sein (Brashers, 2001, S. 480; siehe auch Atkin, 1973). Damit beeinflussen sie sich auch gegenseitig in ihrer Qualität und ihrem Ausmaß, sodass die Manipulation einer spezifischen Unsicherheit auch andere Unsicherheiten erhöhen oder reduzieren kann (Babrow et al., 1998; Brashers, 2001; Brashers et al., 2000; Mishel, 1988, 1990). Beispielsweise können Unsicherheiten in Bezug auf die Beziehung zu einem behandelnden Arzt oder einer Ärztin deren wahrgenommene Kompetenz beeinflussen und dazu führen, dass die Effizienz von Behandlungen als unsicher erscheint. Ebenso können sich Unsicherheiten, die sich auf die eigene Person beziehen und die eigenen Fähigkeiten zur Bewältigung beeinflussen, auch auf Unsicherheiten hinsichtlich der Belastbarkeit sozialer Beziehungen und naher Angehöriger auswirken und diese verstärken.

Die **zeitliche Dimension (3)** unterscheidet zwischen Unsicherheiten, die kurzfristig oder langfristig existieren (Brashers, 2001, S. 481). Kurzfristig sind Unsicherheiten meist ereignisinduziert und zeitlich begrenzt auf ein einzelnes Ereignis im Krankheitsverlauf (z. B. einzelne Testergebnisse im Zuge der Diagnoseerstellung) bezogen. Ebenso können sie sich aber auch dauerhaft auf den gesamten Krankheitsverlauf beziehen (z. B. auf die Heilungschancen). Dabei kann sich die Bewertung der Unsicherheit im Krankheitsverlauf verändern und entwickelt sich somit dynamisch (Mishel, 1990). So sind unterschiedliche Arten von Unsicherheit während des Krankheitsverlaufs mehr oder weniger salient und akut (Brashers, 2001, S. 481): „Uncertainty is a complex phenomenon that unfolds and changes over time. Uncertainty management efforts can lead to additional (new) sources of uncertainty or can result in uncertainty that is unwittingly increased or decreased" (Brashers et al., 2000, S. 74).

Der Dimension der **Valenz von Unsicherheit (4)** liegt die Annahme zugrunde, dass diese prinzipiell weder positiv noch negativ ist (Brashers et al., 2000, S. 77). Die jeweilige Bewertung orientiert sich an der Bedeutung der Unsicherheit für den oder die Einzelne/n sowie dem Verhältnis zwischen dem aktuellen Ausmaß der Unsicherheit und dem gewünschten Ausmaß von Unsicherheit (Brashers, 2007; Brashers & Hogan, 2013; Rains & Tukachinsky, 2015). In den beschriebenen Situationen, die sich durch subjektiv wahrgenommene Unsicherheiten auszeichnen, wird der bestehende mit dem angestrebten Zustand der Unsicherheit verglichen. Erst eine subjektiv wahrgenommene Diskrepanz zwischen diesen beiden Zuständen macht eine Bewältigung von Unsicherheiten notwendig. Eine solche Bewertung kann sich beispielsweise auf die subjektive Einschätzung der eigenen Wissensbasis oder der eigenen Fähigkeiten beziehen. Folglich zeichnen sich Unsicherheitswahrnehmungen dadurch aus, dass wahrgenommene Diskrepanzen unabhängig von objektiv verfügbarem Wissen und der objektiv bewerteten Wissensbasis sind. Man kann somit bestens informiert sein und sich dennoch unsicher fühlen (Brashers, 2001, 478).

Neben Unsicherheiten als situationsspezifische Auslöser des Informationshandelns lassen sich auch situationsübergreifende Faktoren identifizieren, die sowohl die Wahrnehmung von Unsicherheiten und Informationsbedürfnissen, aber auch das daraus resultierende Informationshandeln in seiner Tiefe und Breite beeinflussen.

### *2.2.2 Situationsübergreifende Einflussfaktoren des Informationshandelns*

Zu den situationsübergreifenden Einflussfaktoren des Informationshandelns zählen sowohl soziodemografische (siehe Kapitel 2.2.2.1) als auch psychosoziale Personenmerkmale (siehe Kapitel 2.2.2.2), die nachfolgend näher beschrieben werden.

### 2.2.2.1 Soziodemografische Einflussfaktoren

Relevante soziodemografische Faktoren sind vor allem das Geschlecht, das Alter und die Bildung der PatientInnen, die mit spezifischen Formen des Informationshandelns selbst oder dessen Determinanten assoziiert sind. Bezüglich des **Geschlechts** zeigt sich, dass Frauen generell stärker an Gesundheitsinformationen interessiert sind und häufiger sowie unter Einbezug einer höheren Anzahl an Quellen nach gesundheitsbezogenen Informationen suchen als Männer (Carpenter et al., 2011, S. 634-635; Fox & Duggan, 2013; Marstedt, 2003, 2018; Mohr, 2007). Zudem unterscheiden sich die Geschlechter auch in ihrer Präferenz für bestimmte Informationsquellen. Während ÄrztInnen und das Internet generell zu den am häufigsten genutzten Quellen zählen, beziehen Männer häufiger auch das soziale Umfeld oder vielmehr die eigene Partnerin in die medizinische Entscheidungsfindung mit ein (Carpenter et al., 2011, S. 634-635).

In Bezug auf das **Alter** und den **Bildungsstand** zeigen Studienergebnisse, dass Jüngere sowie höher Gebildete aktiver nach Gesundheitsinformationen suchen und mehr Informationsquellen heranziehen als ältere Menschen aus bildungsferneren Schichten (Carpenter et al., 2011, S. 630, 635; Dierks & Schwartz, 2001, S. 296; Walsh et al., 2010, S. 446). Vor allem ältere Menschen sehen sich beim Zugang zu Gesundheitsinformationen mit mehr Barrieren konfrontiert und neigen eher dazu, sich auf den Arzt oder die Ärztin zu verlassen, anstatt selbst aktiv nach Informationen zu suchen (Galarce et al., 2011, S. 174).

### 2.2.2.2 Psychosoziale Einflussfaktoren

Neben den soziodemografischen Merkmalen einer Person sind auch bestimmte Persönlichkeitseigenschaften wichtige Determinanten des Informationshandelns und tragen zu dessen Erklärung bei. Bedeutsam sind hierbei sowohl gesundheitsbezogene als auch informationsbezogene Einflussfaktoren, die das Informationshandeln prägen. Nachfolgend soll ein Überblick über diese Determinanten gegeben werden.

Zu den relevanten gesundheitsbezogenen Einflussfaktoren zählt das **Gesundheitsbewusstsein** eines/einer Betroffenen. Ein ausgeprägtes Interesse, gefestigte Gesundheitsüberzeugungen und ein aktives Gesundheitshandeln machen die Auseinandersetzung mit gesundheitsbezogenen Informationen wahrscheinlicher und erhöhen die Vielfalt der gesuchten Themen (Baumann & Czerwinski, 2015; Dutta-Bergman, 2004d).

Gerade vor dem Hintergrund der Forderung nach Patientenorientierung und einer höheren Partizipation der PatientInnen (siehe Kapitel 1.2) sind auch Unterschiede hinsichtlich des **präferierten Partizipationsgrades der Betroffenen** in der Gesundheitsversorgung von Bedeutung, um das individuelle Informationshandeln besser zu verstehen (Ende, Kazis, Ash, & Moskowitz, 1989, S. 23; Evans et al., 2007; Krantz, Baum, & Wideman, 1980; McMillan & Macias, 2008, S. 780). Das Rollenverständnis der PatientInnen lässt sich anhand von zwei Dimensionen beschreiben: der **Informationsorientierung** und dem Wunsch nach **Beteiligung an medizinischen Entscheidungen** (Ende et al., 1989, S. 23). Dabei fällt der Wunsch nach Informationen meist höher aus als der Grad der angestrebten Partizipation an Entscheidungen (Ende et al., 1989, S. 27-28).

Neben diesen subjektiven Informations- und Entscheidungspräferenzen sind basierend auf den Grundannahmen der Theory of Planned Behavior (TPB; Ajzen, 1991; siehe auch Kahlor, 2007; Kahlor, 2010; Yang, Aloe, & Feeley, 2014) auch **soziale Informationsnormen** für das Informationshandeln entscheidend. Die eigene Informationssuche kann durch das Wissen, dass Familie und Freunde diesen Handlungsweisen eine hohe Bedeutung zuschreiben, eine bestimmte Form des Informationshandelns im eigenen Umfeld beobachtet wird oder die Angehörigen willens sind, Informationen zu teilen und zu diskutieren, befördert werden. Bei fehlendem Interesse und fehlender Relevanz innerhalb des sozialen Umfeldes kann auch die eigene Bedeutungszuschreibung geringer ausfallen sowie das Informationshandeln erschwert sein (Galarce et al., 2001, S. 172; siehe auch Brashers et al., 2002).

Gerade für die Reaktion auf negative und bedrohliche Erkrankungssituationen spielen auch die durch Betroffene präferierten **Bewältigungsstrategien** eine wichtige Rolle (Lazarus & Folkman, 1984; Muris, van Zuuren, Merckelbach, Stoffels, & Kindt, 1994). **Monitoring und Blunting** stellen in diesem Kontext situationsabhängige und themenspezifische Persönlichkeitstendenzen dar, die beeinflussen, inwieweit man sich bewusst mit bedrohlichen Reizen auseinandersetzt oder diese vermeidet (Miller, 1987, 1995; Muris et al., 1994; Timmermans, van Zuuren, van der Maazen, Leer, & Kraaimaat, 2007; van Zuuren & Wolfs, 1991). So suchen Monitors aktiv nach Informationen über bedrohliche Zusammenhänge, während Blunters eher die Vermeidung von bedrohlichen Informationen präferieren und sich von solchen Reizen bewusst ablenken möchten: „monitors typically attend to and scan for threat-relevant information about aversive medical events and rehearse and amplify them cognitively, whereas blunters typically cope with aversive medical events by distracting themselves from threat-relevant information and psychologically attenuating" (Miller, 1995, S. 169). Der zentrale Unterschied zwischen den beiden Bewältigungsstrategien liegt in der Motivation zur selektiven Aufmerksamkeit (Zuwendung vs. Vermeidung) gegenüber potenziell bedrohlichen Informationen begründet.

Die Zuwendung im Sinne des **Monitoring** führt dazu, dass generell mehr Informationen über gesundheitsbezogene Bedrohungen gewünscht werden und höhere Ansprüche an die Informationen bestehen (Miller, 1995, S. 169-170; Roussi & Miller, 2014). Die Informationen dienen der Abklärung der eigenen Situation und ermöglichen es Betroffenen, den eigenen Erfahrungen einen Sinn zu geben, diese einzuordnen und zu verarbeiten. Allerdings liegt der Fokus dabei vor allem auf den negativen Aspekten der Erkrankung, sodass eine höhere Risikowahrnehmung und Anspannung entsteht.

**Blunters** präferieren im Vergleich dazu Strategien der Ablenkung, Entspannung und Neuinterpretation der bedrohlichen Situation. Sie entwickeln Vermeidungsstrategien, die sie vor der Konfrontation mit der bedrohlichen Situation schützen (Timmermans et al., 2007) und erleben dadurch langfristig ein geringeres Angstempfinden (Miller, 1987).

Monitoring und Blunting stellen dabei unabhängige Bewältigungsstrategien dar, sodass es durchaus sinnvoll sein kann, sich Informationen zuzuwenden, wenn ein Problem gelöst werden kann, aber nicht, wenn es sich um eine unkontrollierbare Situation handelt (Timmermans et al., 2007). Die beiden Strategien können aus der Perspektive des Unsicherheitsmanagements (Brashers, 2001) sowohl das gewünschte Ausmaß an subjektiv wahrgenommenen Unsicherheiten beeinflussen (siehe Kapitel 2.2.1), aber ebenso eine wichtige Basis für die Auswahl geeigneter Strategien im Umgang mit Unsicherheiten darstellen und in diesem Sinne eine generelle Tendenz zur Informationszuwendung oder -vermeidung liefern (siehe Kapitel 2.4.1).

Einfluss auf die Wahrnehmung des Deltas zwischen dem Status quo und dem gewünschten Unsicherheitsempfinden nimmt die **Unsicherheitstoleranz** einer Person (siehe Kapitel 2.2.1.1). Die Unsicherheitstoleranz, die das Ausmaß an Unsicherheit beschreibt, mit der man sich wohlfühlt (gewünschter Zustand), beeinflusst als Moderator die Beziehung zwischen der wahrgenommenen Unsicherheit und dem Informationshandeln (Rains & Tukachinsky, 2015, S. 342; siehe auch Kellermann & Reynolds, 1990; Rosen & Knäuper, 2009). Wahrgenommene Diskrepanzen fallen stärker aus, wenn die Unsicherheitstoleranz gering ist, sodass schneller das Bedürfnis entsteht, Informationen zu suchen oder zu vermeiden. Neben der Unsicherheitstoleranz ist auch die **Unsicherheitsorientierung** bedeutsam. Diese beeinflusst, ob ein Individuum Neuem eher offen gegenübersteht, oder neue Informationen über sich selbst und seine Umwelt eher ignoriert oder vermeidet (Rosen & Käuper, 2009, S. 229; Sorrentino, Holmes, Hanna, & Sharp, 1995; Sorrentino, Raso-Knott, & Hewitt, 1992).

Zusätzlich sind auch **gesundheitsbezogene Kontrollüberzeugungen** (Health Locus of Control) bedeutsam, die nach Wallston, Wallston, Kaplan und Maides (1976) die Erwartungshaltung einer Person hinsichtlich der Wirksamkeit des eigenen Handelns für die eigene Gesundheit beschreiben. In diesem Kontext wird unterschieden, ob Individuen eigene Einflussmöglichkeiten auf ihre Gesundheit sehen, wahrnehmen, dass andere Personen wie ÄrztInnen ihre Gesundheit bestimmen oder davon ausgehen, dass die eigene Gesundheit nur von Glück, Zufall und Veranlagung abhängig ist (Wallston et al., 1976; Wallston, Wallston, & DeVellis, 1978; siehe auch Borch & Wagner, 2009, S. 84). Diese Überzeugungen bilden eine Grundlage für das Handeln des Patienten oder der Patientin, indem internalisierte Kontrollüberzeugungen mit einer aktiveren Beteiligung in der Gesundheitsversorgung einhergehen und stärker detaillierte und spezifische Informationen gewünscht werden (Krantz et al., 1980). Zudem können die Kontrollüberzeugungen im Falle einer Erkrankung auch mit den Bezugsebenen der Unsicherheitswahrnehmung assoziiert sein oder deren Gewichtung sowie das Delta zwischen den Zuständen der Unsicherheitswahrnehmung beeinflussen (siehe Kapitel 2.2.1).

Eng verbunden mit dem generellen Health Locus of Control ist auch die **Selbstwirksamkeit** einer Person, die von besonderer Bedeutung für die Umsetzung bestimmter Handlungsweisen und ihrer Konsequenzen ist (Müller, 1995). Ausgehend von der Social Cognition Theory (Bandura, 1986, 1997) betonen viele Modelle des Gesundheits(-informations)handelns[3] die Rolle der Selbstwirksamkeit für die Umsetzung einer bestimmten Handlung. Selbstwirksamkeit beschreibt die Vorstellung über die eigene Kompetenz zur Ausführung einer bestimmten Handlung wie beispielsweise einer erfolgreichen Informationssuche: „Self-efficacy refers to individuals´ beliefs in their capability to produce desired effects by their own actions ..." (Ye, 2010a, S. 201; siehe auch Arora & Gustafson, 2008; Bandura, 1997, 2001; Zhao & Cai, 2009). Selbstwirk-

---

[3]    Beispielsweise wird Selbstwirksamkeit wie auch das verwandte Konstrukt der wahrgenommenen Verhaltenskontrolle im Risk Perception Attitude Framework (RPA; Rimal & Real, 2003), dem Comprehensive Model of Information Seeking (Johnson & Meischke, 1993), dem Risk Information Seeking and Processing Model (RISP; Griffin, Dunwoody, & Neuwirth, 1999) sowie das Planned Risk Information Seeking Model (PRISM; Kahlor, 2010) als relevante Determinante eingeführt.

samkeit bezieht sich einerseits auf bestimmte Formen des Gesundheitshandelns, wie eine angestrebte Gewichtsreduktion oder die Umstellung der eigenen Ernährung, und könnte in dieser Form als spezifische Ausprägung des Health Locus of Control verstanden werden. Andererseits bezieht sie sich auch auf die erfolgreiche Durchführung eines bestimmten gesundheitsbezogenen Informationshandelns (siehe hierzu auch Afifi & Weiner, 2004, 2006).

Im vorliegenden Kontext bezieht sich Selbstwirksamkeit vor allem auf die eigene Wahrnehmung der Fähigkeit, **adäquate Informationen zu finden, diese zu verstehen** und im Sinne der gewünschten Manipulation der Unsicherheit einzusetzen. Die Wahrnehmung der Selbstwirksamkeit kann dabei auch in Abhängigkeit von den in einer Krankheitssituation verfügbaren kognitiven Ressourcen variieren und kann selbst Gegenstand der Unsicherheitswahrnehmung sein (Brashers, 2001, S. 485; Brashers et al., 2000; siehe Kapitel 2.2.1.2). Dabei ist zu beachten, dass sie eine zentrale Größe des Unsicherheitsmanagements darstellt. Basierend auf dem Extended Parallel Process Model (EPPM; Witte, 1992) und dem Risk Perception Attitude Framework (RPA; Rimal, 2001; Rimal & Real, 2003) wird angenommen, dass nur bei hoher Selbstwirksamkeit Strategien der aktiven Informationssuche erwogen werden (siehe Kapitel 2.4), die mittels der kognitiven Verarbeitung von Gesundheitsinformationen der Unsicherheitsbewältigung oder Gefahrenkontrolle dienen. Fehlt die Selbstwirksamkeit, ist nach Witte (1992) davon auszugehen, dass defensive Reaktionen dominieren und eher eine emotionale Verarbeitung angestrebt wird (siehe auch Galarce et al., 2011; Wong, 2012; Zhao & Cai, 2009). Selbstwirksamkeit fungiert somit als Mediator der Beziehung zwischen gesundheitsbezogenen Voraussetzungen, medienbezogenen Eigenschaften und dem Prozess der Informationssuche sowie seinem Ergebnis (Rains, 2008). Da die erfolgreiche Suche nach gesundheitsbezogenen Informationen im Internet als besonders voraussetzungsreich gilt (siehe Kapitel 4.3.1), kommt der **internetbezogenen Selbstwirksamkeit** für die Bewältigung von Unsicherheiten generell sowie konkret für das Auffinden hochwertiger Informationen, die Identifikation vertrauenswürdiger Quellen, den Umgang mit inkonsistenten und widersprüchlichen Informationen und dem Verständnis komplexer Aussagen und Fachinformationen eine hohe Bedeutung zu.

Zusätzlich beeinflussen auch kognitive und soziale Fähigkeiten, der vorherrschende Wissensstand, die generelle Motivation sowie die bisherigen Erfahrungen und vorliegende Gesundheitskompetenz einer Person, inwieweit sich diese dazu befähigt fühlt, bestimmte Informationen zu finden, diese zu verstehen, zu bewerten und im Sinne der individuellen Unsicherheits- und Krankheitsbewältigung nutzbar zu machen (Baumann & Hastall, 2014, S. 459; Galarce et al., 2011, S. 174; Nutbeam, 2008; Schaeffer et al., 2017).

Die zuvor beschriebenen situativen Auslöser und situationsübergreifenden Determinanten (siehe Tabelle 1) münden in einer spezifischen Zielsetzung mittels des Informationshandelns gesundheitsbezogenen Unsicherheiten zu begegnen und sie zu bewältigen (Barbour et al., 2012; Brashers, 2001, 2007; Brashers et al., 2000). Die Auswahl der Zielsetzung stellt den nächsten Prozessschritt des Informationshandelns dar und wird im Folgenden näher ausgeführt.

**Tabelle 1:** **Überblick über die Determinanten des gesundheitsbezogenen Informationshandelns**

| | |
|---|---|
| **Situative Auslöser** | Medizinische Unsicherheit |
| | Persönliche Unsicherheit |
| | Soziale Unsicherheit |
| **Situationsübergreifende Einflussfaktoren** | |
| Soziodemografische Einflussfaktoren | Geschlecht |
| | Alter |
| | Bildung |
| Psychosoziale Einflussfaktoren | Gesundheitsbewusstsein |
| | Informationsorientierung |
| | Partizipationswunsch |
| | Soziale Informationsnormen |
| | Bewältigungsstrategien: Monitoring oder Blunting |
| | Unsicherheitstoleranz |
| | Unsicherheitsorientierung |
| | Gesundheitsbez. Kontrollüberzeugungen (HLoC) |
| | Informationsbez. Selbstwirksamkeit |
| | Gesundheitskompetenz (inkl. medienbezogener Informationskompetenzen) |

Quelle: Eigene Darstellung

## 2.3 Zielsetzungen des Informationshandelns

Die Bewertung einer vorherrschenden Unsicherheit und das wahrgenommene Delta zum gewünschten Zustand sind Ursachen einer spezifischen Zielsetzung des gesundheitsbezogenen Informationshandelns. Entsprechend der Appraisal-Theorien (siehe Lazarus & Folkman, 1984) sind diese Bewertungen in höchstem Maße individuell geprägt und abhängig von der Relevanz für das Leben der Betroffenen, dem potenziellen Nutzen oder Schaden, eigenen Absichten des oder der Einzelnen sowie den Fähigkeiten zur Bewältigung dieser Unsicherheit (Babrow & Kline, 2000; Brashers, 2001; Brashers et al., 2000; Lazarus & Folkman, 1984; Mishel, 1988, 1990). Gerade gesundheitsbezogene Herausforderungen und vor allem die Konfrontation mit einer Erkrankung stellen einen bedeutenden Einschnitt in das Leben der Betroffenen dar, sodass eine hohe Relevanz entsteht, Unsicherheiten zu managen. Die Art der Bewältigung ist abhängig von dem gewünschten Level an empfundener Sicherheit, von dem ausgehend abgeleitet werden kann, wie das vorliegende Unsicherheitsmaß bewertet wird und welche affektiven Reaktionen damit einhergehen. Hierbei können negative, positive, neutrale und ambivalente Reaktionen unterschieden werden, die zu einer spezifischen Zielsetzung des Umgangs mit wahrgenommenen Unsicherheiten führen (Brashers, 2001, S. 481; Brashers et al., 2000, S. 67).

**Negative emotionale Reaktionen** wie Angst, Besorgnis oder Panik treten auf, wenn der gewünschte Level der Unsicherheit deutlich niedriger als der empfundene Level ist. In diesem Fall wird die Unsicherheit als Gefahr oder Bedrohung wahrgenommen und stellt laut Bradac (2001, S. 465) einen „großen, schlechten und unangenehmen Zustand" dar, der zu reduzieren ist. Ein Beispiel für Unsicherheit als schlechter Zustand stellt die Gewissheit über die Diagnose einer schwerwiegenden Krankheit oder die erforderliche Entscheidung über die Durchführung einer OP dar. So können Ängste ausgelöst werden, wenn Unsicherheiten die effektive Entscheidungsfindung behindern und eine Handlungsbarriere darstellen (Brashers, 2001, S. 482; Brashers, 2014, S. 233). Folglich besteht im Fall einer negativen emotionalen Reaktion auf Unsicherheit die **Zielsetzung, diese zu verringern**.

**Positive emotionale Reaktionen** treten auf, wenn die Unsicherheit nützlich erscheint und als Chance angesehen wird, um Hoffnung und Optimismus aufrechtzuerhalten. So ist der gewünschte Zustand in diesem Fall höher als der empfundene Level. Mishel (1988, S. 230) geht davon aus, dass besonders hohe Unsicherheiten die Bewertung als Chance befördern, da die hohe Belastung dadurch in eine positive Situation umgewandelt und die Bedrohlichkeit der Situation verringert wird. So stellt diese Form der Unsicherheit nach Bradac (2001, S. 465) eine „kleine, gute Sache" dar, die auf mögliche positive Konsequenzen hindeutet und durch den oder die Einzelne/n gefördert werden soll. Unsicherheit kann beispielsweise mit Hoffnungen verbunden sein, wenn erste Befunde auf eine bestimmte Krankheit hinweisen, aber bisher noch Ungewissheit besteht und auch alternative Erklärungen möglich sind. In diesem Fall wird das **Ziel** verfolgt, die **Unsicherheit aufrechtzuerhalten** oder sogar zu verstärken.

Wird Unsicherheit als folgenlos wahrgenommen, kommt es zu einer **neutralen Reaktion**, während ein **gesteigertes Erregungslevel** aus der Vermischung von bedrohlichen (negativen) und nützlichen (positiven) Elementen der Unsicherheit resultiert (Brashers, 2001, S. 482; Brashers et al., 2000, S. 67, 78). Zudem ist es möglich, dass Unsicherheit zu einer **chronischen Belastung** wird.

Dies kann zur Resignation im Sinne der Akzeptanz der Unsicherheit führen, sodass sich der oder die Betroffene stärker auf andere Aufgaben konzentriert und keine Bewältigung der Unsicherheit mithilfe des Informationshandelns angestrebt wird (Brashers et al., 2000, S. 73-74).

Die angeführten verschiedenen Reaktionen auf Unsicherheiten machen deutlich, dass neben der Reduktion von Unsicherheit auch das Aufrechterhalten oder das Verstärken der empfundenen Unsicherheit dem psychischen Wohlbefinden zuträglich sein kann (Brashers et al., 2000; Goldsmith, 2001, S. 516). Die beiden Zielsetzungen, Unsicherheiten zu reduzieren oder aufrechtzuerhalten, spiegeln somit wider, wie auf Basis der Bewertung mit der wahrgenommenen Unsicherheit umgegangen werden soll und wie ein möglichst hohes Wohlbefinden erreicht werden kann. Die Bewertung stellt die Grundlage für die Wahl einer zielführenden Strategie des gesundheitsbezogenen Informationshandelns dar, die den nächsten Prozessschritt repräsentiert.

## 2.4   Strategien des Informationshandelns

Aufbauend auf der situativen Zielsetzung des Unsicherheitsmanagements erfolgt die Auswahl einer bestimmten Strategie des Informationshandelns und damit eines bestimmten Sets an Aktivitäten, um die situative Unsicherheitsreaktion mittels unterschiedlicher Formen des Informationshandelns in eine bestimmte Richtung zu lenken (Galarce et al., 2011). Die möglichen Strategien können vielfältig sein und reichen von der aktiven Suche über die selektive Zuwendung bis zur Vermeidung (siehe Kapitel 2.4.1). Zudem steht eine Vielzahl an unterschiedlichen Quellen zur Verfügung, die entsprechend der eigenen Zielsetzung ausgewählt und deren Informationen gedeutet werden können (Loiselle et al. 2006; siehe Kapitel 2.4.2 und 2.4.3).

### 2.4.1   Formen des Informationshandelns

Gemäß der Bewertung der Unsicherheit können unterschiedliche Formen des Informationshandelns für die Zielerreichung relevant werden. Bevor die verschiedenen Strategien des Unsicherheitsmanagements vorgestellt werden (siehe Kapitel 2.4.1.2), erfolgt zunächst eine grundlegende Auseinandersetzung mit den Typen der Suche und Vermeidung von Informationen (siehe Kapitel 2.4.1.1). Die Formen lassen sich dabei auf einem Kontinuum von einer aktiven Suche und Zuwendung zu Informationen bis zu einer aktiven Vermeidung von Informationen verorten. Zusätzlich wird für die Unterscheidung der Formen des Informationshandelns der Grad ihrer Problemspezifität oder Problemorientierung herangezogen.

## 2.4.1.1   Typen der Suche und Vermeidung von Informationen

Atkin (1973) unterscheidet unter Berücksichtigung der Ressourcen sowie einer Kosten-Nutzen-Abwägung fünf Arten des Umgangs mit Informationen. Die **aktive Informationssuche** ('Information Searching') und die **aktive Informationsvermeidung** ('Information Avoidance') beschreiben dabei die Enden des Kontinuums aktiv initiierter Formen des Informationshandelns, die eines hohen Ressourcenaufwandes bedürfen. Bei der Vermeidung handelt es sich demzufolge nicht um die Nicht-Nutzung von Informationen, sondern um eine aktive Entscheidung, sich nicht weiter mit Informationen auseinandersetzen zu wollen.

Als weiterer Typ des Informationshandelns beschreibt Atkin (1973) die ‚**Information Receptivity**' als einen Zustand passiver Aufnahmebereitschaft. Hierbei findet keine problemspezifische Suche statt, aber im Zuge des Scannens von Informationsangeboten können für eine spezifische Problemlösung oder das Management von Unsicherheiten relevante Informationen gefunden werden. Für die Differenzierung zwischen der passiven Aufnahmebereitschaft und der aktiven Informationssuche ist es notwendig, zwischen Aktivitäten des **Information Seeking und Information Scanning** zu unterscheiden (Longo, 2005; siehe auch Kelly, Niederdeppe, & Hornik, 2009; Niederdeppe et al., 2007). Während es sich bei Information Seeking um eine im Kontext einer spezifischen Erkrankung stattfindende zielgerichtete und bewusste Suche nach problemspezifischen Informationen handelt, beschreibt Information Scanning die Auseinandersetzung mit Informationen, die im Zuge einer ritualisierten Mediennutzung oder interpersonaler Kommunikation bezogen werden und damit nur indirekt aus der konkreten Problemstellung resultieren (Niederdeppe et al., 2007; siehe auch Wong, 2012). Die potenziellen Berührungspunkte mit Gesundheitsinformationen sind bei dieser weniger zielgerichteten Verhaltensweise von dem Gesundheitsinteresse und der eigenen Medienumgebung abhängig (Niederdeppe et al., 2007, S. 155). Es kann angenommen werden, dass die Diagnose einer Erkrankung und der Krankheitsverlauf insgesamt zu einem Anstieg des Interesses an der eigenen Gesundheit führt. Dadurch wird potenziellen Berührungspunkten innerhalb der ritualisierten Mediennutzung mehr Aufmerksamkeit geschenkt, oder die interpersonale Kommunikation über diese Themen nimmt zu.

In Bezug auf das **Internet** können diese Unterscheidung und die damit einhergehenden Handlungsweisen noch spezifiziert werden. Es kann ergänzend bestimmt werden, wie fokussiert (verstanden als sehr eingehende Prüfung einer relativ geringen Anzahl von Webseiten) oder breit (verstanden als ein relativ oberflächliches Scannen oder Surfen über eine Vielzahl verschiedener Online-

Angebote) eine Informationssuche stattfindet. Für Scanning wird angenommen, dass deutlich mehr eher weniger thematisch fokussierte Quellen genutzt werden, während sich Seeking auf wenige, dafür hochrelevante, spezifische Quelle bezieht (Kelly et al., 2009, S. 722; Longo, 2005, S. 190-191; Niederdeppe et al., 2007, S. 154-155).

Im Gegensatz dazu wird im Zuge des ‚**Information Yielding**‘ (Informationstoleranz) den Informationen insgesamt zwar ein geringer Wert zugeschrieben; es kommt aber zu keiner Vermeidung, da die Kosten als zu hoch angesehen werden. Für das Internet ist anzunehmen, dass diese Form des Informationshandelns seltener auftritt, da Selektionsentscheidungen wesentlich schneller und einfacher revidiert werden können (Schweiger, 2010). Die letzte Form des Informationshandelns kann als **Informationsignoranz** (‚Information Ignoring‘) bezeichnet werden. Diese Art des Umgangs mit Informationen ist als Nicht-Nutzung zu beschreiben, da eine aktive Zuwendung ebenso wie eine aktive Vermeidung ausbleibt (siehe hierzu Atkin, 1973; sowie im Überblick Schweiger, 2007, 2010).

## 2.4.1.2 Typen des Informationshandelns als Strategien des Unsicherheitsmanagements

Die beschriebenen Typen der Suche oder Vermeidung von Gesundheitsinformationen stellen Strategien des Unsicherheitsmanagements dar. Auf der Grundlage der individuellen Zielsetzung (siehe Kapitel 2.3) können Unsicherheiten das Informationshandeln entweder motivieren oder hemmen, um Unsicherheit zu erhöhen, aufrechtzuerhalten oder zu verringern (Brashers et al., 2000, S. 78). Brashers et al. (2000) beschreiben in Abhängigkeit von der jeweiligen Zielsetzung des Unsicherheitsmanagements die Relevanz der beiden Extremformen der Informationssuche und Informationsvermeidung wie folgt:

> „In a state of uncertainty: (a) information seeking can reduce uncertainty by allowing for better discrimination between or among alternatives; (b) information seeking can increase uncertainty by increasing the number of alternatives, or by blurring the distinction between or among alternatives; and (c) information avoidance can maintain uncertainty." (Brashers et al., 2000, S. 63)

Im Fall einer als **negativ empfundenen Unsicherheit** kann die **aktive Suche** nach Informationen zur Reduktion dieses Zustandes führen. Dies beruht darauf, dass neue Informationen zur besseren Differenzierung zwischen verschiedenen Alternativen und Optionen beitragen, neue Handlungsoptionen identifiziert werden oder eine Hilfestellung geboten wird, um in einem bestimmten Ereignis (z. B. einem unverständlichen Symptombild oder der Krankheit an sich) Sinn zu finden (Brashers, 2001, S. 483; Brashers et al., 2000, S. 79; Dervin & Foreman-Wernet, 2003; Dervin & Frenette, 2003). Folglich geht es für die Betroffenen darum, fehlendes Wissen auszugleichen und bereits bestehende Überzeugungen zu bestätigen. Rains und Tukachinsky (2015) zeigen anhand einer Befragung von 157 ProbandInnen im Anschluss an eine Rechercheaufgabe im Internet, dass die **Zielsetzung der Unsicherheitsreduktion** eher mit einer möglichst breiten und zumeist oberflächlichen Suche nach Informationen einhergeht. Sie nehmen an, dass dieses Vorgehen die Chance erhöht, dass subjektiv nützliche Informationen gefunden werden, die die wahrgenommene Unsicherheit reduzieren. Subjektiv nützliche Informationen müssen dafür nicht zwingend richtig sein, aber zu einem subjektiven Eindruck von Kohärenz beitragen und in der jeweiligen Situation konkrete und umsetzbare Hilfestellungen leisten (Brashers, 2001, S. 483; Dervin, 2003a, S. 226).

Bezüglich der **Art der gesuchten und als subjektiv nützlich bewerteten Informationen** kann im Sinne der kognitiven Dissonanz davon ausgegangen werden, dass vorwiegend neue konsistente Informationen gesucht werden, während inkonsistente Informationen nicht nur vermieden, sondern auch bewusst verdrängt, vergessen oder ignoriert werden (Donsbach, 2009). Es kann bei der Informationssuche aber auch zu einer neuen Interpretation und Umstrukturierung von inkonsistenten Informationen kommen, um ein relatives Gleichgewicht zwischen inkonsistenten und konsistenten Informationen herzustellen (Bolstering-Effekt; Donsbach, 2009; Festinger, 1957). Zudem kann im Sinne des Confirmation Bias (Fischer, Jonas, Frey, & Schulz-Hardt, 2005) angenommen werden, dass die Informationen abhängig von der eigenen Voreinstellung verzerrt interpretiert werden.

Entsprechend des Sense-Making-Approachs (Dervin, 2003a; siehe auch Dervin & Foreman-Wernet, 2003) ist die Informationssuche zur Reduktion von Unsicherheiten somit ein Aneignungsprozess, in dem Gesundheitsinformationen in einem individuellen und sozialen Interpretationsprozess verarbeitet, mit einem subjektiven Sinn versehen und auf ihre Brauchbarkeit in der konkreten Situation hin geprüft werden (Baumann, 2009, S. 168). Aus diesem Ansatz folgt demnach, dass unterschiedliche PatientInnen aus den gleichen Gesundheitsinformationen subjektiv höchst unterschiedlichen Sinn konstruieren können.

Im Gegensatz dazu kann die **Aufrechterhaltung oder sogar die Verstärkung der Unsicherheit** sowohl mit Formen des gehemmten Informationshandelns wie der Nicht-Nutzung oder der aktiven Informationsvermeidung als auch mit einer aktiven Suche nach widersprüchlichen und mehrdeutigen Informationen einhergehen (Brashers et al., 2000, S. 70-73). Diese Strategien sollen sicherstellen, dass die Unsicherheit und die damit einhergehende Hoffnung aufrechterhalten bleibt, um eine Flucht vor einer unangenehmen Sicherheit oder beängstigenden Gewissheit zu ermöglichen (Brashers, 2001, S. 483; Brashers, 2014; Donsbach, 2009). Vor allem die **aktive Vermeidung von Informationen** kann für die Zielsetzung als wichtige Strategie des Unsicherheitsmanagements eingestuft werden. Sie fungiert als Schutzmechanismus, wenn die Informationen besonders belastend, überwältigend oder beunruhigend sind und mentales Unwohlbefinden auslösen (Case, Andrews, Johnson, & Allard, 2005; Festinger, 1957). Damit kann verbunden sein, dass es zur Unterdrückung bereits erworbenen Wissens, d.h. zum intentionalen Vergessen bestimmter Informationen kommt (Hastall, 2012) oder aufgrund der Zielsetzung ein sozialer Rückzug stattfinden (Brashers et al., 2000; Mishel, 1990).

Eine weitere Strategie, um Unsicherheiten bewusst aufrechtzuerhalten, kann auch die **aktive Informationssuche** darstellen. Im Gegensatz zur Informationssuche zur Unsicherheitsreduktion wird in diesem Fall nach inkonsistenten Informationen gesucht, welche den jeweiligen Ansichten widersprechen, vage, ungenau oder mehrdeutig sind, bestehende Überzeugungen hinterfragen oder neu zu betrachtende Alternativen ergänzen und die Unterscheidung zwischen Handlungsalternativen erschweren (Brashers, 2001, S. 483; Brashers et al., 2000, S. 72). In Bezug auf die Recherche im Internet zeigt die Studie von Rains und Tukachinsky (2015), dass aufgrund der Zielsetzung eine sehr tiefgehende und fokussierte Suche nach spezifischen Informationen stattfindet. Es werden wenige Seiten ausgesucht, die intensiv genutzt werden (Rains & Tukachinsky, 2015, S. 347).

Das Informationshandeln kann somit im Rahmen dieser Strategie als Form der selektiven Aufmerksamkeit für inkonsistente Informationen und des Ignorierens konsistenter Informationen (Atkin, 1973) verstanden werden, sodass in diesem Fall das Konsistenzstreben des/der Einzelnen außer Kraft gesetzt wird. Diese Strategien können dabei auch die verzerrte Wahrnehmung und Informationsverarbeitung oder die Abwertung und besonders kritische Prüfung von bestimmten Informationen und Quellen umfassen, um zu einer Abwehr bestimmter Informationen zu führen (Hastall, 2012; siehe auch Baumann & Hastall, 2014; Brashers, 2001). Es ist anzunehmen, dass sich die Abwertung und kritische Prüfung auch in der Vertrauenseinstellung gegenüber einer bestimmten Informationsquelle niederschlagen kann (siehe Kapitel 5.4).

Die voranstehend beschriebenen Strategien, um Unsicherheiten zu reduzieren oder aufrechtzuerhalten, werden auch miteinander kombiniert, da Betroffene häufig vielfältige Ziele haben und vielfältige Wege nutzen, um diese zu erreichen. So kann das individuelle Unsicherheitsmanagement eine Aushandlung zwischen dem zum gleichen Zeitpunkt bestehenden Wunsch nach Informationen und der existierenden Angst vor bestimmten Informationen erforderlich machen (Brashers et al., 2000, S. 81). Verschiedene Formen der Informationssuche und -vermeidung greifen dabei ineinander und werden zu einem Balanceakt: „information seeking and avoiding may be a balancing act for individuals who need to achieve multiple goals (e.g., reducing uncertainty, improving or sustaining health, and maintaining optimism)" (Brashers et al., 2002, S. 261; siehe auch Loiselle et al., 2006).

### 2.4.2 Auswahl relevanter Informationskanäle der Informationssuche

Wie zuvor deutlich wurde, muss im Zuge des Informationshandelns eine selektive Auswahl nützlicher Quellen und Informationen stattfinden, um Unsicherheiten zu reduzieren oder bewusst aufrechtzuerhalten (Knobloch-Westerwick, 2015; Knobloch-Westerwick & Meng, 2009). Jedem oder jeder Einzelnen stehen dabei für die Strategie der Informationssuche eine Vielzahl verschiedener Quellen zur Verfügung, die für einen erfolgreichen Umgang mit subjektiven Unsicherheiten von unterschiedlich hoher Bedeutung sind (Baumann, 2006; Bennett, Frisby, Young, & Murray, 2014; Flynn et al., 2006). Ein steigender Anteil an PatientInnen verlässt sich wie eingangs erläutert nicht mehr allein auf den Arzt oder die Ärztin und seine/ihre Fachmeinung: „The days of ‚doctors know best' when patients blindly trusted in and deferred to medical expertise are fast becoming a distant memory..." (Rowe & Calnan, 2006, S. 4; siehe auch Cummings, 2014; Lee, 2008; Lowrey & Anderson, 2006; siehe Kapitel 1.2). Stattdessen wünschen sich die PatientInnen zusätzliche Informations- und Beratungsangebote und holen eine zweite Meinung ein (Dierks, Seidel, Horch, & Schwartz, 2006).

Nachfolgend soll zunächst ein Überblick über die relevanten Informationsquellen geboten werden (siehe Kapitel 2.4.2.1), bevor relevante Kriterien der Auswahl einer einzelnen Quelle vorgestellt werden (siehe Kapitel 2.4.2.2).

### 2.4.2.1 Vielzahl relevanter Informationsquellen

Unter der Vielzahl an Informationsquellen können in Anlehnung an Dutta-Bergman (2004c, 2004b) interpersonale von medialen Informationsquellen und stärker aktiv (zielgerichtet) von passiv (weniger zielgerichtet) zu rezipierenden Angeboten unterschieden werden. Zu den interpersonalen Informationsquellen zählen sowohl ÄrztInnen als auch das soziale Umfeld, bestehend aus der eigenen Familie, Freunden oder anderen Betroffenen. Zu den relevanten medialen Quellen zählen prinzipiell alle thematisch-orientierten Informationsangebote im Bereich Gesundheit. Die medialen Gesundheitsinformationen können aus Zeitungen und Zeitschriften, Broschüren, Fernsehsendungen oder Online-Angeboten stammen (Bennett et al., 2014; Cairns, Andrade, & MacDonald, 2013; Neverla et al., 2007).

Couper et al. (2010) identifizieren mittels einer Befragung von 2.575 PatientInnen mit neun unterschiedlichen Krankheitsbildern die relevanten Informationsquellen im Zuge der jeweiligen Therapieentscheidung. Über alle Erkrankungen hinweg zeigt sich, dass ÄrztInnen die wichtigste Informationsquelle darstellen, gefolgt von Informationsangeboten aus dem Internet. An dritter Stelle stehen Freunde und Familie, während an vierter Stelle weitere mediale Informationsangebote wie Zeitungen oder Fernsehsendungen angeführt werden (Couper et al., 2010, S. 111-112). Mit Blick auf die Internetnutzung zeigt sich, dass insgesamt 28 Prozent der Befragten im Internet nach Gesundheitsinformationen suchen. Der Anteil unterscheidet sich dabei stark in Abhängigkeit von der spezifischen Erkrankung. Besonders hohe Nutzungshäufigkeiten lassen sich vorbereitend für OP-Entscheidungen identifizieren. So nutzen beispielsweise 43 Prozent der PatientInnen, die sich mit der Frage auseinandersetzen müssen, ob sie sich ein künstliches Knie- oder Hüftgelenk implantieren lassen, das Internet (für eine weitere Ausdifferenzierung siehe Couper et al., 2010, S. 110). Zu ähnlichen Ergebnissen kommen weitere Studien, die sich nicht konkret auf Entscheidungssituationen, sondern die allgemeine Relevanz verschiedener Informationsquellen im Krankheitskontext beziehen (Fox, 2005; National Cancer Institut, 2007). Zusammenfassend belegen die Studien, dass ÄrztInnen trotz des beschriebenen Monopolverlusts für viele Betroffene die wichtigste Informationsquelle darstellen. Sie sind aber nicht mehr der alleinige Ratgeber, sondern werden durch Online-Angebote und das soziale Umfeld ergänzt.

### 2.4.2.2  *Auswahlkriterien von Quellen und Informationen*

Die Vielzahl der beschriebenen Auslöser des Informationshandelns, die subjektiv wahrgenommene Unsicherheit sowie unterschiedliche Zielsetzungen (siehe Kapitel 2.1-2.3) auf der einen Seite und die Vielzahl der skizzierten Informationskanäle auf der anderen Seite machen es erforderlich zu verstehen, auf welcher Basis die Selektionsentscheidung für oder gegen bestimmte Informationsquellen getroffen wird. So ist davon auszugehen, dass sich die Betroffenen je nach Gesundheitszustand und spezifischen Informationsbedürfnissen (siehe Kapitel 2.2 und 2.3) an unterschiedliche Instanzen wenden.

Für die Frage der Auswahl gesundheitsbezogener Informationsquellen hat die Kommunikationswissenschaft in ihrem Fachgebiet der Selektionsforschung unterschiedliche Traditionen hervorgebracht, die Auswahlentscheidungen des Publikums thematisieren und erklären (siehe im Überblick Hartmann, 2009). Zu diesen zählt auch der Uses-and-Gratifications-Ansatz (U&G; Blumler & Katz, 1974). Er nimmt an, dass die Auswahlentscheidung Betroffener eine **bewusste und zielgerichtete Auswahl** darstellt, die dadurch bestimmt wird, welche Quelle den höchsten Nutzen in Bezug auf ein bestimmtes Ziel, z. B. die Reduktion von Unsicherheiten, verspricht (Johnson & Meischke, 1993, S. 344-346; Katz, Gurevitch, & Haas, 1973; Rubin, 1986). Verschiedene Gratifikationsquellen werden miteinander verglichen, und unter den gegebenen Bedingungen (z. B. Ressourcen, Präferenzen) wird die Wahl getroffen, von der ausgegangen wird, dass sie am besten die vorliegenden Kommunikations- und Informationsbedürfnisse befriedigt (Jäckel, 1992; Tustin, 2010).

Auf dieses Grundverständnis der zielgerichteten Auswahl einer Informationsquelle aufbauend kann mittels des Selective Exposure-Ansatzes (Knobloch-Westerwick, 2015) spezifischer auf die **Eigenschaften von Informationsquellen** eingegangen werden, die deren Selektion beeinflussen (Hastall & Knobloch-Westerwick, 2013). Für die Wahl als relevant angesehene Eigenschaften sind beispielsweise die wahrgenommene Zugänglichkeit, Vertrauenswürdigkeit, Verlässlichkeit und Attraktivität einer Informationsquelle (Galarce et al., 2011; McMillan & Macias, 2008).

Modelle wie das Risk Information Seeking and Processing Model (RISP; Griffin et al., 1999) oder das Comprehensive Model of Information Seeking (CMIS; Johnson & Meischke, 1993) berücksichtigen neben den Eigenschaften eines Informationsangebotes auch die **Einstellungen der RezipientInnen** zu einer Quelle. Dabei kann davon ausgegangen werden, dass die wahrgenommenen Eigenschaften in einer bestimmten Einstellung münden. Aus den verschiedenen Ansätzen wird abgeleitet, dass die gezielte Auswahl bestimmter Informationsquellen sowohl auf einer Erwartungshaltung im Sinne des U&G-Ansatzes als auch auf einer eigenschafts- und einstellungsbezogenen Bewertung der Quelle im Sinne des Selective Exposure-Ansatzes basiert, die eng miteinander in Beziehung stehen.

Die genannten Determinanten führen dazu, dass PatientInnen situationsbedingt eine Quelle anderen vorziehen, weil sie diese für effektiver halten, Informationen leichter zugänglich sind, schneller zur Verfügung stehen und vertrauter oder vertrauenswürdiger erscheinen. Bei gesundheitlichen Problemen wird meist nach einer schnellen Hilfe gesucht, sodass besonders die Verfügbarkeit einer Quelle entscheidend ist. Ebenso kann es relevant sein, dass die Informationsquelle die gezielte Suche nach spezifischen Informationen für ein vorherrschendes Problem ermöglicht und eine hohe Aktualität besitzt (van der Rijt, 2000). Gerade das Internet stellt aus den genannten Gründen eine (zunehmend) wichtige Quelle für Gesundheitsinformationen dar, vor allem, da es eine aktive und problemorientierte sowie schnelle und aufwandsarme Suche ermöglicht (siehe hierzu ausführlich Marstedt, 2018; Rossmann, 2010; Rossmann & Karnowski, 2014).

Die Darstellung der verschiedenen Auswahlkriterien veranschaulicht, dass je nach Informationsbedürfnis andere Kriterien von Relevanz sind und dadurch sowohl bestimmte Quellen als auch Arten von Informationen oder Formen der Unterstützung an Bedeutung gewinnen oder verlieren (Brashers, 2001, S. 482). Somit können Betroffene nicht nur für unterschiedliche Facetten der Erkrankung verschiedene Informationsquellen präferieren (Johnson & Meischke, 1994; siehe auch Brashers, 2001, S. 482), sondern die Präferenzen können sich im Laufe der Erkrankung auch verändern (Carpenter et al., 2011). Die Quellen können je nach Kontext einen unterschiedlichen Mehrwert besitzen, unterschiedliche Bedürfnisse befriedigen und Synergien entfalten oder auch miteinander in Konflikt stehen (Galarce et al., 2011). Diese Zusammenhänge verschiedener Informationskanäle werden im folgenden Kapitel herausgearbeitet.

### 2.4.3 Kombinierte Nutzung verschiedener Quellen

Statt sich auf eine einzelne zu verlassen, konsultieren Gesundheitsinteressierte wie auch PatientInnen im Schnitt fünf verschiedene Informationsquellen und setzen die erhaltenen Gesundheitsinformationen miteinander in Beziehung (Baumann, 2006; Jungermann, Pfister, & Fischer, 1996; Lambert & Loiselle, 2007; Walsh et al., 2010). Anhand einer Befragung von 1.841 KrebspatientInnen zeigen beispielsweise Walsh et al. (2010), dass 69 Prozent der befragten PatientInnen im Zuge der Entscheidungsfindung sowohl das behandelnde Fachpersonal konsultieren als auch weitere Informationskanäle parallel nutzen. Ein solches Vorgehen macht es erforderlich, dass im Zuge der vorliegenden Arbeit auch theoretische Ansätze herangezogen werden, die bewusst das Zusammenspiel der Nutzung verschiedener Informationsquellen in den Fokus rücken und einzelne Nutzungsvorgänge, die im selben Unsicherheitskontext verortet sind, nicht isoliert voneinander betrachten (Rains & Ruppel, 2016; Ruppel & Rains, 2012). Die vorhandenen theoretischen Ansätze gehen von unterschiedlichen Grundannahmen aus, die konkurrierende, kooperative oder defizitorientierte Beziehungen beschreiben (Ye, 2010a). Die einzelnen Ansätze werden im Folgenden dargestellt.

#### 2.4.3.1 Kanibalisierung vs. Komplementarität unterschiedlicher Quellen

Die **Kanibalisierungshypothese** („Displacement-Hypothese') erhielt vor dem Hintergrund der zunehmenden Relevanz des Internets in den vergangenen Jahren erneute Aufmerksamkeit. Sie geht davon aus, dass die Nutzung eines neuen Mediums notwendigerweise ein anderes, bereits genutztes Medium ersetzt (McCombs, 1972). In diesem Sinne würde man davon ausgehen, dass unter der Bedingung einer subjektiven Unsicherheitswahrnehmung (siehe Kapitel 2.2.1) und der notwendigen Selbstwirksamkeit (siehe Kapitel 2.2.2.2) für die Reduktion eben dieser, das Internet beispielsweise Zeitungen und Fernsehen im Medienrepertoire eines Individuums ersetzt. Das Internet scheint überlegen, da es im Gesundheitskontext durch die hohe Kontrolle über die Informationen und die Möglichkeit zur aktiven, zielgerichteten und spezifischen Suche eine höhere Bedürfnisgerechtigkeit sicherstellen kann (Tian & Robinson, 2008). Solche Kanibalisierungseffekte können allerdings nicht nur zwischen verschiedenen Medienangeboten postuliert werden, sondern sich auch auf den Arzt-Patienten-Kontakt beziehen. Beispielsweise nehmen Lee (2008) sowie Lee und Hornik (2009) an, dass, ausgehend von der gesundheitsbezogenen Internetnutzung, ein derartiger Kanibalisierungseffekt teilweise die Konsultation des ärztlichen Fachpersonals ersetzt.

Die Gegenannahme einer **komplementären Beziehung zwischen verschiedenen Informationsquellen** begründet Dutta-Bergman (2004c, 2004a) mit dem Media Complementary Framework. Dieses beschreibt, dass RezipientInnen bestimmte Informationsquellen mit ähnlichen Potenzialen zur Bedürfnisbefriedigung und Bewältigung von Unsicherheiten aufgrund spezifischer Themeninteressen komplementär nutzen. Diese Annahme wird durch die Channel Complementary Hypothese nach Ruppel und Rains (2012) für den Gesundheitsbereich spezifiziert (siehe hierzu auch Rains & Ruppel, 2016). Aufbauend auf den Annahmen des Selective Exposure- und U&G-Ansatzes wird davon ausgegangen, dass im Zuge der Unsicherheitsreduktion die spezifische Kombination zwischen situativen Bedürfnissen und Kanaleigenschaften dafür entscheidend ist, welche Quellen ausgewählt und miteinander kombiniert werden. Grundlegend wird die Kombination der Kanäle von der konkreten Situation und den spezifischen Bedürfnissen geprägt (siehe Kapitel 2.2.1). Dabei gehen Ruppel und Rains (2012) von einer dynamischen Entwicklung der Bedürfnisse im Suchprozess aus und nehmen eine zeitversetzte Suche in verschiedenen komplementären Quellen an. Für die **Bewertung der Komplementarität** sind bestimmte Quellenmerkmale entscheidend. Zu diesen zählen beispielsweise der Zugang zu medizinischer Expertise, die Individualisierbarkeit der Informationen, die Möglichkeit zur Wahrung der eigenen Anonymität ebenso wie die Bequemlichkeit des Zugangs, der Aufwand sowie der notwendige Ressourceneinsatz. Diese Merkmale führen beispielsweise zu einer grundlegenden Unterscheidung zwischen Unterhaltungs- und Informationskanälen, ebenso wie eher aktiv, stärker zielgerichtet oder passiv, weniger zielgerichtet zu rezipierenden Angeboten (siehe hierzu Dutta-Bergman, 2004b, 2005). Entsprechend dieser Differenzierung nehmen Ruppel und Rains (2012) an, dass Quellen mit ähnlichen Eigenschaften komplementär genutzt werden.

Im Zuge der **empirischen Überprüfung** der Kanibalisierungshypothese und Komplementaritätsannahme bestätigen Tian und Robinson (2008) die Komplementarität der Nutzung verschiedener Medien. Bei einer Studie mit 3.862 Krebserkrankten ist die Dauer der Internetnutzung positiv assoziiert mit der Nutzungsdauer anderer Medien für Gesundheitsinformationen. Zudem finden sie auch eine positive Beziehung zwischen der gesundheitsbezogenen Mediennutzung und Arztbesuchen. Auf der Basis dieser Ergebnisse kann bestätigt werden, dass das Internet zu keinen Kanibalisierungseffekten anderer medialer Angebote führt, sondern dass es aufgrund eines generell stark ausgeprägten Interesses an Gesundheitsinformationen zu einer allgemein gesteigerten Nutzung medialer und interpersonaler Quellen kommt (Tian & Robinson, 2008; siehe auch Lee, 2008; Lee & Hornik, 2009). Folglich kann in Übereinstimmung mit Couper et al. (2010; siehe Kapitel 2.4.2.1) geschlussfolgert werden, dass dem Internet eher die Funktion eines ergänzenden Formates zukommt und ÄrztInnen weiterhin unverzichtbar sind, um Gesundheitsinformationen zu verstehen und deren Sinn zu ergründen (Lee, 2008, S. 461).

### 2.4.3.2   Defizitorientierter Ansatz der kombinierten Quellen-Nutzung

Als nächstes wird auf den **defizitorientierten Ansatz** der kombinierten Nutzung verschiedener Informationsquellen eingegangen. Er fokussiert den Grad der Bewältigung von Unsicherheiten und die damit einhergehende Bedürfnisbefriedigung durch das Informationshandeln. Ähnlich wie die Channel Complementary Hypothese (Ruppel & Rains, 2012) setzt dieser Ansatz an der Dynamik der Bedürfnisse an und stellt diese aus einer Prozessperspektive in den Vordergrund.

Dies stellt eine bedeutsame Erweiterung bisheriger Perspektiven dar. So weist Scherer (1997) darauf hin, dass die Informationssuche in bestehenden Modellen des Informationshandelns als ein in sich abgeschlossener Prozess mit bestimmten (gesundheitsbezogenen) Ergebnissen konzipiert wird und nur einzelne Sequenzen der Informationssuche oder -vermeidung untersucht werden (siehe auch Baumann, 2009; Scherer, Link, Baumann, Emde-Lachmund, & Klimmt, 2016). Dabei wird vorausgesetzt, dass die bestehenden Unsicherheiten und Informationsbedürfnisse, die zu einer Zuwendung zu einer bestimmten Informationsquelle geführt haben, durch den erfolgten Kontakt auch ausreichend befriedigt werden. Diese Annahme wird als unzureichend angesehen.

Vielmehr kann es auch der Fall sein, dass Unsicherheiten nur bedingt bewältigt werden können oder neue Unsicherheiten erst durch diese Sequenz des Informationshandelns salient werden. Es ist somit wichtig, eine **prozessuale Perspektive** auf die subjektiv wahrgenommenen Unsicherheiten sowie die Selektion, Zuwendung und Deutung bestimmter Gesundheitsinformationen einzunehmen (Scherer, 1997; Slater, 2007).

Demnach handelt es sich bei dem Ergebnis eines Rezeptionsprozesses nur um ein Zwischenprodukt, aus dem eine neue Handlungsabsicht des oder der Betroffenen abgeleitet werden kann (Scherer, 1997, S. 108); „Somit ist eine der zentralen Folgen kommunikativen Handelns erneutes kommunikatives Handeln" (Scherer, 1997, S. 330).

Eine spezielle Form des Informationshandelns, die aus dieser prozessualen Perspektive resultiert, beschreiben Tustin (2010) wie auch Lee und Hawkins (2010). Von dem U&G-Ansatz ausgehend wird angenommen, dass PatientInnen im Zuge ihrer Bewältigung von Unsicherheiten Kommunikations- und Informationsbedürfnisse haben, die sie häufig zuerst an ÄrztInnen herantragen. Bleiben diese spezifischen Bedürfnisse unerfüllt (‚unmet needs‘), wenden sich die PatientInnen an alternative Informationsquellen. Es ist somit allgemein davon auszugehen, dass Bedürfnisse und Wünsche, die von einer bestimmten Quelle nicht erfüllt werden, die Nutzung alternativer Quellen determinieren (Lee & Hawkins, 2010, S. 154; siehe auch Hou & Shim, 2010). Vor allem das **Internet wird häufig als alternativer Kanal** verstanden, um unerfüllte Bedürfnisse zu kompensieren und den gewünschten Umgang mit Unsicherheiten zu gewährleisten. Es ist besonders dann von hoher Relevanz, wenn andere Informationskanäle und Instanzen nicht verfügbar sind, die Interaktion die Bedürfniserfüllung nicht effektiv gewährleistet oder die angebotenen Informationen unzureichend sind: „Internet hosts comprehensive, current and accessible information and may be viewed as functional alternative to the physician" (Tustin, 2010, S. 5; siehe auch Lee & Hawkins, 2010, S. 154).

In diesem Kontext bestätigt Tustin (2010) mittels einer Befragung von 178 InternetnutzerInnen, dass unzufriedene PatientInnen häufiger das Internet als bevorzugte Quelle für Gesundheitsinformationen nennen. Somit kann die Kommunikation zwischen ärztlichem Fachpersonal und PatientInnen zu einem ausschlaggebenden Grund für die Suche nach Informationen im Internet werden (Tustin, 2010, S. 4; siehe auch Evans et al., 2007; Flynn et al., 2006). Unzufriedene PatientInnen ziehen das Internet vor allem als Prüfinstanz heran, um die Informationen der ÄrztInnen kritisch zu reflektieren und diese zu ergänzen (Flynn et al., 2006, S. 1295; Tustin, 2010, S. 12). Folglich kann aufgrund bestehender oder entstandener Unsicherheitswahrnehmung nach der Konsultation des Arztes oder der Ärztin das Bedürfnis nach einer Nachbereitung dieses Termins entstehen (McMillan & Macias, 2008). Im Gegensatz dazu ist der Grad der Empathie, die ÄrztInnen zeigen, sowie die Qualität der gemeinsam verbrachten Zeit negativ assoziiert mit der Wahl des Internets und positiv mit der Nennung des ärztlichen Fachpersonals als geschätzte Informationsquelle (Tustin, 2010).

Lee und Hawkins (2010) gehen mittels einer experimentelle Studie mit 122 an Brustkrebs erkrankten Frauen ebenfalls der Frage nach, ob unerfüllte Bedürfnisse die Patientinnen dazu motivieren, mehr Zeit mit bestimmten Informationsangeboten und Unterstützungsmöglichkeiten zu verbringen (Lee & Hawkins, 2010). Die Ergebnisse bestätigen, dass unerfüllte Bedürfnisse ein wichtiger Prädiktor für die Dauer und Intensität der Zuwendung zu alternativen Informationsangeboten sind (Lee & Hawkins, 2010, S. 161).

Somit wird die Zufriedenheit der PatientInnen zu einem wichtigen Faktor sowohl für die generelle Zuwendung zu alternativen Informationsquellen als auch für das Ausmaß und die zugeschriebene Bedeutung sowie mögliche Konsequenzen aus dieser Nutzung. Allgemein kann angenommen werden, dass mediale Quellen gezielt genutzt werden, um das wahrgenommene Informationsdefizit gegenüber ärztlichem Fachpersonal auszugleichen. Speziell das Internet gewinnt an Relevanz und kann für bestimmte PatientInnen zu einer Primärquelle werden (Tustin, 2010).

Allerdings werden Informationen nicht nur im Nachgang, sondern auch im **Vorfeld einer Diagnose sowie eines Arztkontaktes** gesucht (Borch & Wagner, 2009; Fromm, Lampert, & Baumann, 2011; Link et al., 2014). Dies kann im Sinne des defizitorientierten Ansatzes als **Konsequenz eines generellen Informationsdefizites** und der wahrgenommen Informationsasymmetrie verstanden werden. Das Mitbringen selbst recherchierter Gesundheitsinformationen zum Arzt oder zur Ärztin stellt eine weitere Form der indirekten Kombination verschiedener Informationsquellen dar. Diese Form der Kombination wird aufgrund oder während langfristiger Krankheitsverläufe wahrscheinlicher. Im Kontext von Krebserkrankungen konnten Lewis, Gray, Freres und Hornik (2009, S. 726) zeigen, dass 82 Prozent der Krebserkrankten selbst aktiv nach Gesundheitsinformationen suchten und 73 Prozent diese Informationen auch in das Gespräch mit dem Arzt oder der Ärztin einbrachten. Higgins, Sixsmith, Barry und Domegan (2011) gehen ebenfalls davon aus, dass mehr als 80 Prozent der PatientInnen Informationen mit zu ihrem Arzt oder ihrer Ärztin bringen. Ebenso können auch ÄrztInnen weitere Quellen für die eigene Informationssuche des Patienten oder der Patientin empfehlen und damit ein aktives Informationshandeln wie auch die Beteiligung der Betroffenen anregen (Lewis et al., 2009). Dies ist laut Higgins et al. (2011) aber nur bei 20 Prozent der ÄrztInnen der Fall.

Unabhängig davon, ob die selbst recherchierten Themen auch beim Arzt oder bei der Ärztin angesprochen werden,[4] kann diese Vorinformation Interaktionen einerseits verkomplizieren und beispielsweise den Vertrauensaufbau erschweren, andererseits aber auch die wahrgenommene Verantwortung für die eigene Gesundheit erhöhen und dazu beitragen, dass PatientInnen dem Arzt oder der Ärztin gestärkt gegenübertreten (Lewis et al., 2009; Rains, 2008; Rossmann, 2010; Sundar, Rice, Kim, & Sciamanna, 2011). So zeigen beispielsweise Bass et al. (2006), dass KrebspatientInnen, die das Internet nutzen, eine positivere Wahrnehmung ihrer Selbstwirksamkeit aufweisen, sich besser auf den Arzttermin vorbereitet fühlen, mehr Fragen stellen, offener mit Sorgen umgehen und das Verhältnis zu dem ärztlichen Fachpersonal positiver bewerten. Dieses Ergebnis könnte wiederum als Indiz für einen positiven Effekt der Internetnutzung auf das Vertrauensverhältnis zwischen ÄrztInnen und PatientInnen gedeutet werden.

Allgemein kann zusammengefasst werden, dass die Zuwendung zu bestimmten Medien, die Suche nach Rat im sozialen Umfeld oder bei einem Arzt oder einer Ärztin miteinander interagieren. Fragen und Sorgen, die sich aus der Nutzung einer dieser Quellen ergeben, werden häufig mithilfe anderer Quellen überprüft oder vervollständigt. Diese Form der Kombination kann darauf zurückgeführt werden, dass sich jede der verfügbaren Informationsquellen durch eigene Charakteristika auszeichnet und damit unterschiedliche Funktionen bedienen kann, sodass sich die Quellen untereinander ergänzen (Szwajcer, Hiddink, Koelen, & van Woerkum, 2005).

## 2.5  Zwischenfazit: Prozess des unsicherheitsbezogenen Informationshandelns

Das durch Unsicherheit initiierte Informations- und Kommunikationshandeln ist im Fall einer Erkrankung ein zentraler Mechanismus zum Unsicherheitsmanagement. Indem wahrgenommene Unsicherheiten mittels verschiedener Formen des Informationshandelns in die gewünschte Richtung gelenkt werden, kann sowohl Hoffnung entstehen als auch aufrechterhalten werden, oder Ängste reduziert werden (Brashers, 2001, S. 483; Brashers et al., 2000, S. 69, Goldsmith, 2001, S. 517).

---

4    Die Gründe, Gesundheitsinformationen mit dem Arzt oder der Ärztin zu diskutieren oder diese zu verschweigen, werden in Bylund, Gueguen, D'Agostino, Imes und Sonet (2009) vorgestellt.

Im vergangenen Kapitel wurden die einzelnen Schritte des Prozesses des unsicherheitsbezogenen Informationshandelns beschrieben. Dieser reicht von der situativen Wahrnehmung von Unsicherheiten bis zur Zuwendung und Deutung der Gesundheitsinformationen, durch die eine mögliche Befriedigung von Informationsbedürfnissen stattfindet. Abbildung 2 veranschaulicht die einzelnen Prozessschritte, über die im Folgenden ein Überblick gegeben wird.

**Abbildung 2:    Prozess des unsicherheitsbezogenen Informationshandelns**

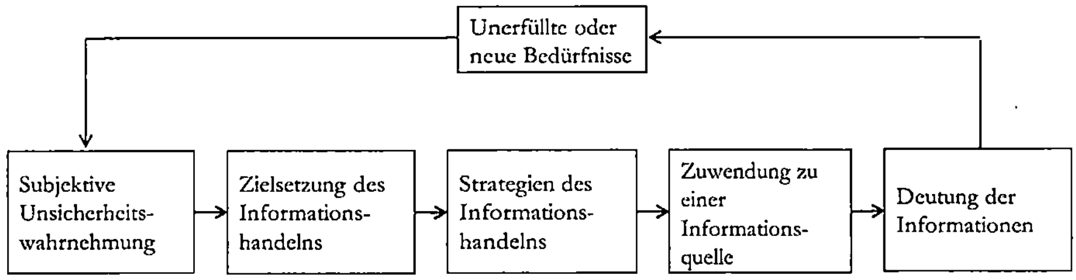


Quelle: Eigene Darstellung

Am Anfang des Prozesses steht eine **subjektive Unsicherheitswahrnehmung**, die zu einem bestimmten gesundheitsbezogenen Informationshandeln motiviert. Gesundheitsbezogene Herausforderungen sind häufig mit subjektiven Unsicherheiten verbunden, da die Situation von den Betroffenen als ambiguitiv, komplex und unvorhersehbar wahrgenommen wird, der eigene Wissensstand und die verfügbaren Informationen unzureichend erscheinen und die Diagnose einer Erkrankung lebensverändernde Konsequenzen besitzt und den/die Einzelne/n herausfordert, in dieser Situation neu einen Sinn zu finden (Babrow et al., 2000; Brashers, 2001). Ausgehend von solchen Unsicherheitswahrnehmungen entstehen **Informationsbedürfnisse**, wenn zwischen dem aktuellen Zustand und dem gewünschten Ausmaß an Sicherheit eine Diskrepanz wahrgenommen wird. Charakteristisch ist hierbei eine hohe Situationsabhängigkeit, da solche Diskrepanzen häufig ereignisinduziert im Krankheitsverlauf auftreten (Baumann & Hastall, 2014, S. 453). Die Informationsbedürfnisse stehen somit häufig in Beziehung zu dem Gesundheitszustand, den unterschiedlichen Stadien des Krankheitsverlaufes und der gewünschten Rolle der Betroffenen innerhalb des Behandlungsprozesses (Krantz et al., 1980; siehe auch Neverla et al., 2007).

Ausgehend von subjektiven Unsicherheitswahrnehmungen wird im zweiten Modellschritt (siehe Abbildung 2) die **Zielsetzung des Informationshandelns** bestimmt. Diese wird durch die Bewertung der Unsicherheit und das Delta zwischen dem gewünschten Level an empfundener Sicherheit und dem vorliegenden Unsicherheitsmaß geprägt. So beschreibt Bradac (2001, S. 466) Unsicherheiten entweder als schlechten, unangenehmen und beängstigenden Zustand, der zu reduzieren ist, oder als kleine, gute Hoffnung, die gefördert oder aufrechterhalten werden soll.

Basierend auf diesem Urteil und den damit einhergehenden emotionalen Reaktionen soll in Form des Informationshandelns eine **Bewältigung der subjektiven Unsicherheiten** erfolgen. Dies kann als dritter Prozessschritt verstanden werden (siehe Abbildung 2). Im Fall der als negativ empfundenen Unsicherheit kann die aktive Suche nach Gesundheitsinformationen zur Reduktion des Zustandes führen. Im Gegensatz dazu kann die Aufrechterhaltung oder die Verstärkung gewünschter Unsicherheiten sowohl durch ein gehemmtes Informationshandeln als auch durch die gezielte Suche nach vagen, mehrdeutigen oder widersprüchlichen Informationen erfolgen. In Abhängigkeit von der jeweiligen Situation können diese verschiedenen Formen des Umgangs mit Unsicherheiten als sich ergänzende Prozesse des Informationshandelns verstanden werden, die selektiv für bestimmte Themen und Quellen stattfinden (Loiselle, Lambert, & Dubois, 2006).

Der nächste Schritt des Prozesses stellt in Bezug auf Strategien der aktiven Suche die **Auswahl und Zuwendung zu einer Informationsquelle** dar. Die Wahl einer Quelle erfolgt entsprechend des U&G- und des Selective Exposure-Ansatzes aufgrund bestimmter Erwartungen an den Nutzen sowie zugeschriebenen Eigenschaften und Einstellungen zu einzelnen Informationskanälen. Unter den relevanten Eigenschaften wird die Vertrauenswürdigkeit einer Quelle herausgegriffen. Dies stellt die bisher einzige Annahme dar, die Vertrauen explizit in Bezug auf das Informationshandeln berücksichtigt. Dies scheint unzureichend und ist eine zentrale Limitation bisheriger Modelle des Informationshandelns (siehe Kapitel 2.2.2.2).

Für die **Deutung der Informationen** ist entscheidend, dass subjektiv nützliche Informationen gefunden werden, die für die jeweilige Situation konkrete und umsetzbare Hilfestellungen leisten oder einen subjektiven Eindruck von Kohärenz stärken oder verringern. Im Zuge des Schrittes der Deutung entscheidet sich somit, inwieweit der kommunikative Umgang mit Informationsbedürfnissen und subjektiven Unsicherheitswahrnehmungen erfolgreich ist. Gerade wenn einzelne Nutzungsvorgänge unbefriedigend verlaufen oder neue Unsicherheiten auftreten (Scherer, 1997; Tustin, 2010), kann dieser Prozess erneut angestoßen werden, und es kommt zu einer kombinierten Nutzung verschiedener Informationsquellen. Diese können entweder **komplementäre Funktionen** erfüllen (Ruppel & Rains, 2012) oder vor allem dann an Bedeutung gewinnen, wenn Defizite bestehen.

Im Kontext des **defizitorientierten Ansatzes** soll darauf hingewiesen werden, dass der Informationsbedarf der PatientInnen häufig über die im Arzt-Patienten-Gespräch angesprochenen Informationen hinausgeht und ärztliches Fachpersonal teilweise nicht in der Lage ist, dem Informationsbedürfnis ihrer PatientInnen gerecht zu werden (Flynn et al., 2006). In solchen Fällen kann die weiterführende Informationssuche dazu dienen, sich zu orientieren, neue Informationen einzuordnen, ein tieferes Verständnis zu erlangen, verschiedene Optionen gegeneinander abzuwägen, um eine Entscheidung zu treffen oder eine sinnvolle Problemlösung zu finden (Baumann, 2006; Fromm et al., 2011; Tian & Robinson, 2008, S. 184). Gerade dem Internet wird dabei die Option zugeschrieben, sich rückzuversichern, eine zweite Meinung einzuholen und ergänzende Informationen zur Vertiefung der Wissensbasis zu erhalten (Powell, Inglis, Ronnie, & Large, 2011). Das Internet gilt somit als wichtige Plattform für Gesundheitsinformationen sowie unterstützende Kommunikation. Es kann für die Betroffenen eine wichtige Hilfestellung für die Bewältigung von Unsicherheiten oder ganz konkret für die Vorbereitung von medizinischen Entscheidungen bieten (Hou & Shim, 2010).

Der Überblick über den unsicherheitsbezogenen Prozess des Informationshandelns und die damit verbundenen Ansätze liefern umfassende Beschreibungen der Umstände und Manifestationen des gesundheitsbezogenen Informationshandelns. Es wird deutlich, dass für den Erfolg des Unsicherheitsmanagements verschiedene interpersonale und mediale Informationsquellen einen hohen Stellenwert besitzen. Mit Blick auf die Fragestellungen dieser Arbeit zeigt sich, dass über diese Annahme zur Relevanz von Informationsquellen hinaus bisher die Rolle sozialer Prozesse im Gesundheitskontext unterbeleuchtet geblieben ist. Folglich bleibt die (erlebte) Beziehung der Betroffenen zu potenziellen Vertrauensinstanzen wie ÄrztInnen, medialen Angeboten oder Angehörigen bislang unberücksichtigt. Die vorliegende Arbeit rückt in Form des Vertrauens einen wesentlichen Aspekt dieser sozialen Dimension des Informationshandelns in den Fokus. Es wird angestrebt, durch die Berücksichtigung von Vertrauen im Zuge des Informationshandelns eine wichtige Forschungslücke zu verkleinern und einen zusätzlichen Erklärungsbeitrag für die Prozesse des Informationshandelns zu leisten.

Um die Rolle von Vertrauen im unsicherheitsbezogenen Prozess des Informationshandelns zu verorten, erfordert es eine Auseinandersetzung mit dem Konstrukt Vertrauen. Das folgende Kapitel schafft dafür die Grundlage, indem zunächst eine Definition von Vertrauen vorgenommen wird, seine generelle Bedeutung und Funktionen herausarbeitet werden sowie eine Beschreibung des Entstehungsprozesses stattfindet.

# 3 Vertrauen: Konzeptspezifikation

Vertrauen ist als Begriff weit verbreitet und ein fester Bestandteil des alltäglichen Sprachgebrauchs. Häufig wird es dabei mit einem positiven Bauchgefühl und Zuneigung für ein Gegenüber verbunden. Über diese individuelle Bedeutungszuschreibung im Alltag hinaus wird das Konstrukt auch in der Theorie als integraler Bestandteil oder Basis zwischenmenschlicher Beziehungen verstanden (Righetti & Finkenauer, 2011, S. 874). Vertrauen ist erforderlich, um bedeutungsvolle Interaktionen eingehen zu können, optimistisch zu sein und Risiken zu tragen, Beziehungen aufzubauen und dauerhaft aufrechtzuerhalten sowie gemeinsam Probleme zu lösen und sich auf andere zu verlassen. All diese Funktionen scheinen wichtig für die Bewältigung wahrgenommener Unsicherheiten zu sein, da der erfolgreiche Umgang mit ihnen durch bedeutungsvolle Interaktionen und die Verantwortungsübergabe an sogenannte Vertrauensinstanzen ermöglicht wird. Erst Vertrauen schafft die Grundlage für soziale Interaktionen in nahezu allen Lebensbereichen – sowohl in Paarbeziehungen und Freundschaften als auch in geschäftlichen Kooperationen und Interaktionen mit politischen Entscheidungsträgern und ÄrztInnen (Dunning, Anderson, Schlösser, Ehlebracht, & Fetchenhauer, 2014, S. 122; Tsfati & Cappella, 2003; siehe hierzu Kapitel 3.3.2 und 4.2). Ebenso kann Vertrauen als Währung der oder Grundlage für bedeutungsvolle, öffentlichen Kommunikation verstanden werden (siehe hierzu Kapitel 4.3).

Das Einflusspotenzial kann erklären, warum Vertrauen von **verschiedenen wissenschaftlichen Disziplinen** erforscht wird. Neben der Kommunikationswissenschaft, die sich mit Vertrauen (insbesondere im Zuge der Auseinandersetzung mit Medienglaubwürdigkeit) relativ spät und bisher eher wenig auseinandergesetzt hat (Matthes & Kohring, 2003), findet es in den Wirtschaftswissenschaften, der Medizin, der Theologie, der Soziologie und der Psychologie deutlich mehr Beachtung (Rousseau, Sitkin, Burt, & Camerer, 1998, S. 393). Die vorliegenden Ansätze zeichnen sich durch eine hohe Diversität aus, die sich teilweise auf eine sehr spezifische disziplinabhängige Perspektive zurückführen lässt. Während sich die Psychologie für Vertrauen in Abhängigkeit von bestimmten Eigenschaften eines Vertrauenden oder einer Vertrauensinstanz und damit für die intrinsischen Eigenschaften einer persönlichen Vertrauenszuschreibung interessiert (Deutsch, 1956, 1960; Hamsher, Rotter, & Geller, 1968; Rotter, 1967), beschäftigt sich die Soziologie stärker mit der Einbettung von Vertrauen in soziale Beziehungen (Giddens, 1996; Luhmann, 1989; Rousseau et al., 1998).

© Springer Fachmedien Wiesbaden GmbH, ein Teil von Springer Nature 2019
E. Link, *Vertrauen und die Suche nach Gesundheitsinformationen*,
https://doi.org/10.1007/978-3-658-24911-3_3

Für die vorliegende Arbeit kann somit vor allem für die Entstehungsbedingungen von Vertrauen auf psychologische Annahmen zurückgegriffen werden, während die Soziologie eine sehr differenzierte Auseinandersetzung mit den Funktionen und Kontexten von Vertrauenssituationen ermöglicht. Für die Spezifizierung des Vertrauens im Gesundheitskontext und mit Blick auf das gesundheitsbezogene Informationshandeln werden ergänzend Annahmen der Medizin und Kommunikationswissenschaft herangezogen. Die Medizin zeichnet sich durch einen hohen Anwendungsbezug aus und stellt aus einer vorwiegend psychologischen Perspektive bestimmte Akteure des Gesundheitsbereichs und die Determinanten dieser Vertrauenszuschreibungen ins Zentrum ihres Interesses (Hall, Camacho, Dugan, & Balkrishnan, 2002a; Hall et al., 2001; Mechanic & Meyer, 2000). Die Kommunikationswissenschaft berücksichtigt die spezifischen Rahmenbedingungen des Vertrauens in mediale Quellen und seine Wirkung im Rezeptionsprozess, besitzt aber keine originäre theoretische Verortung von Vertrauen (Kohring, 2001). Für die folgenden Erörterungen und Auseinandersetzungen mit Vertrauen bilden diese drei wissenschaftlichen Perspektiven in Ergänzung zu kommunikationswissenschaftlichen Ansätzen die Grundlage.

Dabei ist es vor allem aus kommunikationswissenschaftlicher Perspektive bedeutsam, dass zunächst eine grundsätzliche Auseinandersetzung mit Vertrauen und seiner Entstehung stattfindet. Ausgehend von der theoretischen Verortung und den klar bestimmten Konturen des Konstruktes Vertrauen wird das Ziel verfolgt, die Rolle des Vertrauens für das gesundheitsbezogene Informationshandeln zu bestimmen. Erst durch ein klares Verständnis kann die angestrebte Integrationsleistung der Rolle des Vertrauens in den Prozess des Unsicherheitsmanagements erfolgen und seine Wirkung auf das gesundheitsbezogene Informationshandeln abgeleitet werden. Hierzu erfolgt im vorliegenden Kapitel eine Definition von Vertrauen (siehe Kapitel 3.1), und die Dimensionen des Konstruktes werden beschrieben (siehe Kapitel 3.2), bevor näher darauf eingegangen wird, welche Problemstellung Vertrauen durch bestimmte Funktionen zu lösen vermag (Kapitel 3.3) und wie Vertrauen entsteht (Kapitel 3.4).

## 3.1 Definition von Vertrauen

Im Zuge der Definition wird ein Verständnis des Vertrauensbegriffs erarbeitet. Dabei wird ein Überblick über unterschiedliche Grundannahmen diverser Begriffsbestimmungen gegeben, diese werden miteinander in Beziehung gesetzt und bewertet (Boyd, 2003; Rousseau et al., 1998, S. 394-395). Die Synopse verfolgt die Zielsetzung eine umfassende Definition von Vertrauen vorzunehmen (siehe Kapitel 3.1.1). Dies scheint notwendig, da Vertrauen häufig nur über einzelne Prozesse, Einflussfaktoren oder seine Funktionen umschrieben wird (Bhattacharya, Devinney, & Pillutla, 1998, S. 459; Giddens, 1996; Hwang & Burgers, 1997, S. 67; Kohring, 2001, S. 66-67; Luhmann, 1989, S. 20; Rousseau et al., 1998, S. 395; Schlenker, Helm, & Tedeschi, 1973, S. 420). Zudem wird das Konstrukt Vertrauen bisher unzureichend von seinen Einflussfaktoren, Dimensionen und Konsequenzen abgegrenzt (Kee & Knox, 1970, S. 361; Mayer et al., 1995, S. 710-711), und es liegt häufig eine mangelnde Spezifizierung der Bezugsgrößen von Vertrauen, wie z. B. von medialen Angeboten oder ärztlichem Fachpersonal, vor (Mayer et al., 1995, S. 709). Das Begriffsverständnis umfasst dabei neben der Definition (siehe Kapitel 3.1.1) auch die definitorische Abgrenzung von verwandten Konstrukten, die anschließend an die Definition vorgenommen wird (siehe Kapitel 3.1.2).

### 3.1.1 Definitionen und Charakteristika des Konstruktes Vertrauen

Im Rahmen einer Systematisierung unterschiedlicher Verständnisse und Definitionen von Vertrauen lassen sich zwei dominierende Ansätze unterscheiden. Beide stimmen in ihrer Annahme überein, dass sich Vertrauen in einer **Erwartung an eine bestimmte Vertrauensinstanz** wie beispielsweise an den Partner oder die Partnerin, Freunde oder ärztliches Fachpersonal, eine Profession wie der Medizin, eine Institution oder mediale Quellen ausdrückt. Vertrauen entwickelt sich erwartungsbasiert, da es annimmt, dass eine gewünschte Konsequenz aus einer Handlung wahrscheinlicher ist als eine befürchtete (Bhattacharya et al., 1998, S. 461; McAllister, 1995, S. 25; siehe auch Barber, 1983).

Auf dieser Annahme aufbauend, beschreibt der erste Ansatz ein **rationales Modell von Vertrauen** und geht davon aus, dass die individuelle Erwartungshaltung auf eine Vorhersagbarkeit und Berechenbarkeit der Handlungen einer Vertrauensinstanz abzielt. Nach diesem Verständnis handelt es sich bei Vertrauen um ein kalkuliertes Wahrscheinlichkeitsurteil, das auf der Gegenüberstellung von Kosten und Nutzen bestimmter Handlungen basiert (Bhattacharya et al., 1998, S. 459-460; Deutsch, 1956; Giffin, 1967, S. 104-105; Kasperson, Golding, & Tuler, 1992, S. 166-167; McAllister, 1995; Rotter, 1967; Sitkin & Roth, 1993). Überwiegt der Nutzen, findet eine kognitiv begründete Zuschreibung von Vertrauen statt, und subjektive Unsicherheiten werden reduziert, indem angenommen wird, dass sich eine bestimme Vertrauensinstanz so verhält, wie erwartet (Bhattacharya et al., 1998, S. 459-460).

Dieses Verständnis, das Vertrauen mit Wahrscheinlichkeitsurteilen gleichsetzt, erscheint unzureichend.[5] Gerade in Vertrauenssituationen (siehe Kapitel 3.3.1) kann nicht angenommen werden, dass die vorherrschende Informationsbasis ausreicht, um objektive und rational begründete Erwartungsstrukturen zu rechtfertigen und damit zur Vorhersage bestimmter Verhaltensweisen beizutragen (Mayer et al., 1995, S. 712; Thiedeke, 2007, S. 176-177).

Im Gegensatz dazu gewinnt Vertrauen vor allem dann an Relevanz, wenn die Basis für ein objektives rationales Urteil nicht gegeben ist und dadurch eine gewisse **Verletzlichkeit des Vertrauenden** entsteht (Hawthorn, 1988, S. 114; Mayer & Davis, 1999; Simmel, 1999). Verletzlichkeit beruht in diesem Kontext auf der Notwendigkeit, sich gegenüber anderen schwach zu zeigen, sich auf andere zu verlassen und sich dadurch angreifbar zu machen. Neben der kognitiven Komponente stellt auch die **emotionale Komponente** ein konstituierendes Element von Vertrauen dar, das im Zuge des Verständnisses als Wahrscheinlichkeitsurteil jedoch keine Rolle spielt. So wird deutlich, dass Vertrauen eine subjektiv Strategie oder Heuristik des Umgangs mit Unsicherheiten darstellt, während Wahrscheinlichkeitsurteile auf möglichst objektiven Abwägungen in Bezug auf die gewünschten Verhaltensweisen beruhen (Hawthorn, 1988). Vertrauen und Wahrscheinlichkeitsurteile können folglich als situations- und informationsabhängige funktionale Äquivalente verstanden werden, die dazu dienen, Unsicherheiten zu reduzieren oder zu überbrücken (Lewis & Weigert, 1985). Folglich wird in der vorliegenden Arbeit entgegen der Annahme des ersten Definitionsansatzes davon ausgegangen, dass Wahrscheinlichkeitsurteile und Vertrauen zwei unterschiedliche Konstrukte darstellen, die aber nicht zwangsläufig unabhängig voneinander sind.

Der zweite Ansatz knüpft an dieser Perspektive an. Er geht davon aus, dass zu vertrauen heißt, dass man sich (weitgehend vorbehaltslos) **auf ein Gegenüber ein- und verlässt.** In Konfliktsituationen, die von verschiedenen Interessen der Beteiligten geprägt sind, basiert und reflektiert diese positive Grundhaltung die Erwartung von wohlwollenden Motiven des Gegenübers (Balliet & van Lange, 2013; Barber, 1983; Engdahl & Lidskog, 2012; Hwang & Burgers, 1997; Johns, 1996; Mayer et al., 1995; Rousseau et al., 1998; Simpson, 2007). Entsprechend dieser Eigenschaften definiert Mayer et al. (1995) Vertrauen als

---

[5]  Dennoch ist davon auszugehen, dass Vorhersagbarkeit und Vertrauen miteinander in Beziehung stehen und Vertrauen zumindest ein Mindestmaß an Wissen über eine Vertrauensinstanz voraussetzt und damit auch bestimmte Annahmen im Sinne der Berechenbarkeit des Verhaltens dieser getroffen werden können (siehe Kapitel 3.3.1). So wird sich ein rational handelnder Akteur nur dann einer Vertrauenssituation aussetzen, wenn zumindest die Chance besteht, ein angestrebtes Ziel zu erreichen (Coleman, 1990, S. 91).

„[...] willingness of a party to be vulnerable to the actions of another party based on the expectation that the other will perform a particular action important to the trustor, irrespective of the ability to monitor or control that other party" (S. 712; siehe auch Rousseau et al., 1998). Diese Verbindung von Vertrauen und dem bewussten **Wagnis der Verletzlichkeit** und dessen positive Akzeptanz kann als ein gemeinsames sowie wichtiges Schlüsselelement eines Großteils der Definitionen verstanden werden (Hall et al., 2001, S. 615; Lount, 2010, S. 420-421). Ein Vertrauender zeigt sich als sozial verletzlich, da er oder sie in einer spezifischen Situation und in Bezug auf ein spezifisches Gut mit hohem persönlichem Wert (ein Vertrauensobjekt) konkrete Erwartungen an eine Vertrauensinstanz adressiert und damit Verantwortung über- und Kontrolle abgibt (Sztompka, 1999, S. 27-28). Erst diese Verletzlichkeit macht Vertrauen notwendig, wodurch diese beiden untrennbar voneinander werden (Hall et al., 2001, S. 615). Der Grad der Verletzlichkeit bedingt dabei sowohl die Notwendigkeit einer Vertrauensentscheidung (Bhattacharya et al., 1998, S. 459) als auch die mit **Vertrauen verbundenen Risiken** (Sztompka, 1999, S. 33): „Being vulnerable implies that there is something of importance to be lost. Making oneself vulnerable is taking risk" (Mayer et al., 1995, S. 712). Das Risiko, das man in Form des Vertrauens eingeht, bezieht sich dabei zunächst wertneutral auf den potenziellen Schaden sowie potenziellen Nutzen von Vertrauen (Coleman, 1990; Kohring, 2001, S. 89; Rotter, 1967; Rousseau et al., 1998, S. 395). Das Ausmaß des wahrgenommenen Risikos ist von der Bedeutung oder Wertigkeit dieses Verlustes oder Gewinns abhängig (Kohring, 2001, S. 68; Sztompka, 1999, S. 34). Besonders hohe Relevanzwerte führen zu einer Toleranz gegenüber höheren Risiken des Vertrauensbruchs (Bhattacharya et al., 1998, S. 461; Boyd, 2003, S. 403-404; Kohring, 2001, S. 67). Durch die Bereitschaft, diese Risiken zu tragen und Vertrauen zu schenken, wird Verantwortung delegiert und akzeptiert, dass das Handeln der Vertrauensinstanz den Erfolg und die Konsequenzen aus dem Vertrauen bestimmt.

Zusammengefasst wird angenommen, dass Vertrauen immer mit Verletzlichkeit, subjektiv wahrgenommenen Unsicherheiten und einer Risikoübernahme durch den Vertrauenden einhergeht (Mayer et al., 1995, S. 713; Ripperger, 1998, S. 38). Auf Basis der angenommenen Fähigkeiten, wohlwollenden Intentionen und den Motiven des Gegenübers besteht die Bereitschaft, diese Risiken bewusst einzugehen und zu akzeptieren, um einen bestimmten Nutzen zu erzielen (Bhattacharya et al., 1998, S. 459). Es handelt sich bei Vertrauen somit um keine Eigenschaft einer Vertrauensinstanz, sondern um eine **Einstellung des Vertrauenden,** die beobachter- und situationsabhängig ist.

### 3.1.2 Abgrenzung zu anderen Konstrukten

Aufbauend auf dem Verständnis von Vertrauen als Bereitschaft, sich verletzlich zu zeigen und Risiken einzugehen, werden die Konturen des Vertrauensbegriffs weiter spezifiziert, indem Vertrauen von verwandten Begrifflichkeiten abgegrenzt wird.

### Abgrenzung zu Vertrautheit

Zunächst erfolgt eine Abgrenzung von **Vertrauen und Vertrautheit**: Vertrautheit bezieht sich auf eine gute Bekanntschaft mit bestimmten Personen, Situationen und Handlungsabläufen. Diese Bekanntheit basiert auf Erfahrungen und gewährt dadurch Sicherheit durch entstandene Routinen (Thiedeke, 2007, S. 189). Im Sinne des Unsicherheitsmanagements (siehe Kapitel 2) geht Vertrautheit mit einer geringeren subjektiven Unsicherheitswahrnehmung einher oder kann basierend darauf zur Unsicherheitstoleranz führen und somit weiteren Handlungsbedarf unnötig machen. Die Wertigkeit dieser Erfahrung ist hierbei zunächst unerheblich, sodass Vertrautheit durchaus eine Basis für Vertrauen, aber auch für Misstrauen schaffen kann (Grünberg, 2014; Luhmann, 1989). Vertrauen wie auch Misstrauen werden erst dann relevant, wenn eine höhere Unsicherheitswahrnehmung zu einer Auflösung von Routinen führt und die Vertrautheit keine alleinige Grundlage für Handlungen schafft (Kohring, 2001, S. 59; Luhmann, 1989, S. 80). In solchen Situationen kommt es aufgrund der verstärkten Wahrnehmung subjektiver Unsicherheit zu dem Bedürfnis, diese in Form des Informationshandelns zu bewältigen (siehe Kapitel 2.4.1). Vertrauen liegt somit im Gegensatz zu Vertrautheit eine unzureichende Informationsgrundlage sowie Handlungsbedarf zugrunde, die dazu führen, dass nicht abgewartet werden kann, bis sich Erfahrungen mit einer Person zu einer Vertrautheit mit dieser verfestigt haben (Thiedeke, 2007, S. 180).

### Abgrenzung zu Misstrauen

Wie im vorangegangenen Abschnitt deutlich wird, sollte auch die Beziehung zwischen **Vertrauen und Misstrauen** spezifiziert werden. Diese können entweder als Pole eines Kontinuums oder als funktionale Äquivalente interpretiert werden (Hall et al., 2001, S. 618; Sztompka, 1999; Thies, 2011, S. 308). Da Misstrauen sich auf negative wie auch fehlende präzise Erwartungen oder Zweifel bezüglich der Absichten eines anderen bezieht (Sztompka, 1999, S. 26), wird dieses ebenfalls in unsicheren Situationen relevant, bei denen zu wenig Wissen die Handlungsfähigkeit erschwert (Luhmann, 1989, S. 79). Misstrauen führt dabei zu der Konsequenz, dass man sich aus bestimmten Handlungszusammenhängen zurückzieht, dass wahrgenommene Handlungsoptionen deutlich eingeschränkt sind und ein höheres Kontrollbestreben besteht (Luhmann, 1989, S. 79). Einmal enttäuschte Erwartungen führen aber nicht direkt zu Misstrauen, sondern Misstrauen und Vertrauen können sich durchaus gegenseitig ergänzen und zu einem rational begründeten Handeln führen (Grünberg, 2014, S. 50-51; Kohring, 2001; Luhmann, 1989). Dieses Verständnis macht deutlich, dass Misstrauen nicht nur das Gegenteil von Vertrauen darstellt, sondern es sich um ein **funktionales Äquivalent** handelt. Mit Blick auf das Informationshandeln kann angenommen werden, dass die Beziehung zwischen Vertrauen und Misstrauen in Abhängigkeit von seiner kausalen Rolle variiert. Es wäre denkbar, dass Vertrauen als Anlass einer Informationssuche als funktionales Äquivalent zu Misstrauen fungiert, während es als Selektionskriterium eher das Gegenteil darstellt.

*Abgrenzung zu Glaubwürdigkeit*

Vor allem in der Kommunikationswissenschaft wird statt Vertrauen häufig der Begriff der **Medien- und Quellenglaubwürdigkeit** gewählt. Teilweise werden beide Begriffe auch synonym verwendet, um vertrauensrelevante Einflüsse und Prozesse zu beschreiben (Hovland et al., 1959; Kiousis, 2001; Sbaffi & Rowley, 2017; Tsfati & Cappella, 2003; Tsfati & Cappella, 2005). Dennoch scheint eine **Differenzierung der Begriffe** sinnvoll, da Vertrauen und Glaubwürdigkeit zwar in enger Beziehung zueinander stehen, überlappend sind und sich gegenseitig bedingen, aber nicht das gleiche Phänomen beschreiben.

Beide Konstrukte können als subjektive Zuschreibung oder Attribution eines Vertrauenden verstanden werden und sind beobachterabhängig (Nawratil, 1999, S. 15). Dabei gibt es sowohl Ansätze, die Vertrauen als untergeordnete Dimension von Glaubwürdigkeit oder als übergeordnetes Konstrukt dieser verstehen: So verortet vor allem die Glaubwürdigkeitsforschung **Vertrauen als eine Dimension von Glaubwürdigkeit** (Götsch, 1994, S. 23; Hovland et al., 1959; Renn & Kastenholz, 2008). Glaubwürdigkeit entsteht demnach basierend auf den Dimensionen Kompetenz und Vertrauenswürdigkeit (Hovland et al., 1959; Self, 2009; Wathen & Burkell, 2002), wobei Vertrauen und Vertrauenswürdigkeit fälschlicherweise gleichgesetzt werden (siehe Kapitel 3.2.2).

Eine gegensätzliche Verortung nimmt unter anderem Bentele (1988) im Zuge der Theorie des öffentlichen Vertrauens vor. Diese geht davon aus, dass **Glaubwürdigkeit relevant für die Konstitution von Vertrauen** ist und damit eine Bedingung für Vertrauen darstellt (Bentele, 1988, S. 408, 1994; Bentele & Seidenglanz, 2008; Dernbach & Meyer, 2005, S. 13-15; Kohring, 2001, S. 28; Tsfati, 2010, S. 23). Ebenso besteht in der psychologisch orientierten Glaubwürdigkeitsforschung Konsens darüber, dass Glaubwürdigkeit Vertrauen unterzuordnen ist (Schweer & Thies, 2005, S. 55). Diesem Verständnis folgt auch die vorliegende Arbeit. Begründet werden kann dies durch die unterschiedlichen **Bezugsobjekte** von Vertrauen und Glaubwürdigkeit. Demnach bezieht sich Glaubwürdigkeit vorwiegend auf kommunikative Aussagen sowie die Wahrhaftigkeit der kommunizierten Informationen und gibt an, dass diese von einem Rezipienten oder einer Rezipientin als wahr, adäquat und kohärent wahrgenommen werden (Bentele, 1988, S. 408). Darauf baut Vertrauen auf und stellt selbst eine allgemeinere Zuschreibung zu Kommunikatoren und ihren Handlungen dar (Bentele, 1988, S. 408; Küster-Rohde, 2010, S. 7). Konkret für den Journalismus nehmen auch Matthes und Kohring (2003, S..11) an, dass Glaubwürdigkeit ein Teilkonzept von Vertrauen darstellt. Glaubwürdigkeit bezieht sich dabei auf die Dimensionen der Richtigkeit und Faktenselektivität, während Vertrauen zusätzlich auch die Themenselektivität und Bewertung durch JournalistInnen als relevante Dimensionen besitzt (Kohring & Matthes, 2004, S. 383).

Mit Blick auf die verschiedenen Arten der Medium Credibility (Roper-Frage; Newhagen & Nass, 1989; Roper, 1985), Source Credibility und Message Credibility (Golan, 2010; Hovland et al., 1959; siehe auch Flanagin & Metzger, 2008; Kiousis, 2001) macht der angenommene Inhaltsbezug der Glaubwürdigkeit deutlich, dass es sich bei Bezügen zu dem Mediensystem sowie dem personalen Bezugsystem um Vertrauen anstelle von Glaubwürdigkeit handelt. Die Botschaftsbezüge zahlen auf die Glaubwürdigkeit ein, die wiederum ein Bestandteil von Vertrauen bildet.

Somit wird deutlich, dass Glaubwürdigkeit vorwiegend auf kommunikativen Aussagen beruht und einen reinen Inhaltsbezug aufweist, während Vertrauen weiter gefasst ist, vielfältigere Bezugsobjekte wie beispielsweise Kommunikatoren der Aussagen umfasst. Vertrauen kann dabei nicht ohne glaubwürdige Kommunikation funktionieren und ist in hohem Maße auf den Grad am belastbaren Aussagen angewiesen (Apel, 2005, S. 280; siehe im Überblick Dzeyk, 2005, S. 72-74). Gleichzeitig würde es aber zu kurz greifen, wenn Vertrauen mit der wahrgenommenen Glaubwürdigkeit gleichgesetzt wird.

Zur weiteren Differenzierung der beiden Konstrukte trägt bei, dass Glaubwürdigkeit im Gegensatz zu Vertrauen sowohl eine **positive wie auch negative Valenz** besitzt und zunächst wertfrei ist (Grünberg, 2014, S. 47). So kann eine glaubwürdige, somit richtige und ehrliche Aussage auch eine negative Bedeutung, beispielweise den Charakter einer Drohung, besitzen und dadurch nicht vertrauensfördernd wirken.

Ebenso wichtig erscheint die Unterscheidung auf der **zeitlichen Ebene**. Die Attribution einer hohen Glaubwürdigkeit ist in der Gegenwart auf konkrete Situationen bezogen, während sich Vertrauen vor allem auf zukünftige Ereignisse und Handlungen richtet. Dabei ist Vertrauen stärker motivational und prozessual geprägt (Seidenglanz, 2008, S. 42).

Auf der Grundlage der vorgenommenen Differenzierung wird in dieser Arbeit davon ausgegangen, dass Vertrauen als übergeordnetes Phänomen zu verstehen ist und für die Auseinandersetzung mit Gesundheitsinformationen von ärztlichem Fachpersonal oder medialen Angeboten den angemessenen Begriff darstellt. Da jedoch in der Kommunikationswissenschaft bisher keine Abgrenzung von Vertrauen und Glaubwürdigkeit vorgenommen wird und der Begriff Source Credibility weit verbreitet ist, um vertrauensbezogene Wirkungen zu beschreiben, finden im Zuge der vorliegende Arbeit auch die theoretischen Ansätze und empirischen Befunde aus diesem Bereich der Medienglaubwürdigkeitsforschung Beachtung.

## 3.2 Dimensionen des Konstruktes Vertrauen

Nachdem im Zuge der Definition von Vertrauen einige Charakteristika eben dieses vorgestellt wurden, tragen nachfolgend die Dimensionen von Vertrauen zu einer weiteren Bestimmung des Konstruktes bei. Zentral ist hierfür, dass Vertrauen immer sachlich und sozial spezifiziert ist (siehe Kapitel 3.2.1), sowohl eine Einstellung- als auch Handlungskomponente besitzt (siehe Kapitel 3.2.2) und die Einstellung zu bestimmten Anteilen kognitiv motiviert oder affektiv geprägt wird (siehe Kapitel 3.2.3). Diese drei Spezifika werden im Folgenden genauer erörtert.

### 3.2.1 Sozial- und Sachbezug des Vertrauens

Vertrauen zeichnet sich dadurch aus, dass es zwar grundsätzlich definiert und in seinen Funktionen beschrieben werden kann, aber jeweils in Abhängigkeit seines Sozial- und Sachbezugs bestimmt werden muss (Sztompka, 1999, S. 56). Die Beziehungsstruktur kann dabei immer durch die folgende Formel beschrieben werden: *A vertraut B in Bezug auf X.* Dies macht deutlich, dass sich Vertrauen auf eine bestimmte Vertrauensinstanz richtet, der man aufgaben- und situationsspezifisch für bestimmte Handlungen, Eigenschaften oder Fähigkeiten Vertrauen zu- oder abspricht (Cooper, 1985, S. 92; Morrone, Tontoranelli, & Ranuzzi, 2009, S. 32; siehe auch Hardin, 2001). Es entwickelt sich objekt- und sachspezifisch (Goodwin & Dahlstrom, 2011, S. 3; Kohring, 2001, S. 72), sodass **verschiedene Vertrauensinstanzen** und Arten des Vertrauens unterschieden werden müssen.

Auf der Mikro-, Meso- und Makroebene kann sich Vertrauen auf einzelne Personen, Gruppen, Institutionen, Systeme oder soziale Einheiten beziehen

(Kohring, 2001, S. 72; Rousseau et al., 1998, S. 393). Diese hochgradige Differenzierung ist notwendig, da jede Vertrauensinstanz unterschiedliche Charakteristika und Dimensionen besitzt, anhand derer sie bewertet wird (Hall et al., 2001, S. 619; Johnson-George & Swap, 1982, S. 1306-1307). Zudem bestimmt der Kontext einer Vertrauenssituation das vorliegende Risiko und dessen Interpretation (Mayer et al., 1995, S. 725; siehe Kapitel 3.3.1). So hat beispielsweise das Vertrauen in einen bekannten Arzt oder eine Ärztin eine andere Basis (persönliche Beziehung und Erfahrungen) als das Vertrauen in das Gesundheitssystem oder die Ärzteschaft im Allgemeinen (professionelle Institutionalisierung, öffentliches Medienimage; siehe Hall et al., 2001, S. 619; Mechanic & Schlesinger, 1996).

Die Vielzahl an potenziellen Vertrauensinstanzen kann anhand von zwei Kategorien systematisiert werden: So ist zwischen interpersonalem Vertrauen auf individueller Ebene und sozialem Vertrauen auf kollektiver Ebene zu unterscheiden (Engdahl & Lidskog, 2012; Lewis & Weigert 1985; Luhmann, 1989, S. 76-77; Poortinga & Pidgeon, 2003, S. 962; Sztompka, 1999, S. 41). **Interpersonales Vertrauen** charakterisiert eine Beziehung zwischen zwei Individuen (wie es beispielsweise bei der Arzt-Patienten-Beziehung der Fall ist). Es entsteht in Kontexten, in denen ein konkreter Interaktionspartner involviert ist, dem aufgrund bestimmter Eigenschaften oder Fähigkeiten Vertrauen zugeschrieben wird (Schweer & Thies, 2005, S. 50). Aufgrund der direkten Beziehung entwickelt sich interpersonales Vertrauen häufig durch die wiederholten Interaktionen sowie eine zunehmende emotionale Bindung zwischen den Beteiligten (Mechanic & Schlesinger, 1996, S. 1694; Pearson & Raeke, 2000, S. 509). Neben der Erfahrung mit der jeweiligen Instanz ist interpersonales Vertrauen auch in der Sozialisation verankert und beruht auf der Vertrauensfähigkeit des oder der Einzelnen (siehe Kapitel 3.4.2.1).

Im Gegensatz dazu ist **soziales Vertrauen**[6] auf unpersönliche Instanzen wie kollektive oder soziale Organisationen, Institutionen, Systeme, die Gesellschaft oder Unbekannte gerichtet (Luhmann, 1989; Mechanic, 1998a; Rousseau et al., 1998). Die Gemeinsamkeit dieser Vertrauensinstanzen besteht darin, dass sie nicht unmittelbar erfahrbar sind. Im Vergleich zu interpersonalem Vertrauen basiert soziales Vertrauen nur in begrenztem Maße auf Wissen und Erfahrungen aus erster Hand (Egede & Ellis, 2008, S. 808; Engdahl & Lidskog, 2012, S. 708; Mechanic & Schlesinger, 1996, S. 1694), stattdessen wird es deutlich stärker durch die Zuwendung zu Medien, die öffentliche Reputation einer Or-

---

[6]    In dieser Arbeit werden unter dem Begriff des sozialen Vertrauens eine Vielzahl häufig synonym verwendeter Begriffe (z. B. generelles, institutionelles oder Systemvertrauen) subsummiert.

ganisation, generelle Vertrauenszuschreibungen zu Institutionen oder Systemen
sowie vorherrschende soziale und moralische Normen geprägt (Dunning et al.,
2014, S. 123, 125; Morrone et al., 2009, S. 8; Pearson & Raeke, 2000, S. 509).

Interpersonales und soziales Vertrauen beeinflussen sich dabei gegenseitig
und führen zu Transfereffekten (Balkrishnan, Dugan, Camacho, & Hall, 2003,
S. 1058; Critchley, 2008, S. 312; Hall et al., 2001, S. 619-620; Kasperson et al.,
1992, S. 169; Pearson & Raeke, 2000, S. 509; Sztompka, 1999, S. 48-50).[7] So
sind beispielsweise ÄrztInnen in einem Krankenhaus gleichermaßen potenzielle
interpersonale Vertrauensinstanzen, aber auch Vermittler der Vertrauenswürdigkeit der gesamten Institution als soziale Instanz (Schweer & Thies, 2005,
S. 51). Zugleich kann sich das Vertrauen in eine medizinische Organisation auch
auf die Einschätzung der Vertrauenswürdigkeit eines einzelnen Arztes oder
einer Ärztin auswirken (Mechanic & Schlesinger, 1996, S. 1693). Dies kann
ebenso auf Journalisten und das jeweilige Medium übertragen werden.

Mit diesen Transfereffekten geht einher, dass zwischen **Vertrauen erster
und zweiter Ordnung** unterschieden wird. In bestimmten Situationen kann
Vertrauen auf Indikatoren basieren, die aus zweiter Hand von verlässlichen
Quellen wie ExpertInnen oder Autoritäten stammen (Sztompka, 1999, S. 46).
So können Personen, Institutionen oder Medien als **Vertrauensvermittler** in
Bezug auf andere Vertrauensinstanzen fungieren, indem sie als Bürgen auftreten
und notwendige Informationen für die Vertrauensgenese bereitstellen (Bentele,
1988; Coleman, 1990; Dernbach, 2005a). Allerdings basiert das so vermittelte
Vertrauen zweiter Ordnung immer auf dem Vertrauen in die vermittelnde Vertrauensinstanz (Vertrauen erster Ordnung). Vertrauensvermittler müssen somit
selbst hohes Vertrauen genießen (Sztompka, 1999, S. 47). Ein Beispiel für eine
institutionalisierte Vermittlerrolle stellt der Journalismus dar (Bentele, 1994,
S. 136). Gerade überregionale Qualitätszeitungen wie der Frankfurter Allgemeinen Zeitung oder der Süddeutschen Zeitung sowie bestimmten Fernsehforma-
ten wird diese Funktion zugeschrieben. Beispielsweise kann die Tagesschau als

---

[7]  Bezüglich der Bestimmung relevanter Vertrauensinstanzen bestehen unterschiedliche Meinungen in der Wissenschaft. So nehmen beispielsweise Sztompka (1999), Hardin (2001) und Kohring (2001) an, dass jede Form des Vertrauens – auch die abstrakten Formen – auf Personen
und ihr Handeln sowie die Konsequenzen oder das Ergebnis der Handlung zurückzuführen
ist. Dies wird meist dadurch begründet, dass es schwierig ist, abstrakten Gebilden Vertrauen
zu schenken (Schweer & Thies, 2005, S. 47). Es handelt sich somit immer um Transfereffekte
der Individualebene. Allerdings nehmen andere Autoren (z. B. Roberts, Reid, Schroeder, &
Norris, 2013, S. 628) an, dass Vertrauen nicht nur Akteuren und Organisationen geschenkt
wird, sondern ebenso auch wissenschaftlichen Methoden, Ergebnissen und Technologien und
dies nicht mit der Akteursebene assoziiert sein muss.

Vertrauensvermittler für politische Themen und Akteure fungieren, während bei gesundheitsbezogenen Themen von einer hohen Bedeutung spezialisierter, regionaler Formate der öffentlich-rechtlichen Sender wie Visite (NDR), Hauptsache Gesund (MDR) oder Gesundheit! (BR) auszugehen ist.

Mit Blick auf die Fragestellung der Arbeit verdeutlicht der dargestellte Sozial- und Sachbezug des Vertrauens, dass Vertrauen grundsätzlich aufgabenspezifisch geschenkt wird. Damit geht einher, dass für interpersonale Vertrauensinstanzen (wie ärztliches Fachpersonal) und soziale Vertrauensinstanzen (wie mediale Informationen) andere Entstehungsbedingungen vorliegen. Zudem stehen auch die Instanzen in Beziehung zueinander und können als Vertrauensvermittler Vertrauen zweiter Ordnung begründen.

### 3.2.2 Einstellungs- und Handlungskomponenten des Vertrauens

Um die Konturen des Vertrauensbegriffs weiter zu spezifizieren, muss zudem zwischen der Vertrauenswürdigkeit, Vertrauenseinstellung und Vertrauenshandlung als unterschiedliche Komponenten des Vertrauens unterschieden werden (Boyd, 2003, S. 400; Egede & Ellis, 2008, S. 808; Mayer et al., 1995, S. 724; siehe Abbildung 3).

Die **wahrgenommene Vertrauenswürdigkeit** beschreibt die Gründe und Informationen über eine Vertrauensinstanz, die Vertrauen in diese rechtfertigen und sich in einer Vertrauenseinstellung manifestieren (Hall et al., 2001, S. 616; Hardin, 2001; Kohring, 2001, S. S. 6; siehe Kapitel 3.4.1).

**Abbildung 3:**    **Beziehung zwischen Vertrauenseinstellung und -handlung**

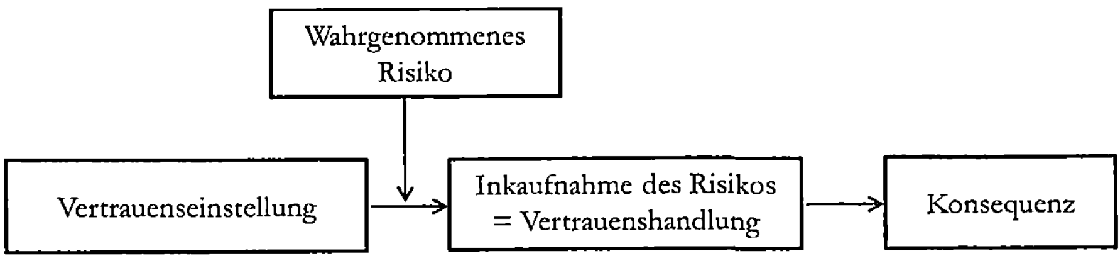


Quelle: Eigene Darstellung in Anlehnung an Mayer et al., 1995, S. 720

Die **Vertrauenseinstellung** stellt aufgrund der beschriebenen Hinweise der Vertrauenswürdigkeit die Bereitschaft dar, verletzlich zu sein, Abhängigkeit zu akzeptieren, wahrgenommene Risiken einzugehen (Mayer et al., 1995, S. 724-726) und Handlungsverantwortung zur Reduktion der Unsicherheit zu übertragen (Kohring, 2001, S. 73). Allerdings besteht in der reinen Bereitschaft verletzlich zu sein, die eine Vertrauenseinstellung auszeichnet, noch keine Risikoübernahme oder vielmehr eine Inkaufnahme eines Risikos (siehe Abbildung 3). Diese unterscheidet die Vertrauenseinstellung von der **Vertrauenshandlung** (Mayer et al., 1995, S. 724-726; Poortinga & Pidgeon, 2003, S. 961), da erst im Zuge der Handlung eine Inkaufnahme des Risikos stattfindet. Bei der Manifestation von Vertrauen handelt es sich um eine Übertragung von Handlungsverantwortung an eine Vertrauensinstanz (Kohring, 2001, S. 6). Dies wird durch Mayer et al. (1995) wie folgt beschrieben: „The fundamental difference between trust and trusting behaviors is between a 'willingness' to assume risk and actually 'assuming' risk" (S. 724).[8]

Es kann dabei auch zu Diskrepanzen zwischen Vertrauen als Einstellung und Handlung kommen (Dunning et al., 2014, S. 124). Solche Diskrepanzen sind gerade im medizinischen Kontext bedeutsam, da eine Vertrauenseinstellung nicht erzwungen werden kann, auch wenn eine Vertrauenshandlung unumgänglich erscheint (Hall et al., 2001, S. 616). Beispielsweise unterziehen sich manche PatientInnen einer bestimmten Behandlung, obwohl sie dieser pessimistisch gegenüberstehen und nur eingeschränktes Vertrauen in den Arzt, die Ärztin oder die Behandlung haben. Da von einer Vertrauenshandlung nicht zwangsweise auf eine Vertrauenseinstellung geschlossen werden kann, ist für das grundlegende Verständnis dieser Arbeit die Vertrauenseinstellung zu einer Instanz maßgeblich, um Vertrauen zu konstituieren. Mit Blick auf die Problemstellung der Arbeit sollen folglich Vertrauenseinstellungen erklärt und im Prozess des Informationshandelns verortet werden.

### 3.2.3  Kognitive und affektive Basis des Vertrauens

Im Rahmen der Definition (siehe Kapitel 3.1) wurde bereits deutlich, dass Vertrauen eine kognitive und affektive Dimension besitzt, die den Ursprung der spezifischen Erwartungen an eine Vertrauensinstanz bestimmen (siehe im Überblick Lount, 2010, S. 420; sowie Engdahl & Lidskog, 2012, S. 704; Kasperson et al., 1992, S. 167; McDonald, Townsend, Cox, Paterson, & Lafreniere, 2008, S. 35). Es handelt sich dabei um eine weitere Dimension, mit deren Hilfe die beschriebene Vertrauenseinstellung weiter spezifiziert wird.

Die **kognitive Basis** definiert Vertrauen als ein Resultat eines mittels bestimmter Annahmen über die Vertrauensinstanz begründeten Zuschreibungsprozesses. Die **affektive Dimension** liegt darin begründet, dass Vertrauen ein Merkmal von Beziehungen darstellt, mit der eine emotionale Bindung einherge-

---

[8]  Jede Vertrauenshandlung ist mit einer Risikoübernahme verbunden, während aber die Risikoübernahme umgekehrt nicht immer mit Vertrauen einhergehen muss (Mayer et al., 1995, S. 725).

hen kann (Hall et al., 2001, S. 616; Lewis & Weigert, 1985; McAllister, 1995, S. 25-26; Poortinga & Pidgeon, 2003, S. 971) und Vertrauenssituationen meist aufgrund von wahrgenommenen Unsicherheiten und Ängsten emotional aufgeladen sind (Dunn & Schweitzer, 2005; Lount, 2010; siehe Kapitel 3.3.1). Durch die spezifische Kombination von Rationalität und Emotionalität, die eine Vertrauenssituation und die Beziehung zu einer Vertrauensinstanz prägen, entstehen verschiedene Arten von Vertrauen (Kasperson et al., 1992, S. 167).

Rein **kognitiv-basiertes Vertrauen** ist eher oberflächlich, wenig spezifisch ausgerichtet (Johnson-George & Swap, 1982, S. 1316) und orientiert sich an einem Set von Vorstellungen und Erwartungen, wie eine Person, eine Organisation oder Institution zu handeln hat (Pearson & Raeke, 2000, S. 509) und für wie kompetent diese/r gilt (Lewis & Weigert, 1985). Häufig spielt hier auch die Reputation einer Vertrauensinstanz eine wichtige Rolle, die als Rechtfertigung des Vertrauens dient (Cho, Huh, & Faber, 2014, S. 102). Indem Risiken bewertet und beobachtet werden, wird trotz des fehlenden Wissens eine hohe Rationalität der Entscheidung zu vertrauen angestrebt (Cho et al., 2014, S. 102; Rousseau et al., 1998, S. 400).

Kognitiv-basiertes Vertrauen kann als Vorstufe und positiver Prädiktor für **affektiv-basiertes Vertrauen** angesehen werden (McAllister, 1995, S. 30, 48), das auf der wiederholten Interaktion sowie der positiven Wahrnehmung von Verlässlichkeit und Zuverlässigkeit des Gegenübers basiert. Durch gemeinsame Erfahrungen entstehen positive Erwartungen an zukünftiges Handeln, und es entwickelt sich eine emotionale Bindung (Rousseau et al., 1998, S. 399). Die Interaktionspartner empfinden (Für-)Sorge für das Wohlbefinden des Gegenübers und schreiben der Beziehung eine intrinsische Bedeutung zu (McAllister, 1995, S. 25). Damit geht meist einher, dass die Beziehung auf gegenseitigem Vertrauen beruht und kein einseitiges Abhängigkeitsverhältnis besteht. Diese Form des **Beziehungsvertrauens** basiert auf emotionaler Nähe, gemeinsamen Werten und Erfahrungen (Cho et al., 2014, S. 102). Hier steht anstelle der bewussten Reflektion und Abwägung von Risiken stärker das nicht notwendigerweise bewusste und reflektierte Gefühl der Sicherheit im Vordergrund (Pearson & Raeke, 2000, S. 510). Somit ist die emotionale Komponente von Vertrauen stärker ausgeprägt, wenn Vertrauensinstanzen dem Vertrauenden vertraut sind (siehe Kapitel 3.1.2) und eine persönliche und direkte Beziehung besteht, während Vertrauen in eine unbekannte Person stärker rational motiviert vergeben wird (Kasperson et al., 1992, S. 167). Affekt-basiertes Vertrauen kann demnach als eine höhere Form des Vertrauens angesehen werden. Liegt dieses vor, verlieren kognitiv-basierte Wertungen an Bedeutung (McAllister, 1995, S. 30). Das Zusammenwirken beider Komponenten kann als ein Kontinuum zwischen einer eher kognitiven oder stärker affektiven Basis des Vertrauens verstanden werden. Die Basis verändert sich je nach Stadium des Beziehungsaufbaus und in Abhängigkeit von der gemeinsamen Erfahrung (McAllister, 1995, S. 48; Rousseau et al., 1998, S. 396). Folglich ist für die vorliegende Arbeit davon auszugehen, dass beide Komponenten im Zuge der Vertrauensgenese Beachtung finden sollen und die jeweilige Ausprägung der kognitiven oder affektiven Basis auch für die Differenzierung unterschiedlicher Vertrauensinstanzen wie ÄrztInnen, mediale Informationsquellen und Angehörige von Bedeutung ist.

## 3.3 Kontexte und Funktionen von Vertrauen

Im Rahmen der weiteren Erarbeitung des Verständnisses von Vertrauen werden die Kontexte und Situationen, in denen Vertrauenseinstellungen von Relevanz sind, bestimmt. Es handelt sich um die Problemstellung, die Vertrauen notwendig macht (siehe Kapitel 3.3.1). Darauf aufbauend wird im Zuge der Lösung dieses Problems beschrieben, welche spezifischen Funktionen Vertrauen in dieser Situation hat (siehe Kapitel 3.3.2).

### 3.3.1 Besonderheiten von Vertrauenssituationen

Jemandem zu vertrauen bedeutet, dass man sich auf die Vertrauensinstanz verlässt, verletzlich ist und sich damit auch zu einem gewissen Grad abhängig macht. Anhand dieses Verständnisses wird das erste Merkmal einer Vertrauenssituation deutlich. Vertrauenseinstellungen sind nur in Situationen notwendig, wenn **Abhängigkeit von einer Vertrauensinstanz** erforderlich erscheint, um beispielsweise wahrgenommene Unsicherheiten zu bewältigen. In der einfachsten Form einer Vertrauenssituation sind zwei voneinander abhängige Parteien beteiligt (Balliet & van Lange, 2013, S. 1091; Coleman, 1990, S. 96; Kee & Knox, 1970, S. 359). Abhängigkeit bedeutet dabei, dass es für ein angestrebtes Handlungsziel dienlich erscheint, die Hilfe, Fähigkeiten und Ressourcen einer Vertrauensinstanz in Anspruch zu nehmen (Righetti & Finkenauer, 2011, S. 875; Simpson, 2007, S. 265). Dies bedeutet aber nicht, dass der Vertrauende keine Wahl besitzt. So setzt Vertrauen ebenfalls voraus, dass **Handlungsalternativen** vorhanden sind (Thiedeke, 2007, S. 177). In Vertrauenssituationen muss die Wahl bestehen, sich entweder verletzlich und angreifbar zu machen, indem man sich auf andere verlässt, oder nach einer alternativen Lösung zu suchen, die in höherem Maße Unabhängigkeit und Selbstschutz gewährleistet, aber gegebenenfalls ein schlechteres Ergebnis erzielt (Righetti & Finkenauer, 2011, S. 875). In diesem Zusammenhang wird von Vertrauen als einer **supererogatorischen Leistung** gesprochen (Luhmann, 1989, S. 24), die nicht

erzwungen werden kann. Zudem geht damit einher, dass es sich um eine **Entscheidungssituation** handelt, in der Vertrauende ihr Handeln mit einer Vertrauensinstanz koordinieren und einen Umgang mit der Abhängigkeit finden
müssen (Luhmann, 1989, S. 25).

Solche Abhängigkeitsverhältnisse erscheinen grundsätzlich problematisch,
da die Umwelt und jede Form des Handelns durch **doppelte Kontingenz** gekennzeichnet sind (Klima & Luhmann, 2011, S. 371; Righetti & Finkenauer,
2011, S. 874; Sztompka, 1999, S. 15). Kontingenz beschreibt die grundsätzliche
Unsicherheit sozialen Handelns, der Konsequenzen des Handelns und damit
der Zukunft. Dies führt dazu, dass jegliche Form des Handelns durch ein gewisses Maß an Unsicherheit geprägt ist und das eigene Handeln (inkl. der Vertrauenshandlung) neben intendierten auch nicht intendierte Folgen besitzen
kann (Earle & Cvetkovich, 1995, S. 63; Simmel, 1999, S. 393; Sztompka, 1999,
S. 20; siehe Kapitel 2.1).

Damit geht einher, dass Vertrauende nie über vollständiges Wissen verfügen
können. Dies stellt ein weiteres konstituierendes Merkmal von Vertrauenssituationen dar. Vertrauen wird in **Situationen zwischen Nichtwissen und Wissen** relevant (Simmel, 1999, S. 393). Der Vertrauende verfügt in diesen Situationen zwar über ausreichend Informationen, um ein Problem zu bestimmen,
aber nicht über genug Wissen (sowie die Ressourcen, dieses zu erwerben), um
begründet eine Entscheidung zu treffen oder mit dem eigenen Handeln gezielt
eine Problemlösung anzustreben (Kohring, 2001, 2002, S. 93-94). Der Zustand
zwischen Wissen und Nicht-Wissen definiert das relevante Kontinuum des Wissens, das in einer Vertrauenssituation besteht: Bei vollständigem Wissen und
damit einhergehender Sicherheit besitzt Vertrauen keine Relevanz; bei fehlendem Wissen besteht aber ebenso keine Grundlage für eine Vertrauenseinstellung (Luhmann, 1989, S. 20; McAllister, 1995, S. 25; Simmel, 1999, S. 393). Situationen, in denen Vertrauen notwendig ist, sind somit aus der subjektiven
Perspektive „informationell unterbestimmt", dennoch sind sie nicht unbestimmt (Thiedeke, 2007, S. 175). Vertrauen bezieht sich zumindest auf ein Mindestmaß an Wissen über die Vertrauensinstanz, die Anhaltspunkte für die Bestätigung positiver Erwartungen an das Verhalten anderer erkennen lässt (Kee
& Knox, 1970, S. 359-360; Sztompka, 1999, S. 21-22; Thiedecke, 2007, S. 175;
siehe Kapitel 3.4.1). In Anlehnung an die Annahmen des Unsicherheitsmanagements (siehe Kapitel 2) kann dieser Zusammenhang noch weiter spezifiziert
werden. Ausschlaggebend ist in diesem Kontext nicht der objektive Wissensstand, sondern seine subjektive Wahrnehmung. Somit sind Vertrauenssituationen dadurch gekennzeichnet, dass Vertrauende zumindest subjektiv zu wenig
Wissen für planendes und kontrolliertes Handeln wahrnehmen (Kohring, 2001,

S. 93): „the less information we have, the more trust we need" (Hawthorn, 1988, S. 114).

Mit zunehmendem Wissen und damit Sicherheit steigt die Wahrscheinlichkeit, dass Vertrauen ausgesprochen wird. Damit kommt Vertrauen aber auch eine abnehmende Bedeutung zu, da die Basis für Wahrscheinlichkeitsurteile als adäquater Umgang mit dieser Situation geschaffen wird (Deutsch, 1956, S. 269; siehe Kapitel 3.1.1).

Für die Bestimmung einer Vertrauenssituation ist es zudem bedeutend, dass unvollständiges Wissen auch mit einer erhöhten **Unsicherheitswahrnehmung**[9] einhergeht (Boyd, 2003, S. 392; Poortinga & Pidgeon, 2003, S. 961; Tsfati & Cappella, 2003, S. 505). Das Ausmaß der Abhängigkeit bestimmt dabei sowohl das Ausmaß der Unsicherheit sowie den Bedarf zu vertrauen (Engdahl & Lidskog, 2012, S. 712; Rousseau et al., 1998, S. 395). Sind zwei Personen unabhängig voneinander und teilen gemeinsame Interessen, bestehen relativ wenige Unsicherheiten, und das mit einer Handlung verbundene Risiko kann bestimmt werden (siehe zu Abgrenzung zwischen Unsicherheit und Risiko Kapitel 2.1). In einer solchen Situation können Wahrscheinlichkeitsurteile das Handeln orientieren. Im Gegensatz dazu nimmt eine Person mehr Unsicherheit wahr, wenn die Interessen der Beteiligten widersprüchlich oder nicht vereinbar sind. Bezogen auf das Unsicherheitsmanagement (siehe Kapitel 2) kann angenommen werden, dass Vertrauen in Situationen mit relativ hoher Unsicherheitswahrnehmung an Bedeutung gewinnt. Gerade in solchen Situationen ist der Vertrauende auf die Kooperation der Vertrauensinstanz angewiesen, um das eigene Ziel zu erreichen (Righetti & Finkenauer, 2011, S. 875; Simpson, 2007, S. 265).

Die Auseinandersetzung mit den Merkmalen der Vertrauenssituation macht deutlich, dass Abhängigkeit, als unzureichend wahrgenommenes Wissen und subjektive Unsicherheiten wichtige Merkmale dieser darstellen. Vor allem in

---

[9]   Anstelle der Unsicherheitswahrnehmung wird häufig auch die Risikowahrnehmung als Charakteristikum von Vertrauenssituationen benannt. Dabei bleibt sowohl die Beziehung zwischen Unsicherheiten und Risiken als auch die Beziehung zwischen Vertrauen und Risikowahrnehmung unbestimmt. So wird die Risikowahrnehmung einerseits als Voraussetzung für die Notwendigkeit von Vertrauen verstanden, während Vertrauen andererseits eine verursachende Rolle für eine erhöhte Risikowahrnehmung zugeschrieben wird (Cumming, 2014; Luhmann, 1989). Dabei bleibt bisher unklar, ob Risiken ein Prädiktor, ein Element von Vertrauen oder eine Konsequenz von Vertrauen sind oder aus einer Prozessperspektive beides darstellen können (Mayer et al., 1995, S. 711). Im vorliegenden Fall wird auf der Basis der Begriffsbestimmung in Kapitel 2.1 angenommen, dass eine Unsicherheitswahrnehmung Vertrauen notwendig macht, während Vertrauen selbst risikobehaftet erscheint und dadurch mit einer bestimmten Form der Inkaufnahme von Risiken einhergeht.

Bezug auf die Unsicherheitswahrnehmung zeigt sich eine wichtige Gemeinsamkeit mit den situativen Auslösern des Informationshandelns (siehe Kapitel 2.2.1). Zudem treffen auch die beiden Merkmale der hohen Abhängigkeit von ExpertInnen und der fehlenden oder unzureichenden eigenen Wissensbasis in hohem Maße auf gesundheitsbezogene Herausforderungen zu. Zusammenfassend zeigt sich mit Blick auf das gesundheitsbezogene Informationshandeln, dass aufgrund von subjektiv wahrgenommenen Unsicherheiten die Notwendigkeit zu Vertrauen steigt.

### 3.3.2 *Funktionen von Vertrauen auf Individual- und Beziehungsebene*

Die verschiedenen Funktionen des Vertrauens für die im Zuge der Vertrauenssituation beschriebene Problemstellung lassen sich auf Individual- oder Beziehungsebene verorten. Beide Ebenen werden im Folgenden vorgestellt.

Auf **Individualebene** stellt Vertrauen in den beschriebenen Situationen (siehe Kapitel 3.3.1) eine bedeutende Strategie dar, um mit wahrgenommenen Unsicherheiten und fehlender Kontrolle (der Zukunft) umzugehen. Durch Vertrauen wird eine diffuse Unsicherheitswahrnehmung überbrückt, indem dieses als Orientierungsgröße des Handelns fungiert: „Trust becomes the crucial strategy for dealing with an uncertain and uncontrollable future" (Sztompka, 1999, S. 25; siehe auch Luhmann, 1988, S. 103; Schweer & Thies, 2005, S. 48-49; Thiedeke, 2007, S. 186-188).

Vertrauen ermöglicht somit riskantes Handeln, die Handlungs- und Entscheidungsfreiheit bleibt trotz der Kontingenz erhalten, und eine höhere wahrgenommene Kontrolle über die unsicherheitsbehaftete Situation entsteht (Earle & Cvetkovitch, 1995, S. 38; Kohring, 2001, S. 89; Luhmann, 1989, S. 12, 23). Dies beruht auf der Reduktion der Komplexität zukünftiger Möglichkeiten. Die **Komplexitätsreduktion** basiert auf der Annahme, dass sich nur eine bestimmte Konsequenz aus einer Handlung ergeben kann: Vertrauen

> „…überzieht die Informationen, die es aus der Vergangenheit besitzt, und riskiert eine Bestimmung der Zukunft. Im Akt des Vertrauens wird die Komplexität der zukünftigen Welt reduziert. Der vertrauensvolle Handelnde engagiert sie so, als ob es in der Zukunft nur bestimmte Möglichkeiten gäbe." (Luhmann, 1989, S. 20)

In Form des Vertrauens findet eine einseitige Verengung des Erwartungsspektrums statt (Luhmann, 1989, S. 20), und es kommt zu einer positiven Überzeichnung der subjektiv bestehenden Informationsbasis (Engdahl & Lidskog, 2012, S. 712). Durch diese einseitige Vorannahme können fehlende Informationen kompensiert werden. Vertrauen fungiert als Substitut für eigenes Wissen und stellt selbst eine hochselektive Erwartung auf unsicherer Grundlage dar (Brossard & Nisbet, 2006, S. 33; Thiedecke, 2007, S. 179).

Folglich handelt es sich um **eine riskante Vorleitung für die Zukunft** (Luhmann, 1989, S. 23), die daran orientiert ist, wahrgenommene relative Unsicherheit in wahrgenommene relative Sicherheit zu überführen und die Unsicherheit subjektiv zu reduzieren (Luhmann, 1989, S. 23; Thiedecke, 2007, S. 175-179). Die bestehende Unsicherheit wird durch Vertrauen objektiv nicht reduziert; es gelingt aber, durch die Perspektive eine **verringerte Unsicherheitswahrnehmung** und ein Gefühl der Sicherheit hervorzurufen (Engdahl & Lidskog, 2012, S. 711). Das Risiko, ob jemand vertrauenswürdig ist, verschiebt sich in die Zukunft und ist auf zukünftige Vertrauensbeweise oder -brüche verlagert. Objektiv bewertet ist die Vertrauenseinstellung und -handlung dabei selbst risikobehaftet und steigert das Risiko, das mit einer Handlung verbunden ist, da erst durch die Vertrauensbeziehung die Möglichkeit des Vertrauensbruchs geschaffen wird. Vertrauen entlastet demnach in Bezug auf das nötige Wissen, Informationen und die Möglichkeit zur Kontrolle, während es gleichzeitig aufgrund der nur überbrückten Unsicherheit fragil bleibt (Grünberg, 2014, S. 48; Möllering, 2007, S. 73).

Mit der subjektiven Reduktion von Unsicherheit geht einher, dass analog zu den Strategien der Unsicherheitsreduktion (siehe Kapitel 2.4.1) negative emotionale Zustände wie beispielsweise Angst reduziert und positive Erfahrungen und Emotionen verstärkt werden (Hwang & Burgers, 1997, S. 70). Dies kann ein wichtiger Faktor für den Erhalt der Gesundheit, v.a. für die emotionale Gesundheit und Resilienz darstellen (Poortinga & Pidgeon, 2003, S. 961; Ye, 2010a, S. 203). **Emotionale Gesundheit** beschreibt dabei die Fähigkeiten des/der Einzelnen, auf seine Umgebung in angemessener Weise zu reagieren, was sich auch auf die geistige und körperliche Gesundheit auswirkt. Vertrauen hat dementsprechend wichtige Funktionen für das Wohlbefinden eines Individuums sowie den Umgang mit bestimmten Krisensituationen (Sztompka, 1999; Ye, 2010a, S. 203). Indem Vertrauen einen wichtigen Beitrag für die Krisenbewältigung liefert und zur Widerstandfähigkeit des oder der Einzelnen beitragt, zahlt es auch auf die Resilienz des/der Vertrauenden ein.

Gerade in Krisensituationen fungiert Vertrauen aufgrund der damit verbundenen Komplexitätsreduktion auch als **schnelle Entscheidungshilfe** im Sinne einer Entscheidungsheuristik (Cummings, 2014, S. 1049). Gerade im medialen Kontext ist dies von Bedeutung, da der/die Einzelne die Vielfalt und Komplexität der Informationen weder erfassen noch selbst prüfen kann (siehe Kapitel 4.3). Zudem sind vor allem in Bereichen wie der Medizin, in dem die meisten Menschen nur sehr begrenztes Wissen besitzen, solche Heuristiken bedeutsam, um fehlendes Wissen zu kompensieren (Cumming, 2014, S. 1050; Lee, Scheufele & Lewenstein, 2005, S. 248). Hier können vor allem Autoritäts-Heuristiken von Bedeutung sein, die es aufgrund einer Verantwortungsübergabe an ExpertInnen möglich machen, mit den eigenen begrenzten Ressourcen zu wirtschaften und zugleich eine adäquate, aber kosten-effektive Lösung für bestimmte Probleme zu finden (Cummings, 2014, S. 1050).

Neben den Funktionen auf der Individualebene soll auch darauf verwiesen werden, dass Vertrauen ein definierendes Element **zwischenmenschlicher Beziehungen** (Coleman, 1990) darstellt und gemeinsames Handeln ermöglicht. Es ist laut Simpson (2007, S. 264) sowie Balliet und van Lange (2013, S. 1090) die Grundlage für **stabile und funktionierende Beziehungen**, prägt die Qualität zwischenmenschlicher Beziehungen, gibt ihnen einen intrinsischen Wert und kann als **Indikator für soziales Kapital** angesehen werden (Morrone et al., 2009, S. 4-7; siehe auch Coleman, 1990; Fukuyama, 2001; Sztompka, 1999).

Somit ist Vertrauen sowohl eine wichtige Komponente für das psychologische und soziale Wohlbefinden des oder der Einzelnen als auch für die Vitalität einer Gemeinschaft (Kramer, 1998, S. 251). Die Funktionen auf Beziehungsebene stehen ebenfalls in Verbindung mit der Bewältigung gesundheitsbezogener Herausforderungen, da zwischenmenschliche Beziehungen eine gemeinsame Bewältigung von Unsicherheiten ermöglichen und die Grundlage dafür schaffen, dass der oder die Vertrauende von den Beziehungen zu seinem/ihrem sozialen Umfeld profitieren kann (Ye, 2010a, S. 203).

Zusammenfassend kann festgehalten werden, dass Vertrauen eine Strategie des Unsicherheitsmanagements darstellt, deren Stärke es ist, mittels bedeutungsvollen Interaktionen mit Vertrauensinstanzen subjektive Unsicherheiten zu reduzieren. Dies lässt bezüglich der Problemstellung der vorliegenden Arbeit darauf schließen, dass aus der Perspektive des Unsicherheitsmanagements (siehe Kapitel 2) Vertrauen ähnliche Funktionen erfüllt wie das gesundheitsbezogene Informationshandeln. Vertrauen kann als weitere Strategie oder ein Vehikel verstanden werden, um wahrgenommene Unsicherheiten zu bewältigen.

## 3.4 Entstehungsprozess von Vertrauenseinstellungen

Während sich die bisherigen Kapitel mit den Dimensionen, Abgrenzungen und Funktionen des Konstrukts Vertrauen befasst haben, soll im Folgenden ausgehend von einer bestehenden Vertrauenseinstellung der Fokus darauf liegen, wie diese Einstellung entsteht. Entsprechend des Verständnisses der Vertrauenseinstellung als beobachter- und situationsabhängige Zuschreibung ist diese abhängig von (1) der wahrgenommenen Vertrauenswürdigkeit der Vertrauensinstanz (siehe Kapitel 3.4.1), (2) den Charakteristika des/der Vertrauenden und seiner/ihrer bisherigen Erfahrungen (siehe Kapitel 3.4.2.1) und (3) situativen und strukturellen Rahmenbedingung (siehe Kapitel 3.4.2.2; Simpson, 2007, S. 264-265). In Anlehnung an Mayer et al. (1995) stehen die Gründe der Vertrauenswürdigkeit im Zentrum des Modells der Vertrauensgenese. Die weiteren Einflussfaktoren auf die Vertrauenswürdigkeit und die Vertrauenseinstellung werden mithilfe von Kee & Knox (1970) ergänzt. Diese zentralen Determinanten des Entstehungsprozesses werden im Folgenden näher erläutert und miteinander in Beziehung gesetzt.

### 3.4.1 Vertrauenswürdigkeit einer Vertrauensinstanz

Für die Entstehung der Vertrauenseinstellung ist die wahrgenommene Vertrauenswürdigkeit der Vertrauensinstanz von zentraler Bedeutung. Sie wird im bereits beschriebenen Modell (siehe Kapitel 3.2.2) zur Abgrenzung zwischen Vertrauenseinstellung und -handlung der Vertrauenseinstellung vorgeschaltet (siehe Abbildung 4, Element 1).

Dabei ist grundsätzlich zu beachten, dass die **Bewertung der Vertrauenswürdigkeit** dadurch erschwert wird, dass sie nicht direkt kommuniziert werden kann (Thiedecke, 2007, S. 181-184) und die eigene Informationsbasis sowie Expertise begrenzt ist (siehe Kapitel 3.3.1). Stattdessen basiert eine Vertrauenseinstellung auf einer Beobachtung des symbolischen Handelns eines anderen (Luhmann, 1989, S. 31, 35-37; Thiedecke, 2007, S. 186). Durch die Beobachtung werden Gründe im Verhalten einer Vertrauensinstanz gesucht, die eine solche Vertrauenseinstellung legitimieren (Kohring, 2001, S. 67). Der Mangel an externen Informationen wird folglich durch **Gründe der Vertrauenswürdigkeit** kompensiert, die als Quasi-Argumente der Vertrauensentscheidung dienen. Neben der Zuhilfenahme von Verhaltenshinweisen sind es auch persönliche Charakteristika, Normen, Gruppenzugehörigkeiten und soziale Rollen, die dabei helfen, die Intentionen und Motive einer Vertrauensinstanz abzuschätzen (Boyd, 2003, S. 399; Lount, 2010, S. 421; Macy & Skvoretz, 1998, S. 640; Sztompka, 1999, S. 56-57). Lewis und Weigert (1985) beschreiben diese Basis wie folgt: „… we choose whom we will trust in which respects and under what circumstances, and we base the choice on what we take to be ‚good reasons‘, constituting evidence of trustworthiness" (S. 970).

Die Symbolisierung von Vertrauen erfolgt dabei in großen Teilen über **Kommunikation und Interaktion** mit der Vertrauensinstanz, da darüber Gründe wie Annahmen über Intentionen und Erwartungen transportiert werden (Deutsch, 1956, S. 275; Giffin, 1967, S. 104-105). Die Wahrnehmung und Verarbeitung dieser Gründe der Vertrauenswürdigkeit ist subjektiv geprägt, sodass es sich bei Vertrauenseinstellungen immer um individuelle Entscheidun-

gen handelt (Kohring, 2001, S. 68-71). Da jedoch lediglich Hinweise auf Vertrauenswürdigkeit vorliegen, müssen diese nicht mit der tatsächlichen Vertrauenswürdigkeit übereinstimmen (Macy & Skvoretz, 1998, S. 641). Daraus resultiert die hohe Gefahr der Erwartungsenttäuschung und der fragile Charakter des
Vertrauens (Thiedecke, 2007, S. 184).

### 3.4.1.1  Gründe der Vertrauenswürdigkeit

Der Bewertung der Vertrauenswürdigkeit als Basis der Vertrauenseinstellung
und -handlung werden eine Vielzahl verschiedener Gründe[10] zugrunde gelegt.
Diese beziehen sich dabei in Teilen auf spezifische Aktivitäten, betonen bestimmte situative Merkmale oder gewichten individuelle persönliche Eigenschaften (siehe beispielsweise Barber, 1983; Deutsch, 1956; Dunn & Schweitzer,
2005; Giffin, 1967, S. 104-105; Johns, 1996; Johnson-George & Swap, 1982,
S. 1315; Kee & Knox, 1970; Mayer et al., 1995; McAllister, 1995; Meredith, Eisenman, Rhodes, Ryan, & Long, 2007; Simons, Berkowitz, & Moyer, 1970).
Über alle Ansätze hinweg zeigt sich, dass Vertrauenswürdigkeit als multidimensionales Konstrukt verstanden wird. Wichtig ist hierbei, dass sich die Gründe
der Vertrauenswürdigkeit konkret auf die Charakteristika einer Vertrauensinstanz beziehen, die je nach Situation variieren können, aber selbst keine situativen Merkmale darstellen.

In Bezug auf die **wahrgenommenen Charakteristika** einer Vertrauensinstanz identifizieren Mayer et al. (1995) drei wiederkehrende Dimensionen im
Sinne von Vertrauensgründen. Das zugrundeliegende Modell bezieht sich konkret auf den Vertrauensaufbau in dyadischen zwischenmenschlichen Beziehungen und nimmt die subjektzentrierte Perspektive des/der Vertrauenden ein. Die
Gründe spiegeln dabei sowohl die kognitive als auch affektive Dimension von
Vertrauen wider (siehe Kapitel 3.2.3). Konkret beruht die Vertrauenswürdigkeit
auf der Bewertung der Kompetenz oder Fähigkeiten, des Wohlwollens und der
Integrität einer Vertrauensinstanz (Mayer et al., 1995; Schoorman, Mayer, &
Davis, 2007; siehe Abbildung 4). Diese begründen die entsprechenden Erwar

---

[10]  Obwohl in der theoretischen Auseinandersetzung sowie in der Operationalisierung von Vertrauen von Dimensionen gesprochen wird, handelt es sich bei den folgenden Faktoren streng
genommen um Gründe des Vertrauens. Es muss somit zwischen einer positiven Bewertung
der Vertrauenswürdigkeit (warum wird vertraut) und den Dimensionen (auf was richtet sich
Vertrauen) unterschieden werden. Beispielsweise handelt es sich bei zugeschriebenen Kompetenzen sowie Wohlwollen um Gründe zu vertrauen, das Vertrauen selbst richtet sich aber auf
die konkrete Ausführung bestimmter Tätigkeiten (Grünberg, 2014, S. 144-145; Kohring,
2001).

tungen sowie den Maßstab, anhand dessen das Handeln der Vertrauensinstanz bewertet wird.

Der Grund **Fähigkeiten** umfasst zugeschriebene aufgaben- und situationsspezifische Fertigkeiten, Kompetenzen, Expertise und Eigenschaften, die es einer Person ermöglichen, ein spezifisches Problem zu lösen oder eine Herausforderung zu meistern (Deutsch, 1960; Kee & Knox, 1970; Mayer et al., 1995).

**Abbildung 4:    Vertrauenswürdigkeit als zentraler Bestandteil der Vertrauensgenese**

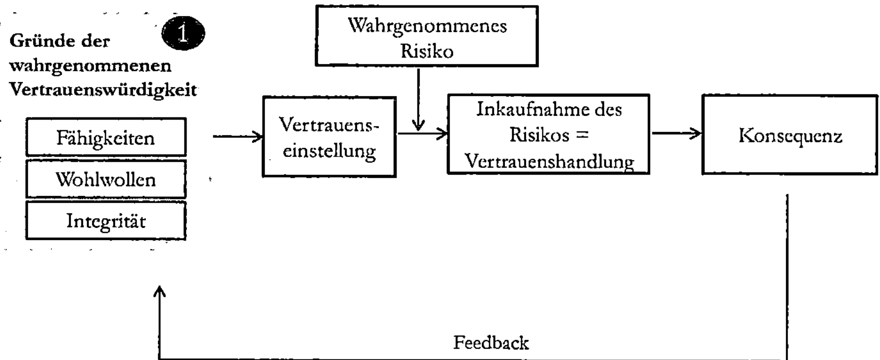


Quelle:  Eigene Darstellung in Anlehnung an Kee & Knox (1970) sowie Mayer et al. (1995)

Das **Wohlwollen oder die Güte** einer Instanz beschreibt, wie sehr der Vertrauende wahrnimmt, dass die Vertrauensinstanz auf die Interessen, Wünsche und das Wohlbefinden des oder der Vertrauenden eingeht und dabei auch uneigennützig handelt. Der Vertrauensinstanz wird zugeschrieben, dass sie dem oder der Vertrauenden zugetan ist und unter Berücksichtigung seiner oder ihrer Interessen handelt (siehe auch Deutsch, 1960; Giffin, 1967; Righetti & Finkenauer, 2011).

Der letzte Grund der **Integrität** umfasst wahrgenommene Eigenschaften wie die Zuverlässigkeit und Ehrlichkeit einer Vertrauensinstanz. Dabei geht es auch um die Verständigung über ein gemeinsames Wertesystem und Regeln der Beziehung (Mayer et al., 1995, S. 719).

Die Einschätzung der Vertrauenswürdigkeit basiert somit einerseits auf einer Bewertung der Fähigkeiten, andererseits aber auch auf der wahrgenommenen Motivation der Vertrauensinstanz, sich vorteilhaft für den Vertrauenden oder die Vertrauende zu verhalten. Die Vertrauenswürdigkeit wird, wie auch Vertrauen selbst, als Kontinuum begriffen. Dabei ist zu beachten, wie die einzelnen Gründe zueinander in Relation stehen. Dies wird im Folgenden dargestellt.

### 3.4.1.2  Beziehungsabhängige Gewichtung der Gründe

Mayer et al. (1995, S. 722) gehen davon aus, dass es sich um eine situative Bedeutungszuschreibung und Gewichtung der Gründe der Vertrauenswürdigkeit (siehe Kapitel 3.4.1.1) handelt. Prinzipiell sind alle Gründe wichtig für die Entstehung der Vertrauenseinstellung und können sich nur bedingt gegenseitig kompensieren (Mayer et al., 1995, S. 721). Ihr Zusammenwirken ist dabei abhängig von der Phase des Beziehungsaufbaus, sodass es essenziell erscheint, ihre **Bedeutung aus Prozessperspektive** genauer zu erörtern.

*Bedeutung der Gründe der Vertrauenswürdigkeit im Zuge des Beziehungsaufbaus*

Da am Anfang einer Beziehung nur eine relativ geringe Basis an Informationen und Erfahrungen besteht, spielt zunächst die Einschätzung der **Integrität** eine wichtige Rolle. Einschätzungen Dritter oder erste Beobachtungen und Interaktionen können ausreichen, um eine Einschätzung der Integrität vorzunehmen. Mit der Dauer der Beziehung kann der oder die Vertrauende Hinweise auf das **Wohlwollen sowie die Fähigkeiten** einer Vertrauensinstanz erhalten, sodass deren relativer Einfluss auf die Vertrauenswürdigkeit steigt (Mayer et al., 1995, S. 722; Schoorman et al., 2007, S. 346). Mit zunehmender Dauer der Beziehung geht mit Vertrauen auch eine **affektive Bindung** einher, die die Wahrnehmung dieser Gründe beeinflusst und deren Bedeutung relativieren kann (siehe Kapitel 3.4.2.2; Earle & Cvetkovich, 1995).

Im Zuge dieser Beziehung kann die Vertrauenseinstellung nur funktionsfähig bleiben, wenn der oder die Vertrauende ständig nach der Bestätigung der Vertrauenswürdigkeit sucht (Thiedeke, 2007, S. 186-188). Dafür ist er oder sie auf Interaktionen angewiesen, durch die neue Informationen verfügbar werden und dazu dienen, Erwartungen auszubilden (Lewis & Weigert, 1985; Luhmann, 1989; Thiedeke, 2007).

Interaktionen, gemeinsame Erfahrungen und die Bewertung der Konsequenzen einer Vertrauenshandlung wirken sich somit im Sinne eines **Feedback-Loops** (siehe Abbildung 4) auf die aktuelle Vertrauenswürdigkeit und ihre Determinanten aus: „Outcomes of trusting behaviors will lead to updating of prior perceptions of the ability, benevolence, and integrity of the trustee" (Mayer et al., 1995, S. 728). Ein positiver Abgleich der Erwartungen mit den Konsequenzen (Vertrauenskonkordanz) dient einer Intensivierung der Vertrauensbeziehung, während eine Diskrepanz zwischen Erwartungen und Realität hemmend auf die Vertrauensentwicklung einwirkt (Boyd, 2003, S. 401; Kramer, 1998, S. 251-252; Mayer et al., 1995, S. 728; Simpson, 2007, S. 266-267). Dieser Abgleich kann als Form der Kontrolle verstanden werden, um zur Stabilisierung der Vertrauenseinstellung beizutragen und sicherzustellen, dass die übertragene Verantwortung nicht missbraucht wird (Mayer et al., 1995; siehe auch Grünberg, 2014, S. 123; Hall et al., 2001, S. 1050).

*Prozesse des Vertrauensschutzes und -verlustes als Einflussfaktoren der Vertrauensgenese*

Der beschriebene Entwicklungsprozess kann allerdings durch bestimmte Bedingungen der Beziehung zwischen dem oder der Vertrauenden und der Vertrauensinstanz außer Kraft gesetzt oder zumindest verzerrt werden.

Eine solche Wirkung beschreibt der ‚**Confirmation Bias**' (Poortinga & Pidgeon, 2004; Slovic, 1993), der besagt, dass eine bestehende positive Einstellung zu einer Vertrauensinstanz den Schutz des Vertrauens begünstigt. Der Vertrauensschutz basiert auf einem durch das Konsistenzstreben des/der Vertrauenden geprägten Umgang mit Informationen, für das die aktive Vermeidung oder selektive Wahrnehmung von Informationen über die Vertrauensinstanz zielführend erscheint (siehe Kapitel 2.4.1). So bleiben im Zuge der Bewertung der Vertrauenseinstellung Informationen unberücksichtigt, die ihrer eigenen Meinung und Einstellung entgegenstehen, während Vertrauensbeweisen mehr Wert zugeschrieben wird. Damit geht einher, dass Personen, die mit hohem Vertrauen in eine Beziehung gehen, die Ereignisse positiver erleben (Goold, 2001, S. 31; Poortinga & Pidgeon, 2004).

Zudem beschreiben Anderson und Sullivan (1993) wie auch Hall et al. (2001) den ‚**Forgiveness-Effect**'. Da eine Vertrauenseinstellung neben Kompetenzen auch auf den wahrgenommenen Motiven und Intentionen einer Vertrauensinstanz beruht, kann ein als atypisch bewerteter Vorfall folgenlos für die Beziehung bleiben (Hall et al., 2001; Haselhoff, 2010, S. 74-76; Lewis & Weigert, 1985, S. 972). Für Vertrauenseinstellungen kann es in bestimmten Situationen bedeutsamer sein, aus welchen Gründen und mit welcher Intention eine Vertrauensinstanz handelt, und nicht, welche Konsequenzen aus der Handlung resultieren (McAllister, 1995, S. 25).

Ein gegensätzlicher Effekt kommt dann zustande, wenn sich ein oder eine Vertrauende/r betrogen fühlt und die Motive und Intentionen des Gegenübers anzweifelt. Solche Zweifel führen zu einer besonders starken Belastung der Vertrauenseinstellung. Dies muss auch im Zuge des von Hall et al. (2001) beschriebenen ‚**Cliff Effect**' beachtet werden. Der Effekt geht davon aus, dass sich Vertrauen über die Zeit aufbaut und irgendwann die wahren Gründe der Vertrauenswürdigkeit überspannt. Es kann somit der Fall sein, dass kein Gleichgewicht zwischen Erwartungen und subjektiven Erlebnissen besteht, und damit die Gefahr eines Vertrauensverlusts zunimmt (Hall et al., 2001; Haselhoff, 2010, S. 76)

### 3.4.2 Einflussfaktoren der Entstehung von Vertrauenseinstellungen

Neben den Gründen der Vertrauenswürdigkeit werden auch die Dispositionen und Charakteristika des/der Vertrauenden (siehe Kapitel 3.4.2.1) sowie situative und strukturelle Merkmale (siehe Kapitel 3.4.2.2) als Einflussfaktoren von Vertrauenseinstellungen berücksichtigt. Diese werden als weitere Elemente in das bestehende Modell der Vertrauensgenese integriert (siehe Abbildung 5) und sollen im Folgenden nacheinander erörtert werden.

**Abbildung 5:    Prozess der Vertrauensgenese**

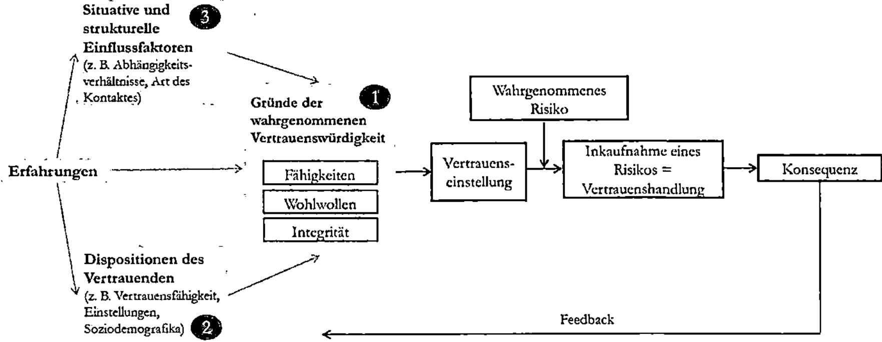


Quelle:  Eigene Darstellung in Anlehnung an Kee & Knox (1970) sowie Mayer et al. (1995)

### 3.4.2.1   Dispositionen und Charakteristika des Vertrauenden

Im Zuge der Einflussfaktoren wird zunächst auf die Dispositionen des/der Vertrauenden eingegangen (siehe Abbildung 5, Element 2). Zu den wichtigen Faktoren zählen sowohl die soziodemografischen Merkmale (Freeman & Spyridakis, 2004, S. 245; Johnson-George & Swap, 1982, S. 1315; Sztompka, 1999, S. 58) als auch spezifische Einstellungen und Werte, die Einfluss auf die Vertrauenseinstellung nehmen (Prpic, 2011, S. 742; Rousseau et al., 1998, S. 399-400).

Zu den zentralen Persönlichkeitsmerkmalen gehört die **Vertrauensfähigkeit**[11] eines/einer Vertrauenden (Johnson-George & Swap, 1982, S. 1315; Luhmann, 1989, S. 85-93; Szomptka, 1999, S. 58). Dabei handelt es sich um eine zeitlich stabile Persönlichkeitseigenschaft im Sinne einer generellen Vertrauenstendenz (Erikson & Hügel, 2015; Giddens, 1991; Rotter, 1967). Sie be-

---

[11]   wird auch als Basis- oder Urvertrauen bezeichnet (siehe beispielsweise Erikson, 1963; Luhmann, 1989; Rotter, 1967)

schreibt eine Einstellung in Bezug auf die Verlässlichkeit der Mitmenschen und stellt das Ergebnis der Sozialisation und sozialer Lernprozesse dar (Hamsher et al., 1968, S. 211; Rotter, 1967, S. 653; Schlenker, Helm, & Tedeschi, 1973, S. 420; Simpson, 2007, S. 261-265). Entsprechend der Social Learning Theory (Rotter, 1967, S. 651-653) wird davon ausgegangen, dass Erfahrungen bezüglich der Vertrauenswürdigkeit einer Vertrauensinstanz generalisiert werden und Erwartungen in Bezug auf zukünftiges Handeln in vergleichbaren Situationen beeinflussen (Barber, 1983, S. 5). Generalisierte Erfahrungen und daraus resultierende Erwartungen sind vor allem bedeutsam, wenn bisher keine Erfahrungen mit einer Vertrauensinstanz vorhanden sind. Bevor sich eine Beziehung entwickelt, basiert ein erster Vertrauensvorschuss für eine Vertrauensinstanz allein auf der Vertrauensfähigkeit des/der Vertrauenden: „The higher the trustor's propensity to trust, the higher the trust for a trustee prior to availability of information about the trustee" (Mayer et al., 1995, S. 716). Luhmann (1989, S. 85-94) geht zudem davon aus, dass durch eine höher ausgeprägte Vertrauensfähigkeit der Vertrauenserweis erleichtert wird. Die Fähigkeit liegt konkret in der „Steigerung tragbarer Unsicherheit auf Kosten von Sicherheit" (Luhmann, 1989, S. 88). Sie fungiert dabei im Sinne eines Wahrnehmungsfilters, der vertrauensfördernde Faktoren begünstigt (Mayer et al., 1995).

Eine weitere Determinante stellt das **Selbstvertrauen** einer Person dar, das es ermöglicht, anderen zu vertrauen (Simpson, 2007, S. 265; Thiedeke, 2007, S. 186). Ein gesundes Selbstvertrauen äußert sich in einem festen Glauben an die eigenen Fähigkeiten, Herausforderungen zu bewältigen (Dernbach & Meyer, 2005, S. 16). Somit handelt es sich um eine „situationsspezifische, bereichsspezifische und generalisierte Variable der eigenen Selbstwirksamkeitseinschätzung" (Krampen, 1997, S. 39).

Zudem beeinflusst auch die **Unsicherheitsorientierung** die Vertrauenseinstellung (siehe Kapitel 2.2.2), da durch sie bestimmt wird, welche Informationen für die Vertrauensgenese herangezogen werden (Sorrentino et al., 1992, S. 523).

Für die Entwicklung der Vertrauenseinstellung sind auch spezifische **Werte und Einstellungen** des/der Vertrauenden bedeutsam. Diese wirken vor allem im Sinne der selektiven Wahrnehmung und des Konsistenzstrebens auf die Einstellung ein (Kee & Knox, 1970) und machen diese wahrscheinlicher, wenn eine gemeinsame Basis wie beispielsweise eine hohe wahrgenommene Ähnlichkeit oder gemeinsame Gruppenzugehörigkeit besteht (Meyer, 2005, S. 221-223; Morrone et al., 2009, S. 22; Simons et al., 1970, S. 1).

### 3.4.2.2  Situative und strukturelle Einflussfaktoren

Nachdem die Interaktionspartner im Fokus standen, werden als Kontextmerkmale die situativen und strukturellen Einflussfaktoren beschrieben, die Vertrauenseinstellungen beeinflussen (Kee & Knox, 1970; Mayer et al., 1995; siehe Abbildung 5, Element 3).

Vor allem die **Besonderheiten der Beziehung** zwischen dem oder der Vertrauenden und einer Vertrauensinstanz stellen strukturelle Einflussfaktoren dar. Es ist hierbei zwischen dem vorherrschenden Ausmaß der Abhängigkeit (Kee & Knox, 1970), der Art des Kontaktes sowie der erwarteten Dauer oder Langlebigkeit einer Beziehung (Sztompka, 1999, S. 28) zu unterscheiden. Die Beziehungsstruktur und das Handeln der Beteiligten werden zudem durch rechtliche Rahmenbedingungen, moralische und soziale Normen (z. B. Respekt) beeinflusst (Dunning et al., 2014, S. 125; Kee & Knox, 1970). In diesem Kontext können auch Intermediäre oder Drittparteien auf eine Vertrauensbeziehung Einfluss nehmen und diese stabilisieren oder destabilisieren, indem sie Vertrauenseinstellungen zweiter Ordnung vermitteln und als Treuhänder agieren.

Die **Wertigkeit des Sachbezugs** spielt ebenfalls eine wichtige Rolle und beeinflusst, wie hoch die Risiken sind, die mit Vertrauenseinstellungen einhergehen. Die Wertigkeit bemisst sich dabei vorwiegend an den erwarteten Konsequenzen einer Handlung (Sztompka, 1999, S. 28). Dabei ist zu berücksichtigen, ob es die Möglichkeit gibt, bestimmte Handlungen rückgängig zu machen, oder ob eine Handhabe zum Umgang mit Vertrauensbrüchen besteht. Dies reduziert maßgeblich die Risiken und den Schweregrad möglicher Verluste (Sztompka, 1999, S. 28). Gleichzeitig geht mit einer höheren Wertigkeit auch eine höhere Risikobereitschaft einher (Kee & Knox, 1970). Die wahrgenommenen Risiken sowie die Vertrautheit mit einer Situation bestimmen zudem den Reflexionsgrad und damit, inwieweit Vertrauenseinstellungen das Resultat einer bewussten Abwägung darstellen oder eher affektiv vergeben werden (Grünberg, 2014, S. 88; siehe Kapitel 3.2.3).

Ergänzend können die in einer Vertrauenssituation vorherrschenden allgemeinen **Stimmungen und Emotionen** einen Einfluss auf eine Vertrauenseinstellung nehmen (Dunn & Schweitzer, 2005, S. 736; Engdahl & Lidskog, 2012, S. 711; Lount, 2010, S. 420). Gerade in Bereichen wie der Medizin, in denen die meisten Menschen nur über begrenztes Wissen verfügen, verlassen sie sich stärker auf ihre Gefühle als Heuristiken und kognitive Shortcuts, um Entscheidungen zu treffen und fehlende Informationen zu kompensieren (Lee, Scheufele, & Lewenstein, 2005, S. 248). Lount (2010, S. 420-421) zeigt mit Bezug zum Accomodation Assimilation-Modell beispielsweise, dass negative Stimmungen zu einer sorgfältigeren Verarbeitung und Prüfung der Gründe der Vertrauenswürdigkeit führen. Gerade für den gesundheitsbezogenen Kontext bleibt dabei aber unberücksichtigt, dass die als belastend empfundene Situation auch die Verfügbarkeit von kognitiven Ressourcen beeinflusst. So beschreiben Schoorman et al. (2007, S. 350), dass affektive Einflüsse zumindest eine temporäre Irrationalität bei der Einschätzung der Vertrauenswürdigkeit auslösen können.

## 3.5  Zwischenfazit zu den Konturen des Vertrauensbegriffs

Im Zuge der Konzeptspezifikation von Vertrauen wurde deutlich, dass die Vertrauenseinstellung eine auf positiven Erwartungen beruhende Bereitschaft darstellt, sich gegenüber einer anderen Partei verletzlich zu zeigen und sich abhängig zu machen, um ein bestimmtes Ziel zu erreichen oder einen bestimmten Nutzen zu erzielen. Die Bereitschaft besteht aufgrund der wahrgenommenen Kompetenzen, aber ebenso auch aufgrund angenommener wohlwollender Intentionen und Motive der Vertrauensinstanz (Mayer et al., 1995). Diese Annahmen bilden die **Gründe der Vertrauenswürdigkeit** und münden in einem positiven Erwartungsvorschuss für ein Gegenüber. Neben spezifischen Gründen der Vertrauenswürdigkeit basiert das einem Gegenüber geschenkte Vertrauen auch auf personen- und beziehungsbezogenen Eigenschaften sowie situativen und strukturellen Rahmenbedingungen (Mayer et al., 1995).

Mit Blick auf die Zielsetzung der Arbeit, die **Faktoren der Vertrauensgenese im Gesundheitskontext** zu bestimmen, wurde im Zuge dieser Betrachtung deutlich, dass die Vertrauenswürdigkeit und die darauf beruhende Vertrauenseinstellung gegenüber einer Vertrauensinstanz keine Eigenschaft der Instanz, wie beispielsweise einer Person oder einer Informationsquelle, darstellt, sondern das Ergebnis eines Zuschreibungsprozesses ist. Dies bestätigt die Bedeutung einer subjektzentrierten Perspektive auf Vertrauen und das Informationshandeln. Für diese einzelnen Determinanten der Vertrauensgenese muss der **Sozial- und Sachbezug des Vertrauens** beachtet werden. Dieser besagt, dass sich Vertrauenseinstellungen immer auf eine konkrete Instanz sowie ihre spezifischen Eigenschaften, Handlungen und Fähigkeiten richten (Morrone et al., 2009, S. 8). Aufgrund dieser Spezifität erscheint es im Rahmen der vorliegenden Arbeit notwendig, dass die dargestellten Grundannahmen auf den Gesundheitskontext und die gesundheitsbezogenen Vertrauensinstanzen übertragen werden (siehe Kapitel 4). Zudem sind die Rahmenbedingungen gesundheitsbezogener Herausforderungen zu berücksichtigen (Balkrishnan et al., 2003, S. 1058).

Die angestellten Betrachtungen in Bezug auf die Funktionen von Vertrauen ergeben, dass es Vertrauen ermöglicht, eine bedeutungsvolle Interaktion mit dem Gegenüber einzugehen, auf deren Grundlage der oder die Vertrauende Unsicherheiten bewältigen kann. Demnach stellt Vertrauen eine zentrale **Stra-**

**tegie des Unsicherheitsmanagements** dar, die bisher in Ansätzen des Unsicherheitsmanagements keine Berücksichtigung findet (siehe Kapitel 2). Die Bedeutung dieser Strategie kann darauf zurückgeführt werden, dass Vertrauenseinstellungen vor allem in Situationen an Relevanz gewinnen, die sich durch eine wahrgenommene subjektive Unsicherheit sowie eine subjektiv als zu gering wahrgenommene Wissensbasis für die Entscheidung zwischen Handlungsalternativen auszeichnen (Boyd, 2003, S. 403-404). Wie in Kapitel 2 deutlich wurde, treffen diese Charakteristika in hohem Maße auf die Konfrontation mit gesundheitlichen Herausforderungen zu. Vor allem die in Vertrauenssituationen zentrale Unsicherheitswahrnehmung stellt dabei einen zentralen Auslöser des gesundheitsbezogenen Informationshandelns dar.

Die **Strategie Vertrauen** beruht darauf, dass auf der Basis von Vertrauenseinstellungen eingegangene Interaktionen den Einzelnen oder die Einzelne in die Lage versetzen, die vorherrschenden Unsicherheiten und die in einer Situation vorherrschende Komplexität zu überbrücken. In Form der Vertrauenseinstellung findet eine Eingrenzung auf positive Erwartungen statt, an denen sich das eigene Handeln orientiert (Thiedeke, 2007, S. 180). Somit sichert Vertrauen die Handlungsfähigkeit, überführt eine diffuse Unsicherheitswahrnehmung in eine kalkulierbare Risikowahrnehmung und schafft damit die Basis für die Inkaufnahme von Risiken durch die Vertrauenden.

Mit Blick auf die Problemstellung der Arbeit und damit das gesundheitsbezogene Informationshandeln könnte dies bedeuten, dass Vertrauen dieses orientiert, indem die Vertrauenseinstellung bestimmt, mit welcher Instanz eine bedeutungsvolle Interaktion eingegangen wird und welche Informationen handlungsleitend erscheinen. Die Vertrauenshandlung selbst stellt die Zuwendung zu dieser Vertrauensinstanz sowie die Deutung bestimmter Informationen dar, die sich auf die Reduktion von Unsicherheiten auswirkt. Das Informationshandeln kann dabei sowohl den Austausch mit einer Ärztin oder einem Arzt, dem eigenen sozialen Umfeld, aber auch die Nutzung medialer Gesundheitsinformationen umfassen. Auf die einzelnen Vertrauensinstanzen des Gesundheitskontextes soll nachfolgend näher eingegangen werden.

# 4 Vertrauensinstanzen im Gesundheitskontext

PatientInnen befinden sich in einer Situation, die von hohen subjektiven Unsicherheiten geprägt ist, welche es durch bedeutungsvolle Interaktionen mit einer oder mehreren Vertrauensinstanzen zu überwinden gilt. In Bezug auf diese Interaktionen zeigt das in Kapitel 3 erarbeitete Verständnis von Vertrauen, dass Vertrauen im Gesundheitskontext von hoher Bedeutung ist. Es spielt eine fundamentale Rolle für die individuelle Bewältigung gesundheitsbezogener Herausforderungen: „The vulnerability associated with being ill, together with the knowledge of the medical expert spawns a need for trust in an uneven relationship ..." (McDonald et al., 2008, S. 36; siehe auch Hall et al., 2002a; Shore, 2003).

Aufgrund der Funktionen von Vertrauen werden im vorliegenden Kapitel zunächst die Vertrauensinstanzen identifiziert, die für PatientInnen wichtige Ratgeber darstellen und für die Bewältigung subjektiver Unsicherheitswahrnehmungen im Krankheitsverlauf unterstützend herangezogen werden (siehe Kapitel 4.1). Auf dieser Basis findet spezifisch für die jeweilige Vertrauensinstanz eine Bestimmung der Rahmenbedingungen und Funktionen der Vertrauenseinstellung sowie der Besonderheiten der Vertrauensgenese im Gesundheitskontext statt (siehe Kapitel 4.2 und 4.3).

## 4.1 Identifikation relevanter Vertrauensinstanzen im Gesundheitskontext

Im Zuge des gesundheitsbezogenen Informationshandelns (siehe Kapitel 2) wurde deutlich, dass ärztliches Fachpersonal, Angehörige sowie mediale Informationsquellen eine hohe Bedeutung für den Umgang mit Unsicherheiten besitzen und häufig genutzte Quellen darstellen. Für eine genauere Auseinandersetzung mit diesen Instanzen unter Berücksichtigung des ihnen geschenkten Vertrauens muss beachten werden, dass Vertrauenseinstellungen aufgabenspezifisch zugeschrieben werden. Für die Vertrauenseinstellung ist somit wichtig, im Sinne des Sachbezugs (siehe Kapitel 3.2.1) zu unterscheiden, welche Funktionen ÄrztInnen, mediale Informationsquellen und Angehörige im Kontext einer Erkrankung besitzen. Zudem ist zu beachten, welche Basis die Beziehungsstruktur zu der Vertrauensinstanz prägt (siehe Kapitel 3.2.3) und inwieweit die bereits beschriebenen Mechanismen der Vertrauensgenese auf diese Instanzen übertragbar sind (siehe Kapitel 3.4). Demnach werden die potenziellen Vertrauensinstanzen im Folgenden in Bezug auf die Häufigkeit der Zuwendung, das Ausmaß des in sie gesetzten Vertrauens, ihrer Spezifität und Relevanz für den Gesundheitskontext und ihrer Funktionen miteinander verglichen.

© Springer Fachmedien Wiesbaden GmbH, ein Teil von Springer Nature 2019
E. Link, *Vertrauen und die Suche nach Gesundheitsinformationen,*
https://doi.org/10.1007/978-3-658-24911-3_4

Bisher gibt es nur vergleichsweise wenige Studien, die im Zuge der **Nutzung und Relevanzzuschreibung** zu bestimmten interpersonalen und medialen Informationsquellen auch die Vertrauenseinstellung in diese erfassen. Auf der Basis einer Studie von Hesse et al. (2005) lassen sich erste Hinweise auf die Bedeutung von Vertrauen für die Auswahl von Informationsquellen ableiten. In einer Befragung von 6.360 Personen vergleichen sie die Vertrauenseinstellungen gegenüber verschiedenen Informationsquellen im Kontext der Suche nach Informationen über Krebs. 62 Prozent der Befragten benennen ÄrztInnen als sehr vertrauenswürdige Quelle, 24 Prozent vertrauen dem Internet voll und ganz, 20 Prozent dem Fernsehen und 19 Prozent der eigenen Familie und Freunden (Hesse et al., 2005, S. 2620). Der Gesundheitsmonitor erfasst 2014 ebenfalls die generelle Vertrauenswürdigkeit verschiedener Informationsquellen für ein repräsentatives deutsches Sample. Im Gegensatz zu Hesse et al. (2005) bezieht sich die Abfrage allgemein auf Gesundheitsthemen. Im Rahmen einer eigenen Analyse der frei zugänglichen Daten zeigt sich, dass auch in diesem Kontext ÄrztInnen sowie andere gesundheitsbezogene ExpertInnen wie ApothekerInnen und Krankenkassen die höchsten Werte erzielen (siehe Tabelle 2). Die Angehörigen werden ebenfalls als eher verlässliche Quelle angesehen, während das Internet ambivalenter bewertet wird.

**Tabelle 2:   Überblick über Vertrauenseinstellungen im Gesundheitskontext**

| Vertrauen in... | MW | SD |
|---|---|---|
| ÄrztInnen | 2,76 | ,455 |
| ApothekerInnen | 2,53 | ,564 |
| Krankenkassen | 2,33 | ,604 |
| Angehörige | 2,33 | ,567 |
| Online-Angebote | 2,03 | ,628 |

Daten des Gesundheitsmonitor 2014, N = 1.728;
Skala von „1" wenig vertrauenswürdig bis „3" sehr vertrauenswürdig

Quelle: Eigene Darstellung

Als weitere Vergleichskriterien werden **die Funktionen, die Spezifität und die Relevanz** der Quellen im Zuge des Gesundheitskontextes beschrieben. Dabei stellen **ÄrztInnen** zentrale AnsprechpartnerInnen für gesundheitsbezogene Fragen dar und gelten aufgrund ihrer Expertise als besonders vertrauenswürdige, akkurate und bedeutsame Informationsinstanz (siehe Kapitel 3.4.1.1). Ihr Einflussbereich wird allerdings dadurch geschmälert, dass der Kontakt nur unregelmäßig und von kurzer Dauer ist (Cairns et al., 2013, S. 1557; Stryker, Moriarty, & Jensen, 2008, S. 381). Neben der Zugänglichkeit wird häufig auch die Verständlichkeit der Kommunikation mit ärztlichem Fachpersonal bemängelt (Wathen & Burkell, 2002, S. 139).

Im Vergleich dazu erhalten **mediale Gesundheitsinformationen** (v. a. aus dem Internet) ihre Bedeutung durch ihre Omnipräsenz, den einfachen und allgegenwärtigen Zugang (Freeman & Spyridakis, 2004, S. 239; Stryker et al., 2008, S. 381) sowie eine in Teilen verständlichere Aufbereitung medizinischer Informationen (Wathen & Burkell, 2002, S. 139). Obwohl ärztliches Fachpersonal die wichtigste, vertrauenswürdigste und präferierte Quelle darstellt (siehe auch Kapitel 2.4.2.1), wird das Internet häufig zur Vorinformation und als ergänzende Quelle herangezogen und besitzt ebenfalls das Potenzial, gesundheitsbezogene Handlungen oder konkrete medizinische Entscheidung zu beeinflussen (Hesse et al., 2005, S. 2618; Lowrey & Anderson, 2006, S. 127).

Während sowohl ÄrztInnen als auch mediale Quellen wichtige Gesundheitsinformationen bereitstellen und eine Reflexion dieser anbieten, liegt die Stärke der engen Beziehung zur eigenen **Familie und zu Freunden** entsprechend der Theorie der sozialen Unterstützung (Sarason & Sarason, 1985) in der alltäglichen Fürsorge sowie der **emotionalen und instrumentellen Unterstützung des Betroffenen**. Dabei handelt es sich ebenfalls um wichtige Bestandteile der Genesung (Davison et al., 2002, S. 43; Pecchioni & Keeley, 2011, S. 364). Angehörige sind aber häufig nicht nur indirekt in die Behandlung involviert, sondern begleiten den Patienten oder die Patientin auch zu Arztterminen. Während der Konsultation vertreten sie die Interessen des/der Betroffenen gegenüber dem ärztlichen Fachpersonal und helfen bei der Verbalisierung von Fragen und Sorgen. Zudem suchen sie selbst nach Informationen für den/die Betroffene/n („Surrogate Seeking"), beteiligen sich an dem Austausch von gesundheitsbezogenen Informationen und der Entscheidungsfindung oder helfen bei der Interpretation der Informationen aus anderen Informationsquellen (Davison et al., 2002, S. 43; Loiselle et al., 2006, S. 85-86; Pecchioni & Keeley, 2011, S. 373; Reifegerste, Bachl, & Baumann, 2017b; Reifegerste, Bachl, & Baumann, 2017a). Folglich bilden sie ein kommunikatives Netzwerk um den Patienten oder die Patientin, das sich auf die Suche nach Informationen begibt, diese bewertet, weitergibt und übersetzt (Johnson & Meischke, 1993, S. 359; Neverla et al., 2007, S. 11; Reifegerste et al., 2017b). Dadurch nehmen sie auch Einfluss auf die Beziehung zwischen dem Arzt/der Ärztin und dem Patienten/der Patientin oder die Nutzung medialer Gesundheitsinformationen und können als **Vertrauensvermittler** auch die Vertrauenseinstellung in diese beeinflussen (Carpenter et al., 2011, S. 634).

Aufgrund der fehlenden eigenen Expertise fungieren sie allerdings häufiger als Vermittler von Vertrauenseinstellungen und seltener als eigenständige Vertrauensinstanz, die Gesundheitsinformationen bereitstellt.[12] Zudem basiert das Vertrauen in Angehörige vor allem auf der emotionalen Bindung und Nähe zwischen dem/der Betroffenen und seiner/ihrer Familie. Es handelt sich um ein generelles, affektiv-basiertes Beziehungsvertrauen (siehe Kapitel 3.2.3), das Angehörige zu Vertrauten macht. Diese Form des Vertrauens wirkt sich aber nicht unbedingt auf die Vertrauenseinstellung in Bezug auf gesundheitsbezogene Fragestellungen aus (Mechanic & Meyer, 2000, S. 657-658).

Im **Vergleich der Vertrauensinstanzen** wird deutlich, dass ÄrztInnen und mediale Informationsangebote vornehmlich informationsbezogene Unterstützung bieten und Betroffene ihnen einen hohen Stellenwert zuschreiben, während Angehörige zusätzlich emotionale und instrumentelle Hilfe im Alltag bieten und als Vertrauensvermittler andere Informationsquellen bewerten. Der größte Unterschied zwischen den Vertrauensinstanzen bezieht sich jedoch auf die Vertrauensgenese. So können die in Kapitel 3 erarbeiteten Grundlagen für die zwischenmenschlichen Beziehungen in der Familie als übertragbar angesehen werden. Die Vertrauenseinstellung gegenüber Angehörigen stellt eine Form des Beziehungsvertrauens dar (siehe Kapitel 3.2.3). Im Gegensatz dazu wird für die Beziehung zu ÄrztInnen und Angeboten medialer Gesundheitsinformationen eine Spezifizierung der Rahmenbedingungen und des Prozesses der Vertrauensgenese als erforderlich angesehen. Für die sach- und sozialspezifische Auseinandersetzung mit diesen Instanzen muss berücksichtigt werden, dass es sich bei ÄrztInnen um eine Extremform des interpersonalen Vertrauens handelt, während das Vertrauen in mediale Informationsangebote soziales Vertrauen darstellt (siehe Kapitel 3.2.1; Brewer & Rimer, 2008; Lount, 2010, S. 421; Yuki, Maddux, Brewer, & Takemura, 2005, S. 50). Diese Unterscheidung weist auf die spezifische Erfahrbarkeit und die Art der Interaktion mit den beiden Instanzen hin, die sich maßgeblich auf den Prozess der Vertrauensgenese auswirkt (Mechanic & Meyer, 2000, S. 658). Somit steht nachfolgend das Vertrauen in ÄrztInnen und mediale Gesundheitsinformationen im Vordergrund. Zunächst werden die Besonderheiten des Konstruktes Vertrauen für ÄrztInnen (siehe Kapitel 4.2) und anschließend für mediale Gesundheitsinformationen (siehe Kapitel 4.3) dargestellt.

---

[12]   In diesem Kontext soll darauf verwiesen werden, dass die Rolle der Angehörigen und ihre Relevanz als Vertrauensinstanz auch von dem Schweregrad der Erkrankung abhängt. Es ist anzunehmen, dass mit zunehmender Belastung und Komplexität der medizinischen Entscheidung die Expertise als Aspekt der Vertrauenswürdigkeit an Bedeutung gewinnt.

## 4.2 Vertrauenseinstellungen gegenüber ÄrztInnen und ihre Folgen

Die Arzt-Patienten-Beziehung stellt in einer Erkrankungssituation eine **extreme Form einer zwischenmenschlichen Beziehung** dar, die sich durch ein hohes Maß an Intimität und Abhängigkeit auszeichnet. Mit der Zielsetzung, Erkrankungen diagnostisch sowie therapeutisch zu bewältigen, stellt die Gesundheitsversorgung einen starken Eingriff in die Privat- und Intimsphäre der Betroffenen dar (Haselhoff, 2010, S. 33; Hou & Shim, 2010, S. 187-188). Die Therapie sowie die Heilung basiert dabei sowohl auf spezifischen wissenschaftlichen Therapien und fachlichen Kompetenzen, als auch auf Empathie, Unterstützung, Anleitung und Fürsorge des ärztlichen Fachpersonals sowie dem Glauben des Patienten/der Patientin an die behandelnden ÄrztInnen (Mechanic, 1998b, S. 285; Ommen et al., 2007, S. 53). Somit sind beide Parteien gemeinsam an der Heilung und Genesung beteiligt (Haselhoff, 2010, S. 32), und ihre Beziehung gestaltet den Kontext, in dem die Gesundung stattfinden kann (Thom, 2001, S. 323). Vertrauen kommt dafür ebenfalls eine herausragende Bedeutung zu, da die Kontexte der Arzt-Patienten-Beziehung durch (wahrgenommenen) Abhängigkeit, Wissensdefizite, subjektiven Unsicherheiten, emotionale Belastung und Verletzlichkeit geprägt sind (Pearson & Raeke, 2000, S. 509; siehe hierzu Kapitel 4.2.1).

Von dem in Kapitel 3.1 erarbeiteten Begriffsverständnis ausgehend, soll für diesen Kontext eine **spezifische Definition** der Vertrauenseinstellung gegenüber ÄrztInnen vorgenommen werden, die ebenfalls die Verletzlichkeit in den Fokus rückt. Übertragen auf die interpersonale Vertrauensinstanz eines behandelnden Arztes oder einer Ärztin, stellt Vertrauen die positive Akzeptanz einer durch Verletzlichkeit geprägten Situation dar, bei der ein Patient oder eine Patientin annimmt, dass sich der behandelnde Arzt oder die behandelnde Ärztin um seine oder ihre Interessen sorgt und kümmert (Dugan et al., 2005, S. 65; siehe auch Hall et al., 2001; Shenolikar, Balkrishnan, & Hall, 2004; Thom et al., 2004). Vertrauen zeigt sich somit in der Annahme, dass die Aussagen und Handlungen der ÄrztInnen verlässlich und wohlwollend auf den Patienten oder die Patientin gerichtet sind (Anderson & Dedrick, 1990, S. 1092; Glattacker, Gülich, Farin, & Jäckel, 2007, S. 142).

Dieses Verständnis von Vertrauen in ärztliches Fachpersonal bildet die Basis für die weitere Spezifizierung des Vertrauenskonstrukts im Gesundheitskontext. Im Zuge dessen werden zunächst die Rahmenbedingungen und Merkmale einer Vertrauenssituation zwischen Arzt/Ärztin und Patient/Patientin (siehe Kapitel 4.2.1) und damit auch die Bedeutung von Vertrauen (siehe Kapitel 4.2.2) in diesem Kontext erörtert. Daran schließt die Darstellung der Besonderheiten der Vertrauensgenese an (siehe Kapitel 4.2.3).

### 4.2.1 Rahmenbedingungen und Merkmale der Vertrauenssituation zwischen ÄrztInnen und PatientInnen

Für die spezifische Vertrauenssituation zwischen ÄrztInnen und PatientInnen sind einerseits die Merkmale von Erkrankungssituationen und andererseits die Charakteristika der Arzt-Patienten-Beziehung konstituierend, die sich auf die wahrgenommene Verletzlichkeit, Abhängigkeit und Unsicherheit als Merkmale solcher Situationen auswirken (siehe Kapitel 3.3.1).

Die mit der **Erkrankungssituation** einhergehenden gesundheitlichen Herausforderungen, die Diagnose einer Krankheit sowie der Krankheitsverlauf gehen, wie bereits angeführt wurde (siehe auch Kapitel 2.2.1), mit vielen subjektiv wahrgenommenen Unsicherheiten und einer hohen emotionalen Belastung einher (Brashers, 2001; Goold, 2001; Mechanic, 1998b) und führen zu einer höheren Verletzlichkeit der Betroffenen. Gerade im Zuge der Diagnose einer schwerwiegenden Erkrankung, bei chronischen oder lebensbedrohlichen Erkrankungen, der Notwendigkeit riskanter Operationen und Therapieformen können wahrgenommene Unsicherheiten und die Verletzlichkeit Betroffener besonders hoch sein (Berry & Bendapudi, 2016, S. 116; Klostermann, Slap, Nebrig, Tivorsak, & Britto, 2005, S. 679; Schiavo, 2013, S. 105; Shenolikar et al., 2004, S. 24). Der Therapieausgang ist aus Sicht der Erkrankten ungewiss, und es besteht die Gefahr, dass die Lebensqualität und die Gesundheit dauerhaft beeinträchtigt werden. Aufgrund dieser weitreichenden Konsequenzen und der damit einhergehenden Belastung sind PatientInnen in einer solchen Situation besonders emotional, sensibel und angreifbar. Zudem kann die eigene Handlungs- und Entscheidungsfähigkeit eingeschränkt sein. Dies führt dazu, dass die Betroffenen aufgrund ihrer Verletzlichkeit einen Arzt oder eine Ärztin suchen, an den oder die sie Verantwortung delegieren oder mit dem/der sie sie zumindest teilen können (Mechanic, 1998b, S. 286).

Neben der Verletzlichkeit aufgrund der Erkrankung sind auch **Charakteristika der Arzt-Patienten-Beziehung** konstituierend für eine Vertrauenssituation. Einen grundlegenden Einfluss auf die Verletzlichkeit als Merkmal der Arzt-Patienten-Beziehung nimmt der **medizinische Fortschritt**, indem sich die ärztliche Diagnostik immer mehr von der „einfachen Untersuchung auf die Anwendung technischer Hilfsmittel verlagert" (Ommen et al., 2007, S. 60). Dies geht damit einher, dass die Wissenskluft zwischen PatientInnen und ärztlichem Fachpersonal scheinbar zugenommen hat und eine höhere Abhängigkeit besteht. Zudem ist die medizinische Versorgung aufgrund des Fortschrittes zwar effektiver als jemals zuvor, allerdings wird dadurch auch die Intransparenz ärztlicher Qualitätsmerkmale verstärkt (Marstedt, 2003, S. 117; Zillien & Lenz, 2008). Folglich kann der medizinische Fortschritt, die Zunahme von Fachwissen und dessen Komplexität die Beratungsleistung des Arztes/der Ärztin noch wichtiger machen.

Dem steht gegenüber, dass es aufgrund der **Fülle an diagnostischen und therapeutischen Möglichkeiten** und den häufig mit Diagnosen, Therapien oder Screening-Verfahren verbundenen objektiven, medizinischen Unsicherheiten für den einzelnen Arzt oder die einzelne Ärztin kaum mehr möglich scheint, stellvertretend zu bewerten, was für einen Patienten oder eine Patientin das Richtige ist (Coulter, 1997, S. 112-113; Dierks et al., 2006, S. 16; Emanuel & Emanuel, 1992). Zugleich können PatientInnen nicht mehr jegliche Verantwortung an den Arzt oder die Ärztin delegieren (Coulter, 1997, S. 112; Fromm et al., 2011; Rossmann, 2010). Im Rahmen der Demokratisierung der Gesellschaft hat sich die Arzt-Patienten-Beziehung oder zumindest der Anspruch an diese von autoritativ zu partizipativ, von einem **paternalistischen zu einem informierten Entscheidungsmodell** verschoben (Hurrelmann & Leppin, 2001, S. 12). Im Zuge des Patientenrechtsgesetzes findet dies seine Entsprechung. Die partnerschaftliche Entscheidungsfindung und die informierte Entscheidung der PatientInnen gewinnt an Bedeutung und wird rechtlich geregelt (PatRG). Dies verändert den grundlegenden Charakter der Arzt-Patienten-Beziehung und kann die wahrgenommene Autorität des ärztlichen Fachpersonals sowie das Vertrauen in dieses in Frage stellen (Lowrey & Anderson, 2006, S. 126-130).

Tatsächlich wird kritisch beobachtet, dass PatientInnen zunehmend skeptischer sind und ihr Vertrauen in medizinische ExpertInnen rückläufig ist (Ankowitsch, 2013, S. 1940; Heier & Marstedt, 2012; Marstedt, 2003, S. 117; Wallenfels, 2015; Zillien & Lenz, 2008, S. 157-158). Für die Bewertung dieses Trends muss beachtet werden, dass Vertrauen im Zuge der partnerschaftlichen Entscheidungsfindung keineswegs an Bedeutung verliert. Unabhängig von einer deutlich gestärkten Rolle der Betroffenen bleibt ein gewisser Grad an **Asymmetrie** und ein **Ungleichgewicht** zwischen den Beteiligten bestehen. So ist der Patient oder die Patientin weiterhin auf das Wissen und den Ratschlag von ÄrztInnen angewiesen (Becker & Roblin, 2008, S. 795; Freburger et al., 2003, S. 51; Hou & Shim, 2010, S. 187-188) und gibt bei der Konsultation zwangsweise Kontrolle ab. Auch informierte PatientInnen haben immer nur unvollständiges Wissen über den Arzt oder die Ärztin, die Indikation, die Therapie und ihre potenzielle Wirkung (Mechanic, 1998a, S. 665). Der Patient oder die Patientin besitzt grundsätzlich **Informations-, Kompetenz- und Handlungsdefizite.** Ärztliches Fachpersonal hingegen hat weiterhin eine gewisse Expertenmacht (Becker & Roblin, 2008, S. 795) und eine gesellschaftliche Definitionsmacht in Bezug auf die Diagnose, die Krankschreibung und das Recht zur Behandlung inne (Haselhoff, 2010, S. 54). Diese Macht- und Informationsasymmetrie führt dazu, dass die Patientenrolle mit einem **Abhängigkeitsverhältnis** verbunden ist.

Erschwerend kommt hinzu, dass teilweise eine Diskrepanz zwischen dem Anspruch an mündige PatientInnen und der Wirklichkeit besteht. Während ein steigender Anteil der PatientInnen sich aktiver, souveräner und selbstbestimmter mit Gesundheitsfragen auseinandersetzt und sich im Sinne des Empowerment[13] mehr Beteiligung und Kontrolle wünscht (Braun & Marstedt, 2014; Gibson, 1991), mangelt es in bestimmten Situationen und in bestimmten Bevölkerungsgruppen an der Bereitschaft und den Fähigkeiten für die aktive Beteiligung.

Diese unterschiedlichen Vorstellungen hinsichtlich des Informationsinteresses und des Partizipationswunsches können zu unbefriedigten Erwartungen und Konflikten in der Arzt-Patienten-Beziehung führen (Davison et al., 2002, S. 42). Vor allem kommunikative und informative Defizite zählen zu den häufigsten Gründen für Unzufriedenheit bei PatientInnen und können das Vertrauensverhältnis belasten (Burkitt Wright, Holcombe, & Salmon, 2004; Coulter, 1997; Keating et al., 2002).

Es bleibt festzuhalten, dass sowohl die emotionale Belastung in der Erkrankungssituation als auch die Charakteristika der Arzt-Patienten-Beziehung zu Verletzlichkeit führen und die Notwendigkeit zu vertrauen begründen. Verletzlichkeit und Vertrauen sind in diesen Situationen untrennbar miteinander verbunden: „The need for trust and reliance on trust are especially important in health care because of patients' acute vulnerability to suffering, lost opportunity, and lack of power" (Goold, 2001, S. 26; siehe auch Freburger et al., 2003, S. 51; Hall et al., 2001, S. 615; Thom, 2001, S. 323). Umso höher die eigene Verletzlichkeit und Abhängigkeit von PatientInnen wahrgenommen werden, desto höher ist auch die Wahrscheinlichkeit und die Stärke der Vertrauenseinstellung (Hall, 2001, S. 615; siehe auch Barney & Hansen, 1994, S. 177-179; Bhattacharya et al., 1998, S. 460-461). Ohne medizinisches Wissen kann der Betroffene zwar medizinische Entscheidungen treffen, aber diese dürften in Abhängigkeit von den vorherrschenden subjektiven Unsicherheiten maßgeblich durch das persönliche Vertrauen in den Arzt oder die Ärztin geprägt sein. Es ist davon auszugehen, dass mit steigender subjektiver Unsicherheit Vertrauen eine bedeu-

---

[13]   Unter Empowerment ist der Zugewinn an Kontrolle, Souveränität und Selbstbestimmtheit ebenso wie die Abwesenheit von negativen Zuständen wie Machtlosigkeit, Hilflosigkeit, Hoffnungslosigkeit und Abhängigkeit zu verstehen: „… a social process of recognizing, promoting, and enhancing people's abilities to meet their own needs, solve their own problems and mobilize the necessary resources in order to control their lives…" (Gibson, 1991, S. 359).

tende Strategie für die Reduktion dieser darstellt (siehe Kapitel 2.3, 2.4 und 3.3.2), da der Patient oder die Patientin unter diesen Bedingungen nur in begrenztem Maße eine Abwägung von Risiken und Nebenwirkungen und eine Bewertung des Nutzens sowie der Evidenzbasierung einer Therapie leisten kann (Heier & Marstedt, 2012, S. 10). Zudem führen die veränderte Rolle und die damit verbundenen individuellen Erwartungshaltungen dazu, dass das Vertrauen in behandelnde ÄrztInnen zu einem Balanceakt wird. Dies ist problematisch, da fehlendes Vertrauen weitreichende Folgen für die Gesundheit, für gesundheitsrelevante Entscheidungen sowie die Genesung haben kann, wie nachfolgend herausgearbeitet wird.

### 4.2.2 Funktionen der Vertrauenseinstellung gegenüber ÄrztInnen

Die Bedeutung von Vertrauen in ärztliches Fachpersonal wird anhand der zugeschriebenen **Funktionen in der Gesundheitsversorgung** deutlich und kann mithilfe des Konzeptes der unterstützenden Versorgung (Ommen et al., 2007) genauer erörtert werden. Das Konzept nimmt an, dass die Arzt-Patienten-Interaktion, als Schlüsselmoment der medizinischen Behandlung, auf dem Zusammenspiel der Inhalts- und Beziehungsebene beruht (Ommen et al., 2007, S. 53-54).

Vertrauen stellt dabei eine wichtige **Komponente der Beziehungsebene** der Arzt-Patienten-Interaktion dar (Keating et al., 2004, S. 1015; Ommen et al., 2007, S. 52; Thom, Bloch, & Segal, 1999, S. 195; Thom, Ribisl et al., 1999, S. 511). Es definiert die Beziehungsqualität und wirkt sich dadurch auf vielfältige Aspekte der Gesundheitsversorgung aus (Glattacker et al., 2007, S. 142; Mechanic & Schlesinger, 1996, S. 1694; Thom et al., 2004, S. 126). Nachfolgend werden die einzelnen Funktionen orientiert an dem Ablauf eines Arzt-Patienten-Kontaktes thematisiert.

Grundlegend ist Vertrauen mit einer höheren Bereitschaft verbunden, **Hilfe in Anspruch zu nehmen.** Dies kann entscheidend für die Früherkennung und Prävention von Erkrankungen sein (Balkrishnan et al., 2003, S. 1058; Kaiser et al., 2011, S. 51; Thom et al., 2004, S. 126), während eine Nicht-Inanspruchnahme aufgrund von fehlendem Vertrauen die Chancen auf Heilung verschlechtern kann (Kannan & Veazie, 2014, S. 3-4).

Kommt es zu einer Konsultation eines Arztes oder einer Ärztin, beeinflusst Vertrauen die **Art der Arzt-Patienten-Interaktion** weitreichend. Dies bezieht sich vor allem auf den kommunikativen Austausch und das Informationshandeln. PatientInnen mit hohem Vertrauen in den behandelnden Arzt oder die behandelnde Ärztin sind eher bereit, persönliche Informationen preiszugeben sowie medizinische Probleme offen anzusprechen, was die adäquate Diagnoseerstellung und die Qualität der Interaktion beeinflusst (Anderson & Dedrick, 1990, S. 1092; Freburger et al., 2003, S. 51; Mechanic, 1998b, S. 285, 1998a, S. 661; Scheibler et al., 2011, S. 65; Thom, 2001, S. 323).

Im Zuge der Behandlung selbst ist Vertrauen in den Arzt oder die Ärztin assoziiert mit der **Akzeptanz und Einhaltung von Therapieanweisungen** und erhöht die Wahrscheinlichkeit, die Ratschläge des ärztlichen Fachpersonals umzusetzen (Hall et al., 2001, S. 629; Mechanic, 1998a, S. 661-662; Pearson & Raeke, 2000, S. 510; Scheibler et al., 2011, S. 65; Shore, 2003, S. 13; Thom, 2001, S. 323; Thom, Bloch et al., 1999, S. 195).

Auch für **Therapieentscheidungen** nimmt Vertrauen eine Schlüsselrolle ein, da die Vertrauenseinstellung gegenüber medizinischen Autoritäten ein starker Prädiktor der Entscheidung für oder gegen bestimmte Behandlungsformen ist. Vertrauen in ÄrztInnen kann in diesem Kontext als Heuristik für die Meinungsbildung und Entscheidungsfindung über Therapien verstanden werden (Liu & Priest, 2009, S. 704). Die ÄrztInnen fungieren als Vertrauensvermittler und stellen Vertrauen zweiter Ordnung in Bezug auf Therapien her (Nan, Zhao, & Briones, 2014, S. 108-109; Roberts et al., 2013, S. 624; siehe Kapitel 3.2.1).

Zudem beeinflusst Vertrauen auch ein höheres **Interesse an einer gemeinsamen Entscheidungsfindung** (Balkrishnan et al., 2003, S. 1058; Farin, Gramm, & Schmidt, 2013, S. 252; Fiscella et al., 2004, S. 1049; Freburger et al., 2003, S. 55; Kaiser et al., 2011, S. 51). Dies schließt ein, dass Vertrauen bedeutsam für das Empowerment des Patienten oder der Patientin zu sein scheint (Johns, 1996, S. 76-78). Da es eine Überbrückung des Ungleichgewichts in der Arzt-Patienten-Beziehung darstellt, kann es dazu beitragen eine aktive Rolle im Krankheits- und Therapieprozess einzunehmen: „Supportive, trustworthy interactions … resolve the inherent imbalance in power between patients and physicians, and empower patients to take a more active role in their health…" (Becker & Roblin, 2008, S. 801).

Allerdings machen Kraetschmer, Sharpe, Urowitz und Deber (2004) sowie Promberger und Baron (2006) deutlich, dass diese Annahme nur unter bestimmten Bedingungen Bestand hat. Vertrauen kann auch zu einer Barriere für ein adäquates Behandlungsergebnis und eine informierte Entscheidung werden. In Form des blinden Vertrauens in den Arzt oder die Ärztin kann dieses zur Verschlechterung der medizinischen Versorgung führen, wenn PatientInnen medizinische Empfehlungen nicht hinterfragen und passiv einwilligen, statt selbst aktiv nach Informationen zu suchen und diese kritisch zu reflektieren (Anderson & Dedrick, 1990, S. 1092; Kraetschmer et al, 2004, S. 318; Thom et al., 2004, S. 128).

Unabhängig von dieser Extremform bildet eine vertrauensvolle Beziehung die Grundlage für **Handlungsspielräume von PatientInnen**. Sie können sich sowohl aktiv beteiligen und mit der Unterstützung des Arztes oder der Ärztin Entscheidungen aushandeln als auch die wahrgenommene Verantwortung abgeben. Vertrauen entbindet somit den Patienten oder die Patientin von dem wahrgenommenen Zwang, Kontrolle auszuüben.

Eine weitere Funktion von Vertrauen in ÄrztInnen stellt der **Einfluss auf den Behandlungserfolg** dar (Fiscella et al., 2004, S. 1049; Freburger et al., 2003, S. 51; Keating et al., 2004, S. 1015; Klostermann et al., 2005, S. 679; Thom, 2001, S. 323). Dabei handelt es sich um einen indirekten Effekt, da sich Vertrauen auf die Kontinuität der Behandlung, die Einhaltung von Therapievorschlägen und die generelle Bereitschaft, medizinische Hilfe zu suchen, auswirkt (Shore, 2003, S. 13). Lee und Lin (2009, S. 1060-1061) belegen, dass die positive Wirkung von Vertrauen auf den Behandlungserfolg durch positive Einflüsse auf die gesundheitsbezogene Selbstwirksamkeit und positive Erwartungen mediiert wird. Dies spricht den **Placebo-Effekt** an, der Vertrauen zugeschrieben wird: Allein die Erwartung des Patienten oder der Patientin, dass eine Behandlung erfolgreich sein wird, kann zu besseren Ergebnissen führen (Dugan et al., 2005, S. 64; Scheibler et al., 2011, S. 65).

Zudem sind PatientInnen mit starkem Vertrauen in ärztliches Fachpersonal weniger geneigt, den Arzt oder die Ärztin zu wechseln, sind **loyaler und zufriedener** und suchen seltener nach einer zweiten Meinung (Keating et al., 2004, S. 1015; Safran, Montgomery, Chang, Murphy, & Rogers, 2001, S. 130; Thom, 2001, S. 323). Das Interesse an einer zweiten Meinung kann einerseits der Ausdruck fehlenden Vertrauens sein und andererseits bei divergierenden Einschätzungen das Vertrauensverhältnis in spezifische ÄrztInnen schädigen. Dies hat nicht nur Auswirkungen für den einzelnen Patienten oder die einzelne Patientin, sondern auch auf das Gesundheitssystem, indem es anfallende Kosten erhöht (Thom, 2001, S. 323; Thom et al., 2004, S. 128).

Neben diesen effektivitätsbezogenen Funktionen des Vertrauens für die Gesundheitsversorgung trägt es auch zum **psychischen Wohlbefinden** der Betroffenen bei. Generell kann davon ausgegangen werden, dass Vertrauen stärker mit psychischen als mit physischen Gesundheitseffekten einhergeht (Hall et al., 2001, S. 629; Lee & Lin, 2009, S. 1065). PatientInnen mit hohem Vertrauen profitieren von einer starken Beziehung zu dem Arzt oder der Ärztin, durch die Ängste und Unsicherheiten bewältigt werden und das subjektive Empfinden von Sicherheit und Geborgenheit begünstigt wird (Kraetschmer et al., 2004; siehe Kapitel 2). Zentral ist hierfür, dass die Akzeptanz der eigenen Verletzlichkeit auf Vertrauen beruht (Becker & Roblin, 2008, S. 795; McDonald et al.,

2008, S. 42; Mechanic & Meyer, 2000, S. 660-661; Lee & Lin, 2009, S. 1060). Dies gilt zwar für jede Form der zwischenmenschlichen Beziehung, ist aber im Kontext der Arzt-Patienten-Beziehung aufgrund der starken Asymmetrie besonders relevant. Zudem wird das Gefühl der Verantwortung für bedeutende Entscheidungen als weniger belastend und erdrückend wahrgenommen, da es nicht alleine getragen werden muss (Burkitt Wright et al., 2004, S. 4; Promberger & Baron, 2006, S. 456).

Anhand der diversen Funktionen des Vertrauens kann dessen hohe Bedeutung für die Heilung, die Bewältigung der Erkrankung und das psychische und physische Wohlbefinden gezeigt werden. Die Effekte des Vertrauens beruhen dabei auf Vertrauenshandlungen: zum einen in Bezug auf die Zuwendung zu einem Arzt oder einer Ärztin und zum anderen auf den Umgang mit und der Aneignung ihrer Gesundheitsinformationen (siehe Kapitel 2). Mit Blick auf die Problemstellung der Arbeit zeigen diese Funktionen, dass das Vertrauen in einen Arzt oder eine Ärztin nicht nur eine Strategie des Unsicherheitsmanagements darstellt, sondern auch den Prozess des Informationshandelns in Bezug auf den Arzt oder die Ärztin prägt. Zudem verdeutlichen die skizzierten weitreichenden Folgen des Vertrauens für die Gesundheitsversorgung, dass es unerlässlich ist zu verstehen, wie Vertrauen entsteht und welche Besonderheiten den Entstehungsprozess von Vertrauen in ÄrztInnen bedingen. Die Entstehungsbedingungen von Vertrauen sind der zentrale Gegenstand der ersten Fragestellung der vorliegenden Arbeit und werden im folgenden Kapitel aus theoretischer Perspektive dargestellt.

### 4.2.3   *Besonderheiten des Entstehungsprozesses von Vertrauenseinstellungen gegenüber ÄrztInnen*

Die Vertrauensgenese in der Arzt-Patienten-Beziehung wird bisher selten umfassend beschrieben und kontextualisiert, und auch seine verschiedenen Einflüsse werden selten in Relation zueinander gesetzt. Daher scheint es notwendig, aufbauend auf dem in Kapitel 3 erarbeiteten Modell des Entstehungsprozesses (Kee & Knox, 1970; Mayer et al., 1995), die Annahmen der Vertrauensgenese für ÄrztInnen zu spezifizieren. Die Entwicklung des Vertrauens basiert entsprechend des Modells auf den Gründen der Vertrauenswürdigkeit des Arztes oder der Ärztin, den Charakteristika des/der Betroffenen sowie situativen und strukturellen Einflussfaktoren (Hall et al., 2001, S. 627-628; Shenolikar et al., 2004, S. 24). Die konstituierenden Merkmale der Vertrauenseinstellung in ÄrztInnen und ihre Einflussfaktoren werden im Folgenden näher beschrieben. Nachfolgend soll zunächst auf arztseitige Einflussfaktoren (siehe Kapitel 4.2.3.1) eingegangen werden. Diese umfassen die Gründe der Vertrauenswürdigkeit sowie ihre Repräsentation in Form des Verhaltens oder der Charakteristika des Arztes oder der Ärztin. Anschließend werden in Kapitel 4.2.3.2 die patientenseitigen und situativen Einflussfaktoren speziell für ÄrztInnen konkretisiert und ergänzt.

### 4.2.3.1 Arztseitige Einflussfaktoren

Von zentraler Bedeutung für die Entstehung der Vertrauenseinstellung gegenüber ärztlichem Fachpersonal sind die wahrgenommenen Eigenschaften des behandelnden Arztes oder der behandelnden Ärztin. Wie in dem in Kapitel 3.3. dargestellten Modell der Vertrauensgenese gelten bestimmte Eigenschaften als Schlüsselelemente für die Entstehung einer Vertrauenseinstellung. Hierbei handelt es sich um die **Gründe der Vertrauenswürdigkeit** (siehe Abbildung 6, Element 1a), die eine Vertrauenseinstellung stützen und von Mayer et al. (1995) als Dimensionen von Vertrauen verstanden werden. Auch im Kontext des Vertrauens in den Arzt oder die Ärztin lassen sich eine Vielzahl verschiedener, aber selten theoretisch begründeter und überprüfter Dimensionalisierungen unterscheiden (Anderson & Dedrick, 1990, S. 1096-1099; Dugan et al., 2005, S. 65; Egede & Ellis, 2008, S. 808; Fiscella et al., 2004, S. 1049; Hall, Camacho, Dugan, & Balkrishnan, 2002a, S. 1422; Mechanic, 1998a, S. 666-671; Pearson & Raeke, 2000, S. 509; Safran et al., 1998, S. 739; Scheibler et al., 2011, S. 65; Thom et al., 2004, S. 125).

Auf der Basis eines Überblicks über bestehende Dimensionalisierungen werden im Folgenden die relevanten Gründe der Vertrauenswürdigkeit von ÄrztInnen erarbeitet und kritisch reflektiert. Zusätzlich können mit Blick auf die Vertrauensinstanz der ÄrztInnen bestimmte Verhaltensweisen und Charakteristika dieser identifiziert werden, die als Einflussfaktoren auf die Wahrnehmung der Gründe der Vertrauenswürdigkeit fungieren und somit deren Bewertung prägen (siehe Abbildung 6, Element 1b). Beide arztseitigen Determinanten der Vertrauenseinstellung bilden das Zentrum des Modells der Vertrauensgenese für ÄrztInnen und werden im Folgenden genauer beschrieben.

*Gründe der Vertrauenswürdigkeit eines Arztes oder einer Ärztin*

Als konstituierende Faktoren der Vertrauenseinstellung gegenüber ÄrztInnen werden besonders häufig die Gründe der wahrgenommenen Kompetenz, Redlichkeit, Ehrlichkeit und Vertraulichkeit identifiziert (Hall et al., 2002a, S. 1422; Hall et al., 2001, S. 621; Edege & Ellis, 2008; Freimuth, Musa, Hilyard, Crouse Quinn, & Kim, 2014, S. 323; McDonald et al., 2008, S. 36; Mechanic & Schlesinger, 1996, S. 1693-1694; Meredith et al., 2007; Thom et al., 2004, S. 125):

„Patients base trust in their physicians on a belief that their physician is honest and competent, will act in their best interest, and preserve their confidentiality" (Fiscella et al., 2004, S. 1049). Für jeden dieser Gründe suchen PatientInnen nach Hinweisen, die ihre Vertrauenseinstellung rechtfertigen (Burkitt Wright et al., 2004).

**Abbildung 6:**    **Gründe der Vertrauenswürdigkeit von ÄrztInnen und der Einfluss ihres Verhaltens und ihrer Charakteristika auf die wahrgenommenen Gründe**

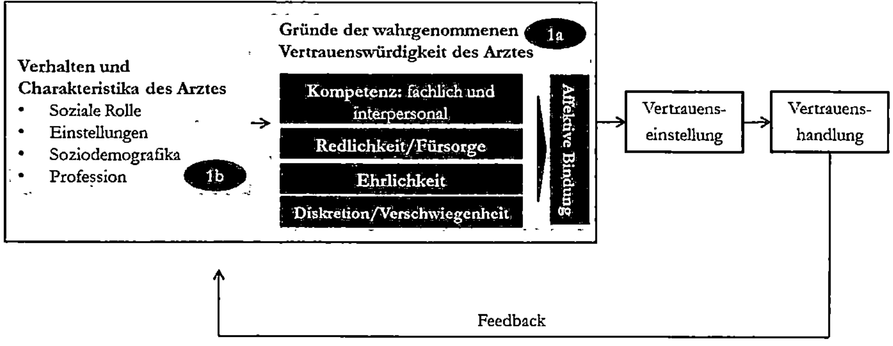


Quelle:  Eigene Darstellung in Anlehnung an Kee & Knox (1970) sowie Mayer et al. (1995)

Auch für ÄrztInnen wird **Kompetenz** als bedeutender Bestandteil der Vertrauenswürdigkeit beschrieben (Anderson & Dedrick, 1990, S. 1096-1099; Hall et al., 2001, S. 621; Hall et al., 2002b, S. 298; Meredith et al., 2007, S. 221; Pearson & Raeke, 2000, S. 509; Shore, 2003, S. 13; Szwajcer et al., 2005, S. 58; Thom et al., 2004, S. 125). Im Zuge dessen kann zwischen fachlichen und interpersonalen Fähigkeiten des Arztes oder der Ärztin unterschieden werden. Die **fachliche Kompetenz** umfasst das medizinische Wissen, die medizinische Expertise sowie Problemlösungskompetenz und deren Einsatz, um das bestmögliche Resultat einer Behandlung zu erzielen. Für den Laien ist es allerdings schwer, eine adäquate Einschätzung der fachlichen Kompetenz von ÄrztInnen vorzunehmen. Die Evaluation wird durch die Qualifikation und den Status des Arztes oder der Ärztin, der Entwicklung des Krankheitsverlaufes und durch die interpersonalen Fähigkeiten beeinflusst (Hall et al., 2001, S. 621; Mechanic, 1998a, S. 664). Die **interpersonalen Fähigkeiten** können auf der Beziehungsebene verortet werden und gelten als ebenfalls erforderlich, um eine effektive Versorgung der PatientInnen zu gewährleisten sowie dafür zu sorgen, dass der Patient oder die Patientin sich wohlfühlt (Mechanic, 1998a; Mechanic & Meyer, 2000; Thom et al., 2004). Als spezifische Form interpersonaler Fähigkeiten ist die

**Kommunikationskompetenz**[14] für das Vertrauensverhältnis zwischen Arzt oder Ärztin und Patient oder Patientin entscheidend (Arora & Gustafson, 2008, S. 252; Fiscella et al., 2004, S. 1049; Glattacker et al., 2007, S. 142; Hall et al., 2001, S. 627-628; Kao, Green, Davis, Koplan, & Cleary, 1998; Safran et al., 1998). Sie beschreibt eine sensitive, angemessene und informative Kommunikation und beruht auf spezifischem Wissen und Fähigkeiten, wie einfühlsamem und aktivem Zuhören, verbaler und nonverbaler Sensitivität, Enkodierungs- und Dekodierungsfertigkeiten und Interaktionsmanagement (Query & Kreps, 2014, S. 265; siehe auch Ommen et al., 2007, S. 53). Kommunikative Kompetenz ist somit eine subjektive Fähigkeit, bedeutsame Interaktionen mit anderen Menschen zu führen, Informationen verständlich zu vermitteln und auf die Bedürfnisse und emotionalen Befindlichkeiten des Gegenübers angemessen zu reagieren (Query & Kreps, 2014, S. 268; Roter & Hall, 2011, S. 58-62; Schiavo, 2013, S. 98). Im Gesundheitskontext kommt dieser Kompetenz eine hohe Bedeutung zu, da sie den beidseitigen offenen Austausch, den Beziehungsaufbau und die gemeinsame Entscheidungsfindung gewährleistet (Hou & Shim, 2010, S. 187; Roter & Hall, 2011, S. 55; Schiavo, 2013, S. 98; Stewart, 1995, S. 1424).

**Redlichkeit oder Fürsorge** als zweiten Grund stellt die Entsprechung des Wohlwollens (Mayer et al., 1995) dar und beschreibt, dass der Arzt oder die Ärztin im Interesse des Patienten oder der Patientin handelt, selbstlos agiert und die Verletzlichkeit seiner/ihrer PatientInnen nicht ausnutzt (Hall et al, 2001, S. 621; Mechanic, 1998a, S. 666; Mechanic & Schlesinger, 1996, S. 1693-1694; Meredith et al., 2007, S. 221; Thom et al., 2004, S. 125). Laut Hall et al. (2001) umfasst Redlichkeit auch Loyalität sowie die Übernahme von Verantwortung und beschreibt ärztliches Fachpersonal als Anwälte ihrer PatientInnen, die fürsorglich, verantwortungsvoll und respektvoll agieren: „This [fidelity] can be expressed through the related concepts of agency and loyalty, and it consists of caring, respect, advocacy, and avoiding conflicts of interest" (S. 621; siehe auch Mechanic, 1998a, S. 668; Mechanic & Meyer, 2000, S. 663).

Die von Mayer et al. (1995) als dritter Grund der Vertrauenswürdigkeit beschriebene **Integrität** findet im Gesundheitskontext in mehreren Gründen eine Entsprechung. Zum einen ist sie nicht trennscharf von der bereits beschriebe-

---

[14]    Kommunikationskompetenzen werden unter anderem von Hall et al. (2001) und Hall et al. (2002a/b) als Einflussfaktoren der Vertrauenseinstellung und nicht als Dimension dieser verstanden. Dies kann darauf zurückgeführt werden, dass in diesen Fällen die Rolle der Kommunikationskompetenz ausschließlich auf die Vermittlung der Gründe der Vertrauenswürdigkeit reduziert wird. Im Gegensatz dazu wird in der vorliegenden Arbeit davon ausgegangen, dass ausgehend von der wichtigen Rolle von Informationen die Kommunikationskompetenz selbst einen zentralen Bestandteil der Vertrauenswürdigkeit von ÄrztInnen darstellt.

nen Redlichkeit des Arztes/der Ärztin abzugrenzen. Zum anderen beinhaltet Integrität auch grundlegende Forderungen nach Ehrlichkeit und Diskretion von ÄrztInnen (Grünberg, 2014, S. 244).

**Ehrlichkeit** bezieht sich auf den aufrichtigen, transparenten und offenen Umgang mit Informationen. Dies beschreibt die Anforderung, dass der Arzt oder die Ärztin seine oder ihre PatientInnen nicht mutwillig hintergeht, indem er/sie Betroffene anlügt, Halbwahrheiten weitergibt oder einzelne Informationen verschweigt (Hall et al., 2001, S. 622; Mechanic, 1998a, S. 672-673). Die Einschätzung dieser Gründe ist eng mit der Bewertung der Kompetenz sowie der Redlichkeit verbunden, da der offene Umgang mit Wissenslücken oder Interessenskonflikten die Vertrauenseinstellung in den Arzt oder die Ärztin sowohl stärken als auch belasten kann (Hall et al., 2001, S. 622).

Ein häufig erwähnter vierter Grund der Vertrauenswürdigkeit beschreibt die Basis der Arzt-Patienten-Beziehung in Form der **Verschwiegenheitsverpflichtung** des ärztlichen Fachpersonals (Anderson & Dedrick, 1990; Hall et al., 2001, S. 622; Mechanic & Schlesinger, 1996, S. 1693-1694; Pearson & Raeke, 2000, S. 510). Zu dieser Verpflichtung zählen der Schutz der Privatsphäre, die ärztliche Schweigepflicht und der verantwortungsvolle Umgang mit sensiblen und privaten Informationen der Betroffenen. Obwohl dies von PatientInnen häufig vorausgesetzt und nicht bewusst reflektiert wird, ist es von hoher Bedeutung, da es die offene Ansprache sensibler Themen ermöglicht und den Missbrauch privater Informationen verhindert (Hall et al., 2001, S. 622; Mechanic, 1998a, S. 671; siehe auch Hall et al., 2002a/b; Mechanic & Meyer, 2000; Thom, Bloch et al., 1999). Es stellt somit die Grundlage jeglicher Interaktionen zwischen ÄrztInnen und PatientInnen dar.

Demnach beruht eine Vertrauenseinstellung gegenüber einem Arzt oder einer Ärztin sowohl auf einer Bewertung von Fähigkeiten und Kompetenzen, als auch auf der zugeschriebenen Motivation und Intention des Gegenübers. Gerade diese beiden letzten Gründe verweisen auch auf die emotionale Komponente des Vertrauens. Die **affektive Bindung** wird in bisherigen theoretischen Auseinandersetzungen mit Vertrauen in ärztliches Fachpersonal nicht als gleichwertiger Grund der Vertrauenswürdigkeit berücksichtigt (Hall et al., 2001, S. 616; Pearson & Raeke, 2000, S. 509-510; siehe auch McDonald et al., 2008, S. 38-41). Im Gegensatz zu dieser Auffassung wird im Zuge der vorliegenden Arbeit davon ausgegangen, dass die affektive Bindung auch hinsichtlich der Vertrauensinstanz eines Arztes oder einer Ärztin den holistischen Charakter der Vertrauenseinstellung abbildet (Hall et al., 2001, S. 623). Es wird angenommen, dass sie die Basis für die Wahrnehmung der Gründe der Vertrauenswürdigkeit darstellt und deren Relevanz beeinflusst. Damit geht einher, dass es Betroffenen häufig schwerfällt, konkrete Gründe der Vertrauenswürdigkeit zu benennen (McDonald et al., 2008, S. 41; Mechanic & Meyer, 2000, S. 660-661). Stattdessen beziehen sie sich auf die eigene **Intuition und ihr Bauchgefühl**. Dies lässt den Schluss zu, dass PatientInnen das Verhalten ihres behandelnden Arztes oder ihrer behandelnden Ärztin in Abhängigkeit von den erlebten Gefühlen und ihren Erwartungen bewerten und dadurch die Angemessenheit bestimmen (Mechanic & Meyer, 2000, S. 660-661). Diese emotionalen Reaktionen können starkes Vertrauen erklären, das nicht auf einer Evaluation der Gründe der Vertrauenswürdigkeit, vor allem der Kompetenzen, beruht, sondern als **Bewältigungsmechanismus** eines mit der Erkrankung verbundenen hohen Stress- und Unsicherheitsempfindens fungiert (siehe hierzu auch den Einfluss des situativen Bedarfs zu vertrauen; Kapitel 4.2.3.2).

Zusammenfassend kann somit davon ausgegangenen werden, dass der Erwartungsabgleich der PatientInnen darauf basiert, ob der Arzt oder die Ärztin kompetent ist, die gewünschten fachlichen und interpersonalen Fähigkeiten besitzt, die Bedürfnisse und Interessen des Einzelnen achtet und einbezieht sowie moralischen Anforderungen an seine professionelle Rolle gerecht wird, aber auch zur Bewältigung unangenehmer Empfindungen beiträgt.

Obwohl vor allem qualitative Studien die Multidimensionalität der Vertrauenswürdigkeit bestätigen (Thom & Campbell, 1997; Mechanic & Meyer, 2000), fehlt bisher eine Überprüfung der genannten Gründe der Vertrauenswürdigkeit. In Befragungen lassen sich die Gründe bislang nicht unabhängig voneinander nachweisen (Hall et al., 2002b; Hall et al., 2001; Kao et al., 1998). Daher wird Vertrauen in ÄrztInnen meist als **globales Konstrukt** verstanden, bei dem die einzelnen Gründe sehr stark miteinander verbunden sind (Hall et al., 2001, S. 623). Ebenso wird angenommen, dass Vertrauen nur bestehen kann, wenn alle Gründe als gegeben gelten oder zumindest so wahrgenommen werden. Dabei beeinflussen sich die Gründe gegenseitig. Wie diese Beeinflussung aussieht und inwiefern sie sich beispielsweise gegenseitig kompensieren können, ist bisher nicht bekannt (Thom et al., 2004, S. 125).

Neben den Gründen der Vertrauenswürdigkeit nehmen auch bestimmte Verhaltensweisen sowie Charakteristika der ÄrztInnen Einfluss auf die Vertrauensgenese und begründen deren Besonderheit. Diese werden im Anschluss genauer erörtert.

*Individuelle Charakteristika, Verhaltensweisen und kollektive Zuschreibungen zu ÄrztInnen als Basis der Vertrauenswürdigkeit*

Die Wahrnehmung der Vertrauenswürdigkeit des Arztes oder der Ärztin (siehe Abbildung 6) kann auf individueller Ebene durch dessen oder deren Verhalten,

Einstellungen, aber ebenso durch bestimmte soziodemografische Merkmale sowie auf kollektiver Ebene durch professionelle Charakteristika beeinflusst werden (Shenolikar et al., 2004, S. 24).

Auf **individueller Ebene** untersucht Thom (2001) gezielt den Einfluss des Arztverhaltens auf die Vertrauenseinstellung. Er zeigt, dass der Grad der Patientenorientierung, eines respektvollen und interessierten Umgangs miteinander, geteilter Werte, gemeinsamer Zielsetzungen und der Aufbau einer partnerschaftlichen Beziehung eine wichtige Rolle spielen (siehe auch Farin et al., 2013, S. 246-247; Fiscella et al., 2004, S. 1049; Keating et al., 2002, S. 29-30; Mechanic & Meyer, 2000, S. 662; Roter & Hall, 2011, S. 78; Thom et al., 2004, S. 128-130). Zudem wird in diesen Einflussfaktoren eine grundlegende Anforderung an die Arztkonsultation deutlich: ÄrztInnen brauchen **Zeit für ihre PatientInnen** (Keating et al., 2002, S. 29). Allerdings leidet häufig die Zeit für ein Patientengespräch unter einer hohen Effizienzausrichtung (Freburger et al., 2003, S. 51; siehe Kapitel 4.2.3.2).

Bezügliche der **soziodemografischen Charakteristika** des Arztes oder der Ärztin zeigt sich, dass diese keinen starken Einfluss auf die Vertrauenseinstellung besitzen. Dafür ist es auch unerheblich, ob die Merkmale auf Seiten der PatientInnen und ÄrztInnen übereinstimmen (Hall et al., 2001, S. 627-628; Thom, Ribisl et al., 1999). Einzelne Studien nehmen an, dass das Alter des Arztes oder der Ärztin als Hinweis auf seine Erfahrung verstanden wird und die Vertrauenseinstellung positiv beeinflusst (Fiscella et al., 2004, S. 1051).

Bezüglich der **professionellen Merkmale** sollte grundsätzlich zwischen Haus- und FachärztInnen differenziert werden (Kaiser et al., 2011, S. 51; Keating et al., 2004, S. 1017). Der zentrale Unterschied bezieht sich auf die Beziehungsdauer. Mit der zunehmenden eigenen Erfahrung und Vertrautheit mit dem behandelnden Arzt oder der Ärztin ist ein höheres Patientenvertrauen verbunden, und die Bedeutung der affektiven Basis der Vertrauenseinstellung nimmt zu (Kaiser et al., 2011, S. 51; Kao et al., 1998, S. 681; Keating et al., 2002, S. 29; siehe Kapitel 3.2.3). Dieser Zusammenhang ist jedoch relativ schwach. Über die Länge der Arzt-Patienten-Beziehung hinaus werden unabhängig von der Fachrichtung die gleichen Determinanten als relevant erachtet.

Auf der **kollektiven Ebene** der arztseitigen Einflussfaktoren der Vertrauenseinstellung soll auf eine sehr zentrale Besonderheit der Vertrauensgenese in ÄrztInnen hingewiesen werden: Die **soziale Rolle** des Arztes oder der Ärztin ist von hoher Bedeutung für seine/ihre Vertrauenswürdigkeit (Barber, 1983, S. 9; Grünberg, 2014, S. 86; Haselhof, 2010, S. 31-33; Sztomptka, 1999, S. 56-57; siehe Kapitel 4.2.1). Eine soziale Rolle ist ein „Bündel von Normen, die sich auf eine bestimmte Position beziehen" (Siegrist, 1995, S. 98) und dadurch soziale Hinweise liefern, an denen sich das Verhalten einer Person orientieren kann (Solomon, Surprenant, Czepiel, & Gutman, 1985, S. 102; Sztompka, 1999, S. 56). Die Rollenerwartungen umfassen sowohl Privilegien als auch Pflichten des Arztes oder der Ärztin[15] sowie des Patienten und der Patientin (Haselhoff, 2010, S. 31). PatientInnen vertrauen somit nicht primär dem Arzt oder der Ärztin als Mensch, sondern dem Experten oder der Expertin in seiner/ihrer Funktion als VertreterIn der medizinischen Profession (Barber, 1983, S. 9; Sztompka, 1999, S. 56).

Aufgrund der sozialen Rolle kann in Anlehnung an die Phasen der Entwicklung von Vertrauen im medizinischen Kontext nach Thorne & Robinson (1988) davon ausgegangen werden, dass ÄrztInnen einen **Vertrauensvorschuss** genießen und bereits in frühen Phasen des Beziehungsaufbaus eine vergleichsweise hohe Vertrauenseinstellung besteht. Dies wird als „naive trust" (blindes Vertrauen) bezeichnet (Thorne & Robinson, 1988, S. 786), das auf der Hoffnung basiert, dass dem Patienten oder der Patientin geholfen werden kann. Somit kann im Zuge einer Erkrankung von einem hohen Bedürfnis zu vertrauen ausgegangen werden (Goold, 2001, S. 31).

Obwohl auch in diesem Kontext Vertrauen als Resultat eines iterativen Prozesses von Interaktion und Erfahrung verstanden werden kann, der die Vertrauenseinstellung immer wieder neu auf die Probe stellt und diese zu bestätigen versucht (Kao et al., 1998, S. 683-684; siehe Abbildung 6), kann der gewährte Vertrauensvorschuss die Wahrnehmung des Arztes oder der Ärztin verändern und zu einer externen Attribution unzureichender Verhaltensweisen führen. Positive Erwartungen erhöhen somit die Chance, dass im Sinne des Confirmation Bias (siehe Kapitel 3.4.1.2) bewusst nach bestätigenden Hinweisen gesucht wird, um die Vertrauenseinstellung aufrechtzuerhalten. Gleichzeitig erhalten gegensätzliche Hinweise weniger Gewicht oder eine andere Deutung (Burkitt Wright et al., 2004, S. 3; Grünberg, 2014, S. 249; Hall et al., 2001). Hall et al. (2001, S. 618) gehen ebenso davon aus, dass die motivationale und intentionale Basis von Vertrauen in den Arzt oder die Ärztin dazu führt, dass Fehler verziehen werden und die Verhaltensweisen des Arztes oder der Ärztin eher wohlwollend eingeschätzt werden, um das Vertrauensverhältnis zu schützen. Werden die

---

[15]  Zu den Privilegien des Arztes zählen seine Autorität, seine Autonomie bei der Ausübung seiner Profession und das Recht, physische Untersuchungen vorzunehmen und intime Informationen einzufordern. Ärztliche Pflichten beziehen sich auf den Einsatz ihres medizinischen Wissens, ihrer ärztlichen Fähigkeiten, der altruistischen und objektiven Behandlung im Sinne des Patienten und ihrer Kollektivorientierung, die es verhindert, dass die Verletzlichkeit und Abhängigkeit Erkrankter ausgenutzt wird (Klemperer, 2006, S. 62). Zudem wird die Rolle des Arztes auch durch seine Aufklärungspflicht, Dokumentationspflicht, Schweigepflicht und Behandlungspflicht geprägt.

überhöhten Erwartungen aber wiederholt nicht erfüllt, erhöht sich die Wahrscheinlichkeit des Vertrauensbruchs (Mayer et al., 1995; Thorne & Robinson, 1988; siehe auch Haselhoff, 2010).

### 4.2.3.2 Patientenseitige und situative Einflussfaktoren

Um auch den Kontext der Vertrauenseinstellung gegenüber ÄrztInnen zu berücksichtigen, erscheint es notwendig, auf die Charakteristika des Patienten oder der Patientin (siehe Abbildung 7, Baustein 2) sowie situative und strukturelle Determinanten einzugehen (siehe Baustein 3). Ihre Einflüsse werden im nächsten Schritt genauer beschrieben.

**Abbildung 7:**     **Integratives Modell der Vertrauensgenese von Vertrauen in ÄrztInnen**

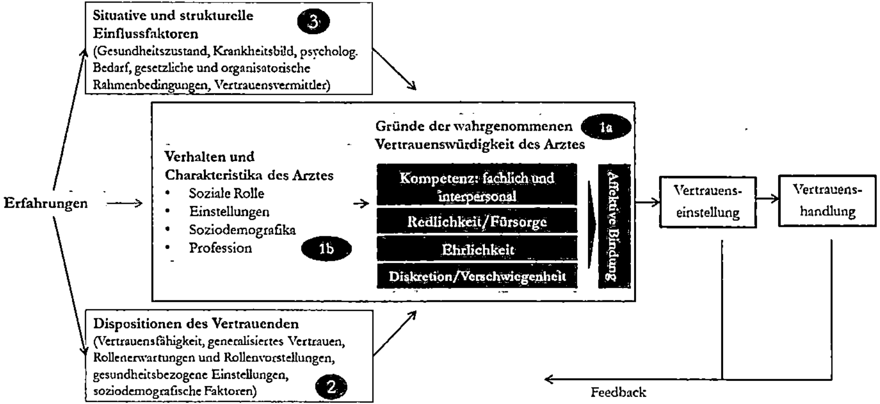


Quelle:   Eigene Darstellung in Anlehnung an Kee & Knox (1970) sowie Mayer et al. (1995)

*Dispositionen und Charakteristika der PatientInnen*

Auf Seiten des Patienten oder der Patientin ist neben seiner oder ihrer **Vertrauensfähigkeit** das **generalisierte Vertrauen** in ärztliches Fachpersonal, die Medizin und das Gesundheitssystem bedeutsam (Hall et al., 2002a, S. 1420-1422; Kaiser et al., 2011, S. 54-55; Nan et al., 2014, S. 104; siehe auch Kapitel 3.2.1 und 3.4.2). Die häufig vorherrschende Grundannahme lautet, dass ein Arzt oder eine Ärztin kompetent und motiviert ist (Mechanic & Meyer, 2000, S. 660).

Da sich Vertrauen erwartungsorientiert entwickelt, beeinflussen auch **gesundheitsbezogene Einstellungen** und das Rollenverständnis der PatientInnen vermittelt über bestimmte Erwartungen die Vertrauenseinstellung. Welche Determinanten hierbei relevant werden, ist bisher noch nicht näher untersucht worden. Ausgehend von den Determinanten des gesundheitsbezogenen Informationshandelns (siehe Kapitel 2.2.2) werden im Rahmen der Arbeit erst Annahmen über relevante Erwartungshaltungen abgeleitet. Die Erwartungen beeinflussen, ob Verhaltensweisen des Arztes oder der Ärztin als positiv oder negativ bewertet werden und somit für die Vertrauenseinstellung zu- oder abträglich sind (Farin et al., 2013, S. 255).

Im Zuge des Rollenverständnisses der PatientInnen muss darauf verwiesen werden, dass sowohl das **Informationsinteresse** im Sinne des Detailgrads der bereitgestellten Gesundheitsinformationen als auch der Wunsch nach einer **partnerschaftlichen, gemeinsamen Entscheidungsfindung** verschiedener Betroffener stark variieren. In Abhängigkeit von der individuellen Präferenz zur Information und Partizipation, suchen die Betroffenen nach ÄrztInnen, deren Einstellungen, Vorstellungen und Verhaltensweisen ihren Präferenzen entsprechen und ihre Rollenerwartungen erfüllen (Davison et al., 2002, S. 43; Hall et al., 2001, S. 627-628; Kraetschmer et al., 2004, S. 417; Thom, 2001, S. 326).

Die präferierte Bewältigungsstrategie des **Monitoring oder Blunting** (siehe Kapitel 2.2.2.2) kann ebenfalls eine Bewertungsgrundlage des Verhaltens eines Arztes/einer Ärztin bilden (Miller, 1987, 1995; Ong et al., 1999; Roussi & Miller, 2014; Timmermans et al., 2007). So stellen Monitors ÄrztInnen mehr Fragen, bringen ihre Emotionen stärker zum Ausdruck und thematisieren die Entscheidungen sehr umfassend. Im Gegensatz dazu ist die Strategie des Blunting negativ assoziiert mit der Anzahl, der an den Arzt oder die Ärztin gestellten Fragen und dem Ausdruck von Emotionen (Timmermans et al., 2007, S. 1117). Der jeweilige Bewältigungsmechanismus nimmt auch Einfluss auf die Zufriedenheit der PatientInnen mit der Kommunikation des Arztes oder der Ärztin (Miller, 1995, S. 169; Ong et al., 1999, S. 156; Timmermans et al., 2007, S. 1117). Monitoring führt dazu, dass mehr Zweifel empfunden werden, Personen weniger zufrieden mit den erhaltenen Informationen sind und diese unabhängig vom Ausmaß als unzureichend wahrnehmen (Timmermans et al., 2007, S. 1117). Daraus resultiert, dass Monitors imVergleich zu Blunters höhere Ansprüche an ihre ÄrztInnen stellen und die Gründe der Vertrauenswürdigkeit vermutlich kritischer geprüft werden.

Zudem beeinflussen auch das **Empowerment und die gesundheitsbezogenen Kontrollüberzeugungen (Health Locus of Control)** des Patienten oder der Patientin (siehe Kapitel 2.2.2.2) die Erwartungen an einen Arzt oder eine Ärztin (Kannan & Veazie, 2014; Mechanic & Meyer, 2000; Rimer, Glanz, & Viswanath, 2008). So können höhere bzw. stärker internalisierte Ausprägungen dieser Merkmale dazu führen, dass sich die PatientInnen stärker an Entscheidungen beteiligen wollen, spezifischere Fragen haben und mehr Informationen wünschen (Haselhoff, 2010, S. 46; Oh & Lee, 2012, S. 11, 40).

Darüber hinaus nimmt der **vorhandene Wissensstand** Einfluss auf die Interaktion mit dem Arzt oder der Ärztin. Teilweise kommen Betroffene vorinformiert zu ihrem Arzttermin, können bei bestimmten Fragen besser informiert sein oder über aktuellere Informationen verfügen als der behandelnde Arzt oder die behandelnde Ärztin (Roter & Hall, 2011, S. 65). Damit gehen ebenfalls andere Anforderungen an das Verhalten der ÄrztInnen einher.

Des Weiteren nehmen auch einzelne patientenseitige **soziodemografische Faktoren** Einfluss auf die Vertrauenseinstellung zu einem Arzt oder einer Ärztin. Allerdings zeigen sich, ähnlich wie bei den arztseitigen Einflussfaktoren, eher schwache wie auch inkonsistente Effekte. Häufig bestätigt wird eine positive Beziehung zwischen dem höheren **Alter der PatientInnen** und einer höheren Vertrauenseinstellung zu ÄrztInnen (Fiscella et al., 2004, S. 1951; Hall et al., 2002a, S. 1434; Hall et al., 2001, S. 627; Klostermann et al., 2005, S. 679; Lowrey & Anderson, 2006, S. 127; Ommen et al., 2007, S. 57; Schiavo, 2013, S. 111). Dies wird entweder auf einen Generationeneffekt zurückgeführt oder aber durch den zunehmenden Kontakt mit ÄrztInnen im höheren Alter erklärt (Hall et al., 2001, S. 627; Klostermann et al., 2005, S. 679).

Einige Studien belegen auch einen schwachen Einfluss des **Geschlechts**. So vertrauen Frauen einerseits in höherem Maß auf ÄrztInnen als Männer (Altice, Mostashari, & Friedland, 2001, S. 50; Kraetschmer et al., 2004, S. 322; Lowrey & Anderson, 2006, S. 127) und legen andererseits auf andere Verhaltensweisen wert, die ihre Vertrauenseinstellung rechtfertigen (Johnson-George & Swap, 1982, S. 1309).

Im Gegensatz dazu ist die Forschungslage zum Einfluss des **Bildungsstandes** heterogen. Während teilweise geringere Bildung mit einer höheren Vertrauenseinstellung assoziiert zu sein scheint (Glattacker et al., 2007, S. 142), bestätigen beispielsweise Kaiser et al. (2011, S. 54-55) in einer Studie mit Brustkrebspatientinnen eine positive Beziehung zwischen höherer Bildung und der Vertrauenseinstellung gegenüber FachärztInnen (siehe auch Lowrey & Anderson, 2006, S. 127; Schiavo, 2013, S. 111). Hall et al. (2001, S. 627-628 sowie Roter & Hall, 2011, S. 78) fassen im Zuge dessen zusammen, dass es sich — ausgenommen von dem Einfluss des Alters — nur um schwache Einflussstärken handelt und situative Merkmale einen größeren Einfluss auf die Vertrauenseinstellung haben als das Geschlecht und die Bildung.

*Situative, strukturelle und kontextbezogene Einflussfaktoren*

Wie aus Abbildung 7 (siehe Baustein 3) deutlich wird, ergänzen situative und kontextbezogene Einflussfaktoren die bereits beschriebenen Determinanten der Entstehung der Vertrauenseinstellung. Hierbei handelt es sich um den Gesundheitszustand eines Patienten oder einer Patientin, situative Bedürfnisse, bestimmte Versorgungskontexte und die Intervention von Vertrauensvermittlern, die sich auf die Vertrauenseinstellung zu einem behandelnden Arzt oder einer Ärztin auswirken.

Situative Faktoren

Der **Gesundheitszustand** sowie das spezifische Krankheitsbild beeinflussen im Sinne des Unsicherheitsmanagements das Ausmaß situativ empfundener Unsicherheiten und die vorherrschenden Bedürfnisse (siehe Kapitel 2.2.1). Davon geht ein Einfluss sowohl auf die Bedeutung der Vertrauenseinstellung in einer spezifischen Situation wie auch auf die relevanten Gründe der Vertrauenswürdigkeit des Arztes oder der Ärztin aus (Mechanic & Meyer, 2000, S. 667). Gerade ein schlechter Gesundheitszustand führt bei den Betroffenen zu einer höheren Verletzlichkeit und einem höheren **psychologischen Bedürfnis, dem Arzt oder der Ärztin zu vertrauen**: „...to distrust one´s doctor is to be vulnerable in the most fundamental and undesirable way..." (Mechanic, 1998a, S. 665). So ist es möglich, dass Vertrauen in ÄrztInnen weniger die aktuellen Erfahrungen in Kombination mit der eigenen Vertrauensfähigkeit reflektiert, sondern vielmehr die Wünsche, Hoffnungen und Bedürfnisse der Betroffenen (Malmsheimer, 1988, S. 45; Trachtenberg, Dugan, & Hall, 2005). Es handelt sich in diesem Fall um einen Schutz- oder Bewältigungsmechanismus, da die Vertrauenseinstellung unabhängig von bestimmten Erfahrungen bewusst aufrechterhalten wird (Burkitt Wright et al., 2004, S. 4). Dies führt dazu, dass ÄrztInnen bei besonders schwerwiegenden Erkrankungen weniger auf die Probe gestellt werden.

Zudem beeinflusst der Gesundheitszustand der Betroffenen auch ihre Erwartungshaltung gegenüber dem Arzt oder der Ärztin in der Form, dass schwer Erkrankte eine weniger aktive Rolle als Gesunde reklamieren (Dierks & Schwartz, 2001, S. 297; Mechanic & Meyer, 2000, S. 667; Shenolikar et al., 2004, S. 24). Allerdings kann ein schlechter Zustand auch negative Gefühle hervorrufen, die auf den Arzt oder die Ärztin attribuiert werden und die Vertrauenseinstellung negativ beeinflussen (Klostermann et al., 2005, S. 679). Beispielsweise zeigen Freburger et al. (2003, S. 56), Keating et al. (2004, S. 1017) ebenso wie Pearson und Raeke (2000, S. 512), dass Personen mit schlechterer Gesundheit geringere Vertrauenseinstellungen aufweisen als Personen mit besserer Gesundheit. Eine mögliche Erklärung sehen sie darin, dass diese PatientInnen besonders häufig auf ärztliches Fachpersonal angewiesen und mit dem Gesundheitssystem konfrontiert sind. Häufigere Konsultationen erhöhen die Wahrscheinlichkeit, Probleme mit der Behandlung zu erfahren. Zudem ist auch davon auszugehen, dass dem Arzt oder der Ärztin die Schuld dafür gegeben wird, dass es ihnen weiterhin schlecht geht (Freburger et al., 2003, S. 56). Diese Grundannahme wird auch durch Erkenntnisse gestützt, die besagen, dass eine bessere Bewertung des Gesundheitszustandes, eine Verbesserung der Symptome und Lebensqualität mit höheren Vertrauenseinstellungen gegenüber den behandelnden ÄrztInnen assoziiert sind (Lee & Lin, 2009, S. 1060-1061; Pearson & Raeke, 2000, S. 512).

Bezüglich des **Krankheitsbildes** sind mögliche medizinische Unsicherheiten und die Evidenzlage relevante Einflussfaktoren auf die Vertrauenseinstellung gegenüber ÄrztInnen. Fiscella et al. (2004, S. 1051) stellen fest, dass bestimmte Krankheiten wie Herz-Kreislauf-Erkrankungen, Arthritis und Depressionen mit höheren Vertrauenseinstellungen einhergehen. Invers ist die Beziehung bei somatischen Krankheiten wie funktionellen Störungen und Befindlichkeitsstörungen. Zudem kann auch die Phase der Erkrankung bzw. der **Krankheitsverlauf** darauf Einfluss nehmen, welche Bedürfnisse und Erwartungen wie stark ausgeprägt sind, und die Vertrauenseinstellung prägen (Arora & Gustafson, 2008, S. 252).

## Versorgungskontexte als Einflussfaktoren

In Bezug auf die Versorgungskontexte ist zu beachten, dass die Konsultation eines Arztes/einer Ärztin auch durch die **rechtlichen Rahmenbedingungen** des Gesundheitssystems oder organisatorische Zwänge der medizinischen Praxis geprägt wird. Normativ gesehen sind die Patientenrechte in Deutschland hoch entwickelt. Durch die Rechtsprechung ist vor allem das Recht auf Leben und körperliche Unversehrtheit sowie das Recht auf Autonomie und Selbstbestimmung ausgestaltet, ebenso auch die Pflichten eines Arztes oder einer Ärztin (Dierks et al., 2006, S. 12). Gerade ÄrztInnen nehmen eine immer stärkere Bürokratisierung und Verrechtlichung der Behandlungssituation wahr und sehen sich dadurch eingeschränkt (Thielscher & Schulte-Sutrum, 2016).

Solche Einschränkungen zeigen sich auch hinsichtlich der Entscheidungsspielräume der ÄrztInnen: Es geht darum, inwieweit der Arzt oder die Ärztin die Kontrolle über die medizinischen Ressourcen besitzt und welche Behandlungen unter welchen Bedingungen zur Verfügung stehen. Zu beachten sind bei solchen Fragen der **Handlungsautonomie**, dass ÄrztInnen immer in das Zeit-

und Kostenkorsett ihrer Praxis oder Klinik und der Krankenkassen eingebunden sind (Mechanic & Schlesinger, 1996, S. 1695; Neverla et al., 2007, S. 14). Der im Gesundheitssystem vorherrschende Zeit- und Kostendruck kann das Vertrauen in den behandelnden Arzt oder die behandelnde Ärztin beeinträchtigen (Dierks et al., 2006, S. 15; Mechanic, 1998b, S. 281; Roter & Hall, 2011, S. 55). Die **Zeit für den einzelnen Patienten oder die einzelne Patientin** ist stark reglementiert, was sich vor allem auf die Länge und die Art des Austausches in den Behandlungsgesprächen auswirkt (Roter & Hall, 2011, S. 56; Schnee, 2006, S. 173).

In Bezug auf den **Kostendruck** zeigt sich eine stärkere Orientierung an Marktmechanismen. ÄrztInnen sind immer stärker mit der Aufforderung konfrontiert, dass sie kosteneffizient arbeiten und keine unnötigen Tests und Untersuchungen durchführen sollen (Ankowitsch, 2013, S. 1940; Freburger et al., 2003, S. 51). Zu einer höheren Skepsis der PatientInnen trägt auch die zunehmende Verbreitung von IGeL-Leistungen (individuell zu bezahlende Gesundheitsleistungen) bei (Heier & Marstedt, 2012, S. 2). Dementsprechend sind ÄrztInnen dem Vorwurf ausgesetzt, zunehmend kommerzielle Ziele zu verfolgen (Ankowitsch, 2013, S. 1940; Heier & Marstedt, 2012, S. 9; Thielscher & Schulte-Sutrum, 2016).

Die genannten **organisatorischen, strukturellen und finanziellen Anreizstrukturen** werfen die Fragen auf, welche Qualität die Versorgung hat und inwieweit der Arzt oder die Ärztin im Interesse ihrer PatientInnen handelt (Mechanic & Schlesinger, 1996, S. 1964; Pearson & Raeke, 2000, S. 512; Thom et al., 2004, S. 130).

## Einflüsse von Vertrauensvermittlern

Wie in Kapitel 3.2.1 deutlich wurde, nehmen auch personale und mediale **Vertrauensvermittler** Einfluss auf die Vertrauenseinstellung gegenüber einem behandelnden Arzt oder einer Ärztin. Hinsichtlich des Vertrauens in ÄrztInnen spielt es eine Rolle, auf welcher Basis die Auswahl eines Arztes oder einer Ärztin stattgefunden hat (Fiscella et al., 2004, S. 1049; Hall et al. 2001, S. 627; Kaiser et al. 2011, S. 51; Kao et al., 1998, S. 681, 683-684). Die Entscheidung kann beispielsweise auf einer Empfehlung von **Familie und Freunden** basieren (Mechanic & Meyer, 2000, S. 660). Darüber hinaus können Angehörige aber auch für die Bewertung und kritischen Reflexion der vertrauensrelevanten Gründe nach dem Arztbesuch eine Hilfestellung leisten (Pecchioni & Keeley, 2011, S. 364).

Weitere potenzielle Vertrauensvermittler sind **mediale Informationsangebote.** Beispielsweise können Arzt-Bewertungsportale einen Vertrauensvorschuss für einen bestimmten Arzt oder eine bestimmte Ärztin begründen oder die jederzeit im Internet verfügbaren Gesundheitsinformationen die Wissensbasis des/der Einzelnen erhöhen und bestimmte Erwartungen prägen (Lee, 2008, S. 451-452; Mechanic, 1998a, S. 661-662; Rossmann, 2010). Zudem sprechen auch die klassischen, journalistischen Medien allgemeine sowie spezifische Gesundheitsthemen an, befassen sich mit bestimmten Akteuren des Gesundheitssystems oder berichten über Skandale, medizinische Fehlentscheidungen, Fälle von Betrug und Missbrauch oder Fehlern von Kontrollbehörden (Cumming, 2014, S. 1045; Rossmann, 2003, S. 497; Shore, 2003, S. 14). Dabei kann die Vertrauenswürdigkeit selbst implizit oder explizit thematisiert werden und ein höheres Bewusstsein potenzieller PatientInnen entstehen, welche Motive, Intentionen oder Rahmenbedingungen für das Handeln eines Arztes oder einer Ärztin bestehen (siehe hierzu Kapitel 4.3.2; Grünberg, 2014). Gerade eine negative mediale Darstellung der Ärzteschaft kann Vertrauen von vornherein erschweren (Rossmann, 2003, S. 497), während positive Darstellungen den Vertrauensvorschuss stärken. In beiden Fällen werden durch Vertrauensvermittler spezifische Rollenerwartungen geprägt, die von dem Patienten oder der Patientin an den einzelnen Arzt oder die einzelne Ärztin gerichtet werden.

### 4.2.4  *Zusammenfassung der Spezifika des Vertrauens in ÄrztInnen*

Zusammenfassend soll verdeutlicht werden, dass es sich bei der Arzt-Patienten-Beziehung um eine **extreme Form interpersonalen Vertrauens** handelt. In der Erkrankungssituation wird ein hohes Maß an Vulnerabilität und subjektiven Unsicherheiten wahrgenommen, die zu einer hohen Relevanz von Vertrauen führen. Zur Bewältigung der Situation, dem Prozess der physischen Genesung und zum psychischen Wohlbefinden des/der Einzelnen kann die bedeutungsvolle Interaktion mit vertrauenswürdigen ÄrztInnen beitragen.

Vertrauen führt in diesen Situationen zu einer positiven Akzeptanz der Vulnerabilität und hilft, wahrgenommene **Unsicherheiten zu überbrücken**, indem die Verantwortung mit einem vertrauenswürdigen Arzt oder einer Ärztin geteilt wird. Relevante Vertrauenshandlungen stellen in diesem Kontext sowohl die Auswahl von und Zuwendung zu einem Arzt oder einer Ärztin dar als auch die Berücksichtigung ärztlicher Informationen für die eigene Meinungsbildung und medizinische Entscheidungsfindung. Die Vertrauenseinstellung beeinflusst somit, welche Rolle ÄrztInnen als Informationsquellen zukommt und wie mit den erhaltenen Informationen umgegangen wird. Im Kontext der Problemstellung der Arbeit ist davon auszugehen, dass beide Funktionen weitreichende Konsequenzen für das Unsicherheitsmanagement haben und dessen Erfolg beeinflussen (siehe hierzu Kapitel 5).

Da der Arzt oder die Ärztin aufgrund seiner oder ihrer Expertise zu den zentralen AnsprechpartnerInnen im Zuge einer Erkrankung zählt, stellt es eine Besonderheit der Vertrauensgenese dar, dass Betroffene einen **hohen Bedarf zu vertrauen** wahrnehmen, der die tatsächliche Vertrauenswürdigkeit eines Arztes oder einer Ärztin überlagern kann. Zudem wird der Prozess der **Entstehung der Vertrauenseinstellung** maßgeblich durch die soziale Rolle von ÄrztInnen beeinflusst, die ebenfalls zu einem Vertrauensvorschuss führen kann. Dies zeigt, dass ÄrztInnen bei der Erstkonsultation hohes Vertrauen entgegengebracht wird, das eine gute Basis für den Beziehungsaufbau bietet. Im Laufe der Zeit muss sich die Voreinstellung bestätigen, indem sowohl die **fachlichen und interpersonalen Kompetenzen** als auch die **Motive und Interessen** des Arztes oder der Ärztin kritisch bewertet werden. Für die Bewertung scheinen dabei auch die **konkreten Erwartungen und Präferenzen** des einzelnen Patienten oder der Patientin relevant zu sein, da diese den Maßstab bilden, dem der Arzt oder die Ärztin gerecht werden muss. Die Arzt-Patienten-Interaktion muss somit den spezifischen Erwartungen an das Ausmaß bereitgestellter Informationen, dem gewünschten Grad der Patientenbeteiligung an Entscheidungen, den vorliegenden Kontrollüberzeugungen und Bewältigungsmechanismen des individuellen Patienten oder der individuellen Patientin entsprechen und kann sich dadurch auf das Vertrauen in den Arzt/die Ärztin auswirken. Die zuvor dargestellte und konkret für ärztliches Fachpersonal angestellte Betrachtung der Besonderheiten der Vertrauensgenese dient im Rahmen der vorliegenden Problemstellung einer Spezifizierung der Entstehungsbedingungen von Vertrauen in ÄrztInnen. Dies ist einer der theoretischen Bausteine zur Beantwortung der ersten Forschungsfrage der Arbeit.

## 4.3 Vertrauenseinstellungen gegenüber medialen Gesundheitsinformationen und ihre Folgen

Die veränderte Medienumgebung und der Monopolverlust des ärztlichen Fachpersonals führen im Kontext der Problemstellung der Arbeit dazu, dass die Bedeutung medialer Gesundheitsinformationen ebenfalls in Zentrum des Interesses rückt (siehe Kapitel 4.1). Sie gewinnen in Erkrankungssituationen zunehmend an Relevanz, da PatientInnen zur Partizipation an medizinischen Entscheidungen und einer aktiven Rolle in der eigenen Gesundheitsversorgung angehalten sind und meist selbst über zu wenig Wissen verfügen, um diese Herausforderungen meistern zu können (siehe Kapitel 1.2).

Dem/der Einzelnen steht eine Vielzahl medialer Informationsquellen zur Verfügung, die Gesundheitsinformationen anbieten. Bisher wird diese Vielfalt im Zuge des Informationshandelns mithilfe verfügbarer Kanäle oder Mediengattungen beschrieben (siehe Kapitel 2.4.2). Allerdings erscheint diese Unterscheidung für die Entstehung der Vertrauenseinstellung gegenüber medialen Gesundheitsinformationen aufgrund der bestehenden Abgrenzungsproblematik zwischen Mediengattungen (siehe hierzu Hasebrink, 2004; Hölig, 2014) zu unspezifisch. Im Rahmen der Vertrauensgenese ist davon auszugehen, dass der Ursprung einer Gesundheitsinformation Auswirkungen auf die Erwartung an die Informationen, die Deutung der Informationen und die relevanten Kriterien der Vertrauenswürdigkeit hat (Hölig, 2014; Trepte, Reinecke, & Behr, 2008). Für eine spezifischere Auseinandersetzung mit medialen Gesundheitsinformationen wird daher auf das **Konzept der Kommunikationsmodi** nach Hasebrink (2004) zurückgegriffen. Hierbei handelt es sich um eine aus Nutzersicht vorgenommene Klassifizierung von Informationsangeboten, die sich daran orientiert, mit welchen Erwartungen und Handlungsweisen NutzerInnen informationsorientierte Bedürfnisse realisieren. In Anlehnung an Hölig (2014), der das Konzept der Kommunikationsmodi für das Internet spezifiziert, berücksichtigt die vorliegende Arbeit sowohl journalistische Massenkommunikation als auch öffentliche und private Expertenkommunikation.

Die **journalistische Massenkommunikation** umfasst sowohl online als auch offline bereitgestellte journalistische, redaktionelle Inhalte, die sich mit bestimmten Gesundheitsthemen befassen und somit dem Gesundheits- oder Medizinjournalismus zuzuordnen sind (Wormer, 2014). Dieses bestimmte Ressort des Journalismus umfasst nach Krause und Wormer (2014) unter anderem die Themenfelder des medizinischen Dienstleistungssystems z. B. mit Blick auf seine Arbeitsbedingungen, Public Health (z. B. Epidemien, Präventionsprogramme), medizinische Forschung u. a. zu Krankheitsbildern, Diagnosen und Therapien sowie politische Vorhaben und Entscheidungen der Gesundheitspolitik (S. 86-87). Beispiele für Angebote journalistischer Massenkommunikation sind Gesundheitsmagazine wie die NDR-Sendung Visite, die Zeitschrift Focus Gesundheit wie auch ressortspezifische Nachrichten zum Thema Medizin der überregionalen Tageszeitungen wie der FAZ.

Als **öffentliche Expertenkommunikation** werden mediale Informationsangebote von im Gesundheitskontext spezialisierten Kommunikationspartnern wie ÄrztInnen, Krankenhäusern, Unternehmen oder Institutionen verstanden. Dies umfasst auch den von Gitlow (2000) beschriebenen Typ des Health Content, der sich allerdings nur auf das Internet bezieht. Beispielsweise sind Gesundheitsportale wie netdoktor.de, onmeda.de oder dr-gumpert.de Vertreter der öffentlichen Expertenkommunikation (siehe hierzu auch Link, 2017). Neben Webseiten umfasst die öffentliche Expertenkommunikation auch Bücher oder Broschüren. Sowohl journalistische Massenkommunikation als auch öffentliche

Expertenkommunikation sind vorwiegend auf die einseitige Informationsgewinnung durch den Nutzer oder die Nutzerin ausgelegt (Hölig, 2014).

Im Gegensatz dazu bietet die **private Expertenkommunikation** die Option eines dialogorientierten Austausches mit Fragen und Antworten an, und die eigene Nutzerrolle der Beteiligten ist als aktiv oder interaktiv zu beschreiben (Hölig, 2014, S. 171; vergleichbar mit dem Typ der Health Community nach Gitlow, 2000). Dies wird vor allem durch gesundheitsbezogene Online-Communitys ermöglicht, auf deren Plattformen sich Betroffene untereinander oder mit ärztlichem Fachpersonal austauschen können (siehe hierzu Link, 2017). Hierbei kann es sich um eigenständige Plattformen handeln, wie es beispielsweise bei der schwangerschaftsbezogenen Community urbia.de der Fall ist, oder um den Austausch in Facebook-Gruppen, z. B. zu den eigenen Erfahrungen und dem Leben mit Diabetes.

Ausgehend von dieser Dreiteilung werden **mediale Gesundheitsinformationen** als Überbegriff verstanden, der Formen der gesundheitsbezogenen Massenkommunikation sowie der medialen Expertenkommunikation umfasst. Basierend auf dieser Differenzierung kann eine **spezifische Definition von Vertrauen** in mediale Gesundheitsinformationen vorgenommen werden. Dies ist wichtig, da auch in der kommunikationswissenschaftlichen Forschung bisher eine spezifische Definition fehlt (Flanagin & Metzger, 2008, S. 8; Fogg et al., 2003; Hovland et al., 1959; Rains & Donnerstein Karmikel, 2009; Wright & Rains, 2014; siehe im Überblick Hilligoss & Rieh, 2008, S. 1468; Kohring, 2001 sowie Kapitel 3.1.1).

Eine erste explizite **Definition für Vertrauen in Angebote journalistischer Massenkommunikation** nimmt Kohring (2001) vor. Dabei nimmt er indirekt auf die Verletzlichkeit des Rezipienten oder der Rezipientin als zentrales Charakteristikum Bezug und betrachtet Vertrauen als „selektive Verknüpfung von Fremdhandlungen mit Eigenhandlungen unter der Bedingung einer rational nicht legitimierbaren Tolerierung von Unsicherheit" (S. 67). Die Fremdhandlung bezieht sich auf die Verlässlichkeit und Belastbarkeit medial bereitgestellter Informationen, die im Zuge der Eigenhandlung beispielsweise in Form einer medizinischen Entscheidung als handlungsleitend herangezogen werden. Hinsichtlich des Medizinjournalismus bemisst sich diese Fremdhandlung an seiner Orientierungs-, Informations-, Selektions- wie auch Übersetzerfunktion (Serong, Anhäuser, & Wormer, 2016; Wormer, 2014; siehe Kapitel 4.3.1). In der Vertrauenseinstellung drückt sich demnach die Erwartung aus, dass der Journalismus diesen Funktionen nachkommt und Betroffenen wie Interessierten eine adäquate Information und Orientierung hinsichtlich bestimmter Gesundheitsthemen bietet. Diese Erwartung prägt die Eigenhandlung und die Ausrichtung des/der Einzelnen an den bereitgestellten journalistischen Gesundheitsinformationen.

Für Formen der **öffentlichen und privaten Expertenkommunikation** können die journalistischen Funktionen jedoch keine allgemeingültige Grundlage für die Definition von Vertrauen bieten. Daher wird aufbauend auf dem Grundverständnis der Arbeit (siehe Kapitel 3.1 und 3.2) eine **Definition von Vertrauen in mediale Gesundheitsinformationen** abgeleitet. Vertrauen in mediale Gesundheitsinformationen bedeutet, die eigene Verletzlichkeit und Abhängigkeit von medialen Informationen zu akzeptieren. Diese Akzeptanz basiert auf der Erwartung, dass die bereitgestellten Informationen verlässlich sind. Die Verlässlichkeit ergibt sich daraus, dass der verantwortliche Kommunikator sowohl gewillt als auch kompetent ist, akkurate und vollständige Informationen bereitzustellen (Brewer & Rimer, 2013, S. 113; Critchley, 2008, S. 311; Van de Velde, L., Verbeke, Popp, & van Huylenbroeck, 2011, S. 596). Daraus ergibt sich die Bereitschaft, mediale Gesundheitsinformationen als zutreffend zu akzeptieren und relevant für die eigene Situation zu bewerten. Sie können somit für die eigene Meinungs- und Einstellungsbildung sowie die medizinische Entscheidungsfindung herangezogen werden (Wirth, 1999, S. 55; siehe auch Naab, Beekmann, & Klimmt, 2009, S. 339).

Aufbauend auf diesem Begriffsverständnis werden zunächst die Rahmenbedingungen und Merkmale der Situationen beschrieben, in denen mediale Gesundheitsinformationen als Vertrauensinstanzen fungieren (siehe Kapitel 4.3.1), und damit auch die Bedeutung von Vertrauen im Gesundheitskontext (siehe Kapitel 4.3.2) erörtert. Daran anschließend wird auch in diesem Kontext auf die Besonderheiten der Vertrauensgenese eingegangen (siehe Kapitel 4.3.3).

### 4.3.1 Rahmenbedingungen und Merkmale der Vertrauenssituation zwischen RezipientInnen und medialen Gesundheitsinformationen

Für die spezifische Vertrauenssituation, in denen sich RezipientInnen medialen Gesundheitsinformationen zuwenden, zeigt sich analog zu der Vertrauensinstanz der ÄrztInnen, dass sowohl Merkmale der Betroffenheit von einer Erkrankung als auch Charakteristika der Interaktion beziehungsweise der Nutzung medialer Informationsquellen konstituierend sind.

Hinsichtlich der **Erkrankung als Merkmal der Vertrauenssituation** wird angenommen, dass die im Zuge der für ÄrztInnen beschriebenen Merkmale auch auf mediale Gesundheitsinformationen übertragbar sind (siehe Kapitel 4.2.1). Aufgrund der vorherrschenden Verletzlichkeit, der emotionalen Belastung und subjektiv wahrgenommenen Unsicherheiten entsteht das Bedürfnis Betroffener, sich vertrauenswürdigen medialen Informationsquellen zu zuwenden und an sie Verantwortung zu delegieren. So gehen die Diagnose einer Erkrankung sowie bestimmte Schlüsselereignisse im Krankheitsverlauf, abhängig von dem Grad der subjektiv wahrgenommenen Unsicherheit, mit erhöhten Informationsbedürfnissen einher und führen zur Suche nach Gesundheitsinformationen mittels medialer Informationsquellen (Brashers, 2001; Link et al., 2014; Neverla et al., 2007; siehe Kapitel 2).

Neben den Merkmalen der Erkrankung sind auch die **spezifischen Charakteristika der Nutzungssituation** als Rahmenbedingungen des Vertrauens bedeutsam. Wie zuvor beschrieben, umfassen mediale Gesundheitsinformationen sowohl Angebote journalistischer Massenkommunikation als auch öffentlicher oder privater Expertenkommunikation. Diese Formen der Kommunikation gehen mit unterschiedlichen Entstehungsbedingungen und Spezifika einher. Vertrauen kann sich daher beispielsweise auf eine bestimmte fachbezogene Expertise, eine bestimmte Form der Wissensgenerierung, z. B. journalistische Recherchen, einen kollaborativen und transparenten Wissensaustausch in Online-Enzyklopädien oder eine authentische Darstellung von Individuen in Online-Communitys beziehen (Schmidt, 2010, S. 44-50). Dies beeinflusst die Beziehung zwischen dem Rezipienten oder der Rezipientin und der medialen Gesundheitsinformation sowie die Erwartungen, die an bestimmte Instanzen gestellt werden. Daher beschreiben die folgenden Abschnitte die Rahmenbedingungen der Vertrauenseinstellung für journalistische Massenkommunikation einerseits und öffentliche und private Expertenkommunikation andererseits.

*Nutzungssituation von Angeboten journalistischer Massenkommunikation*

Für die **Nutzungssituation** und damit einhergehend die **Erwartungen an journalistische Massenkommunikation** bilden die Aufgaben des Medizinjournalismus eine wichtige Grundlage. Dies beruht auf der Annahme von Kohring (2001), dass die gesellschaftlichen und normativen Funktionen des Journalismus die Vertrauenseinstellung beeinflussen.

Der **Medizinjournalismus** als ressortspezifischer Journalismus dient der Gesundheitsförderung und unterstützt das Verständnis der Medizin, hat aber entsprechend der öffentlichen Aufgabe des Journalismus in der Demokratie auch eine grundlegende Informations- und Kritikfunktion (Serong et al., 2016). Folglich soll er spezifisch für den Gesundheitsbereich eine Chronisten- und Informationspflicht erfüllen und den Zugang zu Gesundheitsinformationen bieten, die nur sekundär über Medien erfahren werden können (Dernbach, 2005b, S. 135; Meyer, 2005, S. 241). Dies schließt auch ein, dass die Verhältnisse innerhalb des Gesundheitssystems, wie z. B. bestimmte Verhaltensweisen von ÄrztInnen, kritisch beobachtet werden und die Meinungsbildung der RezipientInnen über bestimmte Themen oder Akteure des Gesundheitssystems ermöglicht wird. MedizinjournalistInnen haben die **Aufgabe**, gesundheitsbezogene Informationen zu prüfen, gesellschaftlich relevante Informationen zu selektieren, ExpertInnen auszuwählen, nachprüfbar recherchierte Inhalte zu dokumentieren sowie diese unverfälscht und unabhängig von Fremdinteressen darzustellen (Meyer, 2005, S. 220). Hierfür ist die Selektionsleistung des Journalismus grundlegend (Eilders, 1997, S. 15; Kohring, 2001, S. 31-45). Sie bezieht sich auf die Themenauswahl, -gewichtung sowie -platzierung durch die als Gatekeeper fungierenden JournalistInnen (siehe hierzu im Überblick Scherer & Link, 2017). Die öffentliche Aufgabe und die Orientierung an professionellen Selektionskriterien können die hohe Reputation von Angeboten öffentlicher Massenkommunikation begründen und das Vertrauen rechtfertigen. Allerdings ist Vertrauen auch bedeutsam, um der öffentlichen Aufgabe in den Augen der RezipientInnen gerecht zu werden (Kohring, 2001, S. 31-38). RezipientInnen sind somit nicht nur darauf angewiesen, sich auf ÄrztInnen, sondern auch auf mediale Gesundheitsinformationen zu verlassen, weil sie kein umfassendes Wissen und keine eigenen Primärerfahrungen besitzen.

Vor diesem Hintergrund ist auf das **Vertrauensproblem** hinzuweisen, das dem Journalismus häufig attestiert wird (Henry, 2007; Johnson & Kaye, 2010; Siles & Boczkowski, 2012). Gerade der Medizinjournalismus ist mit der Herausforderung konfrontiert, dass er hochkomplexe Aspekte vereinfacht abbilden muss und ihm immer wieder mangelnde Präzision, Verzerrung und Irreführung (Fischer, 1992, S. 15) vorgeworfen wird. Aufgrund der hohen Bedeutung von Gesundheitsthemen für die RezipientInnen wird ihm einerseits eine höhere Verantwortung zugeschrieben, und andererseits besteht aus RezipientInnensicht eine höhere Empfindsamkeit gegenüber Fehlern (Fischer, 1992). Dies erhöht die Gefahr von Vertrauensverlusten.

**Aktuelle Forschungsergebnisse** einer repräsentativen Bevölkerungsumfrage von 1.200 Personen konstatieren allerdings „keinen umfassenden, dramatischen Vertrauensverlust in die Medien" (Schultz et al., 2017, S. 246). Vielmehr findet eine zunehmende Polarisierung statt (Schultz et al., 2017, S. 248). Johnson und Kaye (2010, S. 59-60) führen dies auf die höhere Kompetenz der NutzerInnen zur Bewertung von Quellen, die Zunahme an alternativen Informationsquellen aus den Bereichen der Expertenkommunikation, gestiegene Standards und die folgenschweren Wirkungen öffentlicher Skandale zurück. Für den Medizinjournalismus wie den Journalismus allgemein bedeutet dies, dass seine Deutungsmacht abnimmt und die quellenspezifische Reputation bestimmter journalistischer Medien als Kriterium der Vertrauenseinstellung nicht mehr ausreichend erscheint (Rains & Donnerstein Karmikel, 2009, S. 545; Tsfati, 2010,

S. 25): Gerade für die Suche nach gesundheitsbezogenen Informationen verlassen sich zunehmend mehr RezipientInnen auf Angebote der Expertenkommunikation, die vor allem im Internet zahlreich vertreten sind (Lankes, 2008, S. 101).

*Nutzungssituation von Angeboten der Expertenkommunikation*

Für Angebote der öffentlichen und privaten Expertenkommunikation ist das Internet ein wichtiger Kanal, der dazu beigetragen hat, dass sich die Anbieter und Angebote im Gesundheitsbereich stark ausdifferenziert haben. Inwieweit die Vielfalt die Rahmenbedingungen der Vertrauenseinstellung verändert, wird im Folgenden erläutert.

Mit Blick auf die **Anbieter der Expertenkommunikation** soll darauf hingewiesen werden, dass sich im Vergleich zur journalistischen Massenkommunikation die Produktions- und Gatekeeping-Bedingungen verändert und **Selektionskriterien an Bedeutung verloren** haben (Metzger, 2007, S. 2078-2079; Sundar, 2008, S. 73; Tsfati, 2010, S. 24-26). Somit findet nicht zwingend eine an professionellen Kriterien orientierte Selektion und Verifikation der bereitgestellten Fakten statt (Metzger, 2007; Tsfati, 2010). Vielmehr handelt es sich beispielsweise um Meinungsbeiträge und Erfahrungsberichte in Online-Communitys oder Angebote mit persuasiven Absichten von Pharmaunternehmen. Daraus resultiert die Befürchtung, dass ein hoher Anteil der Gesundheitsinformationen fehlerhaft, verzerrt oder irreführend ist und eine Bedrohung der Gesundheit der RezipientInnen darstellt (Rossmann, 2010, S. 354). Tatsächlich bestätigt eine Meta-Studie von Eysenbach, Powell, Kuss und Sa (2002, S. 2691-2697)[16], dass die Genauigkeit, Vollständigkeit, Verständlichkeit und die Offenlegung der Referenzen der verfügbaren Gesundheitsinformationen im Internet kritisch zu sehen sind. Solche Qualitätsdefizite werden auch von anderen Studien bestätigt (Flanagin & Metzger, 2000, S. 515; Freeman & Spyridakis, 2004, S. 239; Shepperd, Charnock, & Gann, 1999, S. 764; Wang, Walther, Pingree, & Hawkins, 2008; Ye, 2010b). Die Angebote der Expertenkommunikation zeichnen sich somit durch eine besonders hohe Varianz ihrer Qualität aus.

Die **Vielzahl der Anbieter** erschwert es dabei, ExpertInnen und Autoritäten zu identifizieren. Während es sich bei der journalistischen Massenkommunikation um vergleichsweise wenige Quellen mit eher hoher und anerkannter

---

[16]  Der Vergleich zu anderen Mediengattungen zeigt allerdings, dass auch hier ein zu hoher Anteil an nicht akkuraten und unvollständigen Informationen kritisiert wird. So sind beispielsweise 70 Prozent der Gesundheitsinformationen im Fernsehen nicht akkurat oder missverständlich (Eysenbach et al., 2002, S. 2697).

Reputation handelt, können die im Zuge der Expertenkommunikation bereitgestellten Informationen seltener direkt einem Urheber zugeschrieben werden, oder die Mitglieder innerhalb der Community bleiben weitestgehend anonym. Expertise ist selbst keine Voraussetzung für die Informationsbereitstellung, sondern jeder Rezipient und jede Rezipientin, ob Laien-ExpertInnen oder medizinische ExpertInnen, mit oder ohne Eigeninteressen, kann sich beteiligen und eine aktive Rolle einnehmen (Bruns, 2008; Metzger, 2007; Sundar, 2008; Tsfati, 2010). Dabei ist es besonders herausfordernd zu erkennen, ob Gesundheitsinformationen beispielsweise von Pharmafirmen stammen oder ob der auf User Generated Content basierende Austausch mit anderen Betroffenen in Online-Communitys einerseits kompetent und andererseits ehrlich und aufrichtig ist. Bei der Vielzahl an Quellen, die schwer identifizierbar und unbekannt sind, besteht die Qual der Wahl, wem vertraut wird (Lankes, 2008, S. 107). Diese Entscheidung erhält eine hohe Brisanz, da gerade im Internet alle Anbieter in gleichem Maße zugänglich und abrufbar sind („Leveling effect"; Flanagin & Metzger, 2008, S. 14; Tsfati, 2010, S. 24).

Somit sind **mehr Fähigkeiten** und **eine höhere Medienkompetenz und informationsbezogene Selbstwirksamkeit** der RezipientInnen gefordert, um vertrauenswürdige und akkurate Gesundheitsinformationen zu finden (Lowrey & Anderson, 2006, S. 126; Rains, 2008, S. 2). Häufig wird in diesem Kontext problematisiert, dass sich gerade InternetnutzerInnen unzureichend mit der Vertrauenswürdigkeit, der Qualität und Genauigkeit von Gesundheitsinformationen auseinandersetzen (Eastin, 2001; Eysenbach & Köhler, 2002, S. 575; Fogg et al., 2003; Hong, 2006; Lee, 2008). Stattdessen orientieren sie sich überwiegend mittels Suchmaschinen wie Google oder nutzen ein sehr begrenztes Set an bekannten Webseiten, z. B. Wikipedia, für ihre Suche nach Gesundheitsinformationen.

Mit der Zunahme des Angebotes an Gesundheitsinformationen steigt die Wahrscheinlichkeit, dass der/die Einzelne subjektiv sinnvolle und unterstützende Informationen für die Bewältigung der empfundenen Unsicherheiten findet (Brashers, 2001); damit geht aber nicht zwangsläufig ihre Vertrauenswürdigkeit einher (Lowrey & Anderson, 2006, S. 126). An den gesundheitsbezogenen Konsequenzen gemessen, kann diese Diskrepanz zwischen Nützlichkeit und Vertrauenswürdigkeit schwerwiegende Folgen besitzen: „Doing so is highly consequential: assessing credibility inaccurately can have serious social, personal, educational, relational, health, and financial consequences" (Flanagin & Metzger, 2008, S. 1). Beispielsweise können sich irreführende Informationen auf eine verspätete Konsultation ärztlichen Fachpersonals auswirken oder eine adäquate medizinische Versorgung zumindest behindern (Eastin, 2001).

Somit zeigt sich, dass in Bezug auf öffentliche wie auch private Experten-kommunikation der Rezipient oder die Rezipientin selbst die Aufgabe der In-formationskontrolle übernehmen muss (Flanagin & Metzger, 2000, S. 516; Tsfati, 2010, S. 26) und die Kompetenz zur Einschätzung besonders zentral erscheint (Eastin, 2001; Lankes, 2008). Die beschriebenen Rahmenbedingungen haben den Bedarf, die Vertrauenswürdigkeit medialer Gesundheitsinformatio-nen einzuschätzen, die Häufigkeit einer solchen Einschätzung und die Komple-xität der benötigen Strategien verändert (Flanagin & Metzger, 2008, S. 14; siehe Kapitel 4.3.3.1). Medienkompetenz wird zu einer Kernkompetenz, um Hinweise auf und Gründe für Vertrauenswürdigkeit zu verarbeiten und zu bewerten. Die Konsequenzen und die Bedeutung der Einschätzung der Vertrauenswürdigkeit werden mit Blick auf die Funktionen der Vertrauenseinstellung in mediale Ge-sundheitsinformationen verdeutlicht.

### *4.3.2   Funktionen der Vertrauenseinstellung gegenüber medialen Gesundheitsinformationen*

Die Vertrauenseinstellung gegenüber medialen Gesundheitsinformationen hat zwei zentrale Funktionen: Die erste Funktion bezieht sich auf die Komplexitäts-reduktion im Zuge des Rezeptionsprozesses. Die zweite Funktion besteht in ihrer Vermittlerrolle in Bezug auf Gesundheitsthemen und Gesundheitsakteure.

Im Rahmen der **Komplexitätsreduktion** wird durch die Zuwendung zu und Nutzung von Medien der Umstand überbrückt, dass ein Individuum nicht in allen Handlungsbereichen ausreichend Entscheidungs- und Erfahrungswis-sen besitzt, um beispielsweise gesundheitsbezogene Herausforderungen zu be-wältigen (Kohring, 2001). Somit dient Vertrauen konkret der Reduktion eines subjektiv wahrgenommenen Wissens- und Orientierungsdefizits (Kohring & Matthes, 2007, S. 231-232). Es lassen sich zwei konkrete Funktionen unter-scheiden, die sich auf unterschiedliche Stadien des Rezeptions- und Nutzungs-prozesses medialer Gesundheitsinformationen beziehen: die Zuwendung zu Gesundheitsinformationen und ihre Deutung.

Die **Zuwendung ist eine Vertrauenshandlung**, da die Vertrauenseinstel-lung im Sinne des Selective Exposure-Ansatzes, analog zur Arztwahl, als Selek-tionskriterium einer bestimmten Informationsquelle fungiert (siehe Kapitel 2.4.2). Johnson und Kaye (1998) gehen davon aus, dass die Vertrauenseinstel-lung im Zuge der gezielten Informationssuche darüber entscheidet, welche Er-wartungen an mediale Gesundheitsinformationen hinsichtlich der Potenziale zur Unsicherheitsbewältigung bestehen und wem darauf basierend Aufmerk-samkeit geschenkt wird: „If people do not trust or believe what they see or hear in the traditional media or from online media sources, they are less likely to pay attention to it" (Johnson & Kaye, 1998, S. 325). Somit ist Vertrauen ein Einflussfaktor für die Aufmerksamkeitsallokation (Gaziano & McGrath, 1986; Hong, 2006, S. 150-151; Johnson & Kaye, 1998, S. 325, 2000; Wathen & Burkell, 2002, S. 134) und dient aufgrund der vorherrschenden Informationsflut als **heuristische Entscheidungsregel** (Tsfati, 2010, S. 24-26; Ye, 2010a, S. 202). Diese Funktion ist besonders wichtig, wenn Situationen durch Auslöser wie Verletzlichkeit, Abhängigkeit und Unsicherheiten Informationsdefizite salient machen und damit ein erhöhter Bedarf nach Gesundheitsinformationen entsteht (siehe Kapitel 3.3.1).

Darüber hinaus besitzt die Vertrauenseinstellung einen Einfluss auf die **Deutung der Gesundheitsinformationen.** Basierend auf den Erkenntnissen der Persuasionsforschung wird eine kritische Rolle des Vertrauens für Medieneffekte und Medienwirkung postuliert (Carlisle, Feezell, Michaud, Smith, & Smith, 2010, S. 515-516; Flanagin & Metzger, 2008, S. 2; Matthes & Kohring, 2003, S. 5; Rains & Donnerstein Karmikel, 2009, S. 545; Wang et al., 2008, S. 361-365; Wathen & Burkell, 2002, S. 135; West, 1994, S. 160). Quellen, die hohes Vertrauen genießen, besitzen eine höhere Überzeugungskraft und führen häufiger zu (kurzfristigen) Meinungs- sowie Einstellungsänderungen (Kohring, 2001, S. 12-13; Major & Coleman, 2012, S. 516; Wang et al., 2008, S. 361-365; Wathen & Burkell, 2002, S. 136). Dies kann laut Posten und Mussweiler (2013, S. 567-568) damit in Verbindung stehen, dass die Vertrauenseinstellung im Gegensatz zu Misstrauen zu einer weniger kritischen Rezeption führt, die eher auf Heuristiken und Schemata zurückgreift. Zudem gelten vertrauenswürdige Informationen als nützlicher und hilfreicher (Wright & Rains, 2014, S. 282; Ye, 2010a, S. 202).

Übertragen auf die Deutung von Informationen im Zuge gesundheitsbezogener Herausforderungen wird angenommen, dass sich die Vertrauenseinstellung auf die Potenziale zur subjektiv sinnvollen Unsicherheitsreduktion auswirkt und die Wahrnehmung wichtiger Gesundheitsinformationen sowie deren Chance erhöht, in einer Krisensituation Sinn zu stiften (siehe Kapitel 2). Zudem können vertrauenswürdige Informationen die Einstellungsbildung und Entscheidungsfindung beispielsweise in Bezug auf Therapien orientieren und die Adaption bestimmter gesundheitsbezogenen Handlungen fördern (Tan, 2015, S. 5; siehe auch Ye, 2010a, S. 210). Dies schafft die Grundlage, um die wahrgenommene Verletzlichkeit und Unsicherheit zu überbrücken und Handlungsfähigkeit herzustellen (Wathen & Burkell, 2002, S. 134).

Als weiteren Funktionsbereich von Vertrauenseinstellungen gegenüber medialen Gesundheitsinformationen ist auf ihre **Vermittlerrolle von Vertrauen** zu verweisen (siehe Kapitel 3.2.1, 3.3.2). Sowohl journalistische Massenkommunikation als auch private oder öffentliche Expertenkommunikation transportieren Gründe, die Vertrauenseinstellungen in öffentliche Akteure, Institutionen und das gesamte Gesundheitssystem fördern oder behindern können. Die Gründe legitimieren die mit Vertrauen verbundene Inkaufnahme von Risiken und die Verantwortungsabgabe an bestimmte gesundheitsbezogene Instanzen (Kohring, 2001, S. 38; Schweer & Thies, 2005, S. 55; siehe Kapitel 4.3.3). Mediale Informationsangebote versorgen somit RezipientInnen mit Gründen, um über den Grad der Vertrauenswürdigkeit anderer Vertrauensinstanzen zu entscheiden und soziale Erwartungen an bestimme Vertrauensinstanzen wie ärztliches Fachpersonal auszubilden (Kohring, 2001, S. 80). Dies spielt eine wichtige Rolle für die Entstehung, Aufrechterhaltung und Kontrolle von Vertrauen im Gesundheitskontext (Kohring, 2004, S. 12). Bentele (1988, 1994) beschreibt das Resultat der medienvermittelten Bewertung der Vertrauenswürdigkeit anderer Instanzen als **öffentliches Vertrauen.**

Diese Form des Vertrauens zweiter Ordnung (siehe Kapitel 3.2.1) gewinnt an Relevanz, wenn medial vermittelte Informationen nur schwer durch weitere Informationen, bestehendes Wissen oder eigene Erfahrungen überprüft werden können und eine hohe Abhängigkeit von diesen Informationen besteht (Bentele, 1994; Bentele & Seidenglanz, 2005; Dernbach, 2005b; Hmielowski, Feldman, Myers, Leiserowitz, & Maibach, 2014, S. 869; Liu & Priest, 2009, S. 704-709). Dies ist bei Gesundheitsinformationen in hohem Maße gegeben, da es sich um teilweise hochgradig spezialisiertes medizinisches Fachwissen handelt, beispielsweise über bestimmte Diagnose- oder Therapieverfahren. Zudem erscheinen die Bewertungskriterien von Instanzen sozialen Vertrauens wie dem Gesundheitssystem, der Ärzteschaft oder Krankenhäusern wenig transparent (Grünberg, 2014, S. 261).

Aufgrund der Vermittlerrolle steigt die Bedeutung des Vertrauens in die vermittelnde Instanz: Zunächst müssen die Angebote medialer Gesundheitsinformationen ihre Vertrauenswürdigkeit selbst unter Beweis stellen (Vertrauen erster Ordnung), bevor sie als Vermittler der Vertrauenswürdigkeit anderer Vertrauensinstanzen wie ÄrztInnen fungieren können (Vertrauen zweiter Ordnung; Bentele, 1994, S. 146; Kohring, 2001, S. 28-29; Schweer & Thies, 2005, S. 55). Die eigene **Vertrauenswürdigkeit** der medialen Gesundheitsinformationen dient somit als **Heuristik,** um Einstellungen und Meinungen über eine andere Instanz zu bilden und beispielsweise einen Vertrauensvorschuss für einen Arzt oder eine Ärztin zu begründen (Ho, Scheufele, & Corley, 2011, S. 174). Aufgrund der Vermittlungsleistung steigt allerdings das Risiko dieser Vertrauenseinstellung zweiter Ordnung (Kohring, 2001, S. 80). Somit ist Vertrauen **in** und Vertrauen **durch** öffentliche Kommunikation untrennbar miteinander verbunden (Dernbach, 2005b, S. 125; Kohring, 2001, S. 7; siehe Kapitel 3.2.1).

**Medienvermittelte Vertrauenseinstellungen** können weitreichende Folgen besitzen, was anhand von **zwei Beispielen** verdeutlicht werden soll. Konkret auf die Profession der ÄrztInnen bezogen, zeigt Rossmann (2003), dass im Fernsehen eine stark idealisierte und stereotype Darstellung von ärztlichem Fachpersonal mit Allround-Kompetenzen vorherrscht. Diese positive Verzerrung kann problematisch werden, wenn aufgrund solcher Darstellungen überhöhte Erwartungen an einen Arzt oder eine Ärztin entstehen. In einer Kultivierungsstudie (Rossmann, 2003, S. 513) konnte nachgewiesen werden, dass Vielseher von Krankenhausserien ÄrztInnen hinsichtlich ihrer Fürsorge, Aufrichtigkeit, Einhalten der Schweigepflicht sowie ihrer Attraktivität positiver bewerten. Divergierende Erfahrungen mit einem behandelnden Arzt oder einer Ärztin schwächen diese Effekte ab. Sie führen aber nicht zu einem befürchteten Frustrationserlebnis, das sich in einer negativeren Bewertung der Vielseher im Vergleich mit den Wenigsehern zeigen würde (Rossmann, 2003, S. 516). Dennoch ist anzunehmen, dass die Formate die Vorstellungen und Erwartungen der RezipientInnen prägen und somit auch Einflüsse auf den Vertrauensvorschuss für ÄrztInnen haben. Für Kultivierungseffekte kann zudem davon ausgegangen werden, dass die Vertrauenseinstellung erster Ordnung in das vermittelnde Medium eine wichtige Rolle spielt und die Effekte verstärken kann.

Grünberg (2014) analysiert in einer Inhaltsanalyse von 1.916 Artikeln aus der Bild, FAZ, Frankfurter Rundschau, Sächsischen Zeitung und dem Spiegel (1998-2010), welche Vertrauensfaktoren[17] in Bezug auf das deutsche Gesundheitssystem und seine Akteure angesprochen werden und ob Vertrauen auch explizit thematisiert wird. Innerhalb der untersuchten Berichterstattung kommen Vertrauensfaktoren relativ häufig vor und werden überwiegend negativ bewertet (81,7 Prozent). In Bezug auf ÄrztInnen geht es in der Berichterstattung um Aspekte ihres prosozialen und ethisch-normativen Verhaltens, ihres Verantwortungsbewusstseins, ihrer Sachkompetenz und ihres Kommunikationsverhaltens (Grünberg, 2014, S. 327). Besonders häufig wird über wahrgenommene Missstände und Probleme berichtet (Grünberg, 2014, S. 342). Diese negative sowie problemorientierte Perspektive der journalistischen Berichterstattung kann dabei ebenfalls Einflüsse auf die Erwartungen der RezipientInnen besitzen und zu einer negativeren Grundhaltung gegenüber ÄrztInnen und dem Gesundheitssystem beitragen.

Zusammenfassend zeigt sich, dass diese Funktionen der Vertrauenseinstellung sowohl für die Zuwendung zu als auch für die Deutung von medialen Ge-

---

17   Im Begriffsverständnis der vorliegenden Arbeit handelt es sich um die Gründe der Vertrauenswürdigkeit.

sundheitsinformationen maßgeblich zur individuellen Bewältigung einer Krisensituation beitragen. Zudem stellen mediale Angebote wichtige Vermittler der Vertrauenseinstellung in andere Vertrauensinstanzen wie ÄrztInnen dar. Sie können durch öffentliche Kommunikation Vertrauenseinstellungen zweiter Ordnung anregen oder rechtfertigen und dadurch als Treuhänder fungieren. Allerdings muss im Kontext der Funktionen zumindest darauf verwiesen werden, dass Gesundheitsinformationen in Abhängigkeit von der tatsächlichen Vertrauenswürdigkeit nicht nur gesundheitsfördernde, sondern auch -schädliche Wirkungen besitzen können (Meredith et al., 2007, S. 227-229; Tan, 2015, S. 5).

### 4.3.3 Besonderheiten des Entstehungsprozesses von Vertrauenseinstellungen gegenüber medialen Gesundheitsinformationen

Mit den bereits beschriebenen Konstruktspezifika der Vertrauenseinstellung gegenüber medialen Gesundheitsinformationen gehen auch Besonderheiten in der Vertrauensgenese einher. Im Vergleich mit der Vertrauenseinstellung gegenüber ÄrztInnen zeigt sich, dass in beiden Fällen die Vertrauenseinstellung durch Merkmale des/der Vertrauenden und der Vertrauensinstanz beeinflusst wird. Im Kontext medialer Gesundheitsinformationen ist die Vertrauenseinstellung somit als Resultat rezipientenseitiger und medienbezogener Merkmale zu verstehen (Eastin, 2001). Allerdings muss hinsichtlich der medienbezogenen Merkmale auf eine Besonderheit hingewiesen werden, die sich deutlich von der Vertrauensinstanz der ÄrztInnen unterscheidet. So stellt es eine Konstruktspezifika des Vertrauens im medialen Kontext dar, dass sich unterschiedliche **Bezugsebenen der Vertrauenseinstellung** unterscheiden lassen.

Analog zu den verschiedenen Arten der Medium, Source und Message Credibility (Flanagin & Metzger, 2008; Golan, 2010; Hovland et al., 1959; Newhagen & Nass, 1989) wird eine eigene Differenzierung für die relevanten Ebenen der Vertrauenseinstellung gegenüber medialen Gesundheitsinformationen vorgenommen. Hierbei handelt es sich um die **Mediengattung** als Überkategorie, das spezifische **Medienangebot** als soziales Bezugsobjekt, den **Urheber** als personales Bezugsobjekt und die **Aussage** als inhaltliches Bezugsobjekt einer Vertrauenseinstellung.

Übertragen auf die beschriebenen Arten der journalistischen Massenkommunikation und privater oder öffentlicher Expertenkommunikation zeigt die Betrachtung der Rahmenbedingungen (siehe Kapitel 4.3.1), dass Mediengattungen an Bedeutung verlieren und sich die Erfahrbarkeit des sozialen und personalen Bezugsobjektes im Vergleich des Massen- und Expertenkommunikation unterscheidet. Es ist davon auszugehen, dass sich die spezifische Kombination einer bestimmten Gattung, eines Medienangebots und eines Urhebers in einer

**subjektiven Wahrnehmung des Kommunikators** niederschlägt und somit als eine Bezugsebene gelten kann. Beispielsweise bezieht sich die Ebene des Kommunikators bei der journalistischen Massenkommunikation in Abhängigkeit von der Erfahrbarkeit entweder auf ein spezifisches Medienangebot oder den verantwortlichen Journalisten oder die Journalistin, während sie sich bei der privaten oder öffentlichen Expertenkommunikation entweder auf die verantwortliche Organisation, Institution oder spezifische medizinische ExpertInnen oder Laien-ExpertInnen (z. B. andere Betroffene) bezieht. Zusätzlich zum Kommunikator bleibt die Aussage als inhaltliches Bezugsobjekt der Vertrauenseinstellung erhalten. Demnach ist die Vertrauenswürdigkeit immer unter Berücksichtigung des **Kommunikators sowie der Aussage** zu analysieren (Kiousis, 2001, S. 383; Kohring, 2001, S. 38; Sundar, 2008, S. 73-74; Winter & Krämer, 2014, S. 437) und entsteht erst durch die spezifische Kombination der beiden Ebenen (Metzger, Flanagin, Eyal, Lemus, & Mccann, 2003, S. 302; Oyedeji, 2010, S. 84; Roberts, 2010, S. 43-45).

Die Trennung zwischen Kommunikator und Aussage kann im medialen Kontext mit einer relativ hohen Präzision erfolgen, und es ist denkbar, dass spezifische Vertrauenseinstellungen für die beiden Ebenen unabhängig voneinander beurteilt werden können. Im Gegensatz dazu sind die Bezugsobjekte bei interpersonalen Vertrauensinstanzen wie ÄrztInnen deutlich stärker miteinander verschränkt und können nur bedingt voneinander abgegrenzt werden (siehe Kapitel 4.2).

Um ein grundsätzliches Verständnis der Entstehung von Vertrauenseinstellungen gegenüber medialen Gesundheitsinformationen zu schaffen, ist es zentral, die verschiedenen Bezugsebenen zu beachten. Zudem bleibt bisher unberücksichtigt, welche Charakteristika der RezipientInnen sowie welche situativen Rahmenbedingungen Einfluss auf die Vertrauenseinstellung gegenüber medialen Gesundheitsinformationen nehmen. In der vorliegenden Arbeit finden diese Faktoren Beachtung. Zunächst werden die kommunikator- und aussagenbezogenen Einflussfaktoren der Vertrauenswürdigkeit vorgestellt (siehe Kapitel 4.3.3.1) und anschließend ihre rezipientenseitigen und situative Determinanten beschrieben (siehe Kapitel 4.3.3.2). Dies dient einer Spezifizierung der Annahmen der Vertrauensgenese auf der Grundlage des Modells nach Mayer et al. (1995; siehe Kapitel 3.4).

## 4.3.3.1 Kommunikator- und aussagenbezogene Einflussfaktoren

Wie sich die Vertrauenseinstellung in mediale Gesundheitsinformationen entwickelt, wird analog zur Vorgehensweise in Kapitel 4.2.3 beschrieben. Zunächst wird auf die Eigenschaften der Vertrauensinstanz (siehe Abbildung 8), die im

Zentrum des Modells stehen, eingegangen. Relevante Eigenschaften beziehen sich sowohl auf die Gründe der Vertrauenswürdigkeit des Kommunikators und der Aussage (Element 1a) als auch ihre wahrgenommenen Merkmale (Element 1b). Im Vergleich mit dem allgemein postulierten Modell der Vertrauensgenese (siehe Kapitel 3.4) zeigen sich strukturelle Ähnlichkeiten, die sich auf die relevanten Gründe der Vertrauenswürdigkeit einerseits und medienbezogene Einflussfaktoren andererseits beziehen. Ergänzt wird die als relevant identifizierte Unterscheidung zwischen Kommunikationspartnern, den kommunizierten Aussagen sowie ihre Beziehung zueinander.

**Abbildung 8:**   Gründe der Vertrauenswürdigkeit medialer Gesundheitsinformationen und der Einfluss medienbezogener Merkmale auf ihre Wahrnehmung

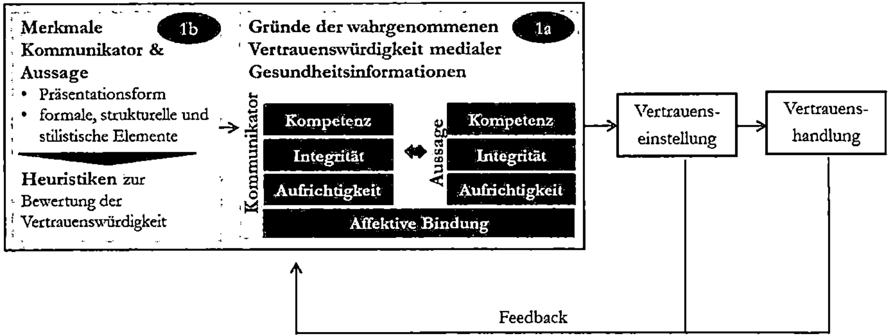


Quelle:  Eigene Darstellung in Anlehnung an Kee & Knox (1970) sowie Mayer et al. (1995)

*Gründe der Vertrauenswürdigkeit medialer Gesundheitsinformationen*

Für die Gründe der Vertrauenswürdigkeit stellen Dimensionalisierungen der Medienglaubwürdigkeitsforschung eine wichtige Grundlage dar. Dies kann darauf zurückgeführt werden, dass es sich gemäß des vorliegenden Verständnisses (siehe Kapitel 3.1.2) bei der Source Credibility um die Vertrauenseinstellung gegenüber einem bestimmten Kommunikator handelt.

Der aktuelle Forschungsstand der Medienglaubwürdigkeitsforschung ist aufgrund der geringen theoretischen Verortung und unzureichenden Begriffsbestimmung durch ein besonders breites und diverses Spektrum an Indikatoren gekennzeichnet (siehe im Überblick Matthes & Kohring, 2003; Wirth, 1999). Meist dienen die von Hovland et al. (1959) beschriebenen Gründe **Expertise und Vertrauenswürdigkeit** als Basis, die um weitere Dimensionen ergänzt wird. Einen alternativen Ansatz bieten Kohring und Matthes (2003), die basierend auf den Funktionen journalistischen Handelns für Vertrauensinstanzen der journalistischen Massenkommunikation eine alternative Dimensionalisierung entwickeln (siehe hierzu Kohring, 2001, S. 83-85; Kohring & Matthes, 2004, S. 377-379; Matthes & Kohring, 2003, S. 20). Aufgrund der klaren Ausrichtung auf journalistische Selektionsprozesse kann diese allerdings nicht allgemein auf mediale Gesundheitsinformationen übertragen werden.

Daher erfolgt aufbauend auf dem erarbeiteten Verständnis des Konstruktes Vertrauen (siehe Kapitel 3) eine Bestimmung der relevanten Gründe der Vertrauenswürdigkeit medialer Gesundheitsinformationen. Dabei muss beachtet werden, dass das vorliegende **Begriffsverständnis von Vertrauenswürdigkeit** von dem in der Medienglaubwürdigkeitsforschung vorherrschenden Verständnis (siehe Hovland et al., 1959) abweicht. In Übereinstimmung mit Mayer et al. (1995) stellt Vertrauenswürdigkeit keine Dimension der Vertrauenseinstellung dar, sondern subsummiert die Gründe, die eine Vertrauenseinstellung rechtfertigen (siehe Kapitel 3.2.2).

Generell bestätigen sich im medialen Kontext, im Vergleich zu interpersonalen Vertrauensinstanzen, ähnliche Gründe, die jedoch eine spezifische Deutung erfahren. Zu den relevanten Gründen der Vertrauenswürdigkeit medialer Gesundheitsinformationen zählen auch hier die Fähigkeiten und Kompetenzen, die Aufrichtigkeit, Integrität und affektive Bindung, die im Folgenden näher beschrieben werden.

Die Gründe **Fähigkeiten und Kompetenzen** (siehe Abbildung 8) beziehen sich auf die wahrgenommene Expertise, auf Erfahrungen und Wissen, die grundlegend dafür sind, akkurate und valide Aussagen über ein Thema zu treffen. Bei medialen Vertrauensinstanzen geht es dabei auch um die Vermittlungskompetenz, die adäquate Aufbereitung und Vermittlung sowie den sachgerechten Umgang mit Quellen und Aussagen im Sinne der Auswahl relevanter Themen und Fakten sowie ihrer Bewertung (Kohring, 2001, S. 40; Naab et al., 2009, S. 340). Die Kompetenz bezieht sich somit zum einen auf die Genauigkeit, aber auch auf die Verständlichkeit der bereitgestellten Gesundheitsinformationen (Flanagin & Metzger, 2008). Dieses spiegelt sich auf Inhaltsebene auch in der wahrgenommenen Qualität der Informationen wider (Flanagin & Metzger, 2008, S. 8; Wathen & Burkell, 2002, S. 136). Für die private Expertenkommunikation ist zudem darauf hinzuweisen, dass für den Austausch in Online-Communitys die wahrgenommene Ähnlichkeit und die Übertragbarkeit der Erfahrungen auf die zugeschriebenen Kompetenzen einzahlen (Hauck, 2017; Thiedeke, 2007).

Anstelle der Vertrauenswürdigkeit nach Hovland et al. (1959) werden **Integrität und Aufrichtigkeit** als weitere Gründe bestimmt. Sie beziehen sich auf die wahrgenommene Bereitschaft einer Quelle, zutreffende Aussagen zu tätigen und unvoreingenommen und selbstlos zu agieren (Flanagin & Metzger, 2008; Freeman & Spyridakis, 2004). Analog zu ÄrztInnen bestätigt dies die Bedeutung der wahrgenommenen Motive und Intentionen einer medialen Vertrauensinstanz (Hilligoss & Rieh, 2008, S. 1469; Major & Coleman, 2012, S. 516; Wang et al., 2008, S. 359-360; Winter & Krämer, 2014, S. 437; Wirth, 1999). Die Unabhängigkeit von Eigeninteressen, die unverfälschte Wiedergabe von Informationen, die Abwesenheit von persuasiven und manipulativen Absichten und die Bereitschaft, verfügbare Informationen vollständig mitzuteilen, sind bestimmend für diesen Grund (Kohring, 2001; Nawratil, 1999). Dutta-Bergman (2003, 2004d) und Eysenbach et al. (2002) betonen bei Gesundheitsinformationen zudem die Bedeutung der **Vollständigkeit** als Grund der Vertrauenswürdigkeit auf Inhaltsebene. Dies bezieht sich darauf, dass eine umfassende Erklärung und Abwägung von Vor- und Nachteilen stattfindet, Evidenzen für die Annahmen dargelegt und methodische Details und relevante Daten offen kommuniziert werden. Dabei handelt es sich um einen Grund, der auch die Themen- und Faktenselektivität nach Matthes und Kohring (2003) anspricht. Zudem ist bei Formen der privaten Expertenkommunikation wichtig, dass ein gemeinsames Ziel, Interesse oder geteilte Werte durch den Rezipienten oder die Rezipientin wahrgenommen werden (Hauck, 2017, S. 101).

In Ergänzung kann auch für mediale Gesundheitsinformationen angenommen werden, dass die **affektive Bindung** und die **Vertrautheit** mit der Nutzung einen Einfluss auf die Vertrauenseinstellung nimmt. Dies wird in kommunikationswissenschaftlichen Ansätzen nur indirekt berücksichtigt, indem angenommen wird, dass eine höhere Vertrautheit mit einer positiveren Grundeinstellung gegenüber der Vertrauensinstanz einhergeht (Flanagin & Metzger, 2000). Eine besondere Form der affektiven Bindung kann sich auch durch den Austausch unter Gleichgesinnten in gesundheitsbezogenen Online-Communitys entwickeln und zu einer Form des Beziehungsvertrauens führen (Hauck, 2017; Thiedeke, 2007; siehe Kapitel 3.2.3).

Zusammenfassend zeigt sich somit auch in Bezug auf mediale Gesundheitsinformationen die Relevanz der Gründe Kompetenz, Integrität und Aufrichtigkeit sowie der Vertrautheit mit einer Informationsquelle für die Bewertung der Vertrauenswürdigkeit. Entsprechende Hinweise können dabei auf Basis des Kommunikators oder der Aussage gewonnen werden. Daher wird im nächsten Schritt die Beziehung zwischen den beiden Bezugsebenen genauer betrachtet.

*Beziehung zwischen den Bezugsebenen der Vertrauenswürdigkeit*

Urteile über die Vertrauenswürdigkeit medialer Informationen basieren auf einer spezifischen Beziehung zwischen Gründen auf **Ebene des Kommunikators** und auf **Ebene der konkreten gesundheitsbezogenen Aussage**. Bisher ist nur wenig darüber bekannt, welche Gründe die Vertrauenseinstellung in welchem Maße prägen (Freeman & Spyridakis, 2004, S. 239). Allerdings wird angenommen, dass zwischen den Ebenen des Kommunikators und der Aussage eine multidirektionale Beziehung besteht (Kiousis, 2001, S. 389; Schweiger, 2000, S. 39-41). Laut Johnson und Kaye (1998) sowie Nawratil (1999) ist zumindest bei der im Internet stark vertretenen Form der privaten und öffentlichen Expertenkommunikation die Aussage bedeutsamer für die Bewertung der Vertrauenswürdigkeit als der Kommunikator. Im Gegensatz dazu geht Kohring (2001) davon aus, dass die Vertrauenswürdigkeit von Informationen oder Wissensbeständen der journalistischen Massenkommunikation ausschließlich über die Vertrauenswürdigkeit ihres Kommunikators beurteilt wird.

Der Frage der Beziehung zwischen diesen Ebenen widmen sich auch Wathen und Burkell (2002) in Form eines **Stufenmodells der Evaluationsprozesse von Medieninhalten**. Die erste Stufe stellt die Bewertung auf Ebene des Mediums dar. Der Rezipient oder die Rezipientin erhält einen ersten Eindruck der Vertrauenswürdigkeit des gesamten Mediums und entscheidet auf dieser Grundlage, ob eine weiterführende Auseinandersetzung sinnvoll erscheint. In einem zweiten Schritt bewerten die RezipientInnen den Kommunikator und die Aussagen. Dabei sind die kognitiven Ressourcen, die Motivation und Fähigkeiten für die Bewertung entscheidend (Metzger, 2007, S. 2081; Wathen & Burkell, 2002, S. 141-142). Genauer auf diese Einflüsse geht das **Dual Process Model of Credibility** ein (Metzger, 2007; siehe auch Hilligoss & Rieh, 2008, S. 1470; Sundar, 2008), auf dessen Basis abgeleitet werden kann, welche Gründe der Vertrauenswürdigkeit unter bestimmten Bedingungen relevant für die Vertrauenseinstellung gegenüber medialen Gesundheitsinformationen sind. Es baut auf Dual-Process-Modellen wie dem Elaboration Likelihood-Modell (Petty & Cacioppo, 1986) auf und unterscheidet verschiedene Arten der Informationsverarbeitung im Zuge der Vertrauensgenese. Vereinfacht wird angenommen, dass im Zuge der **heuristischen Verarbeitung** Merkmale des Kommunikators, wie z. B. seine Reputation, bedeutsam für die Vertrauensgenese sind, während bei hohem Involvement und einer zentralen **Verarbeitung** die Aussagen und Argumente die Vertrauenseinstellung stärker prägen (Dutta-Bergman, 2004d, S. 257-258; Freeman & Spyridakis, 2004, S. 241; Goodwin & Dahlstrom, 2011, S. 4). Auf die Ausprägung und Rolle des Involvements im

Kontext einer Erkrankung wird im Zuge der situativen Einflussfaktoren näher eingegangen (siehe Kapitel 4.3.3.2).

Prinzipiell ist für die Ressourcenallokation im Zuge der Vertrauensgenese die Balance zwischen dem kognitiven Einsatz und dem bestmöglichen Resultat bedeutsam (Metzger, 2007, S. 2087). Dies erhöht die Bedeutung **heuristischer Entscheidungsregeln** für die Entstehung der Vertrauenseinstellung gegenüber medialen Gesundheitsinformationen (Sundar, 2008, S. 77; siehe auch Liu & Priest, 2009, S. 704-709). Solche Heuristiken sind nicht nur im Zuge der heuristischen Verarbeitung von Bedeutung, sondern können auch bei einer elaborierten Auseinandersetzung zur Orientierung dienen (Sundar, 2008, S. 75). Sie stellen somit Strategien einer effizienten Bewertung der Vertrauenswürdigkeit medialer Gesundheitsinformationen dar. Die relevanten Heuristiken der Vertrauensgenese und ihre Auslöser werden nachfolgend vorgestellt.

*Kommunikator- und aussagenbezogene Merkmale und Heuristiken als Einflussfaktoren der Vertrauenswürdigkeit*

Die Wahrnehmung der Gründe der Vertrauenswürdigkeit basieren auf bestimmen Merkmalen des Kommunikators und der Aussage, die als periphere Cues für die Bewertung der Vertrauenswürdigkeit fungieren und als Auslöser für bestimmte Entscheidungsheuristiken[18] dienen (Metzger, 2007, S. 2082, Nawratil, 1999, S. 27; Robert, 2010, S. 43-45; Sundar, 2008; siehe Abbildung 8, Element 1b).

Der Gesamteindruck eines Informationsangebotes und damit des Kommunikators beruht auf gestalterischen, stilistischen Merkmalen wie der Präsentation sowie der Organisation und Struktur der Inhalte (Wathen & Burkell, 2002). Hierbei spielen **ästhetik-bezogene Heuristiken** eine Rolle, bei denen von der Qualität des Layouts auf die fachliche Kompetenz eines Kommunikators und seiner Aussagen geschlossen wird (Hilligoss & Rieh, 2008, S. 1477). Gerade bei Online-Angeboten ist neben der Ästhetik auch die Funktionalität und Usability einer Webseite zentral, die zu den Interactivity Cues zählen (Beldad, Jong, & Steehouder, 2010; Fogg et al., 2003; Rains & Donnerstein Karmikel, 2009; Sundar, 2008). Die einfache Bedienbarkeit kann den Erfolg der gesundheitsbe-

---

[18]  Einen vollständigen Überblick über verschiedenen Heuristiken der Vertrauensgenese bieten Sundar (2008) sowie Metzger et al. (2010). Sundar (2008) unterscheidet im MAIN-Modell *Modality, Agency, Interactivity und Navigability* Cues, die mit bestimmten Heuristiken einhergehen. Zu ähnlichen Ergebnissen kommen auch Metzger et al. (2010). Sie weisen zwei Typen von Heuristiken nach, die entweder auf sozialer Bestätigung oder auf einer Konformität mit bestehenden Erwartungen beruhen (Metzger et al., 2010, S. 426-435).

zogenen Informationssuche erhöhen und sich dadurch auf eine positivere Einstellung und höhere Vertrauenswürdigkeit dieser auswirken (Beldad et al., 2010).

Auf den Gesamteindruck von einem Informationsangebot bezieht sich auch die **Expectancy Violation-Heuristik** (Metzger, Flanagin, & Medders, 2010, S. 429). Hierbei wird das Informationsangebot mit den Erwartungen an dieses abgeglichen. Wird ein Angebot den Erwartungen nicht gerecht, wird dieses als weniger vertrauenswürdig angesehen. Es kann sich hierbei um sehr unterschiedliche Arten von Erwartungen handeln: ein Unter- oder Überangebot an Informationen, Widersprüche zur eigenen Einstellung oder Erwartungen an die Funktionalität des Angebotes.

Konkreter auf den Kommunikator, sein Image und die zugeschriebene Reputation beziehen sich Agency Cues (Rains & Donnerstein Karmikel, 2009, S. 545-546; Sundar, 2008, S. 84). Bedeutende Heuristiken können die Bandwagon- oder Authority-Heuristik darstellen (Sundar, 2008, S. 84; siehe Kapitel 3.4). Die **Bandwagon-Heuristik** beruht auf der kollektiven Bestätigung und Popularität von Inhalten. Vor allem im Internet kann der einzelne Rezipient oder die einzelne Rezipientin nachvollziehen, was andere lesen, hören, anschauen und wie sie darüber denken. Dadurch besteht ein einfacher Zugang zu einer kollektiven Intelligenz, die bei der Bewertung der Vertrauenswürdigkeit von Gesundheitsinformationen genutzt werden kann (Metzger et al., 2010, S. 415). Gerade bei der Arztwahl mittels Arztbewertungsportalen oder dem umfassenden z. B. therapiebezogenen Erfahrungsaustausch mit anderen Betroffenen in gesundheitsbezogenen Online-Communitys können solche Hinweise erhalten werden, die als besonders hilfreich und wertvoll angesehen werden. Innerhalb solcher Communitys werden auch indirekte oder direkte Empfehlungen bestimmter Informationsquellen ausgesprochen (Hilligoss & Rieh, 2008, S. 1476-1477). Basierend auf der Zuneigung und Wertschätzung für die anderen NutzerInnen wird dem empfohlenen Kommunikationspartner eine höhere Vertrauenswürdigkeit zugesprochen (Metzger et al., 2010, S. 426; siehe Kapitel 3.2.1). Solche reputationsbezogenen Bewertungen können jedoch nicht nur durch andere NutzerInnen erfolgen. Ebenso ist es auch möglich, dass höher gerankte Google-Ergebnisse im Sinne der **Prominenz-Heuristik** für wichtiger gehalten werden (Sundar, 2008, S. 90).

Im Gegensatz dazu bezieht sich die **Authority-Heuristik** darauf, dass ein Experte oder eine Expertin der Urheber einer Aussage ist und diese somit als kompetent gilt. Demzufolge wird bei der Bewertung medialer Gesundheitsinformationen wertgeschätzt, wenn ÄrztInnen, WissenschaftlerInnen, Kliniken oder bekannte Institutionen des Gesundheitssystems zu Wort kommen. Dies wirkt analog zu dem Vertrauensvorschuss bei ärztlichem Fachpersonal (siehe Kapitel 4.2.3).

Eine Sonderform der Authority-Heuristik stellt die **Reputations-Heuristik** dar, wonach sich die Vertrauenseinstellung an der Reputation des Kommunikators bemisst (Metzger et al., 2010, S. 426; siehe auch Freeman & Spyridakis, 2004, S. 241). Diese Heuristik basiert auf der Vertrautheit und dem Wiederkennen einer bestimmten Marke oder eines Namens. Die mit der Marke verbundene Vertrauenswürdigkeit wird auf bestimmte Aussagen transferiert. Dies folgt dem Grundprinzip, dass vertraute Optionen weniger vertrauten Optionen vorgezogen werden. Beispiele für etablierte Marken sind häufig journalistische Angebote, z. B. das Gesundheitsmagazin Visite des NDR oder die Apotheken Umschau.

Auf den Kommunikator einer bestimmten gesundheitsbezogenen Aussage und vor allem seine Aufrichtigkeit und Integrität bezieht sich auch die **Persuasive-Intent-Heuristik** (Metzger et al., 2010, S. 432). Sie besagt, dass die Wahrnehmung werblicher Inhalte, kommerzieller Interessen oder persuasiver Intentionen die Vertrauenswürdigkeit negativ beeinflusst. Es handelt sich um eine affektbasierte Heuristik, die auf der Angst beruht, manipuliert zu werden. Im Gesundheitskontext ist dies eine wichtige Bewertungsgrundlage der Vertrauenswürdigkeit medialer Informationen, weil beispielsweise auch die Pharmaindustrie Informationsangebote bereitstellt oder sich an Gesundheitsportalen beteiligt.

Neben der Auseinandersetzung mit dem Kommunikator spielt auch die **Aussagenebene** und die damit verbundene Aufbereitung der Informationen eine Rolle. Gerade die journalistische Aufbereitung von Informationen unterliegt bestimmten Konventionen, die mit Vertrauenswürdigkeit assoziiert sind. Zu diesen zählen beispielweise die Angabe von Belegen, Referenzen oder Verweise auf offizielle Dokumente oder Autoritäten sowie die visuelle Aufbereitung von Informationen mittels Grafiken, Statistiken oder Tabellen (Hagendijk & Meeus, 1993, S. 394-395). Diese Hinweise besitzen auch für die private und öffentliche Expertenkommunikation Gültigkeit und sind mit der Einschätzung der Kompetenz, Integrität und Aufrichtigkeit positiv assoziiert (Freeman & Spyridakis, 2004, S. 241; Hong, 2006, S. 150-151; Rains & Donnerstein Karmikel, 2009, S. 544-545; Wathen & Burkell, 2002, S. 136).

Auf die Qualität der Informationen weisen auch die Verständlichkeit, Genauigkeit, Plausibilität und Aktualität der Informationen hin (Flanagin & Metzger, 2008, S. 9; Fogg et al. 2003; Wathen & Burkell, 2002, S. 136). Nach Self (2009) sind vor allem die Plausibilität und interne Konsistenz vertrauensfördernde Charakteristika einer Aussage (siehe auch Wright & Rains, 2014, S. 282).

In diesem Kontext gewinnt die **Konsistenz-Heuristik** an Bedeutung (Meredith et al., 2007, S. 227-229; Metzger et al., 2010, S. 427). Der Rezipient oder die Rezipientin nimmt mithilfe einer Cross-Validierung der Gesundheitsinformationen über verschiedene Kommunikatoren hinweg eine Bewertung der Konsistenz der Informationen vor. Durch den Vergleich verschiedener Online- und Offline-Quellen soll die Vertrauenswürdigkeit spezifischer Informationen überprüft werden. Für die Bestätigung können nicht nur mediale Quellen, sondern auch vertrauenswürdige Personen wie die eigene Familie oder Freunde, der behandelnde Arzt oder die behandelnde Ärztin zu Rate gezogen werden (Metzger et al., 2010, S. 428). Entscheidend ist somit, dass die Informationen aus verschiedenen Quellen sich gegenseitig bestätigen und konsistent sind. Bei dieser Strategie zeigt sich, dass gerade die im Gesundheitskontext vorherrschende fehlende eigene Wissensbasis durch die Überprüfung mittels anderer Quellen kompensiert wird. Hierfür kann erneut von Bedeutung sein, dass die Kontrollinstanz als vertrauenswürdig gilt und somit als Vertrauensvermittler fungiert. Es ist anzunehmen, dass diese Heuristik auch die Vertrauensgenese des Arztes oder der Ärztin beeinflusst (siehe Kapitel 4.2.3). Gerade im Internet besteht eine hohe Chance, im Zuge dieser Form der Rückversicherung ähnlich eingestellte Personen oder mit der eigenen Einstellung konsistente Gesundheitsinformationen zu finden. Dies kann jedoch auch die Aussagekraft und Belastbarkeit der Validierung einschränken.

Die Vielzahl der Strategien deutet darauf hin, dass nicht einzelne Merkmale oder Heuristiken die Bewertung bestimmen, sondern gerade das Zusammenspiel dieser Strategien und der Gründe die Einschätzung der Vertrauenswürdigkeit der medialen Gesundheitsinformationen beeinflusst.

### 4.3.3.2 Rezipientenseitige und situative Einflussfaktoren

Im Zuge der Entwicklung eines integrativen Modells der Entstehung der Vertrauenseinstellung gegenüber medialen Gesundheitsinformationen ist es bedeutsam, auch Charakteristika und Fähigkeiten eines Rezipienten oder einer Rezipientin sowie situative und strukturelle Bedingungen zu beachten (Mayer et al., 1995; Metzger, 2007). Diese werden im bereits beschriebenen Modell ergänzt (siehe Abbildung 9, Element 2 und 3).

**Abbildung 9:**     Integratives Modell der Vertrauensgenese von Vertrauen in mediale Gesundheitsinformationen

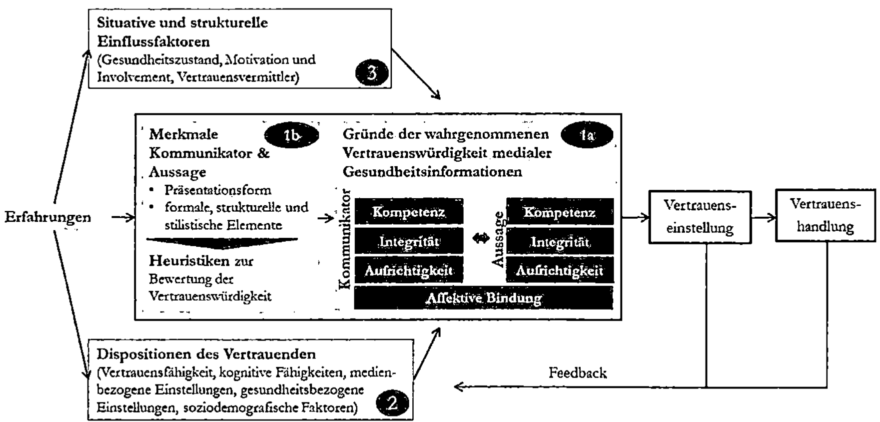


Quelle:  Eigene Darstellung in Anlehnung an Kee & Knox (1970) sowie Mayer et al. (1995)

## Dispositionen und Charakteristika des Rezipienten/ der Rezipientin

Hinsichtlich der relevanten Charakteristika der RezipientInnen werden die generellen Einflussfaktoren (siehe Kapitel 3.4) für mediale Gesundheitsinformationen konkretisiert. In diesem Kontext lassen sich medienbezogene, gesundheitsbezogene und soziodemografische Einflussfaktoren der Vertrauensgenese unterscheiden (siehe Abbildung 9, Baustein 2).

Zu den **medienbezogenen Einstellungen** gehören **generelle Vertrauenseinstellungen** („Media Reliance") des Rezipienten oder der Rezipientin, die eine Basis für die konkrete Vertrauenseinstellung in einen Kommunikator bilden (Eastin, 2001; Hong, 2006, S. 158; Johnson & Kaye, 1998, 2000, 2010; Oyedeji et al., 2010, S. 84). Hierbei handelt es sich um das generelle Zutrauen, dass ein bestimmtes Medium nützlich ist, um gewünschte Bedürfnisse zu erfüllen, z. B. um sich mit Gesundheitsinformationen auseinanderzusetzen und Unsicherheiten zu bewältigen: „Media reliance, or the degree to which an individual depends on a media to achieve a specific gratification, is an audience factor that is predictive of perceived credibility" (Hong, 2006, S. 151; Wright & Rains, 2014, S. 283). Das generelle Medienvertrauen sowie die einzelnen Vertrauenseinstellungen gegenüber spezifischen Instanzen oder Themenfeldern wie Gesundheit und Krankheit beeinflussen sich dabei wechselseitig (Huh, DeLorme, & Reid, 2005, S. 713; Johnson & Kaye, 2000, S. 870; Tsfati, 2010, S. 31; Ye, 2010b, S. 40-41).

Als weiterer Prädiktor der Vertrauenseinstellung fungieren **medienbezoge-ne Präferenzen**, die sich auf die Auseinandersetzung mit Gesundheitsinformationen beziehen (Johnson & Kaye, 2000, S. 866). Die Präferenz führt zu einer besseren Bewertung der medialen Vertrauensinstanz; umgekehrt gilt, dass vertrauenswürdige Instanzen häufiger als Quelle für Gesundheitsinformationen präferiert werden (Johnson & Kaye, 2010, S. 60). Dabei muss jedoch zwischen der reinen Medienpräferenz und der tatsächlichen Nutzungshäufigkeit unterschieden werden. Während die Präferenz von größerer Relevanz für die Entstehung der Vertrauenseinstellung ist, nimmt die Nutzungsdauer nur indirekt über die höhere Vertrautheit Einfluss auf die Vertrauenseinstellung: „...people trust information sources with which they are familiar" (Flanagin & Metzger, 2000, S. 520; siehe auch Kiousis, 2001, S. 395; Rimmer & Weaver, 1987, S. 36). Gleichzeitig führt die Vertrautheit aber auch zu einer aufmerksameren und kritischeren Prüfung der Gesundheitsinformationen (Flanagin & Metzger, 2000, S. 521; Freeman & Spyridakis, 2004, S. 251; Metzger, 2007, S. 2087).

Des Weiteren spielen auch allgemeine **Einflussfaktoren des gesundheits-bezogenen Informationshandelns** (siehe Kapitel 2) eine Rolle: Faktoren wie die Gesundheitskompetenz (inkl. medienbezogener Informationskompetenzen), die informationsbezogene Selbstwirksamkeit und die gesundheitsbezogenen Kontrollüberzeugungen schaffen die Basis für den Umgang mit Informationen und prägen die wahrgenommene **Fähigkeit zur erfolgreichen Suche** und Bewertung von Gesundheitsinformationen (Baumann & Hastall, 2014, S. 458-459; Flanagin & Metzger, 2000, S. 518). Dadurch können sie sich auch in der Vertrauenseinstellung niederschlagen.

Die vorherrschenden **gesundheitsbezogenen Meinungen, Einstellun-gen und das medizinische Vorwissen** bilden weitere Maßstäbe, anhand derer die Gesundheitsinformationen hinsichtlich möglicher Diskrepanzen und Widersprüche bewertet werden (Freeman & Spyridakis, 2004, S. 244-245; Johnson & Kaye, 1998, S. 327; Wathen & Burkell, 2002, S. 136). Im Sinne des **Konsistenz-strebens** sowie des **Confirmation Bias** (Donsbach, 2009; Festinger, 1957; siehe Kapitel 3.4.1.2) steigt die Wahrscheinlichkeit, eine positive Einschätzung der Vertrauenswürdigkeit vorzunehmen, wenn man Meinungen oder Einstellungen teilt und das eigene Vorwissen bestätigt wird (Carlisle et al., 2010, S. 515-516; Freeman & Spyridakis, 2004, S. 244; Meyer, 2005, S. 221-223). Umgekehrt werden Gesundheitsinformationen kritisch hinterfragt, wenn es zu Diskrepanzen kommt. Mögliche Diskrepanzen können sich auch auf vorherrschende Vertrauenseinstellungen gegenüber einer alternativen Vertrauensinstanz wie dem Arzt oder der Ärztin beziehen (Carlisle et al., 2010, S. 516). Zudem begünstigt **medi-zinisches Vorwissen** die elaborierte Verarbeitung und macht eine kritischere

Bewertung von Gesundheitsinformationen und deren Vertrauenswürdigkeit wahrscheinlicher (Eastin, 2001; Petty & Cacioppo, 1989). Anstelle von Heuristiken der Bewertung tritt in diesem Fall eine intensive Auseinandersetzung mit den Gründen der Vertrauenswürdigkeit (Metzger, 2007).

Weitere Einflüsse auf die Vertrauenseinstellung können auch von **soziodemografischen und psychografischen Merkmalen** der RezipientInnen ausgehen (Eastin, 2001; Golan, 2010; Johnson & Kaye, 1998; Oyedeji et al., 2010). Analog zu den Einflussfaktoren der Vertrauenseinstellung gegenüber ÄrztInnen zeigt sich, dass das **Alter** der RezipientInnen einen wichtigen Einflussfaktor darstellt (Kiousis, 2001, S. 384-385; Ye, 2010b, S. 40-41). Tan (2015, S. 13-16) geht davon aus, dass mit zunehmendem Alter medialen Informationen eher seltener Vertrauen geschenkt wird. Obwohl mit steigendem Alter die Notwendigkeit der Auseinandersetzung mit gesundheitsbezogenen Herausforderungen steigt, scheinen Medien als weniger verlässlich wahrgenommen und von geringerer Relevanz zu sein. Zudem zeigen sich auch altersspezifische Muster der Vertrauenseinstellung in unterschiedliche Quellen medialer Gesundheitsinformationen (siehe hierzu Ye, 2010b, S. 40-41). Besonders deutlich wird in diesem Kontext, dass Jüngere Online-Inhalte für vertrauenswürdiger halten und solche Angebote häufiger als relevante Vertrauensinstanzen für Gesundheitsfragen heranziehen (Johnson & Kaye, 1998, S. 327, 2000, S. 874; Miller & Bell, 2012). Dies kann auf die höhere Vertrautheit mit diesem Informationskanal zurückgeführt werden und beschreibt einen Kohorteneffekt (Miller & Bell, 2012). Meredith et al. (2007, S. 229) identifizieren im Vergleich verschiedener Altersgruppen, dass auch die Gewichtung verschiedener Gründe der Vertrauenswürdigkeit beeinflusst wird. Beispielweise legen Jüngere besonderen Wert auf die Aufrichtigkeit.

Im Vergleich zwischen **Männern und Frauen** zeigt sich, dass Frauen allgemein höhere Vertrauenseinstellungen gegenüber Medien besitzen (Johnson & Kaye, 1998, S. 334, 2000, S. 874). Dies kann als ein weiterer Einflussfaktor für ihr generell stärker ausgeprägtes gesundheitsbezogenes Informationshandeln gedeutet werden (siehe Kapitel 2.2.2.1).

Auch der **Bildungsstand** hat einen Einfluss auf die Vertrauenseinstellung gegenüber medialen Gesundheitsinformationen. Höhere Bildung geht mit geringerem Vertrauen in mediale Gesundheitsinformationen einher (Freeman & Spyridakis, 2004, S. 244; Johnson & Kaye, 1998, S. 331-334, 2000, S. 874; Van de Velde et al., 2011, S. 596)

*Situative und strukturelle Einflussfaktoren*

Als bedeutender situativer Einflussfaktor der Vertrauenseinstellung (siehe Abbildung 9, Baustein 3) bestätigt sich die bereits im Zuge von ÄrztInnen identifizierte Rolle des **Gesundheitszustands** eines Rezipienten oder einer Rezipientin. Die eigene Betroffenheit oder Erfahrung mit einer Erkrankung stellt den wichtigsten Auslöser für die Suche nach Gesundheitsinformationen dar und begründet ihre hohe Relevanz (Flanagin & Metzger 2000, S. 519; Metzger, 2007, S. 2087-2088). Die Vertrauenseinstellung gegenüber medialen Gesundheitsinformationen wird dabei vor allem indirekt über das **Involvement der Betroffenen** beeinflusst (Freeman & Spyridakis, 2004, S. 244; Rains & Donnerstein Karmikel, 2009, S. 545; siehe Kapitel 4.3.3.1). Um weitreichende Konsequenzen inadäquater und wenig verlässlicher Informationen in einer solch bedeutsamen, vulnerablen und unsicherheitsbehafteten Situation zu vermeiden, sind Ausmaß und Sorgfalt der Prüfung der Vertrauenswürdigkeit besonders hoch (Metzger, 2007, S. 2088). Es ist davon auszugehen, dass der Rezipient oder die Rezipientin zu einer zentralen Verarbeitung von vertrauensrelevanten Gründen motiviert ist (Dutta-Bergman, 2004d, S. 255; Rains & Donnerstein Karmikel, 2009, S. 546). Ist dies der Fall, wird die Bewertung der Vertrauenswürdigkeit stärker inhaltsgetrieben durch die Aussage als durch den Kommunikator geprägt (Hong, 2006, S. 152; Metzger, 2007, S. 2088; Wathen & Burkell, 2002, S. 136; siehe auch Kapitel 4.3.3.1). Daraus kann abgeleitet werden, dass sich je nach Gesundheitszustand sowie in Abhängigkeit von dem bestimmten Krankheitsbild die Gründe sowie ihre Gewichtung im Zuge der Bewertung der Vertrauenswürdigkeit unterscheiden (Freeman & Spyridakis, 2004, S. 258). Im Gegensatz zu der Vertrauensinstanz des Arztes oder der Ärztin, die aufgrund hoher Unsicherheiten und Vulnerabilität weniger kritisch hinterfragt wird, wird folglich für mediale Gesundheitsinformationen grundsätzlich eine gegensätzliche Wirkung angenommen.

Eine weniger kritische Prüfung im Sinne der heuristischen Verarbeitung kann dadurch bedingt werden, dass der/die Einzelne durch die Situation und die Informationsfülle überfordert ist. Dies kann aufgrund der emotionalen Belastung durch die Erkrankung sowie der Komplexität medizinischer Informationen begünstigt werden (Freeman & Spyridakis, 2004, S. 241). Als Konsequenz führt die Überforderung dazu, dass die Gesundheitsinformationen weniger kritisch geprüft werden und das Vertrauen und die Verantwortungsabgabe analog zur postulierten Wirkung bei ÄrztInnen wichtiger erscheinen.

Auch im medialen Bereich stellen dritte Parteien einen Einflussfaktor der Vertrauensgenese dar. So ist von **Transfereffekten des Vertrauens zwischen Medien** auszugehen (Ye, 2010b, S. 36). In diesem Kontext wird häufig auf die

Beziehung zwischen klassischen Massenmedien und Online-Medien eingegangen (Napoli, 2001; Tsfati, 2010). Beispielsweise nimmt Napoli (2001) an, dass aufgrund des Hybridcharakters des Internets das Vertrauen in Gesundheitsinformationen aus dem Online-Bereich sowohl durch massenmediale als auch interpersonale Vertrauensinstanzen und Autoritäten beeinflusst wird. Neben Transfereffekten zwischen verschiedenen Informationsquellen können aber auch **Vertrauensvermittler** in den Prozess der Entstehung von Vertrauenseinstellungen eingreifen (siehe Kapitel 3.2.1). So können Empfehlungen der Familie, von Freunden oder der Hinweis von ÄrztInnen einen Vertrauensvorschuss für eine mediale Informationsquelle begünstigen. Umgekehrt kann die kritische Haltung Dritter aber auch die Vertrauenseinstellung behindern.

### 4.3.4  Zusammenfassung der Spezifika des Vertrauens in mediale Gesundheitsinformationen

Die Spezifizierung der Annahmen über die Vertrauenseinstellung gegenüber medialen Gesundheitsinformationen hat gezeigt, dass Vertrauen auch in diesem Bereich eine **Strategie des Umgangs** mit der empfundenen Vulnerabilität und Unsicherheit darstellt. Die eigenen Wissensdefizite und subjektiven Unsicherheiten, die im Zuge gesundheitlicher Herausforderungen salient werden, können überbrückt werden, indem sowohl eine Zuwendung zu vertrauenswürdigen Informationsquellen stattfindet als auch den Gesundheitsinformationen im Zuge der Deutung eine höhere Relevanz zukommt (siehe hierzu Kapitel 5). Diese beiden zentralen Vertrauenshandlungen in Bezug auf mediale Gesundheitsinformationen sind analog zu den Funktionen des Vertrauens in ÄrztInnen zu interpretieren. Demnach ist im Kontext der Problemstellung der Arbeit davon auszugehen, dass Vertrauen aufgrund des Einflusses auf die Zuwendung und Deutung von Gesundheitsinformationen den Prozess des Unsicherheitsmanagements und seinen Erfolg prägt.

Mit Blick auf die erste Fragestellung der Arbeit, die sich auf die Faktoren der Vertrauensgenese bezieht, sind Unterschiede zwischen der interpersonalen Form des Vertrauens in einen behandelnden Arzt oder eine behandelnde Ärztin und sozialen Formen des Vertrauens in mediale Gesundheitsinformationen zu beachten. Die dargestellten Besonderheiten der Vertrauensgenese gewährleisten im Rahmen der vorliegenden Problemstellung eine spezifische Auseinandersetzung mit den Entstehungsbedingungen von Vertrauen in mediale Gesundheitsinformationen.

Die auf der Grundlage der theoretischen Betrachtung erarbeiteten Unterschiede beziehen sich zum einen darauf, dass sich das Aufgabenverständnis zwischen journalistischer Massenkommunikation, öffentlicher und privater Expertenkommunikation unterscheiden, während bei ÄrztInnen die soziale Rolle eine gemeinsame Basis aller arztbezogenen Vertrauenseinstellungen bildet. Zudem lassen sich bei medialen Gesundheitsinformationen im Vergleich zu ÄrztInnen die Ebenen des **Kommunikators** und der **kommunizierten Aussagen** stärker voneinander abgrenzen und beeinflussen in ihrer spezifischen Kombination die Bewertung der Vertrauenswürdigkeit und der Vertrauenseinstellung gegenüber medialen Gesundheitsinformationen.

Während bei ÄrztInnen grundsätzlich angenommen wird, dass ihnen gegenüber ein hoher psychologischer Bedarf zu vertrauen besteht, kann dieser gegenüber medialen Gesundheitsinformationen nicht vorausgesetzt werden. Vielmehr scheinen für die Entstehung der Vertrauenseinstellung auch die Motivation, verfügbare Ressourcen und Fähigkeiten bedeutsam zu sein und darüber zu entscheiden, welche Merkmale der Vertrauenswürdigkeit in welcher Form gewichtet werden und welche **heuristischen Entscheidungsregeln** Einfluss auf die Vertrauenseinstellung nehmen.

Eine weitere Besonderheit stellt es dar, dass die Kompetenz zur Nutzung in Form der **informationsbezogenen Selbstwirksamkeit** stärker ins Gewicht fällt. Während PatientInnen gerade im Zuge einer Therapie auf den Arzt oder die Ärztin angewiesen sind, setzt die Zuwendung zu medialen Gesundheitsinformationen bestimmte Fähigkeiten des Rezipienten oder der Rezipientin voraus. Dies kann dabei als Voraussetzung gesehen werden, um mediale Gesundheitsinformationen für die Bewältigung erlebter Unsicherheiten heranzuziehen und Vertrauenshandlungen durchzuführen.

## 4.4 Zwischenfazit und Forschungsagenda für die Betrachtung der Vertrauensgenese

Für die Bewältigung von gesundheitsbezogenen Herausforderungen, den Umgang mit einer Erkrankung sowie den Prozess der medizinischen Entscheidungsfindung spielen Vertrauenseinstellungen eine wichtige Rolle. Gerade im Gesundheitskontext scheint es unerlässlich, dass man sich auf andere verlässt, Verantwortung teilt und trotz empfundener Unsicherheiten und der eigenen Verletzlichkeit einen konstruktiven Umgang mit der belastenden Situation findet. Hierfür ist Vertrauen entscheidend. Die im vorangegangenen Kapitel dargelegte Relevanzzuschreibung (siehe Kapitel 4.2.2 und 4.3.2) unterstreicht die Bedeutung, sich im Zuge der ersten Forschungsfrage der Arbeit der Entstehung von Vertrauenseinstellungen zu widmen (siehe Kapitel 1.1).

Im Zuge des Krankheitsverlaufs kann es eine **Vielzahl relevanter Vertrauensinstanzen** geben, die Rat bieten und helfen können, Unsicherheiten zu reduzieren. Zu diesen zählen nicht nur ÄrztInnen, sondern auch die eigene Familie, Freunde und mediale Informationsquellen der journalistischen Massenkommunikation wie auch der privaten oder öffentlichen Expertenkommunikation (siehe Kapitel 4.1). Bisher existieren nur wenige Studien, die im Kontext einer Erkrankung die verschiedenen Quellen miteinander in Bezug setzen und dabei auch konkret auf die Vertrauenswürdigkeit der Instanzen eingehen. In der vorliegenden Arbeit wird dies adressiert. Hierzu wurde aus theoretischer Perspektive erörtert, wie subjektive Vertrauenseinstellungen in relevante Instanzen zustande kommen. Bisher gibt es über die Faktoren der Vertrauenswürdigkeit sowohl in der Medizin und Gesundheitswissenschaft (siehe Kapitel 4.2) als auch der Kommunikationswissenschaft (siehe Kapitel 4.3) keinen Konsens. Einig ist man sich lediglich, dass je nach Instanz und in Abhängigkeit von bestimmten Herausforderungen und Aufgaben **unterschiedliche Gründe der Vertrauenswürdigkeit** relevant werden und eine unterschiedliche Wertigkeit besitzt. Es wird deutlich, dass Vertrauen einen stark situativen Charakter besitzt und subjektiv zugeschrieben wird.

Im Rahmen einer umfassenden theoretischen Auseinandersetzung wurden mithilfe des Modells von Mayer et al. (1995) bisherige Erkenntnisse aus den verschiedenen Disziplinen zusammengeführt und um Kontextfaktoren, situative Rahmenbedingungen und personenbezogene Merkmale ergänzt. Dies ist entsprechend des Vertrauensverständnisses der vorliegenden Arbeit (siehe Kapitel 3) unerlässlich, da gerade das Zusammenspiel verschiedener Gründe der Vertrauenswürdigkeit und Einflussfaktoren eine bestimmte Vertrauenseinstellung erklären und zu einer Vertrauenshandlung wie der Zuwendung zu einem Arzt/einer Ärztin oder medialen Gesundheitsinformationen führen. Im Zuge der vorgenommenen Modellierung wird den bisherigen disziplinübergreifenden Schwächen entgegnet. Dabei handelt es sich um die fehlende theoretisch begründete Auseinandersetzung mit Vertrauen, ein unzureichendes Begriffsverständnis und eine Vielzahl unterschiedlicher Ansätze, die meist ausschließlich die Gründe der Vertrauenswürdigkeit beschreiben.

Vergleicht man das **Vertrauen in verschiedene Instanzen** im Gesundheitskontext, wird deutlich, dass aufgrund der emotionalen Beziehung Vertrauen in **Familienangehörige und Freunde** prinzipiell die stärkste und belastbarste Basis besitzt. Damit geht aber nicht zwangsweise einher, dass Angehörige die vertrauenswürdigste Quelle für Gesundheitsfragen darstellen (siehe Kapitel 4.1) – gerade bei gesundheitsbezogenen Herausforderungen ist Vertrauen auch außerhalb dieser persönlichen und emotionalen Bindung erforderlich. In diesem Fall handet es sich nicht um Beziehungsvertrauen, sondern die Vertrauensgenese basiert auf anderen Mechanismen (siehe Kapitel 3.2.3). Auf einem systamtischen Vergleich der Vertrauensinstanzen basierend, liegt der Fokus der vorliegenden Arbeit auf dem ärztlichen Fachpersonal und medialen Gesundheitsinformationen – unter anderem da diese sich speziell durch ihre hohe Relevanz für die informationsbezogene Unterstützung auszeichnen.

Besonders bedeutsam ist das Vertrauen in der **Arzt-Patienten-Beziehung** (Mechanic & Meyer, 2000, S. 657-658). Vertrauen ist in dieser Beziehung ein wichtiger Kontextfaktor für die Reduktion von Unsicherheiten, die Bewältigung der Erkrankung und trägt zur Genesung der PatientInnen bei (Thom, Ribisl et al., 1999, S. 511). Seine positiven Funktionen reichen von der subjektiven Bereitschaft, sich Hilfe zu suchen, zu einer stärkeren Aneignung bestimmter Gesundheitsinformationen und einem gesteigerten subjektiven Wohlbefinden (Farin et al., 2013, S. 246-247; Kaiser et al., 2011, S. 51; Lee & Lin, 2009, S. 1065; Pearson & Raeke, 2000, S. 512, Scheibler et al., 2011, S. 65).

Eine Besonderheit der **Entwicklung der Vertrauenseinstellung** gegenüber ÄrztInnen ist, dass sich diese nicht, wie in anderen interpersonalen Beziehungen, langsam über die Zeit entwickelt. Stattdessen ist sie gerade in frühen Phasen des Beziehungsaufbaus aufgrund der sozialen Rolle des Arztes oder der Ärztin und des situativen psychologischen Bedarfs zu vertrauen vergleichsweise hoch ausgeprägt.

Vertrauen ist aber nicht nur dafür wichtig, dass PatientInnen aufgrund bestimmter Beschwerden einen Arzt oder eine Ärztin aufsuchen, sondern beeinflusst auch, ob sie sich bestimmten **medialen Gesundheitsinformationen** zuwenden, um nach Rat zu suchen. Sowohl die Zuwendung als auch die Aneignung dieser medialen Gesundheitsinformationen sind als Vertrauenshandlungen zu interpretieren (siehe Kapitel 4.3.2). Vertrauen in mediale Gesundheitsinformationen führt dazu, dass eine höhere Wertigkeit und damit ein höherer Nutzen der Gesundheitsinformationen einer medialen Vertrauensinstanz wahrgenommen wird. Es besitzt folglich eine Orientierungsfunktion und hilft, subjektive Unsicherheiten zu bewältigen und Sinn zu konstruieren (siehe Kapitel 4.3.2). Die Informationen werden akzeptiert, da entweder der Kommunikator als Experte/Expertin angesehen wird oder die Informationen als verlässlich und bedeutsam gelten (Poortinga & Pidgeon, 2003, S. 962). Vertrauen kann folglich zu einem gewissen Grad als **Verantwortungsabgabe an Dr. Google** gesehen werden.

Die Besonderheit der **Entwicklung von medialen Vertrauenseinstellungen** bezieht sich auf die verschiedenen Bezugsebenen des Kommunikators und der kommunizierten Aussage sowie ihre Beziehung zueinander. Zudem können neben den Gründen der Vertrauenswürdigkeit, die sich auf die beiden Ebenen beziehen, auch spezifische Strategien beschrieben werden, die eine Bewertung der Vertrauenswürdigkeit orientieren (siehe Kapitel 4.3.3).

In Kapitel 4 wird entsprechend der ersten Fragestellung der vorliegenden Arbeit deutlich, welche Vertrauensinstanzen für Betroffene von Relevanz sind und wie auf theoretischer Basis Vertrauenseinstellungen zustande kommen. Die theoretische Auseinandersetzung mit Vertrauen resultiert in der Entwicklung spezifischer Modelle der Vertrauensgenese für ärztliches Fachpersonal (siehe Kapitel 4.2.3) und mediale Gesundheitsinformationen (siehe Kapitel 4.3.3). Da es bisher kein einheitliches Verständnis von Vertrauen gibt, die vorgestellten Annahmen auf Transferleistungen beruhen und bisher keine gesicherten Erkenntnisse vorliegen, erscheint es notwendig, die **Entstehungsbedingungen von Vertrauenseinstellungen** aus Sicht von Betroffenen weiter zu explorieren. Zudem verweisen die situationsspezifischen Einflussfaktoren der Vertrauenseinstellung wie des Informationshandelns auf die Bedeutung einer krankheitsspezifischen Modellierung der Vertrauensgenese und der Wirkmechanismen des Vertrauens. So kann die Übertragbarkeit der allgemeinen Annahmen auf den Krankheitskontext überprüft werden. Die theoretische Betrachtung soll somit um eine empirische Basis ergänzt werden. Dies scheint wichtig, um im Rahmen der Problemstellung der Arbeit zu einem einheitlichen Vertrauensverständnis und einer umfassenden Beschreibung der Vertrauensgenese beizutragen (siehe Kapitel 1.2). Dabei sollen sowohl die relevanten Gründe der Vertrauenswürdigkeit identifiziert werden als auch die Einflüsse personenbezogener Merkmale, situativer und struktureller Gegebenheiten des Gesundheitskontexts exploriert werden.

Von diesem Verständnis des Konstruktes und der Vertrauensgenese ausgehend, soll im Zuge der zweiten Fragestellung der Arbeit die **Rolle des Vertrauens** für das Informations- und Unsicherheitsmanagement spezifiziert werden. Auf Basis der theoretischen Betrachtung von Vertrauen wurde dargelegt, dass Vertrauen als Strategie des Unsicherheitsmanagements fungiert und Einfluss auf einzelne Prozessschritte wie die Zuwendung zu einer Vertrauensinstanz nimmt. Der Einfluss auf die Prozessschritte soll nachfolgend weiter ausgeführt werden (siehe Kapitel 5). Als Grundlage für den Prozess des gesundheitsbezogenen Informationshandelns wird aus der Perspektive der Vertrauensforschung resümiert, dass als Resultat der Vertrauensgenese der/die Einzelne bestimmte Vertrauenseinstellungen zu ÄrztInnen und medialen Gesundheitsinformationen besitzt. Solche Vertrauenseinstellungen liegen unabhängig von einer konkreten, situativen Unsicherheitswahrnehmung entweder in generalisierter oder spezifischer Form vor. Generalisierte Formen des Vertrauens bestehen, wenn noch keine Erfahrungen mit einer Instanz wie beispielsweise einem Facharzt oder einer -ärztin oder einer bestimmten medialen Informationsquelle vorliegen. In diesem Fall entsteht Vertrauen auf der Basis generalisierter, kollektiver Werte sowie der individuellen Vertrauensfähigkeit. Handelt es sich um etablierte Beziehungen beispielsweise zu einem langjährigen Hausarzt oder einer Hausärztin, ermöglichen vorangegangene Interaktionen eine Bewertung der spezifischen Gründe der Vertrauenswürdigkeit im Bereich der Kompetenzen und Motive der Instanz (siehe Kapitel 3.4.2; sowie Kapitel 4.2.3 und 4.3.3) und bilden die Basis für den weiteren Austausch oder die Zuwendung im Zuge des Informationshandelns.

Diese Annahmen stellen den Ausgangspunkt dar, auf dessen Basis nachfolgend die Perspektive des Informationshandelns (Kapitel 2) und die Auseinandersetzung mit Vertrauen (Kapitel 3 und 4) zusammengeführt werden.

# 5 Integration: Die Rolle von Vertrauenseinstellungen für das gesundheitsbezogene Informationshandeln

Basierend auf dem Prozessmodell des unsicherheitsbezogenen Informations-handelns (siehe Kapitel 2) sowie den beschriebenen Charakteristika des Kon-struktes Vertrauen (siehe Kapitel 3-4) wird in diesem Kapitel dargestellt, welche Funktionen den Vertrauenseinstellungen innerhalb dieses Prozesses zukommen und welche Rolle sie für das gesundheitsbezogene Informationshandeln spielen (siehe Kapitel 5.1). Dies dient mit Blick auf die Problemstellung der Arbeit als Grundlage für die Forschungsagenda zur empirischen Anreicherung und Über-prüfung des Prozessmodells des Informationshandelns im Zuge der zweiten Fragestellung (siehe Kapitel 5.2).

Im vorliegenden Integrations-Kapitels findet somit ein **Perspektivwechsel** von dem Fokus auf der Vertrauensgenese, die in einer bestimmten Vertrauens-einstellung resultiert, zu dieser Vertrauenseinstellung als erklärender oder inter-venierender Faktor im Prozessmodell des Informationshandelns statt. Es soll von dem Resultat der Vertrauensgenese auf Vertrauenshandlungen in Bezug auf das Informationshandeln und Unsicherheitsmanagement geschlossen werden.

## 5.1 Integration der Modellannahmen zum gesundheitsbezogenen Informationshandeln und zum Vertrauen

Das folgende Kapitel zielt im Rahmen der zweiten Fragestellung der Arbeit (siehe Kapitel 1.1) darauf ab, die bisher nahezu unabhängigen Perspektiven des gesundheitsbezogenen Informationshandelns und des Vertrauens zu integrie-ren. Im Folgenden wird entlang der Prozesskette des unsicherheitsbezogenen Informationshandelns (siehe Abbildung 10) skizziert, an welchen Stellen des Prozessmodells Vertrauenseinstellungen eine Rolle spielen und wie diese Rolle auf Basis der bisherigen Erkenntnisse näher beschrieben werden kann.

**Abbildung 10:** **Prozess des unsicherheitsbezogenen Informationshandelns**

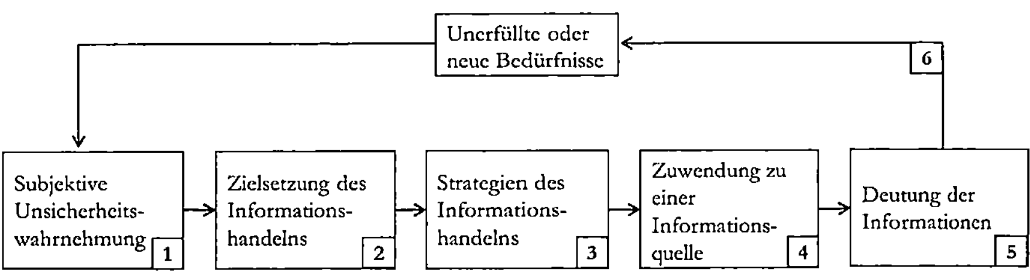


Quelle: Eigene Darstellung

© Springer Fachmedien Wiesbaden GmbH, ein Teil von Springer Nature 2019
E. Link, *Vertrauen und die Suche nach Gesundheitsinformationen,*
https://doi.org/10.1007/978-3-658-24911-3_5

### 5.1.1  Modellschritt 1: Vertrauen als Einflussfaktor oder Auslöser der Unsicherheitswahrnehmung

Am Anfang des Prozesses des gesundheitsbezogenen Informationshandelns steht eine subjektive Unsicherheitswahrnehmung, die als dessen Auslöser gilt. Sie beruht auf einem Delta zwischen dem wahrgenommen und gewünschten Ausmaß an Unsicherheiten oder Wissen und kann zu einem spezifischen Informationsbedürfnis führen (siehe Kapitel 2.1). Aus der Perspektive des Unsicherheitsmanagements sowie des Sense-Making (Brashers, 2001; Dervin, 2003a) kann geschlossen werden, dass **fehlendes Vertrauen mit wahrgenommenen Unsicherheiten** einhergeht oder umgekehrt hohes Vertrauen in eine bestimmte Instanz wie dem Arzt oder der Ärztin auch zu geringeren Unsicherheitswahrnehmungen führen kann (Bennett et al., 2014, S. 381). Somit können geringe Vertrauenseinstellungen zu einem Auslöser von wahrgenommenen Unsicherheiten (Brashers, 2001) oder Diskontinuitäten (Dervin & Frenette, 2003a) werden oder das wahrgenommene Ausmaß an Unsicherheiten verstärken. Beispielsweise kann in Bezug auf den behandelnden Arzt oder die behandelnde Ärztin angenommen werden, dass fehlendes Vertrauen darauf beruhen kann, das dessen Kompetenzen angezweifelt oder zumindest hinterfragt werden. Entsprechend der dynamischen Entwicklung und Beziehung zwischen verschiedenen Formen der Unsicherheit kann dies auch die Wahrnehmung weiterer Formen der Unsicherheit bedingen (siehe Kapitel 2.2.1.3). Die grundlegende Unsicherheit in Bezug auf den Arzt oder die Ärztin kann sich auch auf die Bewertung der gestellten Diagnose, der Therapieempfehlung sowie der eigenen Fähigkeiten zur Bewältigung der belastenden Situation auswirken.

Neben der Rolle des Vertrauens als Auslöser für die Wahrnehmung von Unsicherheiten ist es ebenso denkbar, dass sich die **Vertrauensfähigkeit** des Patienten oder der Patientin und das einem Arzt/einer Ärztin oder medialen Gesundheitsinformationen geschenkte Vertrauen auf die **Bewertung und emotionale Reaktionen auf Unsicherheiten** auswirken. Gerade die Vertrauensfähigkeit, die Vertrauenseinstellungen ebenfalls prägt, geht sowohl mit einer höheren Unsicherheitstoleranz als auch der Akzeptanz von Unsicherheiten[19] einher (Brashers, 2001, S. 484; Emmers & Canary, 1996; Mishel, 1990). Eine hohe Vertrauensfähigkeit hat zur Folge, dass die Diskrepanz zwischen der vorherrschenden und gewünschten Unsicherheit subjektiv als weniger groß und belastend wahrgenommen wird. Folglich erscheint die Bewältigung von Unsicherheiten weniger dringlich, und der Informationsbedarf fällt geringer aus. Im

---

[19]  Dies kann besonders bei chronischen Belastungen wichtig sein, um die Handlungsfähigkeit, aber auch das eigene Wohlbefinden zu erhöhen.

Gegensatz dazu kann eine geringe Vertrauensfähigkeit die subjektive Unsicherheitswahrnehmung verstärken und damit zu einer höheren Relevanz von Strategien zur Bewältigung erlebter Unsicherheiten führen.

In Bezug auf den Modellschritt der Unsicherheitswahrnehmung wird resümiert, dass Vertrauen selbst als Auslöser einer bestimmten Form des gesundheitsbezogenen Informationshandelns fungiert oder als Einflussfaktor der Wahrnehmung der Diskrepanz zwischen dem bestehenden und gewünschten Ausmaß an Unsicherheiten die Relevanz oder Notwendigkeit des Unsicherheitsmanagements erhöht oder verringert. Somit kann davon ausgegangen werden, dass die Unsicherheitswahrnehmung mit Vertrauen assoziiert ist, dies die Wahrnehmung subjektiver Informationsbedürfnisse beeinflusst und die Zielsetzung des Informationshandelns als nächsten Prozessschritt prägt.

### 5.1.2 Modellschritt 2 und 3: Vertrauen als Einflussfaktor der Zielsetzung und Strategie des Unsicherheitsmanagements

Als nächsten Schritt des Prozessmodells des unsicherheitsbezogenen Informationshandelns wird auf die **Zielsetzung und Strategien** des Unsicherheitsmanagements eingegangen. Es werden Annahmen darüber abgeleitet, in welcher Beziehung Vertrauenseinstellungen und dieser Schritt des Unsicherheitsmanagements stehen (siehe Abbildung 10). In Kapitel 2.3 wurde deutlich, dass das Unsicherheitsmanagement zwei gegensätzliche Zielsetzungen verfolgen kann. Neben dem Wunsch, als unangenehm und bedrohlich wahrgenommene Unsicherheiten zu reduzieren, kann es auch von Vorteil sein, mit subjektiven Unsicherheiten verbundene Hoffnungen aufrechtzuerhalten. In Abhängigkeit von der situativ vorliegenden Zielsetzung gewinnen unterschiedliche Strategien des gesundheitsbezogenen Informationshandelns an Bedeutung (siehe Kapitel 2.4).

Im Zuge der Zielsetzung der Reduktion negativ bewerteter Unsicherheiten kann Vertrauen als **eigene Strategie des Umgangs mit Unsicherheiten** verstanden werden. Ihre Funktion beruht darauf, dass Vertrauen zu bedeutungsvollen Interaktionen mit einer Vertrauensinstanz wie ÄrztInnen oder medialen Gesundheitsinformationen befähigt. Die damit einhergehende Komplexitätsreduktion und Verantwortungsübergabe führt zu einem höheren subjektiven Sicherheitsempfinden. Hohes Vertrauen in eine bestimmte Instanz als eigenständige Strategie des Unsicherheitsmanagements könnte folglich damit einhergehen, dass Formen des Informationshandelns nicht notwendig erscheinen.

Im Sinne des Konsistenzstrebens und des Confirmation Bias (siehe 3.4.1.2) ist davon auszugehen, dass sogar jegliche weiteren Informationen von anderen Vertrauensinstanzen vermieden werden, um das bestehende Sicherheitsempfinden und das Vertrauen zu schützen.

In Bezug auf die **Strategien des Informationshandelns** kann davon ausgegangen werden, dass bei der Zielsetzung, Unsicherheiten zu reduzieren, gezielt nach vertrauenswürdigen Informationsquellen gesucht wird. Im Gegensatz dazu kann es bei der Zielsetzung, Hoffnungen zu erhalten oder zu verstärken, sinnvoll erscheinen, Quellen auszuwählen, die als weniger vertrauenswürdig gelten. Generell legen die Annahmen eine enge Beziehung zwischen Vertrauen und der Informationssuche nahe, während Vertrauen für die Informationsvermeidung weniger bedeutsam erscheint.

Aus dieser Betrachtung ergibt sich, dass Vertrauen einerseits eine Strategie zur Reduktion von Unsicherheiten darstellt und andererseits als Moderator entsprechend einer bestimmten Zielsetzung die Strategien des Informationshandelns beeinflusst.

### 5.1.3 Modellschritt 4: Vertrauen als Grund der Zuwendung

Der nächste Prozessschritt des gesundheitsbezogenen Informationshandelns stellt die Auswahl und Zuwendung zu einer spezifischen Informationsquelle dar (siehe Kapitel 2.4.2 sowie Abbildung 10). Gerade aufgrund des Überangebotes an Informationsquellen und der hohen Relevanz der Gesundheitsinformationen für die Bewältigung von Unsicherheiten im Kontext der eigenen Gesundheit erscheint es wichtig, dass eine begründete Auswahl bestimmter Informationsangebote stattfindet (Schweiger, 2000, S. 38; siehe Kapitel 2.4.2). Die theoretische Auseinandersetzung mit den Annahmen der kommunikationswissenschaftlichen Selektionsforschung sowie den Funktionen von Vertrauen legen nahe, dass Vertrauen als Basis für die selektive Zuwendung zu bestimmten Informationsquellen und Gesundheitsinformationen dient (siehe Kapitel 4.2.2; 4.3.2). Die **Zuwendung zu einer Vertrauensinstanz** stellt somit nach dem Modell der Vertrauensgenese von Mayer et al. (1995) eine Vertrauenshandlung dar.

Die Vertrauenswürdigkeit wird in diesem Sinne als zugeschriebene Eigenschaft einer Instanz verstanden. Dies entspricht den Annahmen des Selective Exposure-Ansatzes (Hastall & Knobloch-Westerwick, 2013; Knobloch-Westerwick, 2015; Knobloch-Westerwick & Kleinman, 2012) sowie einzelner gesundheitsbezogener Modelle wie dem CMIS (Johnson & Meischke, 1993) oder dem RISP (Griffin et al. 1999). Beide Modelle berücksichtigen Vertrauenswürdigkeit als eine von vielen Eigenschaften, die für die Auswahl einer Quelle bedeutsam ist und die Selektion begünstigen kann (siehe Kapitel 2.4.2).

Allerdings fehlt bisher eine genauere Auseinandersetzung mit der Rolle von Vertrauenseinstellungen, sodass die Wirkmechanismen unzureichend bestimmt sind. Eine Studie, die sich konkret auf Vertrauen bezieht, stellt ein Experiment von Winter und Krämer (2014) dar, die basierend auf dem Selective Exposure-

Ansatz die Bedeutung des Vertrauens für die Informationsauswahl im Vergleich zwischen Blogs und Nachrichtenseiten im Internet hinterfragen. Sie interpretieren Vertrauen als wichtiges Selektionskriterium, das darüber entscheidet, ob bestimmte Informationen genutzt werden (Winter & Krämer, 2014, S. 436). Gerade aufgrund der Verfügbarkeit vielfältiger und spezialisierter Informationen und starker Kontrollmöglichkeiten des/der Einzelnen im Internet (Westerwick et al., 2013) kommt Vertrauen in eine Quelle eine wichtige Orientierungsfunktion zu, und es stellt eine Auswahl-Heuristik dar (Winter & Krämer, 2014, S. 438). Hohe Vertrauenseinstellungen beeinflussen die Informationsauswahl, entsprechende Instanzen werden schneller ausgewählt und länger rezipiert (Winter & Krämer, 2014, S. 445). Sowohl die Auswahl als auch die Nutzung sind folglich mit der Vertrauenseinstellung gegenüber einer Quelle verbunden (Hou & Shim, 2010, S. 192-194; McMillan & Macias, 2008, S. 779-780).

Vertrauen als **Selektionskriterium** wird dabei sowohl für mediale Gesundheitsinformationen als auch interpersonale Quellen wie den Arzt oder die Ärztin relevant (Kannan & Veazie, 2014, S. 3-4). Vertrauen in einen Arzt oder eine Ärztin zeigt sich zunächst in der Arztwahl, aber ebenso auch an mehr Nachfragen sowie einer gezielteren Forderung nach Informationen (Hou & Shim, 2010, S. 189-190; siehe Kapitel 4.2.2). Für mediale Informationsquellen führt Vertrauen in bestimmte Informationen zu einer signifikant stärkeren Informationssuche mittels dieser Quellen (Huh et al., 2005, S. 713; Tan, 2015, S. 14; Tsfati & Cappella, 2005, S. 251; Ye, 2010a, S. 208-209). Wird im Gegensatz dazu die Vertrauenswürdigkeit der Informationen hinterfragt, wird eher nach alternativen Quellen gesucht, um sich zu informieren (Tsfati, 2010, S. 24-26). Somit kann davon ausgegangen werden, dass die Vertrauenseinstellung die Selektionswahrscheinlichkeit und Zuwendung zu einer Vertrauensinstanz beeinflusst.

### 5.1.4   Modellschritt 5: Vertrauen als Deutungsfaktor

Neben der Zuwendung kann auch die Deutung der Gesundheitsinformationen des ärztlichen Fachpersonals oder medialer Vertrauensinstanzen als Vertrauenshandlung verstanden werden. Die Ergebnisse von Winter und Krämer (2014) verdeutlichen, dass aufgrund des Vertrauens die Informationen als nützlich angesehen werden. Übertragen auf den Kontext des Unsicherheitsmanagements (Brashers, 2001) bedeutet dies, dass Vertrauen mit einer höheren Relevanzzuschreibung zu den Gesundheitsinformationen einhergeht und diese wirksamer oder effektiver darin sind, Unsicherheiten zu bewältigen und eine Sinnkonstruktion zu gewährleisten. In diesem Sinne wäre Vertrauen eine **Voraussetzung für den Erfolg des Unsicherheitsmanagements**, indem es darauf einzahlt, ob die Informationen für die Sinnkonstruktion Betroffener nützlich erscheinen und dazu beitragen, Unsicherheiten zu reduzieren, zu erhalten oder zu erhöhen (Brashers, 2001; Dervin, 2003a). Somit scheint Vertrauen dafür notwendig zu sein, dass die Informationssuche als befriedigend erlebt und das gewünschte Ziel erreicht wird (Jungermann et al., 1996, S. 260). Es trägt folglich zur Bedürfnisgerechtigkeit der Interaktion bei.

Damit geht einher, dass **Vertrauenseinstellungen auch instrumentalisiert** werden können, um den Informationen eine bestimmte Relevanz zu verleihen oder diese abzusprechen. Dies kann erforderlich erscheinen, um mittels des eigenen Informationshandelns eine bestimmte Zielsetzung zu erreichen und die wahrgenommenen Unsicherheiten in die gewünschte Richtung zu lenken. Der instrumentelle Einsatz der eigenen Vertrauenseinstellung kann sich beispielsweise in der Form äußern, dass einer qualitativ hochwertigen Informationsquelle für evidenzbasierte Gesundheitsinformationen im Zuge der Unsicherheitsmanagements Vertrauen abgesprochen wird, weil die bereitgestellten Gesundheitsinformationen der eigenen Einstellung widersprechen. Umgekehrt kann fragwürdigen Instanzen besonders hohes Vertrauen geschenkt werden, um mithilfe der bereitgestellten Informationen die eigene Unsicherheit in der gewünschten Form zu bewältigen.

Als Einstellung nimmt Vertrauen im Sinne des Vertrauensschutzes (Konsistenzstreben) auch Einfluss auf die **Art der Informationsverarbeitung.** Stellen Informationen bestehende Vertrauenseinstellungen zu einem Arzt/einer Ärztin oder medialen Gesundheitsinformationen in Frage, kann es zu einer selektiven Interpretation der Botschaftsinhalte, zum Generieren von Gegenargumenten oder zu einer Abwertung und Abneigung gegenüber der Quelle kommen (siehe Kapitel 2.4). Es kann sich dabei um unbewusste Abwehrprozesse handeln, die auf einer verzerrten Wahrnehmung und Informationsverarbeitung beruhen und dazu führen, dass solche Bedrohungen weniger beunruhigend erscheinen (Baumann & Hastall, 2014, S. 455-458; siehe Kapitel 2.4).

Somit zeigt sich, dass die Vertrauenseinstellung Einfluss auf die subjektiv wahrgenommene Wertigkeit der Gesundheitsinformationen nimmt und dadurch beeinflusst, ob diese zur Unsicherheitsbewältigung beitragen. Zudem nimmt die Vertrauenseinstellung selbst im Sinne des Konsistenzstrebens Einfluss auf die Informationsverarbeitung oder kann instrumentalisiert werden, um bestimmte Zielsetzungen des Unsicherheitsmanagements zu erreichen.

### 5.1.5  *Modellschritt 6: Vertrauen als Grund der kombinierten Nutzung von Informationsquellen*

Die beschriebenen Einflüsse von Vertrauenseinstellungen auf die Unsicherheitswahrnehmung und die Deutung von Gesundheitsinformationen resultieren in der kombinierten Nutzung verschiedener Informationsquellen. In Hinblick auf die Unsicherheitswahrnehmung kann dies darauf zurückgeführt werden, dass fehlendes Vertrauen zu einer höheren Unsicherheitswahrnehmung führt und somit ein Auslöser des Informationshandelns darstellt. In Bezug auf die Deutung wird die kombinierte Nutzung in Abhängigkeit von Vertrauen wahrscheinlicher, weil die Vertrauenseinstellung Einfluss auf den Erfolg des Unsicherheitsmanagements nimmt. Folglich stellt Vertrauen auch einen Grund für die kombinieret Nutzung dar (siehe Kapitel 2.4.3). Es wird angenommen, dass Vertrauen Einfluss darauf nimmt, welche Bedeutung eine bestimmte Vertrauensinstanz selbst wie auch alternative Vertrauensinstanzen besitzen und in welcher Beziehung verschiedene Instanzen zueinander stehen. Prinzipiell ist zu unterscheiden, ob Instanzen als Vertrauensvermittler für andere Informationskanäle herangezogen werden oder ob das Vertrauen das gesundheitsbezogene Informationshandeln und die kombinierte Nutzung verschiedener Instanzen beeinflusst.

Im Kontext des **Einflusses von Vertrauensvermittlern** werden häufig die Folgen der zunehmenden gesundheitsbezogenen Internetnutzung und unabhängigen Information des Patienten oder der Patientin für die Beziehung zu ärztlichem Fachpersonal hinterfragt. Gerade Empfehlungen und Informationen, die den Informationen des Arztes oder der Ärztin widersprechen, können die Arzt-Patienten-Beziehung belasten und das Vertrauensverhältnis beeinträchtigen (Bittner, 2016; Rossmann, 2010, S. 356; Schmidt-Kaehler, 2005, S. 479). So werden in Extremfällen die Empfehlungen des Arztes oder der Ärztin nicht eingehalten und stattdessen eine Selbstdiagnose und -medikation auf der Grundlage der Gesundheitsinformationen aus dem Internet vorgenommen. Sowohl Baker, Wagner, Singer und Bundorf (2003) als auch Weaver et al. (2009) stellen fest, dass über zehn Prozent ihrer Befragten Behandlungsempfehlungen des ärztlichen Fachpersonals aufgrund von Informationen aus dem Internet nicht eingehalten haben. In der Studie von Baker et al. (2003) zeigt sich zudem, dass sieben Prozent der chronisch kranken PatientInnen aufgrund von Online-Informationen einen anderen Arzt oder eine andere Ärztin aufsuchten. Die Forschungsergebnisse verdeutlichen nicht nur die Einflusspotenziale verschiedener Vertrauensinstanzen auf die Vertrauensgenese anderer Instanzen (siehe Kapitel 3.2.1), sondern deuten auch auf die kombinierte Nutzung der Instanzen hin.

Hinsichtlich des **kombinierten Nutzung** (siehe Kapitel 2.4.3) verschiedener Vertrauensinstanzen wäre denkbar, dass unterschiedliche Vertrauensinstanzen bei ähnlich hohen Vertrauenseinstellungen um Aufmerksamkeit konkurrieren, sie sich zumindest in Bezug auf bestimmte Funktionen substituieren oder komplementär genutzt werden (Ruppel & Rains, 2012). Tan (2015, S. 14) beschreibt dabei die **Komplementarität verschiedener Instanzen** näher. Er kann bestätigen, dass höheres Vertrauen in interpersonale und medizinische Informationsquellen ebenfalls mit höherem Vertrauen in mediale Gesundheitsinformationen verbunden ist und deren Nutzen beeinflusst. Dabei zeigt sich ein Paradox: So gilt, dass eine Person mit höherem Vertrauen in den Arzt oder die Ärztin auch stärker auf mediale Quellen vertraut. Allerdings nimmt das Vertrauen in Medien ab, wenn mit dem Arzt oder der Ärztin ein sehr umfassender Austausch über Gesundheitsthemen stattfindet (Tan, 2015, S. 16). Die Interpretation dieses Ergebnisses bleibt vage. Gegebenenfalls kann dies im Sinne des **defizitorientierten Ansatzes** auf die Bedeutung des Vertrauens in Abhängigkeit von erfüllten und unerfüllten Bedürfnissen (unmet needs; Lee & Hawkins, 2010; Tustin, 2010) hinweisen.

Bisher wird im Zuge des **defizitorientierten Ansatzes** die kombinierte Nutzung (siehe Kapitel 2.4.3.2) in Abhängigkeit von der Zufriedenheit des Patienten oder der Patientin beschrieben. Es kann aber auch angenommen werden, dass das Vertrauen in die verschiedenen Informationsquellen eine weitere wichtige Determinante oder einen Auslöser der kombinierten Nutzung darstellt. Dementsprechend ist hohes Vertrauen positiv assoziiert mit der Erfüllung der vorherrschenden Bedürfnisse und macht eine weitere Auseinandersetzung oder Zweitmeinung überflüssig. Im Gegensatz dazu kann fehlendes Vertrauen die Wahrscheinlichkeit unerfüllter Bedürfnisse erhöhen und über entsprechende Unsicherheitswahrnehmungen die Zuwendung zu alternativen Informationsquellen notwendig machen. Folglich kann geringes Vertrauen in ärztliches Fachpersonal verstanden als primäre Quelle für Gesundheitsinformationen (siehe Kapitel 4.1) die Zuwendung zu anderen als vertrauenswürdig erachteten Informationsquellen notwendig und wahrscheinlicher machen (Nan et al., 2014, S. 109).

Wie unterschiedliche Quellen unter Berücksichtigung des Vertrauens miteinander in Beziehung stehen, untersuchen auch Lee und Hornik (2009, S. 70-71) im Kontext der **Displacement-Hypothese** (siehe Kapitel 2.4.3). Sie nehmen an, dass die Internetnutzung die Frequenz der Arztbesuche negativ beeinflusst und dieser Zusammenhang durch die Vertrauenseinstellung gegenüber ÄrztInnen moderiert wird. Anhand einer Panel-Befragung (N = 501) zeigen sie, dass ein schwacher Interaktionseffekt der Internetnutzung und der Vertrauenseinstellung gegenüber ÄrztInnen vorliegt. Eine hohe Vertrauenseinstellung führt zu einer direkten Zuwendung zu ÄrztInnen, während bei PatientInnen mit geringer Vertrauenseinstellung die gesundheitsbezogene Internetnutzung eine höhere Relevanz besitzt (Lee & Hornik, 2009, S. 73). Lee und Hornik (2009) nehmen an, dass die Internetnutzung in diesem Fall der Vorbereitung, Absicherung und Selbstwirksamkeit in Bezug auf den Arztbesuch dient (S. 70-71). Zudem können die gefundenen Gesundheitsinformationen die Dringlichkeit eines Anliegens verdeutlichen und dazu führen, dass trotz geringer Vertrauenseinstellung gegenüber ÄrztInnen ein Arztbesuch stattfindet (Lee & Hornik, 2009, S. 75). Dies verdeutlicht, dass keine Kanibalisierung des Arztes/der Ärztin durch das Internet stattfindet, stattdessen unterstützen die Erkenntnisse die Annahmen des defizitorientierten Ansatzes.

Erste empirische Erkenntnisse zeigen somit, dass Vertrauen eine wichtige Determinante der kombinierten Nutzung verschiedener Quellen darstellt. Einerseits können andere Informationsquellen bewusst als Vertrauensvermittler herangezogen werden; andererseits kann das Vertrauen in eine Instanz deren Potenzial für die Bewältigung von Unsicherheiten und Befriedigung von Bedürfnissen beeinflussen. Bleiben diese unerfüllt oder werden sogar neue Arten der subjektiven Unsicherheiten im Zuge der Interaktion salient, wird eine erneute Zuwendung und Deutung von Informationen einer Vertrauensinstanz bedeutsam, und der beschriebene Prozess wird erneut durchlaufen.

### 5.1.6 Gesamtdarstellung des integrativen Modells

Wird der Prozess des gesundheitsbezogenen Informationshandelns unter Berücksichtigung des Vertrauens in verschiedene Instanzen wie ÄrztInnen und Angebote medialer Gesundheitsinformationen theoretisch beschrieben, zeigt sich, dass in allen Phasen des Informationsprozesses von einem Einfluss der Vertrauenseinstellung auszugehen ist (siehe Abbildung 11).

Beginnend mit der Wahrnehmung und Bewertung der Unsicherheiten beeinflussen Vertrauenseinstellungen die Entstehung und das Ausmaß der wahrgenommenen Informationsbedürfnisse (siehe Abbildung 11, Element 1). Dieser Einfluss auf die **Unsicherheitswahrnehmung** bedingt, ob der Prozess des unsicherheitsbezogenen Informationshandelns angestoßen wird.

Mit Blick auf die **Zielsetzungen und Strategien** (Element 2 und 3) des Informationshandelns wird angenommen, dass Vertrauen, indem es Komplexität und Unsicherheiten reduziert und eine bedeutungsvolle Interaktion mit einer Vertrauensinstanz ermöglicht, selbst als **Strategie der Unsicherheitsbewältigung** zu verstehen ist. Im Rahmen der **Auswahlentscheidung** zwischen diversen Informationsquellen (siehe Element 4) führt dies dazu, dass abhängig von der vorherrschenden Zielsetzung die Zuwendung zu einer vertrauenswürdigen Instanz wie einem Arzt oder einer Ärztin ebenso wie zu medialen Gesundheitsinformationen begünstigt wird und selbst eine Vertrauenshandlung darstellt. Nach der Zuwendung schließt die **Deutung und Aneignung** der Gesundheitsinformationen als Vertrauenshandlung an. Ein Einfluss der Vertrauenseinstellung wird in Form einer höheren Relevanzzuschreibung, Nützlichkeit und Handlungs- oder Entscheidungsrelevanz angenommen (Element 5).

**Abbildung 11:**   **Integration von Vertrauen in den Prozess des unsicherheitsbezogenen Informationshandelns**

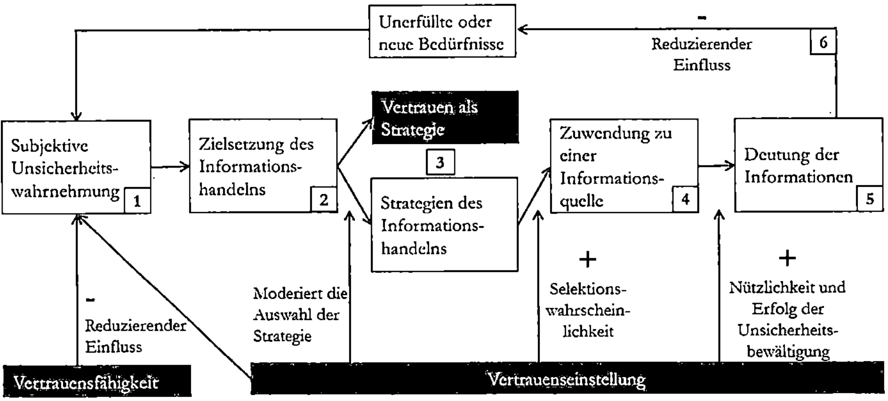


Quelle: Eigene Darstellung

Die beschriebenen Prozessschritte des gesundheitsbezogenen Informationshandelns und die angenommene Bedeutung der Vertrauenseinstellung gegenüber einer spezifischen Instanz beeinflussen, inwieweit bestehende Bedürfnisse befriedigt werden können oder ob durch weitere Formen des Informationshandelns eine Kompensation unerfüllter Bedürfnisse oder eine Überprüfung des Vertrauens notwendig wird (Element 6). Es ist anzunehmen, dass dies bei einer geringer ausgeprägten Vertrauenseinstellung gegenüber der zuerst ausgewählten Instanz wahrscheinlicher ist und zu einer erneuten Bewertung wahrgenommener Unsicherheiten sowie zur Zuwendung zu einer alternativen Quelle führt. Dies begründet, dass Vertrauen Einfluss auf die Erfüllung von Bedürfnissen nimmt und als Grund der kombinierten Nutzung zu verstehen ist.

Die bisher geleistete umfassende Aufarbeitung des Literatur- und Wissensstands zum gesundheitsbezogenen Informationshandeln und zum Vertrauen mündet in das hier explizierte integrierte Modell des Informationshandelns (siehe Abbildung 11). Es bildet die auf Basis bestehender theoretischer Annahmen und empirischer Erfahrungen mögliche Antwort auf die zweite Fragestellung dieser Arbeit zur Rolle der Vertrauenseinstellung innerhalb des Prozesses des unsicherheitsbezogenen Informationshandelns (siehe Kapitel 1.1). Allerdings müssen die Annahmen noch angereichert, spezifiziert und überprüft werden, da der bisherige Stand als noch unbefriedigend gelten kann. Dies macht eine empirische Herangehensweise erforderlich. Die programmatische Perspektive dafür wird im folgenden Abschnitt entwickelt.

## 5.2 Forschungsagenda für die empirische Anreicherung und Überprüfung des Modells

Die beschriebenen Annahmen sowie die ersten empirischen Hinweise auf die Rolle der Vertrauenseinstellungen für das gesundheitsbezogene Informationshandeln sollen im Zuge der vorliegenden Arbeit weiter angereichert und überprüft werden (siehe Kapitel 6 und 7). Dies wird im Zuge der zweiten Fragestellung der Arbeit adressiert.

Aufbauend auf der dargestellten theoretischen Betrachtung und der verdeutlichten bisher unzureichenden Berücksichtigung des Vertrauens als soziale Dimension von Kommunikationsbeziehungen scheint in einem ersten empirischen Schritt eine **Modellspezifikation** erforderlich, bei der die Annahmen über den Prozess des Informationshandelns unter Berücksichtigung des Einflusses von Vertrauenseinstellungen sowohl angereichert als auch spezifiziert werden. Dabei soll auf den gesamten Prozess des gesundheitsbezogenen Informationshandelns und seine einzelnen Modellschritte spezifisch eingegangen und dieser umfassend beschrieben werden. Aufgrund der angenommenen situativen Spezifika ist hier eine krankheitsspezische Analyse erforderlich, die es ermöglicht die Übertragbarkeit der allgemeinen Annahmen zu überprüfen.

Mit Blick auf die einzelnen Modellschritte scheint es notwendig die Beziehung zwischen Vertrauenseinstellungen und spezifischen Unsicherheitswahrnehmungen genauer zu bestimmen. Hierbei kann von einem sehr grundlegenden Einfluss auf die Entstehung von Informationsbedürfnissen und die Strategien des Informationshandelns ausgegangen werden. Ebenso ist zu analysieren, inwieweit die Annahmen berechtigt sind, dass die Zuwendung und Deutung von Informationen als Vertrauenshandlung zu verstehen ist und welche Konsequenzen mit diesem Verständnis einhergeht. Hinsichtlich der Formen der kombinierten Nutzung erscheint es für die Problemstellung der Arbeit zielführend, unterschiedliche Kombinationstypen mit dem Fokus auf Vertrauenseinstellungen zu identifizieren und genauer zu beschreiben. Bisher ist bekannt, dass unterschiedliche Informationsquellen sowohl komplementäre Funktionen erfüllen können (Ruppel & Rains, 2012) als auch an Relevanz gewinnen, wenn einzelne Nutzungsvorgänge unbefriedigend erscheinen und zu Unzufriedenheit des Patienten oder der Patientin führen. Der zusätzliche Einbezug weiterer Informationsquellen kann dazu dienen, die Bedürfnisse zu befriedigen, und gleichzeitig eine Form der Kontrolle darstellen, um die Vertrauenswürdigkeit einer Instanz zu überprüfen. Unklar bleibt, welche Quellen wie kombiniert werden sowie wann und warum bestimmte Bedürfnisse unerfüllt bleiben und inwieweit Vertrauen hierfür eine Rolle spielt und die Zuwendung zu einer alternativen Quelle und die Aneignung dieser Informationen prägt.

Die beschriebenen Annahmen und offenen Fragen sollen im Zuge der vorliegenden Arbeit einer empirischen Anreicherung und Prüfung unterzogen werden.

# 6 Exploration der Vertrauensgenese und der Rolle des Vertrauens für das gesundheitsbezogene Informationshandeln

Auf der Basis des theoretischen Bezugsrahmens finden im folgenden Kapitel die empirische Exploration der Vertrauensgenese und die Modellspezifikation der Rolle der Vertrauenseinstellungen für das gesundheitsbezogene Informationshandeln statt. Eine qualitative Studie stellt den ersten Schritt der empirischen Untersuchungsanlage dieser Arbeit dar. Dazu werden zunächst das Forschungsinteresse der Studie konkretisiert und die übergeordneten Zielsetzungen in konkrete Fragestellungen überführt (siehe Kapitel 6.1). Daran schließt die Darstellung des methodischen Vorgehens (siehe Kapitel 6.2) an, bevor die Ergebnisse gegliedert entsprechend den beiden forschungsleitenden Fragestellungen (siehe Kapitel 1.1) präsentiert werden. Zunächst werden im Kapitel 6.3. die explorativen Erkenntnisse zu den Entstehungsbedingungen von Vertrauenseinstellungen vorgestellt. Kapitel 6.4 nimmt einen Perspektivwechsel vor und beschreibt die Ergebnisse der qualitativen Modellspezifikation. Im Zuge dessen werden die Vertrauenseinstellungen auf empirischer Basis in den Prozess des unsicherheitsbezogenen Informationshandelns integriert. Abschließend werden die Ergebnisse in einem Zwischenfazit zusammengefasst und die Grenzen der Studie kritisch reflektiert (siehe Kapitel 6.5).

## 6.1 Konkretisierung des Forschungsinteresses

Im Zuge der bisherigen theoretischen Auseinandersetzung mit Vertrauen und seiner Rolle im Kontext des gesundheitsbezogenen Informationshandelns wurde deutlich, dass Vertrauenseinstellungen gegenüber verschiedenen Informationsquellen eine zentrale Größe der Gesundheitsversorgung und ein Einflussfaktor des Informationshandeln darstellen. Dennoch gibt es bisher kein integratives Modell der Vertrauensgenese, das die verschiedenen Kontexte, Dimensionen und Einflussfaktoren einer solchen Einstellung miteinander in Beziehung setzt. Diese Problemstellung greift die erste übergeordnete Fragestellung der Arbeit auf, und die erste Studie will dementsprechend die **Entstehungsbedingungen von Vertrauenseinstellungen** gegenüber ÄrztInnen sowie medialen Gesundheitsinformationen kontextgebunden und patientenorientiert explorieren und in einem instanzspezifischen Modell der Vertrauensgenese zusammenführen.

Zudem wurde im Zuge der theoretischen Betrachtung deutlich, dass Vertrauenseinstellungen als konstituierendes Merkmal von Kommunikationsbezie-

© Springer Fachmedien Wiesbaden GmbH, ein Teil von Springer Nature 2019
E. Link, *Vertrauen und die Suche nach Gesundheitsinformationen,*
https://doi.org/10.1007/978-3-658-24911-3_6

hungen **Einfluss auf das Informationshandeln** nehmen und bedeutende soziale Prozesse im Rahmen des Unsicherheitsmanagements darstellen. Die vorgenommene theoretische Modellierung des Einflusses und der Bedeutung von Vertrauenseinstellungen für das Informationshandeln macht es aus empirischer Sicht notwendig, die Rolle von Vertrauenseinstellungen für die einzelnen Schritte des gesundheitsbezogenen Informationshandeln näher zu bestimmen. Damit wird im Zuge der zweiten Fragestellung der Arbeit eine Modellspezifikation der theoretischen Annahmen angestrebt. Es ist ein Anliegen der vorliegenden Studie, nicht nur einzelne Nutzungssequenzen von Gesundheitsinformationen mit ihrem Auslöser, der Zielsetzung, Strategie, Auswahl und Deutung zu beschreiben. Stattdessen wird angestrebt, den Blick auf das gesundheitsbezogene Informationshandeln zu weiten, um die kombinierte Nutzung von Informationsquellen wie ÄrztInnen, Angehörige oder mediale Gesundheitsinformationen näher zu betrachten und aus der Perspektive des Vertrauens zu erklären.

Aufgrund der hohen Abhängigkeit solcher Vertrauenseinstellungen von der jeweiligen Situation, vorherrschenden Informationsbedürfnissen und zu bewältigenden Aufgaben (siehe Kapitel 3.2.1) werden im Zuge der explorativen Studie anhand eines spezifischen Krankheitsbildes der Krankheitsverlauf und Entscheidungsprozess an diesem Beispiel nachvollzogen. Dies stellt eine wichtige Ergänzung des Forschungsstandes der Vertrauensgenese dar. Bisher gehen die meisten Studien ausschließlich mit Blick auf die allgemeine Bevölkerung oder in Routine-Situationen anstelle von kritischen medizinischen Situationen, wie der Diagnose einer ernsthaften Erkrankung, auf die Rolle des Vertrauens ein (Shenolikar et al., 2004, S. 24). Dies stärkt die Bedeutung einer krankheitsspezifischen Modellierung.

### 6.1.1 Auswahl des Untersuchungsgegenstandes

Für die Untersuchung der Bedeutung von Vertrauenseinstellungen erscheint die Auswahl einer bestimmten Erkrankung wertvoll, bei der Betroffene mit einer gegebenen Verletzlichkeit konfrontiert sind und subjektive Unsicherheiten wahrnehmen (siehe Kapitel 2.2). Unter diesen Bedingungen ist anzunehmen, dass bewusste Vertrauenszuschreibungen grundsätzlich erforderlich erscheinen. Außerdem ermöglicht das höhere Involvement von PatientInnen, die affektive Basis von Vertrauenssituationen zu untersuchen (siehe Kapitel 3.2.3 und 3.3.1).

Neben der Betroffenheit von einer spezifischen Erkrankung lassen sich aus der Auseinandersetzung mit Vertrauenssituationen (siehe Kapitel 3.3.1) weitere Anforderungen ableiten, die für die **Auswahl des medizinischen Anwendungsfalls** der explorativen Studie angelegt werden. Essenziell erscheint, dass hinsichtlich der Therapie der Krankheit von Seiten des Patienten oder der Patientin eine **Entscheidungsnotwendigkeit** besteht, welche die bewusste Ausei-nandersetzung mit und Wahl zwischen verschiedenen Behandlungsalternativen erforderlich macht. Zudem soll die Entscheidung auch mit einem Mindestmaß an medizinischen (und subjektiv wahrgenommenen) **Unsicherheiten** behaftet sein, da dies eine Voraussetzung darstellt, dass Vertrauen prinzipiell an Bedeu-tung gewinnt (siehe Kapitel 3.3.1). Mit Blick auf die gesellschaftliche Relevanz der Ergebnisse wird bei der Auswahl des konkreten Anwendungsfalls ebenso darauf geachtet, dass es sich um ein in Deutschland **weit verbreitetes Krank-heitsbild** handelt.

Von diesen Kriterien ausgehend, wurde die **Krankheit Arthrose** und die damit einhergehende Auseinandersetzung mit verschiedenen Therapieansätzen ausgewählt. Bei Arthrose handelt es sich um eine Krankheit des **Muskel-Skelett-Systems**, die zur degenerativen Zerstörung des Gelenkknorpels und einer Schädigung der angrenzenden Knochen, Muskeln oder Bändern führt (Rabenberg, 2013). Sie gilt als die häufigste Gelenkerkrankung (Rabenberg, 2013, S. 7) und ist durch einen meist langsamen, aber stetig fortschreitenden und nicht heilbaren Krankheitsverlauf geprägt, der durch zunehmende Schmer-zen, Funktionsstörungen und Bewegungseinschränkungen gekennzeichnet ist. Der Gelenkverschleiß tritt dabei vornehmlich im höheren Lebensalter auf (OECD, 2016; Rabenberg, 2013). Ab dem **Alter von 60 Jahren** sind in Deutschland fast die Hälfte der Frauen und ein Drittel der Männer von Arthro-se betroffen (Rabenberg, 2013, S. 14). Gerade aufgrund der steigenden Lebens-erwartung und dem demografischen Wandel, d. h. dem steigenden Anteil älterer Menschen in der Gesellschaft, ist von einer steigenden Prävalenz der Erkran-kung auszugehen (hkk, 2013; Rabenberg, 2013).

Für die **Therapie von Arthrose** steht eine Vielzahl verschiedener Optionen zur Verfügung, die das Ziel verfolgen, das Fortschreiten der Arthrose zu ver-hindern, die Beschwerden der Betroffenen zu lindern und ihre Lebensqualität zu erhöhen. Neben vielen verschiedenen konservativen Therapien (z. B. Physio-therapie, physikalische Therapie, Ergotherapie oder medikamentöse Therapien) und Verfahren der Komplementärmedizin (z. B. Homöopathie, Akupunktur, pflanzliche Heilmittel, Blutegel) ist der **künstliche** Gelenkersatz meist das letzte Mittel der Wahl. Dieser Eingriff wiederum zählt zu den häufigsten operativen Eingriffen in Deutschland (EPRD, 2015, 2016). Es wird angenommen, dass jährlich über 400.000 endoprothetische Eingriffe in Deutschland durchgeführt werden und diese Eingriffe, in Form sowohl von Erstimplantationen als auch von Wechseloperationen, in Zukunft weiter zunehmen und an Relevanz gewin-nen (BVMed, 2014; EPRD, 2015, 2016; OECD, 2016; Wengler, Nimpsch, & Mansky, 2014). Besonders häufig handelt es sich dabei um Hüft- (2011: 232.320

Eingriffe) und Knie-Endoprothesen (2011: 168.486 Eingriffe; Wengler et al., 2014, S. 408). Das freiwillige Endoprothesenregister Deutschland EPRD dokumentiert für das Jahr 2016 137.295 Eingriffe an der Hüfte und 107.982 am Knie (EPRD, 2016, S. 7). Es wird von einer Erfassung von über 50 Prozent aller in Deutschland durchgeführten endoprothetischen Eingriffe an Hüfte und Knie ausgegangen (EPRD, 2016). Die **weite Verbreitung** der Eingriffe unterstreicht die Bedeutung des ausgewählten Krankheitsbildes.

Die Vielzahl der verfügbaren Therapieansätze und zu treffenden medizinischen Entscheidungen kann bei den Betroffenen zu einem hohen Bedarf an Unterstützung führen. Allerdings wird von den PatientInnen sowohl aufgrund der Anforderungen an eine **informierte oder partizipative Entscheidung** (siehe Kapitel 1.2 und 4.2.1) als auch der individuellen Zielsetzung des Erhalts der Lebensqualität und der Linderung der Beschwerden eine besonders **hohe Autonomie** im Zuge der Entscheidungsfindung gefordert. Handlungsleitend ist folglich die von Betroffenen vorgenommene Einschätzung des Ist-Zustandes. Der hohe Grad an Autonomie hat teilweise sehr lange Zeiträume zur Folge, in denen sich Betroffene für oder gegen eine OP entscheiden, nach einem bzw. einer vertrauenswürdigen Arzt/Ärztin oder weiteren Vertrauensinstanzen suchen und sich mit deren Hilfe informieren.

Neben der Hoffnung auf Linderung ist vor allem die Entscheidungssituation hinsichtlich des operativen Eingriffs auch durch **Risiken** geprägt, z. B. in Bezug auf die bisher begrenzte Haltbarkeit und Sicherheit von Implantaten, die Gefahr von Infektionen sowie entzündlichen Reaktionen und Problemen im Zuge des Prothesenaustausches (Rabenberg, 2013, S. 13; Stake et al., 2015, S. 950). Für die jeweilige Therapieentscheidung müssen die Betroffenen demnach die Vor- und Nachteile sowie bestehende Chancen und Risiken des operativen Eingriffs individuell abwägen (Stake et al., 2015, S. 950). Dies stellt erneut eine hohe Anforderung an die Betroffenen dar und zeigt, dass die Entscheidungsfindung mit subjektiven Unsicherheiten verbunden ist (siehe Kapitel 3.3.1), was sich ebenfalls auf die Relevanz des Vertrauens auswirkt. Zudem ist davon auszugehen, dass diese Entscheidungen reflektierter erfolgen und folglich auch besser erinnert werden.

Aktuelle Zahlen zeigen, dass sich vor allem PatientInnen ab einem Alter von 65 Jahren für den operativen Eingriff und den künstlichen Gelenkersatz entscheiden (Hüft-Endoprothese: 74 %; Knie-Endoprothese: 70 %). Entsprechend der Verbreitung handelt es sich dabei um mehr Frauen als Männer (Anteil der Frauen: Hüft-Endoprothese: 62 %; Knie-Endoprothese: 65 %; Weigler et al., 2014).

In diesem Kontext wird als weitere Begründung für die Wahl von Therapieentscheidungen bei Arthrose angeführt, dass **ältere Menschen eine zentrale Zielgruppe** der Gesundheitskommunikation darstellen (Gollop, 1997; Nussbaum, Grant, Folwell, & Pecchioni, 2014). Ihre hohe Bedeutung ergibt sich aus dem steigenden Anteil der Menschen über 65 Jahren und ihre höhere Inanspruchnahme des Gesundheitssystems. So erscheint es besonders relevant, den Umgang dieser Zielgruppe mit Entscheidungsprozessen und ihr Informationshandeln in Abhängigkeit von Vertrauen nachzuvollziehen.

Eine weitere Besonderheit des ausgewählten Forschungsgegenstandes stellt es dar, dass die im internationalen Vergleich hohe Anzahl von Operationen in Deutschland sowie Qualitätsprobleme und gesundheitliche Risiken in Bezug auf bestimmte Werkstoffe und Implantats-Techniken zu einer **öffentlichen Diskussion** und kritischen Haltung gegenüber Implantaten geführt haben. Gerade die hohe Anzahl an Eingriffen wird dabei auch auf die Über- und Fehlversorgung von PatientInnen zurückgeführt (Rabenberg, 2013, S. 19). Da es sich bei der Orthopädie um ein lukratives Geschäftsfeld handelt, wird angeführt, dass neben gesundheitlichen Interessen auch wirtschaftliche Interessen und Fehlanreize des Versorgungssystems hohe Eingriffszahlen begünstigen (Kelly, Feeley, & O′Byrne, 2016; Rabenberg, 2013, S. 19). Zudem wurden auch die Probleme der Verträglichkeit, Sicherheit und Haltbarkeit von Endoprothesen in der medialen Berichterstattung aufgegriffen. Eine inhaltsanalytische Untersuchung der massenmedialen Berichterstattung über Implantate (Klimmt, Link, Emde, & Schneider, 2016) im Zeitraum zwischen 2008 und 2013 gibt Hinweise auf die veröffentlichte Meinung und die Sorgen und Befürchtungen, die in der Gesellschaft vorherrschen. Insgesamt bezog sich die Analyse auf 256 Artikel mit 5.286 Aussagen aus 15 deutschen Tages- und Wochenzeitungen. Gelenkimplantate werden in 17,6 Prozent der Artikel (n = 45) und 10,6 Prozent der Aussagen (n = 449) angesprochen. Dabei erfolgt die Thematisierung sowohl vor dem Hintergrund des medizinischen Fortschritts als auch einer Skandalperspektive. Im Vergleich der Perspektiven zeigt sich, dass die negative Darstellung überwiegt. So thematisieren 25,2 Prozent der Aussagen (n = 113) die gesundheitlichen und medizinischen Risiken, während nur 9,8 Prozent der Aussagen (n = 44) auf den gesundheitlichen und medizinischen Nutzen der Implantate eingehen. Entsprechend der medialen Vermittlerrolle (siehe Kapitel 4.3.2) kann die Berichterstattung die Akzeptanz eines solchen Eingriffs in der Bevölkerung negativ beeinflussen und auch das Vertrauensverhältnis zu ÄrztInnen belasten (siehe Kapitel 4.2.3). Somit stellt es eine weitere Besonderheit dieses Gegenstandes dar, dass auf potenzielle Einflüsse der veröffentlichten Meinung und generalisierter Vertrauenseinstellungen eingegangen werden kann.

Aufgrund der aufgeführten Kriterien erweist sich die Therapieentscheidung bei Arthrose für das vorliegende Forschungsinteresse als geeigneter Untersuchungsgegenstand, um die Prozesse der Entstehung von Vertrauenseinstellungen und ihren Einfluss auf das Informationshandeln besonders gut nachzuzeichnen.

## 6.1.2 Konkretisierung der Forschungsfragen

Wie bereits eingangs dargestellt (siehe Kapitel 6.1), verfolgt die qualitative Studie im Kontext von Arthrose zwei Zielsetzungen: Die erste Zielsetzung umfasst die Exploration der Entstehungsbedingungen von Vertrauenseinstellungen. Dazu werden das Verständnis und die Determinanten von Vertrauenseinstellungen aus Patientensicht bestimmt. Außerdem werden die Gründe identifiziert, die hinter einer solchen Einstellung im Krankheitskontext stehen. Zweitens werden das Verhältnis und die Rolle dieser Vertrauenseinstellungen gegenüber verschiedenen Vertrauensinstanzen im Prozess des unsicherheitsbezogenen Informationshandelns spezifiziert und damit eine Grundlage für die Integration des Konstrukts Vertrauen in Modelle des Informationshandelns geschaffen. Hierbei wird eine Spezifikation der theoretischen Modellierung angestrebt.

Im Zuge der ersten Zielsetzung der Arbeit (siehe Kapitel 1.1) rückt zunächst das Konstrukt Vertrauen in den Fokus. Die Grundlage hierfür bildet die Rekonstruktion des **subjektiven Verständnisses von Vertrauen** aus Patientensicht. Die erste Forschungsfrage lautet:

**1. Was verstehen PatientInnen unter Vertrauen?**

Ein tiefgehendes Verständnis der Vertrauensgenese zu erhalten, wird mittels der Exploration des integrativen Modells der Vertrauenseinstellung zu relevanten Vertrauensinstanzen (siehe Kapitel 4.2 und 4.3) angestrebt. Es stellt sich die Frage, welche Gründe der Vertrauenswürdigkeit und welche personalen, situativen sowie kontextbezogenen Einflussfaktoren die Vertrauenseinstellungen gegenüber verschiedenen Instanzen wie den Arzt, die Ärztin oder mediale Gesundheitsinformationen beeinflussen. Dies wird mit der zweiten Forschungsfrage adressiert. Diese lautet:

**2. Welche Gründe der Vertrauenswürdigkeit und kontextbezogene Einflussfaktoren beeinflussen Vertrauenseinstellungen gegenüber verschiedenen Instanzen?**

Neben der Auseinandersetzung mit Vertrauen und der Entstehung von Vertrauenseinstellungen wird im Zuge der zweiten Zielsetzung der vorliegenden

Arbeit die Rolle von Vertrauen für das gesundheitsbezogene Informationshandeln bestimmt. Auf Basis des beschriebenen Prozessmodells des unsicherheitsbezogenen Informationshandelns (siehe Kapitel 5.1.6) wird analysiert, wie Vertrauen das gesundheitsbezogene Informationshandeln beeinflusst. Wie in Kapitel 5 theoretisch abgeleitet wurde, ist es denkbar, dass sich Vertrauen auf die Entstehung und Wahrnehmung von Informationsbedürfnissen auswirkt, da beispielsweise die Unsicherheitstoleranz oder -wahrnehmung (Brashers, 2001) durch soziale Prozesse wie die Kommunikationsbeziehung zu einer bestimmten Instanz, wie dem Arzt bzw. der Ärztin, beeinflusst wird. Vertrauen wird zudem basierend auf seinen Konstruktspezifika als eigenen Strategie des Unsicherheitsmanagements verstanden. Ebenso kann angenommen werden, dass Vertrauen im Sinne des Selective Exposure-Ansatzes ein Selektionskriterium (Winter & Krämer, 2014) für die Zuwendung darstellt. In Bezug auf die Deutung und die wahrgenommene Nützlichkeit der Gesundheitsinformationen für den Umgang mit subjektiven Unsicherheiten ist es denkbar, dass Vertrauen Einfluss auf die kombinierte Nutzung verschiedener Vertrauensinstanzen nimmt (siehe Kapitel 5.1.5). Die Frage nach der kombinierten Nutzung erhält vor allem aufgrund der Veränderungen in der Arzt-Patienten-Beziehung und einer zunehmend partizipativen Rolle Betroffener (siehe Kapitel 1.2 und 4.2.1) Bedeutung. So wird bisher vernachlässigt, welche Instanzen in welchem Maße das Informationshandeln und damit auch seine Konsequenzen wie medizinische Entscheidungen beeinflussen. Im bisherigen Forschungsstand wird neben dem medizinischen Fachpersonal auch die Rolle von medialen Gesundheitsinformationen betont (siehe Kapitel 2 und 4.1). Die beiden Instanzen erhalten in dieser Arbeit eine hohe Aufmerksamkeit.

Vertrauen lässt sich der erarbeiteten Betrachtung folgend an vielen Stellen des Prozesses des Informationshandelns theoretisch verorten. Um eine ganzheitliche Beschreibung des **Prozesses des Informationshandelns** unter Berücksichtigung von Vertrauen zu gewährleisten und die vorgenommene Verortung der Einflüsse anhand der einzelnen Prozessschritte als Orientierung zu verstehen, aber nicht als gegeben anzunehmen, dient die folgende Forschungsfrage:

3. **An welchen Stellen und in welcher Form beeinflusst Vertrauen den Prozess des gesundheitsbezogenen Informationshandelns?**

Zusammenfassend besteht das Ziel der vorliegenden explorativen Studie darin, den Entscheidungsprozess und das damit einhergehende gesundheitsbezogene Informationshandeln mit Blick auf die Rolle des Vertrauens zu rekonstruieren, zu reflektieren und zu interpretieren. Dazu wird aus Sicht der PatientInnen die subjektive Bedeutung und das individuelle Verständnis von Vertrauen bestimmt und seine Entstehung vor dem Hintergrund individueller, situativer und kontextbezogener Einflussfaktoren gedeutet. Zudem geht es darum, den Einfluss von Vertrauenseinstellungen gegenüber verschiedenen gesundheitsbezogenen Instanzen auf das Informationshandeln zu explorieren und die relevanten tieferliegenden Strukturen des Handelns in Hinblick auf Vertrauen zu identifizieren (Lamnek, 1995).

## 6.2 Empirische Untersuchungsanlage

Bei der vorliegenden Studie handelt es sich um den ersten empirischen Schritt eines Mixed-Model-Designs in der Form eines Verallgemeinerungsdesigns, das zunächst eine explorative Studie und anschließend eine prüfende quantitative Studie vorsieht (Kuckartz, 2014, S. 81). Die Leitfadengespräche im Krankheitskontext Arthrose waren Teil einer qualitativen Studie im Zuge des Projektes Biofabrication for NIFE (siehe Kapitel 1.3).

Im Zuge dieses empirischen Schrittes steht wie zuvor beschrieben die Exploration des Konzeptes Vertrauen und seiner Genese sowie eine Modellspezifikation mit Blick auf den Einfluss der Vertrauenseinstellungen auf das gesundheitsbezogene Informationshandeln im Vordergrund. Auf Basis dieser qualitativen Modellspezifikation wird in einem zweiten Schritt mithilfe einer quantitativen Studie die Rolle der Vertrauenseinstellungen für das gesundheitsbezogenen Informationshandeln überprüft (siehe Kapitel 7).

### 6.2.1 Empirischer Zugang: Leitfadeninterviews

Um die beschriebenen Ziele zu erreichen und auf der individuellen Ebene Bedeutungszuweisungen und ihre jeweilige Begründung zu erörtern, ist eine qualitative Herangehensweise angemessen. Durch das **qualitative, explorative Vorgehen** der Datenerhebung soll gewährleistet werden, dass sowohl die dem Vertrauen und seiner Entstehung sowie seiner Rolle für das Informationshandeln zugrunde liegenden subjektiven Sinnstrukturen in ihrer größtmöglichen Komplexität und Tiefe abgebildet und miteinander in Beziehung gesetzt werden können (Mayring, 2002).

Zudem bezieht sich das Forschungsinteresse aufgrund der **Krankheitserfahrung** auf einen thematisch sehr sensiblen Kontext, da es sich um die Erfassung einer subjektiv wahrgenommenen Situation der Unsicherheit im Kontext der Therapieentscheidung handelt. Daher ist anzunehmen, dass die Daten in einem hohen Maße kontextgebunden und individuell geprägt sind. Dies macht einen offenen, tiefen und flexiblen Zugang erforderlich.

Besonders **persönliche, problemzentrierte Interviews** mit Betroffenen schaffen die Möglichkeit, Situationsdeutungen, Einstellungen, Erfahrungen und Handlungsmotive in einer offenen und flexiblen Form zu erfragen. Alltagstheorien und Selbstinterpretationen können differenziert erhoben werden, und der/die Interviewende kann sich mit dem Befragten diskursiv über die Interpretation bestimmter Inhalte verständigen (Hopf, 2008, S. 350). Dabei ermöglicht der Einsatz von Leitfadeninterviews einerseits eine gewisse Standardisierung, Strukturierung und Vergleichbarkeit der Gespräche, lässt dem/der Interviewten aber dennoch Freiräume und bietet Raum für „Spontanität und Überraschendes" (Möhring & Schlütz, 2010, S. 17). Zugleich handelt es sich auch um eine relativ zurückhaltende Begleitung durch den/die Forschende/n, die es sicherstellt, dass die Sichtweisen der Interviewten im Vordergrund stehen. Das Vorgehen basiert auf dem Erzählprinzip, setzt aber theoriegeleitet und gegenstandsbezogen einzelne Impulse, lenkt auf bestimmte Fragestellungen hin, ohne dabei die Bedeutungsstrukturierung der sozialen Wirklichkeit durch die Interviewten zu beeinflussen (Lamnek, 1995).

Mithilfe dieses Vorgehens soll es bei aller Offenheit und Flexibilität möglich sein, eine systematische, regelgeleitete und intersubjektiv nachvollziehbare Beschreibung des Verhaltens, der Einstellungen und Bedeutungszuweisungen der Interviewten vorzunehmen. Zentral ist dabei, dass sowohl die Komplexität des Entstehungsprozesses von Vertrauen als auch seine Rolle für das gesundheitsbezogene Informationshandeln als Ganzes erfasst und umfassend beschrieben und verstanden werden können. Gerade in Bezug auf die Entstehungsbedingungen von Vertrauen sollen die Dimensionen und Einflussfaktoren ausdifferenziert und konkretisiert werden, um das Konstrukt theoretisch und empirisch besser fassen zu können. In Bezug auf die Rolle des Vertrauens für das Informationshandeln erscheint es wichtig, dass im vorliegenden Krankheitskontext differenzierte und komplexe Wirkmechanismen beschrieben werden, um den Einfluss des Vertrauens in den bisherigen theoretischen Konzepten des gesundheitsbezogenen Informationshandelns (siehe Kapitel 2) zu ergänzen und zu verorten. Somit wird der bisher nur in Teilen erforschte Gegenstand mit seinen zentralen Gründen und Einflusspotenzialen exploriert, um so einen Beitrag zur Theoriebildung zu leisten (Lamnek, 1995; Mayring, 2010).

### 6.2.2 *Entwicklung des Leitfadens*

Aufbauend auf dem aktuellen Forschungsstand, dem beschriebenen theoretischen Rahmen und der Konkretisierung des Erkenntnisinteresses (Kapitel 2 bis 6) werden im Leitfaden die relevanten Untersuchungsdimensionen und beachtenswerten Phänomene thematisiert (Kelle & Kluge, 2010, S. 62), um die Analyse erkenntnisleitend zu unterstützen.

Dazu werden die Forschungsfragen in offene, einfache und klar formulierte Alltagssprache übersetzt (Gläser & Laudel, 2009, S. 115). Die Fragen stellen eine Zusammenstellung derjenigen Themen dar, die während der Interviews auf jeden Fall angesprochen werden sollen. Er kann für den oder die InterviewerIn als Gedächtnisstütze dienen und ist als Garant zu verstehen, dass bestimmte vergleichbare Aspekte angesprochen und miteinander in Relation gesetzt werden. Zudem wurde bei der Ausgestaltung des Leitfadens darauf geachtet, dass Vertrauen, seine Einflussfaktoren und seine Rolle für das gesundheitsbezogene Informationshandeln mit möglichst großer Offenheit und Flexibilität sowie tiefgehend beschrieben werden können. Dafür ist es wichtig, dass die PatientInnen das Thema in Alltagskontexte eingebettet reflektieren, den Verlauf des Interviews mitgestalten, auf ihre Erfahrungen und Antworten eingegangen wird und auch nicht erwartete oder antizipierte Sachverhalte erfasst werden können (Kelle & Kluge, 2010, S. 67-68).

Der für die vorliegende Studie **zugrunde liegende Leitfaden** (siehe Anhang A1) orientiert sich im Aufbau an der Krankengeschichte der Betroffenen und soll anregen, dass die PatientInnen den Verlauf ihrer Erkrankung, die verschiedenen Therapien (mit dem Fokus auf die OP-Entscheidung), relevante AnsprechpartnerInnen, Informationsquellen und ihr gesundheitsbezogenes Informationshandeln rekonstruieren und für die einzelne Quellen auf die Gründe eingehen, die zu Vertrauen oder Misstrauen führen.

Als **Gesprächseinstieg** wurde der Fokus ausgehend vom aktuellen Gesundheitszustand auf die individuelle Krankengeschichte gelenkt. Da sich Arthrose sehr individuell entwickelt und sich der Gesundheitszustand in manchen Fällen relativ schnell verschlechtert, in anderen Fällen hingegen die Symptome schleichend über Jahrzehnte hinweg zunehmen (Rabenberg, 2013, S. 9), dient der gewählte Einstieg einer allgemeinen Kontextualisierung des Erlebten und bietet direkte Anknüpfungspunkte für gezielte Nachfragen, sodass viele Interviews sehr frei geführt werden konnten.

Gesprächseinstieg
- Wie geht's Ihnen denn heute?
- Mich interessiert zu Beginn, welche Erlebnisse und Erfahrungen Sie vor und nach der Operation gemacht haben. Bitte denken Sie einmal an die Zeit, in der Sie die ersten Beschwerden bemerkt haben: Was haben Sie seitdem erlebt?
- Wann haben Sie sich das erste Mal damit auseinandergesetzt, dass Sie sich operieren lassen sollten? Wie lief das ab?
- Wann haben Sie sich dafür entschieden, sich operieren zu lassen? Warum?

Je nach Interviewverlauf wurden entweder im Zuge dieser Schilderungen des Krankheitsverlaufs oder anschließend die forschungsrelevanten Themen vertiefend adressiert. Dazu zählten die **wahrgenommene Unsicherheit** und ihre Bewältigung. Neben einer allgemeinen Leitfrage nach dem emotionalen Befinden im Krankheitsverlauf wurde konkret auf Unsicherheitswahrnehmungen eingegangen. Gerade die Ansprache konkreter Situationen diente für die Interviewten als Erinnerungshilfe.

Wahrgenommene Unsicherheit
- Wie haben Sie sich in diesem Prozess gefühlt?
- Gab es in dieser Zeit Momente, in denen Sie sich besonders unsicher gefühlt haben? Inwiefern? Was hat Sie in diesen Momenten verunsichert und besorgt?
- Wie haben Sie sich beispielsweise gefühlt, und welche Fragen haben Sie sich gestellt,
  - als die ersten Beschwerden aufgetaucht sind?
  - als Sie die Empfehlung erhalten haben, sich operieren zu lassen?
  - als Sie die Entscheidung treffen mussten, sich operieren zu lassen?
- Wie sind Sie mit dieser Unsicherheit umgegangen?

An die Unsicherheit schließen das **krankheitsbezogene Informationshandeln** und die generelle Bedeutung von Gesundheitsinformationen an. Die Fragen beziehen sich auf die Informationsbedürfnisse, -anlässe, relevante Themen und Informationen sowie auf die Nützlichkeit oder Belastung durch und das konkrete Vorgehen und den Umgang mit den Informationen. Sowohl die Suche als auch Vermeidung von Informationen soll berücksichtigt werden. Ziel war es, für die genannten Bereiche Erfahrungen zu unterschiedlichen Therapiezeitpunkten zu generieren – von den ersten Beschwerden, über den Arztbesuch, die

Entscheidung für oder gegen eine OP und, falls der Patient/die Patientin sich schon in diesem Therapiestadium befand, bis zum Zeitraum nach der OP.

Allgemeines Informationshandeln

- Daran anschließend würde ich gerne wissen, wie Sie sich seit den ersten Beschwerden über ihre Krankheit, das Implantat oder die OP selbst informiert haben.

- In welchen Momenten hatten Sie denn das Bedürfnis nach weiteren Informationen?

- Bei wem oder wo haben Sie hilfreiche Informationen und Antworten auf Ihre Fragen bekommen?

- Gab es Dinge, über die Sie eigentlich gar nichts Genaueres wissen wollten?
    - Welche waren dies, und warum wollten Sie sich hierüber nicht eingehender informieren?

- Welche Informationen und Quellen waren denn [bei den ersten Beschwerden/bei der Auseinandersetzung mit dem Implantat und der OP/für die OP-Entscheidung/nach der OP] besonders nützlich? Warum?

Bei Bedarf wurde noch einmal ganz konkret auf die Rolle des Arztes oder der Ärztin, unterschiedlicher medialer Informationsquellen und des sozialen Umfeldes eingegangen. Für diese **potenziellen Vertrauensinstanzen** sollte beschrieben werden, welche Bedeutung ihnen zukam, welche Rolle sie für den Entscheidungsprozess besaßen, ob Vertrauen vorherrschte und anhand welcher Kriterien dieses zu- oder abgesprochen wurde.

Verhältnis zum Arzt/zur Ärztin und Wahrnehmung der Arzt-Patienten-Kommunikation

- Ich würde gerne noch etwas näher auf Ihre Erfahrungen und Erlebnisse mit Ihrem behandelnden Arzt/ihrer behandelnden Ärztin eingehen. Wie würden Sie die Beziehung zwischen Ihnen und Ihrem Arzt/Ihrer Ärztin beschreiben?

- Wie würden Sie den Austausch mit dem Arzt/der Ärztin beschreiben? Wie sah so ein typischer Arztbesuch während der Behandlung aus?

- Vertrauen Sie Ihrem behandelnden Arzt/Ihrer behandelnden Ärztin?
    - Woran machen Sie fest/wie entscheiden Sie, ob Sie einem Arzt/einer Ärztin vertrauen können?

- Wie hat Sie der Arzt/die Ärztin über die Krankheit, die Operation und das Implantat aufgeklärt?
  - Hatten Sie das Gefühl, gut informiert zu sein? Hatten Sie nach dem Besuch noch offene Fragen? Wie sind Sie damit umgegangen?
- Wie lief denn der Prozess der Therapieentscheidung ab?
  - Welche Rolle hat dabei der Arzt/die Ärztin gespielt?
- Waren Sie mit der Betreuung durch den Arzt/die Ärztin zufrieden? Und warum waren Sie zufrieden oder vielleicht auch unzufrieden?

Verhältnis zu medialen Gesundheitsinformationen

- Eine weitere Informationsquelle können auch Zeitungen, Zeitschriften, das Fernsehen, das Internet oder Internet-Foren darstellen. Wie wichtig waren Informationen aus den Medien ganz konkret bei dieser Erkrankung bzw. für diese Operation?
- Wo haben Sie besonders wertvolle Informationen gefunden bzw. welche Medien waren für Sie überflüssig? Und warum?
- Aus welchen Gründen haben Sie Informationen aus Zeitungen/Zeitschriften/Internet/Foren genutzt?
- Welche Rolle haben die Medien oder spezielle Informationen aus den Medien bei der OP-Entscheidung gespielt?
- Waren die Informationen aus den Medien aus Ihrer Sicht verlässlich und vertrauenswürdig?
  - Woran machen Sie fest/wie entscheiden Sie, ob eine Information aus den Medien vertrauenswürdig ist bzw. dass eine Information verlässlich zu sein scheint? Und warum?

Verhältnis und Wahrnehmung des Austausches mit Familie und Freunden

- Inwiefern haben Sie mit Personen aus Ihrem Umfeld über Ihre Krankheit, die Operation und das Implantat gesprochen?
- Inwiefern hat Sie Ihr Umfeld bei der Suche nach Informationen unterstützt?
  - Wie haben Sie dies empfunden?
- Haben Sie sich mit der Familie und mit Freunden auch über Informationen des Arztes/der Ärztin und der Medien ausgetauscht? Warum?
- Welche Rolle hat Ihr Umfeld bei der OP-Entscheidung gespielt?

Zusätzlich zur individuellen Betrachtung der einzelnen Vertrauensinstanzen zielte der Leitfaden darauf ab, dass die **subjektiv bedeutsamen Instanzen** durch die Befragten miteinander in Beziehung gesetzt werden. Das Verhältnis sollte sowohl hinsichtlich der Bedeutung für die therapiebezogene Entscheidungsfindung und der generellen Bedeutung der Instanzen für gesundheitsbezogene Fragestellungen als auch hinsichtlich ihrer Vertrauenswürdigkeit bestimmt werden. Zudem wurde in diesem Kontext erfragt, welches Grundverständnis die PatientInnen von Vertrauen besitzen.

Verhältnis zwischen verschiedenen Vertrauensinstanzen
- Rückblickend würde mich interessieren, was für Sie wichtige Personen und Informationen waren, denen Sie vertraut haben? Und warum?
- Wenn Sie die verschiedenen Informationen und Ansprechpartner (wie Familie, Arzt, aber auch mediale Quellen) miteinander vergleichen: Wie schätzen Sie deren Vertrauenswürdigkeit ein?
  - Auf wen haben Sie sich wie sehr bei der Entscheidung verlassen?
- Unabhängig von der jetzigen Situation: Auf wen oder was verlassen Sie sich normalerweise bei Entscheidungen medizinischer Art? Warum?
- Ganz grundsätzlich: Was macht für Sie Vertrauen aus?

Für den **Gesprächsabschluss** wurden die Befragten gebeten, aufgrund der eigenen Erfahrungen zu reflektieren, was sie als hilfreich oder weniger hilfreich wahrgenommen haben und wie die Betreuung verbessert werden kann. Darauf basierend sollten sie Ratschläge für andere PatientInnen formulieren. Damit wurde zum einen sichergestellt, dass die Befragten sich selbst noch einmal mit dem Erlebten auseinandersetzen, dieses bewerten und eigene Prioritäten deutlich werden. Zum anderen wurde eine Distanz zum Erlebten hergestellt, indem sie selbst Ratschläge weitergeben und als ExpertInnen fungieren. Dadurch sollte der Ausstieg aus dem Interview erleichtert werden.

### 6.2.3 Sampling und Durchführung der Interviews

Mit PatientInnen, die sich kurz vor oder nach einer Knie- oder Hüftimplantation befanden, wurde mittels dem vorgestellten Leitfaden der Prozess ihrer Entscheidungsfindung in Bezug auf die relevanten Vertrauensinstanzen, Faktoren der Vertrauenseinstellungen und die Bedeutung des Vertrauens für das Informationshandeln in Leitfadeninterviews erörtert. Das **Aufgreifkriterium** in Bezug auf die Zielgruppe sah dabei vor, dass sich die Interviewten in der Phase nach der Entscheidung für oder gegen eine OP befanden. Dabei wurden die Diagnose des Gelenkverschleißes und die Auseinandersetzung mit der Therapie durch eine Endoprothese vorausgesetzt, gleichzeitig durfte die OP an Hüfte oder Knie aber nicht länger als zwei Jahre zurückliegen. Somit mussten die PatientInnen zumindest eine vorläufige Entscheidung für oder gegen eine OP getroffen haben. Die Beschränkung auf die beiden Gelenke Knie und Hüfte kann damit begründet werden, dass diese Eingriffe besonders häufig durchgeführt werden (Rabenberg, 2013; Wengler et al., 2014), miteinander vergleichbar sind und zu einem gewissen Grad in der medialen Öffentlichkeit kritisch hinterfragt werden (Klimmt et al., 2016; siehe auch Kapitel 6.1.1).

Sowohl die Anlage der Studie, der gewählte Umgang mit den PatientInnen, Fragen des Datenschutzes und der Anonymität (siehe Kapitel 6.2.4) wurden der Ethikbeauftragten der Hochschule für Musik, Theater und Medien Hannover vorgelegt, die in einer Stellungnahme das Vorgehen als angemessen bescheinigte.

### 6.2.3.1 Rekrutierung

Im Zuge der Rekrutierung wurde eine **Doppelstrategie** verfolgt, die in einem ersten Schritt auf maximale Variation abzielt und im zweiten Schritt die theoretische Sättigung der Erkenntnisse einbezieht.

Im ersten Schritt erfolgte die Rekrutierung der Interviewten systematisch mit dem Ziel, eine möglichst hohe Varianz der Merkmale Geschlecht, Alter, Zeitpunkt der Behandlung und Vertrauen zu ÄrztInnen im Sample zu erreichen. Es handelt sich um ein **Selective Sampling**, das, auf deduktiven, theoretischen Vorannahmen beruhend, deren maximale Variation anstrebt (Kelle & Kluge, 2010, S. 41-55; Lamnek, 2005, S. 187-193). Die Relevanz des Alters und Geschlechts kann dabei einerseits auf deren Einfluss auf Vertrauenseinstellungen (Altice et al., 2001; Fiscella et al., 2004; Hall et al., 2002b; Hall et al., 2001; Kraetschmer et al., 2004; siehe Kapitel 4.2.3) und andererseits auf den Einfluss auf das gesundheitsbezogene Informationshandeln zurückgeführt werden (siehe Kapitel 2.2.2). Die Vertrauensbeziehung zu dem ärztlichen Fachpersonal wird als relevantes Merkmal berücksichtigt, da sie die Konsultation beeinflussen kann (Balkrishnan et al., 2003; Kaiser et al., 2011; Thom et al., 2004; siehe Kapitel 4.2.2) und angenommen werden muss, dass dadurch auch die Nutzung weiterer Informationsquellen mehr oder weniger wahrscheinlich wird (siehe Kapitel 2, 5). Die quotierte Stichprobe hat dabei keinen Anspruch eine bestimmte quantitative Relation zwischen den Gruppen abzubilden.

Für die **Ansprache potenzieller ProbandInnen** wurden an verschiedenen potenziellen Kontaktstellen zu den gesuchten PatientInnen, wie Arztpraxen, Kliniken und Gesundheitszentren, Flyer und Informationsmaterialien ausgelegt. Zudem konnte eine Kooperation mit einer ortsansässigen orthopädischen Klinik realisiert werden, die ausgewählte PatientInnen zusätzlich zu den Informationsflyern im Wartezimmer durch einen Brief auf die Studie aufmerksam machte.

In Bezug auf das vorliegende Forschungsinteresse muss beachtet werden, dass gerade PatientInnen mit geringem Vertrauen in ärztliches Fachpersonal seltener in Arztpraxen und Kliniken anzutreffen und auch weniger bereit sind, einem Aufruf der behandelnden Klinik zu folgen. Daher wurde zusätzlich eine Pressemitteilung verfasst und versandt. Diese wurde in Form eines Artikels in einer regionalen Tageszeitung veröffentlicht, der auf die Studie hingewiesen und um Teilnahme gebeten hat (HAZ, 31. Januar 2015).

Nach diesen Rekrutierungsschritten wurde eine Auswertung der Interviews vorgenommen (siehe Kapitel 6.2.4). Im Sinne des **Theoretical Samplings** wurde auf der empirisch-induktiven Basis abgeglichen, inwieweit durch die vorliegenden Fälle die angestrebte Varianz erzielt wurde und die Forschungsfragen der Arbeit beantwortet werden konnten. Dabei zeigte sich, dass überwiegend PatientInnen erreicht wurden, die eine positive Beziehung zu ÄrztInnen besitzen und sehr zufrieden mit ihrer Behandlung sind. Dies deutet darauf hin, dass die Breite und Tiefe der Informationen noch erhöht werden kann und die **theoretische Sättigung** (Glaser & Strauss, 2010, S. 76-78) noch nicht erreicht ist. Daher wurden in einem zweiten Schritt sowohl Physiotherapie-Praxen, Patientenberatungsstellen als auch fünf einschlägige Internetforen und Selbsthilfegruppen zu Arthrose und orthopädischen Themen um Unterstützung gebeten. Durch diesen erneuten Aufruf zur Teilnahme konnten weitere PatientInnen erreicht und vor allem in Bezug auf die Zufriedenheit und die Beziehung zu den behandelnden ÄrztInnen eine höhere Varianz im Sample erzielt werden. Die zusätzlich gewonnenen Erkenntnisse erhöhen das Spektrum und die Tiefe der Ergebnisse (Kelle & Kluge, 2010, S. 49).

### 6.2.3.2 Sample-Struktur

Innerhalb eines Zeitraums von 10 Monaten (zwischen März 2015 und Januar 2016) konnten insgesamt 34 Interviews realisiert werden, die zwischen 30 und 90 Minuten dauerten (siehe Tabelle 3 sowie Anhang B, Tabelle 35). Es handelte sich dabei um 19 weibliche und 15 männliche TeilnehmerInnen. Das durchschnittliche **Alter der PatientInnen** lag bei 64,6 Jahren (Median: 65,5 Jahre; Modus: 59 Jahre) und entspricht damit der Prävalenz der Erkrankung mit ihrem Schwerpunkt im höheren Lebensalter. Mit einem Spektrum von 42 bis 88 Jahren konnte eine hohe Bandbreite hinsichtlich des Alters der Betroffenen abgedeckt werden. Damit ging auch einher, dass sehr unterschiedliche Krankheitsverläufe hinsichtlich der Dauer und des Schweregrades der Beschwerden im Sample vertreten sind.

Hinsichtlich der **Krankheitsbilder** überwiegt die Betroffenheit des Hüftgelenks von Arthrose (dies liegt 27 der 34 Fälle zugrunde). Zudem erwies es sich als schwierig, PatientInnen nach der Entscheidung, aber vor der OP zu erreichen (3 TeilnehmerInnen), da dies teilweise ein sehr kurzer Zeitraum ist. Dennoch können aus den entsprechenden Interviews Existenzaussagen über die Verhaltensweisen, Einstellungen und Bedeutungszuschreibungen in diesen Einzelfällen abgeleitet werden. Zudem ist davon auszugehen, dass auch nach der OP eine kritische Reflexion der Entscheidung stattfinden kann. Gerade der Vergleich zwischen der hohen Anzahl an Betroffenen und ihren individuellen Erfahrungen und Krankheitsverläufen bildet eine zufriedenstellende Basis für die explorative Studie.

**Tabelle 3:** Sample-Struktur der TeilnehmerInnen

| ♀ | < 60 Jahre | ≥ 60 Jahre |
|---|---|---|
| Vor der OP | n = 2 | - |
| Nach der OP | n = 6 | n = 11 |
| ♂ | < 60 Jahre | ≥ 60 Jahre |
| Vor der OP | n = 1 | - |
| Nach der OP | n = 3 | n = 11 |

Im Folgenden soll bei den einzelnen Zitaten auf die Interviewnummer, das Alter, Geschlecht (w/m) und den Zeitpunkt im Behandlungsverlauf (vor/nach) verwiesen werden.

Quelle: Eigene Darstellung

### 6.2.3.3 Durchführung der Leitfadeninterviews

Über die verschiedenen Kommunikationswege wurden die PatientInnen gebeten, bei Interesse an der Teilnahme Kontakt mit der Forscherin aufzunehmen. Bei der ersten Kontaktaufnahme wurden offene Fragen zur Studie und zu ihrem Hintergrund beantwortet, es wurde überprüft, ob die Person den Aufgreifkriterien entsprach, ein Termin für das Gespräch vereinbart, und mittels eines **Kurzfragebogens** wurden soziodemografische Merkmale (z. B. Alter, Geschlecht) und Krankheits- und Therapiespezifika (z. B. Art der OP, Zeitpunkt der OP) erfasst.

Die Interviews selbst wurden entweder bei den Befragten zu Hause und somit in ihrer gewohnten Umgebung oder bei entsprechendem Wunsch in einem dafür eingerichteten Raum am Institut für Journalistik und Kommunikationsforschung Hannover (IJK) realisiert. In einzelnen Fällen (n = 3) wurde auf ein telefonisches Interview zurückgegriffen, da die TeilnehmerInnen aufgrund der großen Distanz zum Wohnort nicht persönlich besucht werden konnten. In allen drei Szenarien wurde besonders darauf geachtet, dass eine angenehme und vertrauensvolle Atmosphäre geschaffen wurde und die Voraussetzung für ein offenes Gespräch gegeben war. Um die Gesprächssituation zu dokumentieren,

Besonderheiten zu vermerken oder Anschlussgespräche nach dem Ende der Audioaufzeichnung zu protokollieren, wurden **Postskripte** erstellt, mit denen die Entstehungssituation der Interviews, der Kontext und Auffälligkeiten in den Interviews festgehalten wurden (Prommer, 2005, S. 372).

Die Interviews wurden zum Teil innerhalb eines Master-Projektseminars am IJK unter Leitung der Forscherin von März bis November 2015 durchgeführt. Dabei wurden 20 GesprächspartnerInnen von Studierenden interviewt, während 14 Gespräche von der Forscherin selbst durchgeführt wurden. Die Studierenden wurden im Vorfeld der Interviews umfassend in der Durchführung von qualitativen Interviews geschult und mittels einer theoretischen und praktischen Übung mit Interviewtechniken vertraut gemacht. Zudem wurde den Studierenden die Option gegeben, die Interviews als Interviewer-Tandem durchzuführen. Dies bot eine weitere Unterstützung für die Studierenden, die bisher geringen Erfahrungen mit qualitativen Leitfadengesprächen auszugleichen und sicherzustellen, dass alle Fragen gestellt wurden. Dem zweiten Interviewer kam dabei eine eher beobachtende und unterstützende Funktion zu (Gläser & Laudel, 2009, S. 154-156). Für ihre Teilnahme erhielten die ProbandInnen jeweils eine Aufwandsentschädigung in Form von 25 €.

### 6.2.3.4 Kritische Reflexion des Vorgehens

Für die vorliegende Studie kann rückblickend festgehalten werden, dass sich die TeilnehmerInnen überwiegend als sehr offen und redebereit zeigten. Die **Interviewsituationen** erwiesen sich meist als entspannt, und es fand ein sehr offener und aus Sicht der InterviewerInnen angenehmer Austausch statt. Nur in einem Fall musste die Aufzeichnung gestoppt werden, weil der Proband nicht wollte, dass seine Erfahrungen aufgezeichnet werden. Stattdessen wurde in diesem Fall mit dem Postskriptum gearbeitet und wichtige Aussagen notiert, sodass es nicht zu einem Stichprobenausfall kam. Der Abbruch der Aufzeichnung stand nicht im Zusammenhang mit der Gesprächssituation, sondern dem schwerwiegenden Krankheitsverlauf und einer rechtlichen Auseinandersetzung mit der behandelnden Klinik.

Kritisch reflektiert werden soll auch die Durchführung der studentischen Interviews als **Interviewer-Tandem**. Die Auswirkungen mehrerer InterviewerInnen wird in der Methodenliteratur bisher nur selten explizit behandelt (siehe Gläser & Laudel, 2009, S. 156). Allerdings werden dem Einsatz mehrerer InterviewerInnen sowohl Vor- auch als Nachteile zugeschrieben. Als zentraler Nachteil ist anzuführen, dass sich die Gesprächssituation grundsätzlich verändert, sich dies auf die Auskunftswilligkeit der Interviewten auswirken kann und Koordinationsbedarf zwischen den InterviewerInnen erforderlich wird (Gläser &

Laudel, 2009, S. 155). Im Vergleich der Interviews mit einem und zwei InterviewerInnen konnte kein Einfluss auf die Auskunftswilligkeit festgestellt werden. Vielmehr wurde deutlich, dass in den Tandem-Interviews vor allem durch den zweiten Interviewer kritische Nachfragen gestellt wurden, die umfassende Thematisierung der Leitfragen überprüft und damit eine vertiefende Auseinandersetzung mit bestimmten Themen sichergestellt wurde. Die Aufgaben- und Rollenverteilung zwischen beiden Interviewern war für die Gesprächsführung von Vorteil und führte zur erhofften Entlastung des ersten Interviewers. Ebenso rechtfertigen die teilweise sehr hohen Altersunterschiede und die damit verbundenen potenziellen geringeren Kompetenzzuschreibungen die Gesprächsführung der Studierenden als Interviewer-Tandem, indem ihre Rolle als Interviewer gestärkt wird. Allerdings muss generell bei den von Studierenden durchgeführten Interviews darauf hingewiesen werden, dass in Einzelfällen bedeutende Leitfragen und notwendige Nachfragen nicht gestellt wurden. Trotz umfassender Schulung kann dies auf die geringere Interview-Erfahrung sowie die Motivationslage zurückgeführt werden. Dies macht es umso wichtiger, dass ein hoher Anteil der Interviews auch durch die Forscherin selbst geführt wurde.

Zudem wurden bei den Leitfadengesprächen **Grenzen der Auskunftsfähigkeit** der ProbandInnen deutlich (Hirschauer, 2001, S. 436-437). Gerade bei Aussagen, die in hohem Maße auf der retrospektiven Erinnerungsleistung der Befragten beruhen, besteht bei Leitfadengesprächen die Gefahr, dass aufgrund von Erinnerungslücken Sachverhalte oder Zusammenhänge nicht oder falsch erinnert werden oder es durch eine Ex-post-Rationalisierung zu einer verzerrten Aussage kommt. Ob eine solche Verzerrung vorliegt, kann aus Sicht der Interviewerin nicht belegt werden. Zudem sind auch das **Verbalisierungsniveau und die Reflexionsfähigkeit** als Grenzen der Auskunftsfähigkeit der Betroffenen zu beachten. Dabei können auch das Alter und die Bildung der Interviewten eine Rolle spielen. In der vorliegenden Studie zeigte sich, dass vor allem die Auseinandersetzung mit Vertrauen viele TeilnehmerInnen herausgefordert und in Teilen überfordert hat. Es wurde von Betroffenen angemerkt, dass es schwierig ist, Vertrauen genauer zu bestimmen, und während des Interviews um Bedenkzeit gebeten. Zudem zeigte sich, dass die ProbandInnen nur bedingt die Vertrauenseinstellungen, ihre Einflussfaktoren und die Konsequenzen für das Informationshandeln miteinander in Beziehung setzen konnten. Eine tiefgehende Auseinandersetzung scheint dabei erst auf **analytischer Ebene** möglich, indem durch den Vergleich der Befragten mit ihren individuellen Prädispositionen und unter Berücksichtigung situativer Rahmenbedingungen entsprechende Erklärungsansätze abgeleitet werden. Um diesen Vergleich zu erleichtern, wurden im Zuge eines ersten Schrittes der Datenaufbereitung und Analyse die inneren Bezüge pro Interview identifiziert, strukturiert und verdichtet (siehe hierzu Kapitel 6.2.4). Zudem ist in Bezug auf die Erinnerungsleistung anzunehmen, dass eine positive Wahrnehmung des Behandlungserfolges die Erinnerung an die Zeit vor der Operation beeinflusst und ggf. in diese Richtung verzerrt. Dieser Umstand wird bei der Interpretation der Ergebnisse beachtet.

### 6.2.4 Datenaufbereitung und Analysestrategie

Die geführten Leitfadeninterviews wurden mithilfe einer qualitativen Inhaltsanalyse ausgewertet. Diese erfordert eine bestimmte Form der Datenaufbereitung und verfolgt eine spezifische Analysestrategie, die nachfolgend dargestellt werden.

### Datenaufbereitung

Die Interviews wurden mit dem Einverständnis der Befragten aufgezeichnet. Mittels einer wörtlichen Transkription wurden die Inhalte der Gespräche vollständig erfasst und dadurch für die ausführliche interpretative Auswertung zugänglich gemacht. Bei der Transkription wurden die Gespräche in normales Schriftdeutsch (Standardorthographie) überführt, wobei Dialekt bereinigt, grobe grammatische Fehler korrigiert und der Stil im Hinblick auf die Lesbarkeit geglättet wurde (Mayring, 2010). Besondere Auffälligkeiten der Sprache, wie beispielsweise emotionale Äußerungen, wurden vermerkt, um für die Interpretation zu gewährleisten, dass der Sinn der Worte korrekt rekonstruiert wird. Gemäß diesen Vorgaben wurden die Transkripte im Projektkurs sowie durch weitere studentische Hilfskräfte des IJK verschriftlicht. Die Transkripte wurden anschließend durch die Forscherin überprüft, indem sie mit der Audiodatei abgeglichen wurden. Zusätzlich wurden sie in diesem Schritt formal vereinheitlicht und pseudonymisiert. In Zuge dieses Schrittes wurden jegliche personenbezogenen Daten gelöscht, die vorher für die Kontaktaufnahme gespeichert wurden. Als zusätzliche Datenquelle dienten der Kurzfragebogen zur Person und das Postskript, das Aufschluss über die Interviewsituation gab.

### Analysestrategie

Um die in den Interviews beschriebenen Erfahrungen, Einstellungen und Bedeutungszuweisungen in Hinblick auf die Forschungsfragen angemessen und systematisch zu analysieren, wurden die Textdaten einer qualitativen zusammenfassenden Inhaltsanalyse (Kelle & Kluge, 2010; Mayring, 2002, 2010) unterzogen. **Ziel der Inhaltsanalyse** war es, die Komplexität der Daten zu reduzieren und die Aussagen so zu strukturieren, dass eine Beantwortung der Forschungsfragen erfolgte. Das gewählte Vorgehen folgt der deduktiv-induktiv-kombinierten Kategorienbildung.

Dabei ist zu beachten, dass vor allem die Identifikation der Einflussfaktoren der Vertrauensgenese teilweise nicht auf Basis der durch die Interviewten beschriebenen und hergestellten Zusammenhänge möglich war, sondern vielmehr auf dem Vergleich der spezifischen Dispositionen der Befragten beruht. Um den Vergleich zu erleichtern, wurde in Anlehnung an den Ablauf der qualitativen Inhaltsanalyse nach Gläser und Laudel (2009, S. 203) ein Extraktions- und Interpretationsschritt zwischengeschaltet. Im Zuge dessen wurde die Informationsfülle der Leitfadeninterviews auf die relevanten Textpassagen reduziert und entsprechend dem Forschungsinteresse strukturiert. Die inneren Bezüge in den Interviews wurden identifiziert und in einem ersten Interpretationsschritt verdichtet, sodass bestimmte Dimensionen wie das Vertrauen und das Informationshandeln leichter miteinander in Bezug gesetzt werden konnten. Die **Informationsbasis** unterscheidet sich folglich von dem Ursprungstext und enthält nur noch die Passagen des transkribierten Interviews und eine erste Einordnung der Zitate hinsichtlich der zu untersuchenden Dimensionen, die für die Beantwortung der Forschungsfragen relevant sind (Gläser & Laudel, 2009). Im vorliegenden Fall wurden konkret die Textstellen identifiziert, die das individuelle Verständnis von **Vertrauen** beschreiben, Vertrauenssituationen bestimmen, Aufschluss über die Unsicherheitswahrnehmung geben und die Gründe der Vertrauenswürdigkeit und Einflussfaktoren der Vertrauensgenese erörtern. In Bezug auf die Vertrauensgenese wurde als **theoriegeleitetes (deduktives) Ordnungsraster** zwischen Dispositionen des Vertrauenden, gesundheits-, medien- und arztbezogenen sowie situativen Rahmenbedingungen und Faktoren unterschieden (siehe Tabelle 4).

**Tabelle 4:** **Deduktives Codierschema der qualitativen Auswertung**

| **Deduktive Kategorien der Auswertung** |
| --- |
| **Krankengeschichte** |
| **Vertrauen generell** |
| **Dimensionen des Vertrauens in Ärzte** |
| **Dimensionen des Vertrauens in unterschiedliche mediale Quellen** |
| **Dimensionen des Vertrauens in Angehörige/soziales Umfeld** |
| **Einflussfaktoren der Vertrauenszuschreibung** |
|       Dispositionen des Vertrauenden |
|       Gesundheitsbezogene Einstellungen |
|       Medienbezogene Einstellungen |
|       Arztbezogene Einstellungen |
|       Situative/strukturelle Rahmenbedingungen |
| **Merkmale von Vertrauenssituationen** |

| **Deduktive Kategorien der Auswertung** |
| --- |
|         Unsicherheitswahrnehmung |
| **Gesundheitsbezogenes Informationshandeln** |
|         Quellenspezifisch: |
|         Anlass |
|         Thema |
|         Funktion |
|         Bewertung: Nutzen/Vertrauen |
| **Funktionen des Vertrauens für das Informationshandeln** |
| **Wechselspiel zwischen Vertrauensinstanzen** |
|         Implizit: Genutzte Quellen |
|         Explizit: Anlässe/Gründe; Kombinationen (Quellen) |

Quelle: Eigene Darstellung

In Bezug auf das **gesundheitsbezogene Informationshandeln** wurden für jede Informationsquelle die Textstellen zugewiesen, die verdeutlichen, aus welchen Anlässen, zu welchen Themen und mit welchen Funktionen diese genutzt werden. Zudem wurden die Vertrauenseinstellungen über die Aussagen der Betroffenen mit der Nutzung in Bezug gesetzt und explizite wie implizite Beschreibungen der kombinierten Nutzung verschiedener Vertrauensinstanzen identifiziert. Teilweise mussten auf der Basis des Vergleichs verschiedener PatientInnen Annahmen über Zusammenhänge zwischen den vorherrschenden Vertrauenseinstellungen und Informationshandlungen abgeleitet werden, da zwar die Vertrauenseinstellungen benannt, aber von den Betroffenen selbst nicht in Bezug zur Nutzung gesetzt wurden. Als **Kontextfaktor** wurde die Krankengeschichte zusammengefasst. In diesem Fall wurden die Textpassagen des Originalinterviews nicht beibehalten, sondern auf die zentralen Inhalte reduziert. Die neue Informationsbasis der relevanten Textpassagen ist somit nach den deduktiven Kategorien der Auswertung gegliedert (siehe Tabelle 4) und wurde mithilfe der QDA-Software ATLAS.ti analysiert.

Auf der beschriebenen Basis fand die Auswertung nach dem Prinzip der **inhaltlichen Strukturierung** und induktiven Kategorienbildung statt (Mayring, 2010, S. 67-85). Die Analyse erfolgte in mehreren Codierdurchgängen, in denen ausgehend von den Vorannahmen schrittweise neue Kategorien aus dem Material entwickelt und strukturiert wurden. Dabei wurde das Ziel verfolgt, die Inhalte systematisch zu reduzieren und zu abstrahieren, um auf dieser Basis die Forschungsfragen zu beantworten. Um eine gegenstandsnahe Beschreibung abbilden zu können, wurden in einem **ersten Codiervorgang sehr konkrete, textnahe und spezifische Codes** für die einzelnen Untersuchungsdimensionen vergeben. Dies sollte gewährleisten, dass die angestrebte Vielfalt und Offenheit gewahrt bleibt. Zudem diente dieser Schritt dazu, die deduktiven Kategorien auszudifferenzieren und weiterführend zu beschreiben. In den folgenden Schritten wurden die Codes mittels eines **interpretativen Vorgehens** verdichtet. Dieses Vorgehen beruhte darauf, dass mit ständigem Rückgriff auf die Textstellen der Codes eine inhaltlich getriebene Zusammenfassung der Codes stattfand. Die Zusammenfassung diente dazu, dass ein höherer Abstraktionsgrad der Aussagen erzielt und die für das Erkenntnisinteresse ausschlaggebenden Inhalte schrittweise auf ihre Grundaussage reduziert wurden. Mittels dieser Analyseschritte werden die Forschungsfragen zu Vertrauen und seinen spezifischen Gründen beantwortet (Forschungsfrage 1 und 2).

Für die Identifikation der Einflussfaktoren, die Rolle der Vertrauenseinstellung für das Informationshandeln und die kombinierte Nutzung verschiedener Vertrauensinstanzen wurden zusätzlich auf Basis des Vergleichs der Betroffenen die Besonderheiten der Nutzung verschiedener Informationsquellen herausgearbeitet (Forschungsfrage 3). Speziell für die kombinierte Nutzung erfolgte auf Personenebene eine **Typologisierung der verschiedenen Kombinationsformen von Vertrauensinstanzen,** um diese umfassend zu beschreiben und voneinander abzugrenzen (Kelle & Kluge, 2010). Die Typenbildung basierte auf der individuellen Bedeutung und dem Ausmaß der Nutzung verschiedener Informationsquellen. Als Vergleichsdimensionen wurde herangezogen, welche Vertrauensinstanz als primäre Quelle für Informationen fungiert, in welchem Verhältnis andere Quellen zu dieser stehen und in welchem Ausmaß diese genutzt wurden.

## 6.3 Ergebnisse der Exploration des Vertrauensverständnisses

Im Folgenden werden die Ergebnisse der explorativen Studie vorgestellt. Kapitel 6.3 widmet sich entsprechend der ersten Zielsetzung der Arbeit dem Vertrauensverständnis Betroffener und den Mechanismen der Vertrauensgenese. Dies dient der Beantwortung der ersten beiden Forschungsfragen der vorliegenden Studie. Die Ergebnisse der dritten Forschungsfrage, die der Modellspezifikation im Zuge der zweiten Zielsetzung der Arbeit dienen, werden anschließend in Kapitel 6.4 vorgestellt.

### 6.3.1 *Allgemeines Verständnis von Vertrauen aus Patientensicht*

Die erste Forschungsfrage befasst sich mit dem individuellen Verständnis und der Bedeutung von Vertrauen für den einzelnen Patienten und die einzelne Patientin. Dieses Verständnis wird zunächst losgelöst vom Krankheitskontext betrachtet und bildet die Rahmenbedingung für die weitere und deutlich spezifischere Auseinandersetzung mit Vertrauensinstanzen im Krankheitskontext und der Integration des Vertrauens in die Prozesse des gesundheitsbezogenen Informationshandelns.

In den Gesprächen mit den PatientInnen wird deutlich, dass Vertrauen von allen Befragten ein hoher **Stellenwert** zugeschrieben wird. Es gilt als *„Grundlage für zwischenmenschliche Beziehungen"* (E13, 77w, nach) und erscheint essenziell, um diese aufzubauen und aufrechtzuerhalten (siehe beispielsweise A12, E07, E13).

Als zentrales **Charakteristikum von Vertrauen** beschreiben die PatientInnen, dass Vertrauen bedeutet, sich auf andere zu verlassen, man sich oder etwas persönlich Wertvolles in *„fremde Hände legt"* (E12, 77w, nach) und Verantwortung abgibt. Eine Betroffene (A16, 53, nach) verdeutlicht diese Eigenschaft mittels eines Symbolbildes: *„Die Kinder mussten in der Schule früher bei einem Projekt mitmachen ... da musste man sich mit geschlossenen Augen in einer Gruppe nach hinten fallen lassen. Das zum Beispiel ist so ein Bild für Vertrauen. "*

Zentral scheint dabei, dass Vertrauen eine **affektive Dimension** zuschrieben wird. Es wird relativ abstrakt als Gefühl (A21, E02, E06) oder eine positive Einstellung (E07, E14) verstanden, das oder die sich auf eine andere Person richtet: *„Vertrauen ist ein Gefühl ... Das ist eine Sache von Bauch, Herz und Erfahrungsschatz"* (A21, 45m, nach).

Dieses Gefühl, das mit Vertrauen einhergeht, kann dabei sowohl bei einem ersten Treffen vorherrschen und auf Sympathie und *„Chemie"* beruhen (E06, 75m, nach), aber auch auf gemeinsamen Erfahrungen basieren und die emotionale Verbundenheit mit einer anderen Person ausdrücken (A03, A21, E09). Einige Betroffene betonen die Bedeutung **gemeinsamer Erfahrungen**. Beispielsweise geht ein Patient darauf ein, dass Vertrauen erworben werden muss (E09, 65m, nach), während ein anderer darauf verweist, dass es wichtig ist, dass die an eine andere Person gerichteten Erwartungen erfüllt und *„nur selten enttäuscht"* werden (A21, 45m, nach).

Wird Vertrauen über seine **Funktionen** beschrieben, bestätigt sich erneut die hohe Bedeutung affektiver Dimensionen. Dabei erscheint zentral, dass Vertrauen ein Gefühl von *„Sicherheit"* (E03, 67w, nach) vermittelt. So kann Vertrauen nicht nur auf einer emotionalen Bindung basieren und stellt selbst ein Beziehungskonstrukt dar, sondern beeinflusst auch den emotionalen Zustand des/der Vertrauenden. Er oder sie fühlt sich geborgen, ist weniger besorgt und kann eine optimistische und positive Sichtweise entwickeln, die darauf basiert, dass die Chance auf Erfolg anstelle der Gefahr eines Verlustes erkannt wird (E07, 66m, nach). Dieses Gefühl und die damit einhergehende Haltung beschreiben die folgenden Aussagen von Betroffenen:

*„Das [Vertrauen] löst bei mir das Gefühl aus, dass ich zufrieden bin, meine Sorgen weg sind und ich die Sache anders oder positiver sehen kann. "* (A09, 60w, nach)

*„Wenn ich mich bei jemandem sicher aufgehoben fühle."* (E04, 65m, nach)

Neben einer Funktionsbeschreibung wird Vertrauen über die damit verbundenen Erwartungen, Einstellungen oder Zuschreibungen bestimmt, die an das Gegenüber gerichtet werden. Dabei handelt es sich um eine Beschreibung der **Entstehungsbedingungen** von Vertrauen. In diesem Kontext lassen sich klare Bezüge zu den Gründen der Vertrauenswürdigkeit (siehe Kapitel 3.4.1) herstellen. So zeigt sich in den Interviews die theoretisch angenommene Bedeutung der **Kompetenz einer Vertrauensinstanz,** zu einer bestimmten Problemlösung beizutragen (Kee & Knox, 1970, S. 361; Mayer et al., 1995, S. 320). Vertrauen setzt dabei nicht notwendigerweise eine Erwartung an fachliche Kompetenzen oder spezifisches Wissen der Vertrauensinstanz voraus, sondern bezieht sich auch auf die Fähigkeit, emotionale Unterstützung zu bieten. Diese Form der Kompetenzerwartung beschreibt eine weibliche Patientin wie folgt: *„… ich finde es eine wichtige Sache, dass ich dem anderen etwas zutraue, also eine Kompetenz zum Beispiel darauf, mich froh zu machen oder mich zu unterstützen"* (A09, 60w, nach). Die zugeschriebenen Kompetenzen scheinen erforderlich zu sein, um Kontrolle abzugeben und sich an die jeweilige Instanz mit den eigenen Problemen, Sorgen, Fragen und Aufgaben oder einer Bitte um Hilfe zu wenden.

Zusätzlich zu Kompetenzen wird für den Aufbau einer vertrauensvollen Beziehung auch gegenseitiger **Respekt und Wertschätzung** als wichtig beschrieben (A03, A05). Die PatientInnen möchten sich als Person akzeptiert und ernst genommen fühlen. Dies kann als eine Dimension der Fürsorge und des Wohlwollens der Vertrauensinstanz verstanden werden (Mayer et al., 1995). So wird von dem Gegenüber erwartet, dass er oder sie es gut meint, ehrlich und aufrichtig ist, Geheimnisse bewahrt und mit Interesse am sowie im Interesse des/der Vertrauenden handelt. Diese Erwartungshaltung wird anhand der folgenden Aussagen verdeutlicht:

*„Vertrauen … entsteht durch Respekt. Es entsteht, wenn man das Gefühl hat, dass man so akzeptiert wird, wie man ist."* (A03, 59, m, vor)

*„Vielleicht wirklich dieses Ernstgenommen werden und auch zu spüren: Das ist mein Problem, und er oder sie hört sich das wirklich an und beschäftigt sich damit …"* (A05, 56w, nach)

*„Vertrauen bedeutet, dass es jemand ist, der es ehrlich mit mir meint … Ich weiß, dass sie es gut mit mir meint, und deshalb vertraue ich ihr."* (A12, 63m, nach)

Gerade eine hohe zugeschriebene Kompetenz in Kombination mit der wahrgenommenen Ehrlichkeit und Aufrichtigkeit führt dazu, dass die Meinung der Vertrauensinstanz besonders wertgeschätzt wird und eine hohe Relevanz für das eigene Handeln und das Wohlbefinden erhält (E01, E013).

Im Zuge dieser Betrachtung des allgemeinen Vertrauensverhältnisses von PatientInnen soll nochmals darauf hingewiesen werden, dass die Interviewten Schwierigkeiten hatten, Vertrauen zu definieren und das eigene Verständnis in Worte zu fassen: *„Darüber muss ich erst einmal nachdenken"* (A09, 60w, nach). Damit geht einher, dass Vertrauen mittels Beispielen und anhand konkreter Instanzen oder über seine Funktionen und Entstehungsbedingungen umschrieben wird (siehe beispielsweise A05, A13, E02, E03, E04, E09, E10, E14). Von ähnlichen Schwierigkeiten berichten auch angloamerikanische Studien, die Vertrauensverständnisse in medizinischen Kontexten explorieren (Mechanic & Meyer, 2000; Thom & Campbell, 1997).

Zusammenfassend kann im Zuge der ersten Forschungsfrage festgehalten werden, dass das Verständnis von Vertrauen sehr individuell geprägt ist. Das eigene Vertrauensverständnis in Worte zu fassen, fällt den Betroffenen relativ schwer. Stattdessen wird Vertrauen über seinen Stellenwert, relevante Charakteristika, Funktionen oder Entstehungsbedingungen beschrieben. Aus Sicht der PatientInnen ist Vertrauen eine zentrale Größe zwischenmenschlicher Beziehungen und stark mit einer affektiven Bindung zu einem Gegenüber wie auch einem hohen emotionalen Wohlbefinden und einer positiven Erwartungshaltung an diese Person verbunden. Vertrauen stellt dabei die Bereitschaft dar, sich auf diese zu verlassen, sich abhängig zu machen und damit auch verletzlich zu zeigen (siehe auch Kapitel 3.1.1; Mayer et al. 1995). Wird eine Vertrauensinstanz als kompetent, wohlwollend und aufrichtig wahrgenommen, entsteht eine stabile Bindung, und die Instanz gilt als verlässliche AnsprechpartnerIn oder RatgeberIn für die Bewältigung von Herausforderungen und Situationen, die alleine nur schwer gemeistert werden können.

Von diesem allgemeinen Begriffsverständnis ausgehend wird im Folgenden konkreter auf die Rolle des Vertrauens im Krankheitskontext eingegangen. Dies umfasst entsprechend der Problemstellung der Arbeit die Identifikation der Entstehungsbedingungen einer konkreten Vertrauenseinstellung gegenüber ärztlichem Fachpersonal oder medialen Gesundheitsinformationen.

### 6.3.2 Gründe und Einflussfaktoren der Vertrauenswürdigkeit und -einstellung

Im Zuge der zweiten Forschungsfrage wird das beschriebene Verständnis von Vertrauen für den Krankheitskontext spezifiziert. Hierfür werden zunächst die relevanten Vertrauensinstanzen identifiziert und auf Basis der Interviews überprüft, ob der im Rahmen von Kapitel 4.1 gesetzte Fokus auf ÄrztInnen und mediale Gesundheitsinformationen Bestand hat. In Übereinstimmung mit der theoretischen Betrachtung beschreiben die Betroffenen ÄrztInnen, mediale Gesundheitsinformationen und Angehörige als relevante RatgeberInnen. Im

**Vergleich der Vertrauensinstanzen** zeigt sich entsprechend der in Kapitel 4.1 vorgenommenen Funktionszuschreibung, dass zwischen ÄrztInnen und medialen Gesundheitsinformationen einerseits und Angehörigen andererseits Unterschiede in der Basis und dem Grad der spezifisch auf den Krankheitskontext ausgerichteten Vertrauenseinstellung bestehen. Das Vertrauen in Angehörige beruht vorwiegend auf der gesundheitsunabhängigen emotionalen Bindung, gemeinsamen Erfahrungen und der gegenseitigen Zuneigung und Fürsorge (A03, A16, A21). Dabei steht weniger der informationsbezogene Austausch von Fachwissen und Informationen im Vordergrund (A02, A10, E09), sondern vielmehr die Sicherheit, dass das eigene Umfeld da ist, sich kümmert, Rückhalt und Unterstützung bietet: *„Solange diese Unterstützung stimmt, fühle ich mich auch gut und aufgehoben mit den Menschen. Dann ist auch Vertrauen da“* (A10, 45w, nach).

Die Basis der Vertrauenseinstellung gegenüber ÄrztInnen und medialen Gesundheitsinformationen beruht im Vergleich zu den Angehörigen weniger auf stabilen zwischenmenschlichen Bindungen und muss in Abhängigkeit von der jeweiligen Situation neu ausgehandelt werden (siehe Kapitel 3.2.3). Gerade für die informationsbezogene Unterstützung stellen sowohl der behandelnde Arzt oder die Ärztin als auch mediale Gesundheitsinformationen wichtige Quellen dar. Diese Spezifika begründen, dass sich die vorliegende Studie auf die Entstehung von Vertrauenseinstellungen gegenüber ÄrztInnen und medialen Gesundheitsinformationen fokussiert. Nachfolgend sollen zunächst die Gründe der Vertrauenswürdigkeit für ÄrztInnen (siehe Kapitel 6.3.2.1) und mediale Gesundheitsinformationen (siehe Kapitel 6.3.2.2) beschrieben und anschließend instanzübergreifende Einflussfaktoren der Vertrauensgenese (siehe Kapitel 6.3.2.3) identifiziert werden.

## 6.3.2.1 Gründe der Vertrauenswürdigkeit von ÄrztInnen

ÄrztInnen werden als wichtige AnsprechpartnerInnen für gesundheitsbezogene Fragen verstanden, die verlässliche Informationen bieten und hohes Vertrauen genießen (z. B. A05, A10, A16, A17). Im Gegensatz zum allgemeinen Verständnis von Vertrauen (siehe Kapitel 6.3.1) beschreiben die Betroffenen im Zuge der Bestimmung der Vertrauenswürdigkeit eine Vielzahl von Gründen, die sich in ihrer individuellen Vertrauenseinstellung gegenüber ärztlichem Fachpersonal manifestieren. Dabei muss unterschieden werden, ob sich das Vertrauen auf einen Arzt oder eine Ärztin bezieht, der zum ersten Mal aufgesucht wird, oder aufgrund vorheriger Erkrankungen schon eine Beziehung zum Arzt oder zur Ärztin besteht. Dies verändert die Basis des Vertrauens. Bei vorliegenden Erfahrungen beruht die Vertrauenseinstellung auf vorherigen Interaktionen, anhand derer beurteilt werden kann, ob der Arzt oder die Ärztin kompetent ist, wohlwollend auf die Interessen des Patienten oder der Patientin achtet und Unterstützung bietet (A21, 45m, nach).

Gerade im Zuge der Knie- oder Hüft-Operation handelt es sich aber vorwiegend um FachärztInnen, mit denen man bisher keinen langjährigen Kontakt hatte. Dies führt dazu, dass auf der Basis einer relativ kurzen Interaktion eine Vertrauenseinstellung entstehen muss. Im Folgenden wird daher spezifisch für diese Ausgangslage erörtert, welche Gründe für die Bewertung der Vertrauenswürdigkeit aus Patientensicht relevant sind.

*Identifikation der Gründe der Vertrauenswürdigkeit von ÄrztInnen*

Die Vertrauenswürdigkeit von ÄrztInnen basiert, wie theoretisch angenommen (siehe Kapitel 4.2), auf einem **Vertrauensvorschuss.** Es handelt sich dabei um eine positive Zuschreibung auf kollektiver Ebene, die aufgrund der Profession und sozialen Rolle von medizinischen ExpertInnen erfolgt (A06, A17, E08) und mit einem höheren Ausgangsniveau der Vertrauenseinstellung zu Beginn des Beziehungsaufbaus einhergeht. Die positive Zuschreibung auf kollektiver Ebene zeigt sich als sehr stabil. Einzelne negative Erfahrungen mit ÄrztInnen bleiben folgenlos und führen nicht zu einem generellen Misstrauen. Nur im Extremfall können schwerwiegende Vertrauensbrüche das generalisierte Vertrauen und die Vertrauensfähigkeit von PatientInnen nachhaltig prägen. Dies beschreibt beispielsweise ein 66-jähriger Patient, der erzählt, dass er von einem Arzt *„verstümmelt"* wurde (E07, 66m, nach).

Auf der Basis dieses Vorschusses prägen die einzelnen **Gründe der Vertrauenswürdigkeit** die Vertrauenseinstellung gegenüber einem behandelnden Arzt oder einer behandelnden Ärztin. Wie theoretisch hergeleitet (siehe Kapitel 4.2.3) stellt die wahrgenommene **fachliche Kompetenz** einer der Gründe der Vertrauenswürdigkeit von ÄrztInnen dar (A01, A02, A03, A09, A17, A21, E12). Dazu zählen sein/ihr *„Erfahrungsschatz"* (A13, 47w, nach, E01, 70m, nach), die Häufigkeit der Durchführung des spezifischen Eingriffs sowie die Spezialisierung, der Nachweis von Weiterbildungen und der wahrgenommene Wissensstand durch die Auseinandersetzung mit aktuellen Forschungsergebnissen. Für den vorliegenden Fall eines operativen Eingriffs spielen auch handwerkliche Fähigkeiten und die Geschicklichkeit eines Arztes oder einer Ärztin eine Rolle (z. B. E09). Zudem wird im Zuge der fachlichen Kompetenz auch die Art der Untersuchung und Diagnoseerstellung bewertet. Dabei wird besonders auf die Sorgfalt Wert gelegt, sodass nicht *„oberflächlich"* (A13, A01) über Symptome hinweggegangen wird. Die Anforderungen an die fachliche Kompetenz von ÄrztInnen veranschaulichen die folgenden Aussagen:

> *„Ich glaube, bei einer medizinischen Frage spielt es auch eine Rolle, dass diese Art von Operationen … häufig durchgeführt wird. Es geht also um den Erfahrungsschatz. Neben der Erfahrung geht es aber auch um die Weiterbildung und den Forschungsstand. … Als Patient erwarte ich immer, dass derjenige, den ich konsultiere, erfahren und up to date ist. "* (A13, 47w, vor)

> *„Ich weiß erstens, was er für eine Ausbildung hat, die sehr umfangreich war und dass er auch wissenschaftlich ganz vorne ist. Er kennt sich mit allen Materialien aus und bildet sich weiter… er ist ein fantastischer Handwerker. "* (E09, 65m, nach)

Die fachliche Kompetenz kann allerdings nur bedingt durch die Betroffenen eingeschätzt werden, sodass auch durch die zwischenmenschliche Interaktion auf diese rückgeschlossen wird. Die Interaktion ist entsprechend des Konzeptes der unterstützenden Versorgung (Ommen et al., 2007; siehe Kapitel 4.2.2) ein Schlüsselmoment der medizinischen Behandlung und wird maßgeblich durch die **interpersonalen Kompetenzen** der ÄrztInnen geprägt (Hall et al., 2001; Mechanic, 1998a; siehe Kapitel 4.2.3.1). Zentraler Bestandteil dieser sind **Kommunikations- und Vermittlungskompetenzen** (A01, A03, A11, A12, A19, E01), die vor allem die inhaltliche Ebene des Austausches und der Interaktion bestimmen. So stellt es aus Sicht der PatientInnen einen Hinweis auf die fachliche Kompetenz dar, wenn der Arzt oder die Ärztin in der Lage ist, das medizinische Fachwissen für den Betroffenen verständlich zu vermitteln und die Informationen genau zu erklären (A02, 67w, nach). Um als vertrauenswürdig zu gelten, wird die Aufklärung durch und der Austausch mit dem Arzt oder der Ärztin somit dahingehend bewertet, ob die Informationen verständlich, fundiert und klar erscheinen, dem gewünschten Umfang entsprechen und mögliche Nachfragen zufriedenstellend beantwortet werden (A01, A12, E01):

> *„Erstens, wie er etwas erklärt. Wenn ich einen Arzt habe, der mir etwas erklärt, und ich stehe da und muss jedes dritte Wort hinterfragen und merken, dass ich keine Ahnung habe, und er erzählt mir einfach irgendwas – das ist nicht gut. Ich finde es aber gut, wenn ein Arzt ausloten kann, wie er einem Patient etwas beibringt und nahebringen kann. "* (A03, 59m, vor)

> *„Für mich ist es das Wichtigste, dass ich wirklich verstehe, was man mir erklärt. Und wenn man nachfragt, will ich nicht irgendwelche dusseligen Antworten bekommen. "* (A19, 42w, vor)

Der Reaktion auf Fragen der Betroffenen kommt dabei ein hoher Stellenwert zu und stellt zugleich eine von den Betroffenen beschriebene Ursache von Unzufriedenheit mit dem behandelnden Arzt oder der behandelnden Ärztin dar (z. B. E02, A11, E11). Eine 60-jährige Patientin (E11) kritisiert beispielsweise: *„Aber so richtig überzeugend war das für mich noch nicht, weil er mir einige Fragen, die ich mir gestellt hatte, zu ungenau oder gar nicht beantwortet hat. "*

Neben den inhaltlich ausgerichteten Vermittlungs- und Kommunikationskompetenzen zählt zu den interpersonalen Kompetenzen auch der **zwischenmenschliche Umgang** mit den PatientInnen. Grundsätzlich wird auf einen offenen, zuvorkommenden und freundlichen Umgang mit dem Patienten und der Patientin (A09, A21, E02) Wert gelegt. Die Betroffenen wünschen sich, dass ÄrztInnen auf ihre Probleme und Sorgen eingehen, ihnen vermitteln, dass sie diese ernst nehmen, sich Zeit nehmen und aktiv zuhören (A01, A10, E10). Das ärztliche Fachpersonal soll emotionale Unterstützung, *„Einfühlungsvermögen und menschliche Nähe bieten und Ängste nehmen"* (A01, 59m, nach). PatientInnen möchten das Gefühl haben, gut aufgehoben zu sein. So sagt beispielweise ein Patient: *„Wenn ich mich irgendwo gut aufgehoben fühle, dann habe ich auch Vertrauen"* (E07, 66m, nach). Damit geht einher, dass der Arzt oder die Ärztin *„kein reiner Technokrat"* (E01, 70m, nach) sein oder sich nicht als *„(Halb-)Gott in Weiß"* (A21, 45m, nach, E03, 67w, nach) verstehen und arrogant auftreten soll (E07, 66m, nach, E11, 60w, nach).

Diese einzelnen Wünsche münden in der Forderung, dass der oder die Einzelne als Individuum wahrgenommen wird, statt eine *„Nummer"* zu sein (A05, A07, A10, A11, A21). Als **„Mensch" gesehen zu werden** ist ein Sinnbild für das Interesse an den PatientInnen und deren Anliegen:

> *„Vielleicht würde ein bisschen mehr Einfühlungsvermögen helfen. Ich meine, ich muss nicht getätschelt werden … Aber ein bisschen mehr gesehen werden, als Individuum und nicht als Nummer 25, die heute in die Praxis kommt."* (A05, 56w, nach)

> *„Es wäre schön, wenn die Ärzte einem das Gefühl geben würden, dass man als Mensch … wahrgenommen wird und nicht nur als Nummer … wir machen da diese OP, nehmen unser Geld und auf Wiedersehen."* (A11, 66m, nach)

Eng verbunden mit den interpersonalen Kompetenzen ist auch die **wahrgenommene Redlichkeit** der ÄrztInnen (A12, A13, A15, A19). Für die subjektive Bewertung der PatientInnen, inwieweit das Verhalten der ÄrztInnen am Wohl des Betroffenen ausgerichtet ist, scheint die **investierte Zeit** entscheidend zu sein (A13, A15). Zudem betonen die Betroffenen, dass es für sie wichtig ist, dass der Arzt oder die Ärztin Engagement zeigt und aktiv nach der richtigen Therapie sucht. Dies beschreibt eine 42-jährige Patientin (A19, vor), indem sie anerkennend darauf verweist, wie viel ihr behandelnder Arzt investiert hat, um ihr zu helfen: *„Es steht voll und ganz hinter mir und schickt mich wirklich von A nach B, über C und irgendwann nach Z, um wirklich alles auszuschöpfen, was möglich ist... Es geht darum, dass er letzten Endes wirklich das Beste für mich will... Er macht alles, was dazugehört und versucht, mir zu 100 % zu helfen."*

Ein Aspekt der wahrgenommenen Redlichkeit ist auch die **Interessensvertretung der Betroffenen** durch das ärztliche Fachpersonal. Diese erhält aus Patientensicht besondere Aufmerksamkeit, und es wird problematisiert, dass OrthopädInnen mit bestimmten Implantatsherstellern kooperieren und ihren

PatientInnen nur deren Endoprothesen anbieten. Diesbezüglich wird zumindest hinterfragt, ob ÄrztInnen unvoreingenommen handeln oder finanzielle Interessen die Wahl der Therapie beeinflussen könnten. Verstärkt werden diese Zweifel an den Handlungsmotiven, wenn Betroffene wahrnehmen, dass die Orthopädie ein lukratives Geschäftsfeld darstellt und das Interesse an finanziellen Anreizen dazu führen kann, dass mehr OPs durchgeführt werden und Betroffene eher zu einem solchen Eingriff gedrängt werden (z. B. A05).

> *„So oder so sollte man sich vorher informieren…, denn die Ärzte, zumindest im Krankenhaus, in dem man sich operieren lässt, empfehlen nur das, was sie selbst verarbeiten. Das ist oftmals nur ein Produkt."* (A01, 59m, nach)

> *„Oder sie wollen direkt operieren… ich glaube, dass es viel ums Geld und ums Patienten durchschleusen geht."* (A10, 45w, vor)

In diesem Kontext wird die Frage nach den Motiven des ärztlichen Fachpersonals aufgeworfen, z. B. werden etwaige finanzielle Anreize bedacht. Eine skeptische Haltung könnte in einem Zusammenhang mit dem **Versichertenstatus der PatientInnen** stehen. Einige privat versicherte PatientInnen scheinen besonders misstrauisch zu sein und sehr genau darauf zu achten, ob ein Arzt oder eine Ärztin sie *„nur abzocken will"* (E07, 66m, nach; siehe auch A16) und deshalb noch zusätzliche Untersuchungen durchführt oder bestimmte Therapien vorschlägt: *„Die Untersuchung ist sicherlich auf dem Konto des Arztes gelandet, und ich hatte nichts davon"* (A07, 74w, nach).

Eng verbunden mit der Redlichkeit ist auch die wahrgenommene **Ehrlichkeit des Arztes oder der Ärztin.** Im Gegensatz zu den bisher beschriebenen Gründen der Vertrauenswürdigkeit zeigt sich, dass diese vor allem im Falle eines erlebten Fehlverhaltens des Arztes oder der Ärztin mehr Aufmerksamkeit erhält und dann als Grund der Vertrauenswürdigkeit beschrieben wird. So erzählt beispielsweise eine 74-jährige Patientin, dass der Arzt ohne ihr Wissen die medikamentöse Therapie angepasst hat. Da sie nicht aufgeklärt wurde, wird dies als Vertrauensbruch gewertet und führt zu einem Arztwechsel (A07, 74w, nach).

Somit wird Ehrlichkeit dann vertrauensrelevant, wenn ein aufrichtiger Umgang mit einem Fehlverhalten oder Behandlungsfehlern gefordert ist. In diesem Kontext zeigt sich erneut die angenommene Bedeutung der zugeschriebenen Motive des Handelnden für die Konsequenzen hinsichtlich der Vertrauenseinstellung (siehe Kapitel 3.4.1.2). Nur wenn zusätzlich zur Ehrlichkeit auch die Redlichkeit des Arztes oder der Ärztin in Zweifel gezogen wird, sinkt das Vertrauen. So beschreibt eine Patientin (E03, 67w, nach), dass sie sich nach einer OP-Komplikation von dem Arzt zunächst hintergangen und betrogen fühlte. Da jedoch klar wurde, dass der Arzt sie nicht mutwillig täuschte und den Fehler ehrlich eingestand, blieb das Vertrauensverhältnis erhalten: *„Aber eigentlich habe ich mich geärgert, dass der mich, wie ich meinte, hintergangen hat. Nachdem ich das geklärt hatte, also nachdem ich wusste, der hat sich genauso geärgert wie ich, war das okay... dass er ehrlich ist, finde ich wirklich gut"* (E03, 67w, nach). Die Erfahrung, dass Komplikationen und Fehler nicht offen thematisiert, sondern verschwiegen werden, beschreibt eine andere Patientin (E11, 60w, nach), die aufgrund dessen das Vertrauen in ihren Arzt verloren hat.

Die genannten Gründe können einerseits die affektive Bindung zu den ÄrztInnen beeinflussen; andererseits stellt diese Bindung auch einen eigenen Grund der Vertrauenswürdigkeit dar. Die **affektive Beziehung** wird in Form der *„Chemie"* (A02) und *„Sympathie"* ebenfalls als Aspekt der Vertrauenswürdigkeit benannt (z. B. A02, A10, E03, E12). Eine solche Bindung kann dabei auch eng mit der wahrgenommenen interpersonalen Kompetenz assoziiert sein:

*„Das Zwischenmenschliche ist sehr wichtig. Viel macht es aus, ob man sich sympathisch ist. Das habe ich für mich festgestellt. Es kommt nicht nur auf das Fachliche an."* (A10, 45w, vor)

*„Ich muss ihn schon ein bisschen sympathisch finden. Der mag eine Koryphäe sein. Aber wenn der mir, aus welchem Grund auch immer, unsympathisch ... das wäre mir nicht so lieb."* (E03, 67w, nach)

Zusammenfassend konnte anhand der Interviews mit den Betroffenen gezeigt werden, dass die wahrgenommenen fachlichen und interpersonalen Kompetenzen, die Redlichkeit, die Ehrlichkeit und die affektive Bindung Gründe der Vertrauenswürdigkeit von ÄrztInnen darstellen (siehe Abbildung 12). Die interpersonalen Kompetenzen umfassen dabei wahrgenommene Vermittlungs- und Kommunikationskompetenzen sowie den zwischenmenschlichen Umgang zwischen dem ärztlichen Fachpersonal und dem oder der Betroffenen.

Die explorierten Gründe der Vertrauenswürdigkeit bestätigen die theoretisch hergeleiteten Gründe der Vertrauenswürdigkeit (Hall et al., 2001; Mayer et al., 1995; siehe auch Kapitel 4.2.3.1) und differenzieren vor allem die wahrgenommenen fachlichen und interpersonalen Kompetenzen noch stärker aus. Der in der Theorie ebenfalls als relevant beschriebene Aspekt der Verschwiegenheit und Diskretion (siehe Kapitel 4.2.3.1) wird von den Interviewten nicht thematisiert. Daraus soll nicht direkt geschlossen werden, dass dieser Aspekt irrelevant ist. Vielmehr wird angenommen, dass, ähnlich wie bei der Ehrlichkeit, die Diskretion vorausgesetzt wird und erst von Relevanz ist, wenn diese als nicht gegeben wahrgenommen wird.

*Gewichtung der Gründe der Vertrauenswürdigkeit*

Neben der Identifikation der einzelnen Gründe der Vertrauenswürdigkeit wird mittels der Aussagen der Interviewten auch deren Verhältnis zueinander bestimmt. Bisher ist unklar, wie diese Beziehung aussieht. Teilweise wird davon ausgegangen, dass Vertrauenseinstellungen nur entstehen können, wenn alle Gründe als gegeben wahrgenommen werden (Mayer et al., 1995; Schoorman, et al., 2007; siehe Kapitel 4.2.3). Entgegen dieser Annahmen zeigt sich in den Interviews, dass die PatientInnen individuelle Relevanzzuschreibungen vornehmen und folglich Vertrauenseinstellungen auch entstehen können, wenn einzelne Gründe negativ bewertet werden (z. B. A11). Die **individuelle Gewichtung** scheint sich vorwiegend auf die fachlichen und interpersonalen Kompetenzen und die damit eng verbundene affektive Bindung zu beziehen. Ein Teil der befragten PatientInnen legt mehr Wert auf die **fachliche Kompetenz** des Arztes oder der Ärztin. Ihre hohe Bedeutung scheint mit den Besonderheiten des Faches Orthopädie und Chirurgie verbunden zu sein. Gerade OrthopädInnen und ChirurgInnen werden als *„Handwerker"* (E09, 65m, nach) wahrgenommen, deren fachliche Kompetenzen entscheidend für das Resultat eines Eingriffs sind. So kann die Bedeutung fachlicher Kompetenzen so hoch sein, dass die interpersonale Beziehung unbedeutend erscheint (z. B. A17, E09, E10, E11).

> *„Mir ging es schon darum, wieviel Erfahrung ein Arzt oder ein Krankenhaus damit hat…. auch wenn ich nicht so gut beraten worden bin."* (A11, 66m, nach)

> *„Ehrlich gesagt war es mir wichtiger, einen guten Chirurgen zu haben als einen menschenfreundlichen Arzt."* (E11, 60w, nach)

> *„Wenn es hier rein um die Mechanik geht, dann kann das meinetwegen ein charakterlich durchaus im unteren Ende angesiedelter Mensch sein."* (E09, 65m, nach)

Im Gegensatz zur fachlichen Kompetenz kann auch die **persönliche Ebene** einen höheren Stellenwert besitzen. Während einige Interviewte beide Gründe als notwendig ansehen (A02, A10, A12, A16, A21, E03, E07, E12), legt ein Teil der Betroffenen mehr Wert auf die persönliche Basis. Besonders eine 65-jährige Patientin (E04, nach) bringt dies zum Ausdruck: *„Das ist so eine Sache, da kann der fachlich gut sein, aber da gehe ich das Risiko ein. Ich habe lieber einen, der vielleicht schlechter ist, aber dafür mir sympathischer ist."*

Es handelt sich somit um eine höchst individuelle Gewichtung der fachlichen und interpersonalen Kompetenzen als Gründe der Vertrauenswürdigkeit. Die weiteren Gründe wie die Redlichkeit und Ehrlichkeit scheinen für diese Abwägung nur eine untergeordnete Rolle zu spielen.

Da Redlichkeit und Ehrlichkeit erst von Bedeutung zu sein scheinen, wenn Hinweise auf das Fehlen dieser Gründe der Vertrauenswürdigkeit bestehen, wird daraus geschlossen, dass diese Gründe Voraussetzungen (notwendige Bedingungen) darstellen, damit überhaupt die fachlichen und interpersonalen

Kompetenzen (hinreichende Bedingungen) bewertet werden (siehe Abbildung 12).

**Abbildung 12:**    **Identifizierte Gründe der Vertrauenswürdigkeit von ÄrztInnen**

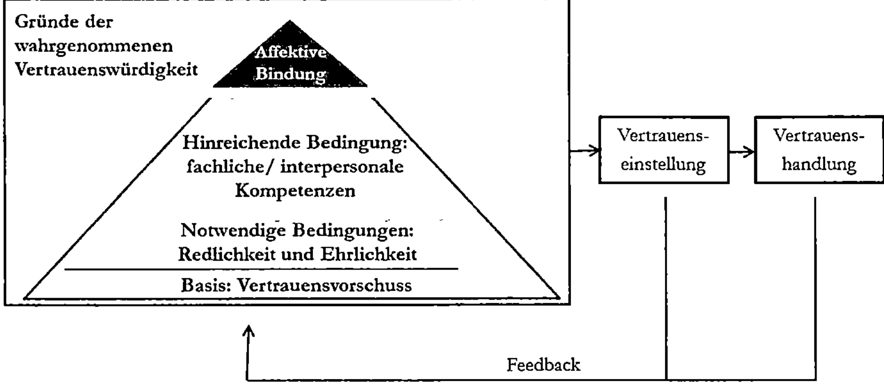


Quelle: Eigene Darstellung auf Basis der empirischen Erkenntnisse

Zusammenfassend zeigt sich in Bezug auf die Vertrauenswürdigkeit von ÄrztInnen, dass sich die in Kapitel 4.2 hergeleiteten Gründe der fachlichen und interpersonalen Kompetenz, der Fürsorge und Redlichkeit sowie der Ehrlichkeit und Aufrichtigkeit des Arztes oder der Ärztin bestätigen. Ebenso wird auch die angenommene Bedeutung der affektiven Bindung zu dem ärztlichen Fachpersonal deutlich. Besonders die fachlichen und interpersonalen Kompetenzen werden durch die PatientInnen betont und stellen im Kontext der Operation ein entscheidendes Kriterium für die Vertrauenswürdigkeit dar. Dabei zeigt sich, dass die Kompetenzen stark ausdifferenziert werden und auch kommunikativen Kompetenzen eine hohe Bedeutung zugemessen wird. In Bezug auf die Gewichtung der einzelnen Gründe wird deutlich, dass es sich bei der Redlichkeit und Ehrlichkeit um notwendige, aber keine hinreichenden Bedingungen der Vertrauenswürdigkeit zu handeln scheint. Gerade die Kompetenz kann hingegen als hinreichende Bedingung verstanden werden. Die Interviews ermöglichen es folglich, die Vertrauensgründe in eine hierarchische Ordnung zu überführen (siehe Abbildung 12). Es handelt sich hierbei um eine Erweiterung des bisherigen theoriebasierten Kenntnisstandes (siehe Kapitel 4.2.3).

### 6.3.2.2 Gründe der Vertrauenswürdigkeit medialer Gesundheitsinformationen

Mediale Gesundheitsinformationen werden über journalistische Massenkommunikation sowie private und öffentliche Expertenkommunikation bereitgestellt (siehe Kapitel 4.3). Entgegen dieser theoretischen Kategorisierung verschiedener Kommunikationsmodi soll für die Unterscheidung der Vertrauenswürdigkeit unterschiedlicher Quellen medialer Gesundheitsinformationen die Kategorisierung solcher Angebote aus **Patientensicht** entscheidend sein. In den Interviews zeigt sich, dass sich diese an den Kommunikationskanälen orientiert.

*Gesundheitsinformationen aus dem Internet und ihre Spezifika*

Im Vergleich der diversen Quellen für Gesundheitsinformationen (siehe Kapitel 2.4.2 und 4.3) kommt aus Patientensicht dem **Internet** mit seiner Vielzahl an Angeboten eine herausragende Rolle zu, weil dieses eine besonders aktive, schnelle und zielgerichtete Suche nach speziellen gesundheitsbezogenen Informationen ermöglicht: *„Wenn einmal etwas zu diesem Thema in der Zeitung stand, habe ich das natürlich auch gelesen oder die anderen Sendungen aufgenommen. Aber das war nicht gezielt. Ich bin dem nicht hinterhergelaufen. Die sonstige Informationsflut hat eigentlich schon vollkommen ausgereicht"* (A01, 59m, nach).

Die hohe Bedeutung gesundheitsbezogener Internetangebote führt auch zu einer höheren Relevanz, deren Vertrauenswürdigkeit zu bewerten: *„Ich suche nach Informationen. Daher ist das Internet für mich letztendlich ein vertrauensvolleres Medium als das Fernsehen, Radio oder Zeitung"* (A03, 59m, vor). Im Vergleich dazu wird diese Relevanz bei klassischen Kanälen als geringer wahrgenommen, sodass es zu einer weniger tiefgehenden Auseinandersetzung mit deren Vertrauenswürdigkeit kommt. Dies beschreibt beispielsweise eine 42-jährige Patientin (A19, vor): *„Beim Fernsehen habe ich noch keine Informationen rausgeholt oder darauf [Vertrauenswürdigkeit] geachtet… Darüber habe ich auch noch gar nicht nachgedacht."*

Entsprechend dieser Relevanzzuschreibung soll die Auseinandersetzung mit der Vertrauenswürdigkeit medialer Gesundheitsinformationen aus dem **Internet im Fokus** der weiteren Erörterungen stehen. Vergleiche mit anderen Kanälen werden ergänzend herangezogen.

Allgemein wird hinsichtlich der Entstehung von Vertrauenseinstellungen gegenüber Gesundheitsinformationen aus dem Internet deutlich, dass es den Betroffenen schwerfällt ein solches Urteil zu fällen (z. B. A01, A02, A05, E06). Damit geht einher, dass die relevanten Gründe der Vertrauenswürdigkeit nur bedingt benannt werden können (A01, A05, A10). Eine Patientin (A05, 56w, nach) beschreibt in diesem Kontext: *„Ich kann Ihnen das wirklich nicht genau sagen,* *woran ich das festgemacht habe.*" Ursachen hierfür sind vor allem, dass eine hohe „*Bandbreite*" an Informationen und Angeboten vorherrscht (A01, A02), die Informationen „*endlos*" (A01) erscheinen und „*ungefiltert*" (A01) sind. Zudem besteht bei manchen Befragten auch eine hohe Unsicherheit, ob die eigene Bewertung zutreffend ist und man selbst über die notwendigen **Informations- und Bewertungskompetenten** verfügt, um ein adäquates Vertrauensurteil zu fällen (z. B E06, A03): „*Ich weiß aber nicht, ob ich mich immer richtig entschieden habe, ob eine Seite vertrauenswürdig ist oder nicht*" (A03, 59m, nach).

Die als herausfordernd wahrgenommene Entscheidung über die Vertrauenswürdigkeit eines bestimmten Angebotes im Internet spiegelt sich in vergleichsweise wenigen Gründen wider, die für die Bewertung herangezogen werden.

*Identifikation der Gründe und Strategien zur Bewertung der Vertrauenswürdigkeit von Gesundheitsinformationen aus dem Internet*

Im Zuge der Bewertung der Vertrauenswürdigkeit von Gesundheitsinformationen aus dem Internet zeigt sich, dass sich die PatientInnen eher auf einzelne Gründe und spezifische Heuristiken für ihre Bewertung verlassen, um sich eine Vertrauenseinstellung zu bilden. Von zentraler Bedeutung der Einschätzung der Vertrauenswürdigkeit durch die Betroffenen scheint die Auseinandersetzung mit dem **Kommunikator einer Information** zu sein. Allerdings gelten im Internet aufgrund der Vielzahl an Angeboten für die Identifikation und Bewertung einer Quelle andere Voraussetzungen als bei klassischen Medien (Flanagin & Metzger, 2008; Lankes, 2008; siehe Kapitel 4.3.1). Generell hat sich die Anzahl der Anbieter deutlich erhöht, sodass die Auseinandersetzung mit dem Kommunikator mit mehr Aufwand verbunden sein kann, aber auch unerlässlich erscheint. Ein Patient beschreibt: „*Da muss ich mich erst einmal mühsam durcharbeiten und wirklich immer gucken, was das für eine Quelle ist*" (A10, 45w, nach).

Es gibt vergleichsweise wenige bekannte Medienmarken mit hoher Reputation, die eine Orientierung bieten (Lankes, 2008). Stattdessen wird **„Dr. Google"** (A019, 42w, nach) von den Betroffenen als ihr Startpunkt der Recherche nach Gesundheitsinformationen beschrieben und als Navigator und Orientierungshilfe für die Auswahl verschiedener Angebote genutzt:

> „*Ich gebe das ein, und dann schaue ich mir verschiedene Seiten an, die es gibt. Guter Rat oder Seiten von Ärzten oder Organisationen. Eigentlich schaue ich alles an, was so zusammenkommt. Ich kann nicht sagen, dass ich gezielt eine Seite habe, die ich aufrufe. Stattdessen gebe ich meine Frage ein, und dann kommen verschiedene Angebote, die ich dann durchlese.*" (A03, 59m, vor; siehe auch A10, A13, E01, E02, E10, E11, E13)

Obwohl die Vertrauenswürdigkeit von Google selbst von den Betroffenen nicht explizit bewertet wird, zeigt das beschriebene Vorgehen, dass sich die Betroffenen unreflektiert auf die Auswahl der Suchmaschine verlassen und die einzelnen Suchergebnisse abarbeiten. Zudem kann die Bezeichnung als Dr. Google als impliziter Hinweis auf die zugeschriebene hohe Vertrauenswürdigkeit gelten.

Werden konkrete Vertrauensinstanzen von den Betroffenen genannt, handelt es sich dabei überwiegend um Angebote der journalistischen Massenkommunikation. Zu diesen zählen beispielsweise die Online-Angebote der NDR-Sendung Visite (A10, E03), die eine hohe Reputation genießen (*„gute und korrekte Informationen"*, A10). Zudem stellt auch **Wikipedia** eine geschätzte Informationsquelle der PatientInnen dar: *„Wikipedia ist das Erste. Da gucke ich als Erstes nach"* (A03, 59m, vor; siehe auch A01, A05).

Für die Bewertung der einzelnen Kommunikatoren scheint die Differenzierung der **Art der Informationen** ein wichtiges Kriterium darzustellen. Dabei wird von den Betroffenen zwischen (1) Fakten, (2) Meinungen und Erfahrungen anderer Betroffener sowie (3) persuasiven oder werblichen Inhalten unterschieden (siehe z. B. A01, E04). Dieser inhaltsbezogenen Unterscheidung scheint die zugeschriebene Objektivität oder Subjektivität[20] der angebotenen gesundheitsbezogenen Informationen als Bewertungsdimension der Vertrauenswürdigkeit zugrunde zu liegen. So gelten **objektive und sachbezogene Informationen**, die bestimmte Themen ausgewogen mit ihren Chancen und Risiken darstellen (A06), als vertrauenswürdig, während subjektive Meinungen ebenso wie persuasive Inhalte eher skeptisch bewertet werden (A01, A11, E04). Die skeptische Haltung gegenüber **Meinungen und Erfahrungen** anderer Betroffener, die beispielsweise über Online-Communitys ausgetauscht werden, beruht darauf, dass es sich um sehr persönliche und individuelle Erfahrungen und Erlebnisse handelt, die nur schwer verallgemeinert werden können (A06, 79m, nach; E04, 65m, nach). Das Misstrauen bezieht sich dabei auf einzelne Gründe der Vertrauenswürdigkeit. So wird nicht in Zweifel gezogen, dass die Meinungen ehrlich und aufrichtig sind, allerdings durchaus, ob diese für die eigene Situation Bestand haben und die notwendige Kompetenz beim Verfasser vorherrscht:

*„Ich kann nicht Äpfel mit Birnen vergleichen."* (E04, 65m, nach)

*„Das ist gefährliches Halbwissen."* (A16, 53w, nach)

---

[20]  Diese Bewertungsdimensionen weisen Überschneidungen mit der rezipientenbezogenen Dimensionalisierung von Qualität auf (siehe beispielsweise Grimm & Wahl, 2014).

Bei persuasiven Inhalten entsteht das Misstrauen aufgrund der als zweifelhaft **wahrgenommenen Integrität des Kommunikators**, da beispielsweise Unternehmen wirtschaftliche Interessen zugeschrieben werden. Hierbei kann auch die „Persuasive Intent Heuristic" (Metzger et al., 2010, S. 432; siehe Kapitel 4.3.3.1) zum Tragen kommen. Dabei wirkt sich die Wahrnehmung einer persuasiven Intention, einer *„subjektiven Färbung"* der Informationen (A10, 45w, vor) oder eines potenziellen Versuches der Beeinflussung entsprechend den Eigeninteressen (E11, 60w, nach) negativ auf die Vertrauenswürdigkeit aus.

Die PatientInnen beschreiben, dass sie Quellen aussuchen, die *„unabhängig"* (E10) sind, keine persuasiven oder manipulativen Eigeninteressen vertreten oder nur subjektive Einblicke anbieten. Bevorzugt werden folglich als sachlich und objektiv wahrgenommene Informationsangebote. In diesem Kontext wird auf Wikipedia (z. B. A01, A05) und auf wissenschaftliche Erkenntnisse und Studien (z. B. A13) verwiesen. Dies lässt auf deutliche Defizite der Medienkompetenz der PatientInnen schließen. Zudem macht die hohe Bedeutung von Wikipedia deutlich, dass ein hoher Bedarf nach Überblicksinformationen besteht, die der eigenen Orientierung dienen können.

> *„Hilfreich waren die reinen Sachgebiete als solches. Das ist z. B. Wikipedia oder andere Seiten, wo man einfach Stichworte eingibt und man rein objektive Informationen bekommt und nachlesen kann."* (A01, 59m, nach)

> *„Ich kann eigentlich nicht sagen, welcher Institution ich da eher vertraue. Vielleicht ist so etwas ganz Neutrales wie Wikipedia besser..."* (A05, 56w, nach)

Für die Bewertung der Informationsquelle spielt neben der wahrgenommenen Objektivität auch ihre **wahrgenommene Kompetenz und Expertise** eine Rolle. Dabei achten die InternetnutzerInnen darauf, dass die ausgewählten Kommunikatoren der Gesundheitsinformationen über medizinisches Fachwissen verfügen. Beispielsweise werden Informationen von den offiziellen Seiten verschiedener Kliniken oder ÄrztInnen sowie Fachzeitschriften von PatientInnen bevorzugt (z. B. A21, E02, E09, E10), wie die folgenden Beispiele verdeutlichen:

> *„Ich suche mir lieber zuverlässige Quellen, aus denen ich wirklich Know-how ziehen kann... Es ist besser, dass man nach Einrichtungen guckt, die solche Dinge wirklich machen... Da hat man eher fachlich kompetente Informationen..."* (A21, 45m, nach)

> *„Außerdem versuche ich fachlich-kompetente Quellen nachzuforschen."* (E10, 59w, nach)

In diesem Kontext nimmt auch die **Authority-Heuristik** einen Einfluss auf die Auswahl relevanter Quellen (Metzger, et al., 2010; siehe auch Freeman & Spyridakis, 2004; Kapitel 4.3.3.1). Sowohl bei klassischen Medienangeboten wie

Qualitätszeitungen als auch Kliniken als Anbieter einer Website kann dieses Urteil auf der Vertrautheit und dem Wiederkennen einer bestimmten Marke oder eines Namens beruhen. Die damit verbundenen hohen Vertrauenswerte werden auf bestimmte Aussagen transferiert.

Analog zu ÄrztInnen spielen für die Vertrauenswürdigkeit der Gesundheitsinformationen aus dem Internet auch **wahrgenommene Vermittlungskompetenzen** eine Rolle. In diesem Zusammenhang kann auch von Vermittlungsqualitäten gesprochen werden. Gerade die Verständlichkeit der Gesundheitsinformationen wird als Zeichen für die Vertrauenswürdigkeit der Informationen gedeutet. Aufgrund der verständlichen Sprache haben die PatientInnen den Eindruck, die Gesundheitsinformationen prüfen, nachvollziehen und zumindest deren Plausibilität bewerten zu können: *„Die Informationen sollen so verständlich sein, dass ich sie kapiere und nicht das Gefühl habe ein dummer Trottel zu sein… Ist das erfüllt, dann ist das für mich glaubwürdig"* (A03, 59m, nach).

Ein weiterer Aspekt, der Betroffenen einen **Hinweis auf Kompetenzen** liefert, sind wissenschaftliche Belege, statistische Aussagen und die erkennbare Evidenzbasis von Informationen. Diese Gründe wirken vertrauensfördernd und werden von einzelnen Befragten (E09, 65m, nach) als Orientierungshilfe beschrieben: *„Für mich waren dann einige Aussagen überzeugend, nachvollziehbar, wissenschaftlich belegt … wenn das statistisch belegt wurde."*

Die Bewertung der Vermittlungsqualitäten kann sich bei Gesundheitsinformationen aus dem Internet nicht nur auf die Inhaltsebene, sondern auch auf die Aufmachung, das Design und die Präsentationsform des Angebotes sowie die schnelle Auffindbarkeit der relevanten Informationen beziehen (z. B. A03, 59m, nach). Vor allem die Übersichtlichkeit und der Umfang der angebotenen Informationen (Sundar, 2008) werden von den PatientInnen als Hinweise auf die Vertrauenswürdigkeit des Angebotes interpretiert und beeinflussen die Vertrauenswürdigkeit positiv: *„Wie geordnet die Seiten sind, wie viel sie zu diesem speziellen Thema geschrieben haben… Die anderen waren streckenweise unübersichtlich oder es standen dazu nur zwei Zeilen"* (E10, 59w, nach).

Neben den einzelnen Gründen und zugehörigen subjektiven Bewertungsheuristiken der Vertrauenswürdigkeit wird eine **angebotsübergreifende Strategie** beschrieben (A01, A05). Diese beruht auf der breitangelegten Informationssuche mittels verschiedener Online-Angebote, deren Informationen miteinander verglichen werden. Die Übereinstimmung dient als Maßstab für die Vertrauenswürdigkeit: *„Wenn sie alle das Gleiche sagen, denke ich schon, dass das stimmen wird"* (A09, 60w, nach; siehe auch A13, A19, A21, E10, E13). Diese Logik lässt sich mit der **Konsistenz-Heuristik** beschreiben (Meredith et al., 2007; Metzger et al., 2010; Sundar, 2008; siehe Kapitel 4.3.3.1). Hierbei nehmen die Betroffenen mithilfe einer Cross-Validierung der Informationen über inter- und intramediale Vergleiche eine Bewertung der Konsistenz und somit der Vertrauenswürdigkeit spezifischer Gesundheitsinformationen aus dem Internet vor.

Zusammenfassend kann für Gesundheitsinformationen aus dem Internet festgehalten werden, dass PatientInnen ein hohes Bewusstsein für das breite Spektrum an Online-Angeboten besitzen und damit einhergehend eine hohe Varianz der Vertrauenswürdigkeit im Internet wahrnehmen. Dies bedeutet aber nicht, dass den Gesundheitsinformationen aus dem Internet die Vertrauenswürdigkeit pauschal abgesprochen wird. Vielmehr wird das Vertrauen nur bestimmten faktenbezogenen Gesundheitsinformationen und Quellen geschenkt, die als **uneigennützig, unabhängig und kompetent** wahrgenommen werden (siehe Abbildung 13). Im Zuge der Einschätzung dieser Eigenschaften spielen **Heuristiken** wie die Persuasive Intent-, Authority- oder Konsistenz-Heuristiken eine wichtige Rolle.

Vor allem in der Anwendung der Bewertungskriterien zeigen sich **Kompetenzdefizite der Betroffenen** (Lowrey & Anderson, 2006, S. 126; Rains, 2008, S. 2; siehe Kapitel 4.3.1). Beispielsweise sehen die befragten PatientInnen Wikipedia als eine Plattform für objektive Gesundheitsinformationen an, und die Suchergebnisse von Google werden unreflektiert genutzt. Ebenso wird Online-Angeboten von ÄrztInnen, Kliniken und Krankenhäusern, basierend auf der zugeschriebenen Kompetenz, ein hoher Stellenwert beigemessen. Dabei bleibt unberücksichtigt, dass auch die Akteure des Gesundheitssystems Eigeninteressen verfolgen und nicht zwangsläufig eine Quelle für unabhängige Gesundheitsinformationen darstellen (siehe Kapitel 4.3.3.1). Zudem ist mit Blick auf die Medienkompetenz auch die Bedeutung der Vermittlungsqualitäten als Bewertungskriterium der Vertrauenswürdigkeit zu problematisieren.

Die im Krankheitskontext von Arthrose explorierten Gründe der Vertrauenswürdigkeit stimmen in weiten Teilen mit den theoretisch postulierten Annahmen (siehe Kapitel 4.3.3) überein. Dies betrifft vor allem die wahrgenommene Kompetenz und die wahrgenommene Objektivität, die als spezifische Form der Integrität gedeutet werden kann. Es zeigt sich, dass die Urteile vorwiegend auf Basis des Kommunikators oder bezogen auf beide Ebenen (Kommunikator und Aussage) vorgenommen werden. Gerade die wahrgenommene Objektivität als zentraler Aspekt kann als Merkmal verstanden werden, das sich sowohl auf den Kommunikator als auch die Aussagen bezieht. Ein Bezug zur Aussagenebene wird deutlich seltener hergestellt und findet vorwiegend in Form von Hinweisreizen, wie die Verständlichkeit der Informationen und wissenschaftliche Belege, statt. Daraus kann geschlossen werden, dass die beiden Ebenen von den PatientInnen offenbar nur bedingt voneinander getrennt werden. Allerdings sollte die scheinbar untergeordnete Bedeutung der Aussagenebene kritisch reflektiert werden, da es sich dabei auch um eine Auswirkung der begrenzten Erinnerungsleistung der Betroffenen handeln kann. So fällt eine verallgemeinernde Aussage über einzelne Kommunikatoren leichter als über einzelne Aussagen.

**Abbildung 13:** **Identifizierte Gründe und Strategien der Vertrauenswürdigkeit von Gesundheitsinformationen aus dem Internet**

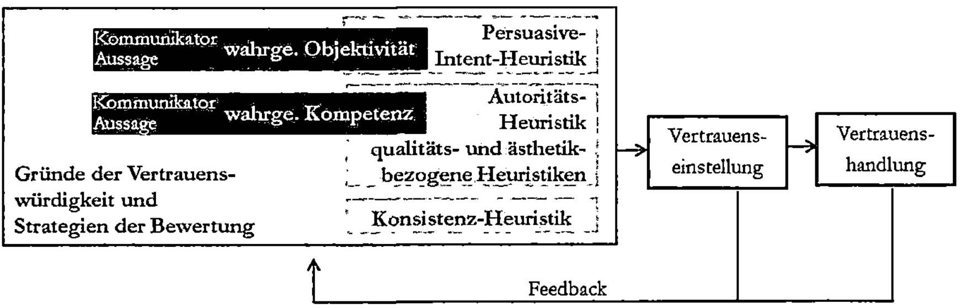


Quelle: Eigene Darstellung auf Basis der empirischen Erkenntnisse

Im Vergleich mit der Vertrauenswürdigkeit von ÄrztInnen zeigt sich, dass die Anzahl der vertrauensrelevanten Gründe geringer ist. So wird beispielsweise die Aufrichtigkeit nicht angesprochen, und auch eine affektive Bindung zum Kommunikator wurde nicht als relevant beschrieben. Zudem stellt es eine Besonderheit der Vertrauenseinstellung gegenüber Gesundheitsinformationen aus dem Internet dar, dass deren Beurteilung grundsätzlich als unsicherheitsbehaftet wahrgenommen und von den Betroffenen kritisch reflektiert wird. Somit herrscht in diesem Kontext ein höheres Bewusstsein für die Grenzen der eigenen Fähigkeiten zur Bewertung der Vertrauenswürdigkeit.

### 6.3.2.3 Vertrauensinstanzübergreifende Einflussfaktoren der Vertrauenswürdigkeit und -einstellung

Die Wahrnehmung der Vertrauenswürdigkeit, ihrer einzelnen Gründe und ihre Gewichtung im Zuge der Vertrauensgenese werden durch bestimmte Einflussfaktoren geprägt. Aufbauend auf den in Kapitel 4 erarbeiteten Annahmen wird mittels des Vergleichs der einzelnen Betroffenen identifiziert, welche Einflussfaktoren im Krankheitskontext Arthrose von Bedeutung sind und welcher Einfluss von diesen konkret für die Vertrauenseinstellung gegenüber ÄrztInnen und Gesundheitsinformationen aus dem Internet ausgeht. Zunächst sollen die

Betroffenen im Zentrum des Interesses stehen, und der Einfluss ihrer Dispositionen soll erörtert werden.

*Dispositionen der Vertrauenden*

Zu den zentralen Dispositionen der Vertrauenden zählt ihre **Vertrauensfähigkeit** (Mayer et al., 1995; siehe Kapitel 3.4.2), die unabhängig von einer Vertrauensinstanz die Basis für eine Vertrauenszuschreibung bildet. Es handelt sich dabei um eine generelle Vertrauenstendenz, die sowohl Vertrauenseinstellungen gegenüber ÄrztInnen als auch medialen Gesundheitsinformationen mehr oder weniger wahrscheinlich macht (Mayer et al., 1995; siehe auch Luhmann, 1989). Im Vergleich der Betroffenen zeigt sich, dass eine hohe Ausprägung der Vertrauensfähigkeit Vertrauenseinstellungen generell begünstigt: *„Ich vertraue generell… Wenn ich in die Medien reingucke, vertraue ich denen erst einmal"* (A03, 59m, vor). Umgekehrt geht eine geringer ausgeprägte Vertrauensfähigkeit damit einher, dass es den Interviewten eher schwerfällt, Vertrauen aufzubauen:

> *„Ich habe keinen Grund, unendliches Vertrauen zu haben. Ich bin sehr oft in meinem Leben enttäuscht worden. "* (E07, 66m, nach)

> *„Es ist für mich schlimm, wenn ich so über mich bestimmen lassen muss. Ich muss mich vollkommen in die Hände von anderen Menschen begeben, alles abgeben und muss nur noch vertrauen. "* (A09, 60w, nach)

Wie anhand des ausgewählten Zitats des 66-jährigen Patienten (E07) deutlich wird, ist die Vertrauensfähigkeit eng mit **generalisierten Vertrauenseinstellungen** und persönlichen Erfahrungen verbunden. Speziell in Bezug auf OrthopädInnen berichten viele Betroffenen von negativen Erfahrungen: *„Es ist wirklich ein großes Problem, einen vernünftigen Orthopäden zu finden"* (A01, 59m, nach). Ähnlich wie OrthopädInnen werden auch Online-Informationen auf generalisierter Ebene überwiegend kritisch bewertet (z. B. A21, E01, E12): *„… vieles, was im Internet an Meinungen und Bewertungen steht, sehe ich eher kritisch"* (E02, 55m, nach). Die misstrauische Haltung scheint mit der Wahrnehmung in Verbindung zu stehen, dass im Internet vorwiegend negative Berichte und *„Horrormeldungen"* (A09, A11, A14) verbreitet werden. Diese Wahrnehmungen und **Erfahrungen** scheinen dabei die persönliche Notwendigkeit der kritischen und sorgfältigen Auswahl eines Arztes/einer Ärztin oder einer Informationsquelle zu erhöhen und führen zu einer steigenden Bedeutung, eine zweite Meinung einzuholen: *„Man hat schon vieles mitgekriegt inzwischen, auch von anderen, dass man sich eine andere Meinung einholen sollte … deswegen sag ich immer: Zweite Meinung? Mindestens"* (E05, 69m, nach; siehe auch E01, A11). Wurde die Wahl für eine Instanz getroffen, scheinen sich generelle negative Erfahrungen nicht mehr auf die konkrete Vertrauenseinstellung gegenüber dieser Instanz auszuwirken (E07, 66m, nach). Für das konkrete Urteil sind nur spezifische Erfahrungen mit dem behandelnden ärztlichen Fachpersonal oder der jeweiligen Informationsquelle entscheidend.

Neben den generalisierten Einstellungen zu und Erfahrungen mit spezifischen Instanzen spielen auch die individuellen **gesundheitsbezogenen Einstellungen, Werte und Prioritäten** der PatientInnen eine Rolle. Diese dienen als Maßstab der Bewertung und prägen die Erwartungen, die von einer Vertrauensinstanz erfüllt werden sollen. Gerade in Bezug auf das Vertrauen in ÄrztInnen scheinen diese Erwartungen einen hohen Einfluss zu haben. Ausschlaggebend sind in diesem Kontext der gewünschte Partizipationsgrad und die präferierte Art der Arzt-Patienten-Kommunikation. Im Vergleich der Interviewten zeigt sich, dass die Erwartungen stark variieren und sich verschiedene Rollenmodelle der Arzt-Patienten-Interaktion erkennen lassen. Die verschiedenen Erwartungen, die es aus Arztperspektive zu erkennen und erfüllen gilt, lassen sich anhand eines Kontinuums beschreiben: Der/die aktive, *„mündige"* und informierte PatientIn (A21, 45m, nach, A05, E09) bildet ein Extrem, die ausgewogene partnerschaftliche Beziehung zum ärztlichen Fachpersonal bildet den Mittelpunkt (E06, E05), während passive, *„autoritätshörige"* Betroffene das andere Extrem darstellen (E10, 59w, nach; A22, 88m, nach).

Die mit den beschriebenen Rollenmodellen einhergehenden **vertrauensrelevanten Erwartungen** an einen Arzt oder eine Ärztin werden nachfolgend beschrieben. Zunächst soll konkret auf den Einfluss der **Informationspräferenz** auf die Bewertung der Vertrauenswürdigkeit eingegangen werden. Die Informationspräferenz gibt Auskunft über die gewünschte Informationsfülle, die in der Arzt-Patienten-Kommunikation vermittelt wird. Wird gesundheitsbezogenen Informationen ein hoher Wert zugeschrieben und bestehen generell hohe Informationsbedürfnisse, wird insbesondere von den behandelnden ÄrztInnen gefordert, dass diese viele Informationen bereitstellen und umfassendes Wissen anbieten (E09, A07). Zudem führen die hohen Informationsbedürfnisse dazu, dass weitere Informationsquellen wie das Internet wichtiger werden (siehe A11, E09; siehe hierzu Kapitel 6.4.5). Für die Vertrauenseinstellung ist es bedeutend, dass diese spezifischen Erwartungen an das Ausmaß der Gesundheitsinformationen erfüllt werden. Gerade bei hohen Informationspräferenzen wird ein zu geringes Angebot an Informationen bemängelt, und PatientInnen fordern mehr Informationen und Erläuterungen oder zumindest den Hinweis auf relevante Informationsangebote (siehe A11, E09):

*„Man sollte von vornherein mehr Informationen von den Ärzten bekommen... ich hätte erwartet, dass er zumindest entweder bessere Papier-Informationen oder Hinweise auf das Internet hat... Die Ärzte sollten zumindest so viel Zeit haben, wenn sie schon keine haben, um etwas zu erklären..."* (A11, 66m, nach)

*„...ebenso wie ich wahnsinnig in Rage geraten musste, weil keiner etwas erklärt."* (A07, 74w nach)

Neben dem Umfang können sich die vertrauensrelevanten Erwartungen auch auf die Art der gewünschten Informationen beziehen. **Unsicherheitsbezogene Persönlichkeitstendenzen** bestimmen, wie der eigene Umgang mit bedrohlichen Informationen im Sinne des Monitoring und Blunting stattfindet (Miller, 1987, 1995; Roussi & Miller, 2014; siehe Kapitel 2.2.2.2). Während sich ein Teil der Betroffenen im Sinne des Monitoring umfassend und tiefgehend mit Informationen auseinandersetzt (z. B. A01, A02, A13, A16), beschreiben andere, dass sie im Sinne des Blunting bewusst negativ besetzte Themen, Risiken oder negative Erfahrungsberichte vermieden haben (z. B. A11, A14, A21, E13). Dies ist dann der Fall, wenn die Informationen als belastend wahrgenommen werden und zur Überforderungen und Verunsicherung beitragen. Diese Grundhaltung stellt im Sinne von Miller (1987, 1995) eine Persönlichkeitstendenz dar, die sich ebenfalls in einer konkreten Erwartungshaltung an den Arzt oder die Ärztin niederschlägt. So scheint Blunting als Vermeidung und Ablenkung von bedrohlichen Informationen eine höhere Zufriedenheit mit dem Informationsangebot zu begünstigen, da weniger Anforderungen an die Informationsmenge gestellt werden. Die höhere Zufriedenheit kann eine höhere Vertrauenseinstellung wahrscheinlicher machen. Zudem ist Vertrauen in das ärztliche Fachpersonal für Blunters wichtiger, da dadurch die eigene Auseinandersetzung mit Gesundheitsinformationen und medizinischen Entscheidungen weniger notwendig erscheint und der/die Einzelne entlastet wird.

Ein hohes Informationsinteresse und eine umfassende Auseinandersetzung mit Gesundheitsinformationen im Sinne des **Monitoring** werden anhand der folgenden Aussagen deutlich:

*„Ich bin aber selbst auch ein Mensch, der sich sehr stark für solche Themen interessiert."* (A01, 59m, nach)

*„Ich habe alles, was ich an Informationen angeboten bekommen habe oder bekommen konnte, aufgenommen... ich würde sagen, dass ich da ein bisschen meine eigene, private Forschung betrieben habe."* (A02, 67w, nach)

Im Gegensatz dazu zeigen sich anhand der folgenden Aussagen eine spezifische Informationsvermeidung negativer oder bedrohlicher Informationen sowie eine generell eher gering ausgeprägte Informationspräferenz im Sinne des **Blunting**:

*„Ich bin kein Mediziner und auch nicht besonders interessiert an Knochen, Muskeln und sonstigen Sachen... Ich will nicht wissen, wie das mit den Knochen ist oder so. Der Arzt hat mir gesagt, dass es sich um Arthrose handelt, und dann habe ich auch nicht mehr gefragt..., sondern das erst einmal komplett ausgeblendet. "* (A14, 61w, nach)

*„...viele Sachen habe ich einfach irgendwie ausgeblendet. Wenn mir jemand was angeboten hat, habe ich manchmal auch gesagt: Lass mal gut sein."* (A21, 45m, nach)

*„Er hat keine negativen Sachen über die OP gesagt und, ehrlich gesagt, ist mir das auch recht gewesen."* (E13, 67w, nach)

Das Vertrauensverhältnis zwischen Arzt oder Ärztin und Patient oder Patientin wird aber auch dadurch beeinflusst, inwieweit das ärztliche Fachpersonal Unsicherheiten und **unklare bzw. mehrdeutige Aussagen** kommuniziert. Eine hohe Transparenz im Sinne eines Verweises auf medizinische Unsicherheiten kann für die PatientInnen problematisch sein und die Bewertung der Vertrauenswürdigkeit behindern (Han et al., 2009; Politi, Han, & Col, 2007). Umgekehrt fördert es eine hohe Vertrauenseinstellung, wenn der Arzt/die Ärztin eine klare Empfehlung und Meinung ausspricht (siehe E03, A17). Inwieweit die Transparenz zu einer Belastung des Vertrauensverhältnisses in der Arzt-Patienten-Beziehung wird, scheint dabei auch von der **individuellen Unsicherheitstoleranz** abhängig zu sein: *„Ich fühlte mich aber nicht besonders gut beraten. Man hat gesagt, dass es vielleicht etwas bringen kann, aber vielleicht auch nicht"* (A05, 56w, nach).

In Bezug auf ärztliche Empfehlungen stellt es eine Besonderheit des Krankheitskontexts Arthrose dar, dass es sich bei der Implantation um eine *„Kann-Operation"* handelt (A02, 67w, nach), bei der alleine der Patient oder die Patientin entscheidet, ob und wann diese durchgeführt wird: *„Die endgültige Entscheidung nimmt einem natürlich kein Arzt ab. Die Entscheidung muss man selbst treffen. Die Ärzteschaft hält sich da ein bisschen bedeckt"* (A01, 59m, nach).

Für den Umgang mit der hohen Autonomie ist die individuelle **Entscheidungspräferenz** von Relevanz. Die Entscheidungspräferenz gibt an, inwieweit Betroffene in Entscheidungen eingebunden werden möchten. Ein Teil der PatientInnen möchte zumindest an der Entscheidung beteiligt sein oder diese selbst treffen (siehe A21), während ein anderer Teil ein eher paternalistisches Verständnis hat und die Entscheidung an den Arzt oder die Ärztin delegieren will (siehe A07, A12). Vertrauensrelevant ist in diesem Kontext, ob der Entscheidungsprozess in Einklang mit den individuellen Präferenzen der PatientInnen steht und folglich vor allem die Autonomie von PatientInnen als *„Entscheidungsfreiheit"* verstanden (siehe A21) oder als unerwünscht wahrgenommen wird (siehe A12, A07).

*„Ich möchte als Patient nicht bevormundet werden. Was mit mir passiert, entscheide ich am Ende noch selber."* (A21, 45m, nach)

*„Es kann wohl nicht wahr sein, dass der Patient, in dem Fall auch ich, hier und da den Weg bestimmen muss, der notwendig ist."* (A07, 74w, nach)

*„Da verlasse ich mich auf den Arzt."* (A12, 63m, nach)

Die Entscheidungspräferenz wird häufig neben der bereits dargestellten Informationspräferenz als weitere Dimension des Rollenverständnisses von PatientInnen verstanden (Krantz et al., 1980; siehe Kapitel 2.2.2.2). In den Interviews wird deutlich, dass die beiden Präferenzen unabhängig voneinander vorliegen. So zeigt sich, dass eine hohe Informationspräferenz vorliegen kann, ohne die Verantwortung für die Entscheidung tragen zu wollen (z. B. A07). Dies verdeutlicht, dass das aktive Informationshandeln nicht zwangsläufig der Entscheidungsvorbereitung dient und in dieser mündet, sondern ebenso die Bewältigung von subjektiven Unsicherheiten zu bestimmten Formen der Auseinandersetzung mit Gesundheitsinformationen motivieren kann (siehe Kapitel 2). Umgekehrt kann aber auch ein hoher Wunsch zur Partizipation an Entscheidungen bestehen, ohne sich umfassend mit Informationen auseinandersetzen zu wollen (z. B. A21, E06).

Eine aktive Rolle der Betroffenen, ein hohes Interesse an Informationen und daran, sich an Entscheidungen zu beteiligen, wird auch durch ein hohes Gesundheitsbewusstsein und internalisierte Kontrollüberzeugungen begünstigt (siehe Kapitel 2.2.2.2). Folglich können als weitere einstellungsbezogene Einflussfaktoren von Vertrauenseinstellungen das **generelle Gesundheitsbewusstsein und gesundheitsbezogene Kontrollüberzeugungen** gedeutet werden, die beeinflussen, inwieweit Verantwortung für die eigene Gesundheit übernommen wird (z. B. E09). Vor allem stärker internalisierte Kontrollüberzeugungen beschreiben die Bereitschaft zur Verantwortungsübernahme, gehen mit höheren Anforderungen an das ärztliche Fachpersonal und einem aktiveren medialen Informationshandeln einher. Dies kann das Vertrauen in ärztliches Fachpersonal erschweren, während es Vertrauen in mediale Gesundheitsinformationen notwendig macht.

Weitere Einflussfaktoren von Vertrauenseinstellungen stellen das **Selbstvertrauen** und der wahrgenommene eigene **Wissensstand** dar. Beide Faktoren scheinen teilweise miteinander assoziiert zu sein und zeichnen sich durch ähnliche Einflüsse auf Vertrauenseinstellungen aus. So scheint mit steigendem Selbstvertrauen in eigene Fähigkeiten und Wissen die Abhängigkeit von Vertrauensinstanzen generell als geringer wahrgenommen zu werden, und es wird mehr Verantwortung in der Gesundheitsversorgung übernommen. Gerade das Wissen, das auf einer medizinischen Vorbildung (A13, E02, E11), Erfahrungen und dem daraus resultierenden Empowerment im Zuge eines langen Krankheitsverlaufs (z. B. A09, A10) sowie einem hohen Informationsinteresse (z. B. E09) beruhen kann, verringert die wahrgenommene Asymmetrie zwischen Arzt/Ärztin und Patient/Patientin (siehe Kapitel 4.2.1).

*„Ich habe selbst einen medizinischen Hintergrund, von daher begegnet man sich da dann eher auf Augenhöhe."* (A16, 53w, nach)

*„Im Zuge dieser Erkrankung und meiner Erfahrungen mit Ärzten bin ich immer selbstsicherer den Ärzten gegenüber geworden."* (A10, 45w, vor)

Die als geringer wahrgenommene Abhängigkeit verringert einerseits die Notwendigkeit zu vertrauen und verändert andererseits die Basis der Vertrauenswürdigkeit. Die eigene Meinung, Einstellung und das Wissen werden zu einem wichtigen Maßstab für die Bewertung der Informationen von ÄrztInnen und auch medialen Gesundheitsangeboten:

> *„Das ist meine ganz persönliche Entscheidung, das ist mein Charakter, das bin ich; ich weiß, was ich will, und ich weiß auch am besten, was für mich gut ist. Ein Arzt oder Mediziner kann dabei eigentlich nur beratend zur Seite stehen."* (A02, 67w, nach)

Gerade in Bezug auf Gesundheitsinformationen aus dem Internet wird deutlich, dass mit zunehmendem Wissen eine strengere Prüfung der Gründe der Vertrauenswürdigkeit stattfindet (siehe E09, 65m, nach): *„Ich habe zum Schluss meiner Recherche sicherlich anders reagiert als am Anfang."*

Umgekehrt können **fehlendes Selbstvertrauen sowie wahrgenommene Wissensdefizite** Vertrauen notwendiger machen und vor allem die Bedeutung von ÄrztInnen als zentrale Vertrauensinstanz für Gesundheitsinformationen stärken. Durch das Wissensdefizit wird die wahrgenommene Abhängigkeit verstärkt, und die Betroffenen berichten von dem Gefühl, dem Arzt oder der Ärztin *„ausgeliefert"* zu sein (A01, E03, E06, E08).

> *„Ich habe selbst keine Ahnung und ich bin wirklich ein Amateur, … also frage ich doch lieber gleich den Fachmann."* (E04, 65m, nach)

> *„Von den technischen Dingen habe ich an und für sich keine Ahnung. Da muss man schon das entsprechende Vertrauen haben, denn man kennt sich mit solchen Dingen nicht aus."* (E06, 75m, nach)

Wie das Selbstvertrauen, das in diesem Kontext eine gesundheitsspezifische Selbstwirksamkeitseinschätzung darstellt (Krampen, 1997, S. 39), spielt auch die **informationsbezogene Selbstwirksamkeit und Medienkompetenz** eine Rolle (Afifi & Weiner 2004, 2006). In Bezug auf Gesundheitsinformationen aus dem Internet entscheidet dieses maßgeblich darüber, ob das Internet überhaupt eine Option zur Informationsaneignung darstellt, dafür herangezogen wird und damit grundsätzlich die Notwendigkeit besteht, eine Vertrauenseinstellung auszubilden: *„Ich muss dazu sagen: vom Internet habe ich keine Ahnung…. Ich beschäftige mich mit solchen Sachen nicht groß"* (E06, 75m, nach, siehe auch E03, E06, E13, E14). Eine höhere Selbstwirksamkeit in Bezug auf die Informationssuche im Internet führt dazu, dass die Suche gezielter durchgeführt wird und die ausgewählten Informationen als vertrauenswürdiger wahrgenommen werden (z. B. E09).

Der letzte Bereich der dispositionellen Einflussfaktoren auf Vertrauenseinstellungen stellen die **soziodemografischen Merkmale** dar. Im Vergleich der in dieser Studie interviewten Betroffenen zeigen sich zwischen jüngeren und älteren PatientInnen Unterschiede in der Vertrauenseinstellung gegenüber den behandelnden ÄrztInnen (z. B. A20, A22). Wie theoretisch angenommen (u. a. Hall et al., 2001), beschreiben **ältere Betroffene** ÄrztInnen als bedeutende Vertrauensinstanz, wünschen sich eher eine passive eigene Rolle und möchten die medizinische Entscheidung an den Arzt oder die Ärztin delegieren. Auffällig ist dabei im vorliegenden Fall, dass die interviewten älteren PatientInnen häufiger von einer klaren Meinungsäußerung ihrer ÄrztInnen berichten (A20, A22, E08). Dies kann auf ein verändertes Interaktionsverhalten des Arztes oder der Ärztin mit älteren PatientInnen zurückgeführt werden. Ältere PatientInnen werden als weniger selbstständig angesehen, was dazu führt, dass ihnen mehr Unterstützung angeboten wird (Nussbaum et al., 2014).

Zudem legt der bisherige Forschungsstand (Altice et al., 2001; Johnson-George & Swap, 1982; Kraetschmer et al., 2004; siehe Kapitel 4.2.3.2) nahe, dass das **Geschlecht** die Gewichtung der einzelnen Gründe der Vertrauenswürdigkeit des ärztlichen Fachpersonals beeinflusst. Solche Aussagen finden sich auch in der vorliegenden Studie wieder, indem Frauen häufiger interpersonale Fähigkeiten, Sympathie und Chemie als wichtige Bewertungskriterien benennen und scheinbar affektiven Gründen der Vertrauenswürdigkeit mehr Bedeutung zusprechen.

Neben den Persönlichkeitsmerkmalen ist auch der **Versicherungsstatus** ein Einflussfaktor. Gerade PatientInnen mit einer privaten Krankenversicherung (z. B. E01, E05, E07) nehmen es als *„Privileg"* war, dass sie mehrere ÄrztInnen aufsuchen können und dadurch die Wahl des richtigen Arztes oder der richtigen Ärztin erleichtert wird. Zudem wird auch wahrgenommen, dass ÄrztInnen ihre PrivatpatientInnen bevorzugt behandeln: *„... im Grunde behandeln sie Privatpatienten doch ein bisschen anders"* (E01, 70m, nach).

*Situative und strukturelle Einflussfaktoren*

Neben den personenbezogenen Determinanten nehmen auch situative und strukturelle Faktoren Einfluss auf die Entstehung von Vertrauenseinstellungen im Krankheitskontext. Zu den situativen Einflussfaktoren zählen der **Gesundheitszustand, die Dauer der Erkrankung und die Leidensintensität** der PatientInnen. Gerade ein besonders schlechter Allgemeinzustand (A03, A06, A19), starke Beeinträchtigungen und ein langer Leidensweg führen dazu, dass Vertrauenseinstellungen generell wichtiger werden. Dies beruht darauf, dass die Erkrankung als emotional belastend wahrgenommen wird und eine hohe Abhängigkeit von ÄrztInnen entsteht (Schoorman et al., 2007, S. 350; Simmel, 1999; siehe auch Kapitel 4.2.1). Ein 79-jähriger Patient (A06, nach) beschreibt beispielsweise die Zeit nach der dritten gescheiterten Implantation als *„die* *schwerste Phase"* seines Lebens. In diesem Fall zeigt sich entsprechend der theoretischen Annahme, dass das **psychologische Bedürfnis zu vertrauen** die tatsächlichen Erfahrungen mit den behandelnden ÄrztInnen überlagert, die Wahrnehmung der einzelnen Gründe der Vertrauenswürdigkeit für die Zuschreibung an Bedeutung verlieren und die Vertrauenseinstellungen an einem gewünschten Ergebnis ausgerichtet werden (Malmsheimer, 1988, S. 45; Trachtenberg et al., 2005; siehe Kapitel 4.2.3.2). Dieses psychologische Bedürfnis vertrauen zu können bezieht sich dabei vorwiegend auf den Arzt oder die Ärztin und verstärkt die Abhängigkeit von diesem/dieser. Für den medialen Bereich zeigen sich in den Gesprächen keine Hinweise auf ähnliche Einflüsse.

Das psychologische Bedürfnis zu vertrauen kann aber nicht nur aufgrund des schlechten Gesundheitszustandes erhöht sein, sondern kann auch situativ durch das fehlende eigene Wissen, eine hohe empfundene Abhängigkeit, Unsicherheit, emotionale Belastung und Handlungszwang hervorgerufen werden:

> *„Ich habe damit [den Informationen des Arztes] nicht die allerbesten Erfahrungen gemacht. Ich habe meine ganze Zuversicht und meine Hoffnung auf gutes Gelingen dieser Dinge, die für mich notwendig wurden, gesteckt, …weil es mir wieder gut gehen musste."* (A07, 74w, nach)

> *„Diese Hüftoperation hörte sich natürlich schon gefährlich an, aber das ging in der Tat nicht anders."* (E10, 59w, nach)

Neben den generellen Merkmalen der Krankheitserfahrung können auch bestimmte **Schlüsselereignisse im Krankheitsverlauf** und Spezifika des **Krankheitsbildes Arthrose** identifiziert werden, durch die Vertrauen einen (situativen) Bedeutungsgewinn erfährt. Mit der Diagnose Arthrose sind die Betroffenen auch mit den fehlenden Heilungschancen konfrontiert, was zu einer emotionalen Belastung führt (*„Ich war erst einmal vollkommen geschockt"*, A09, 60w, nach). In Hinblick auf die Entscheidungsfindung berichtet ein Patient (E09, 65m, nach), dass ihn der wellenförmige Verlauf der Symptome verunsichert und ihm die Entscheidung bezüglich der Notwendigkeit und Dringlichkeit einer Operation erschwert hat. Zudem scheinen auch die Spezifika einer Operation die Notwendigkeit zu vertrauen zu erhöhen. Dies stimmt mit den theoretischen Annahmen überein, die davon ausgehen, dass im Vergleich zu anderen Erkrankungen und Therapieformen bei operativen Eingriffen eine besonders hohe Relevanz von Vertrauen besteht (Berry & Bendapudi, 2016; Klostermann et al., 2005; Schiavo, 2013; Shenolikar et al., 2004). Der Stellenwert des Vertrauens scheint damit assoziiert zu sein, dass ein operativer Eingriff in hohem Maße als Kontrollverlust und Aufgabe der eigenen Unabhängigkeit wahrgenommen wird und es dadurch erforderlich macht, dass man sich auf den Operateur und dessen Kompetenzen verlässt: *„Weil ich mich ja wirklich in dessen Hände begebe ... Da wäre es mir schon wichtig [vertrauen zu können]"* (E07, 67w, nach).

Zudem kann mit dem Eingriff auch eine mehr oder weniger stark ausgeprägte **Risikowahrnehmung** einhergehen. Mögliche Risiken beziehen sich beispielsweise auf das Resultat des Eingriffs (A11, A21), die Wahrscheinlichkeit von Komplikationen (A05) oder die Belastbarkeit und Langlebigkeit des Implantats (*„Da gibt es keine Garantie",* E09, 65m, nach). Eine hohe Risikowahrnehmung äußert sich in Ängsten und führt dazu, dass die Bedeutung von Vertrauen in ÄrztInnen oder Gesundheitsinformationen aus dem Internet steigt (z. B. A09, A21, E01, E05, E11).

> *„Ich fand es nur schrecklich.... ich hatte totale Angst."* (A09, 60w, nach)

> *„Wenn die erste schief läuft, hat man wirklich einen Rattenschwanz an Scheiße am Arsch, um es mal so zu sagen."* (A21, 45m, nach)

> *„Es ist die Angst oder zumindest die Bedenken, dass was schieflaufen könnte."* (A11, 66m, nach)

Im Gegensatz dazu kann der Eingriff auch als Routine für den Arzt bzw. die Ärztin angesehen werden (z. B. E07) und mit einer geringen Risikowahrnehmung einhergehen. Hierzu können zwei alternative Interpretationen herangezogen werden: Eine als gering wahrgenommene Vulnerabilität, Abhängigkeit und niedrige Unsicherheitswahrnehmung (siehe Kapitel 3.3.1) kann damit einhergehen, dass vertrauen zu können weniger notwendig erscheint. Dies zeigt sich beispielsweise in der Aussage eines 66-jährigen Patienten (E07), der die OP mit einem *„Reifenwechsel"* vergleicht oder einer 47-jährigen Patientin (A13), die der Überzeugung ist, dass Hüftgelenke von ÄrztInnen *„blind"* eingebaut werden können. Eine alternative Interpretation dieser geringeren Risikowahrnehmung kann auch darin bestehen, dass diese bereits das Resultat des hohen Vertrauens in die fachlichen Kompetenzen des ärztlichen Fachpersonals darstellt.

Auf struktureller Ebene scheinen die **Rahmenbedingungen des Gesundheitssystems** einen direkten Einfluss auf das Vertrauensverhältnis zwischen ÄrztInnen und PatientInnen zu haben. Die Wahrnehmung des zunehmenden Wettbewerbs, finanzieller Anreize, wirtschaftlicher Interessen und Konkurrenzkämpfe zwischen Krankenhäusern wirkt sich dabei auf die wahrgenommene Redlichkeit und Aufrichtigkeit der einzelnen ÄrztInnen aus und führt zu einer generell höheren Skepsis gegenüber dem ärztlichen Fachpersonal (z. B. A01, A02, A21, E04).

> *„Ich hatte manchmal das Gefühl, dass zwischen den Krankenhäusern ein Konkurrenzkampf besteht... Hier geht es nicht mehr um den Patienten, sondern nur darum, Betten zu belegen und Geld zu verdienen... und es schwindet auch ein bisschen das Vertrauen."* (A01, 69m, nach)

> *„Seit dem IGeL-Programm braucht es länger, bis ich zum Arzt gehe. Da muss ich schon richtig ein Anliegen oder Schmerzen haben... Die Uhr läuft... dem Arzt steht auch die Abrechnungsstelle im Rücken."* (A07, 74w, nach)

Überdies können Vertrauenseinstellungen auf **Empfehlungen und stellvertretenden Erfahrungen** beruhen. Dabei kann beispielsweise der Arzt oder die Ärztin auf bestimmte weitere Informationsquellen aufmerksam machen (A21, E09); ebenso ist es der Fall, dass andere ÄrztInnen, Freunde, Familie, die Recherche im Internet oder Fernsehberichte das Vertrauen in einen Arzt oder eine Ärztin vermitteln oder zumindest einen Vertrauensvorschuss für diese/n begründen. Dies reicht von dem reinen Hinweis auf bestimmte ÄrztInnen (beispielsweise auch in Fernsehsendungen; A17), der Bewertung dieser bis hin zu einer klaren Empfehlung bzw. *„Mundpropaganda"* (E04, 65m, nach). Vor allem die Vertrauenseinstellung gegenüber ÄrztInnen beruht nicht nur auf dem persönlichen Eindruck und der Wahrnehmung der Verhaltensweisen des Arztes oder der Ärztin, sondern entsteht auch durch den Einfluss einer Vielzahl an **Vertrauensvermittlern** (siehe z. B. A12, A11). In Bezug auf FachärztInnen kommt dem Hausarzt oder der Hausärztin einen hohen Stellenwert zu: *„Den Hausarzt, bei dem das losging, habe ich seit 1990. Der hat natürlich einen Clan: seinen Neurologen, seinen Orthopäden. Ich habe die Erfahrung gemacht, dass er sich die richtigen Leute aussucht, zu denen er einen schickt"* (A12, 63m, nach).

Unter den **medialen Vertrauensvermittlern** scheint besonders das Fernsehen und Internet wichtig zu sein. Dabei beruht ihre Vermittlerfunktion auf zwei unterschiedlichen Mechanismen: Während das Internet die Recherche nach spezifischen, vertrauensrelevanten Merkmalen wie Erfahrungen und Qualifikationen von ÄrztInnen ermöglicht (siehe z. B. A11), verschafft das Fernsehen dem Patienten oder der Patientin einen ersten Eindruck des Arztes/der Ärztin, und es kann eine erste parasoziale Interaktion stattfinden. Zudem können die Thematisierung im Fernsehen sowie die Reputation des Fernsehformates auch mit einer höheren Relevanzzuschreibung verbunden sein und somit reputationsförderlich wirken (siehe E03, E12, E12).

> *„Mir ging es aber schon darum, wieviel Erfahrung ein Arzt oder ein Krankenhaus damit hat. Das habe ich natürlich wieder aus dem Internet."* (A11, 66m, nach)

> *„Bei Visite ist dieser Professor öfter aufgetreten. Da machte der schon keinen schlechten Eindruck."* (E03, 67w, nach)

> *„Das war immerhin Visite... Das hatte mich irgendwie überzeugt."* (E11, 60w, nach)

Die mediale Berichterstattung vor allem über **Skandale** kann den Vertrauensaufbau zu ÄrztInnen aber auch erschweren und belasten. So kann die Berichterstattung eher zu Unsicherheit und Zweifeln hinsichtlich der OP-

Entscheidung führen. Dies beschreibt ein 69-jähriger Patient (E05), den die Berichterstattung über die Gefahr des Implantat-Versagens verunsichert hat.

Bezüglich der Einflussfaktoren der Vertrauenseinstellungen kann resümiert werden, dass sowohl Dispositionen des Vertrauenden als auch situative und strukturelle Merkmale zu den Einflussfaktoren zählen (siehe Tabelle 5).

**Tabelle 5:   Überblick der instanzübergreifenden Einflussfaktoren der Vertrauenseinstellungen**

| | | |
|---|---|---|
| **Dispositionen der Vertrauenden** | Basis des Vertrauensurteils | Vertrauensfähigkeit |
| | | Generalisierte Vertrauenseinstellungen |
| | | Erfahrungen mit einer spezifischen Instanz |
| | Erwartungen: Gesundheitsbezogene Einstellungen und Werte | Informationspräferenz |
| | | Bewältigungsstrategien: Monitoring oder Blunting |
| | | Unsicherheitstoleranz |
| | | Entscheidungspräferenz |
| | | Gesundheitsbewusstsein |
| | | Gesundheitsbezogene Kontrollüberzeugungen (HLoC) |
| | | Informationsbezogene Selbstwirksamkeit/Medienkompetenz |
| | | Wissensstand und Selbstvertrauen |
| | Soziodemografische Merkmale | Alter, Geschlecht, Versichertenstatus |
| **Situative und strukturelle Einflussfaktoren** | Situative Merkmale | Gesundheitszustand, Dauer der Erkrankung und Leidensintensität |
| | | Krankheitsverlauf und Krankheitsbild |
| | | Risikowahrnehmung |
| | | Psychologisches Bedürfnis zu vertrauen |
| | Strukturelle Merkmale | Rahmenbedingungen/Versorgungskontexte des Gesundheitssystems |
| | | Mediale und interpersonale Vertrauensvermittler |

Quelle: Eigene Darstellung auf Basis der empirischen Erkenntnisse

In Bezug auf die Dispositionen wurde deutlich, dass die Vertrauensfähigkeit des Individuums die Basis eines Vertrauensurteils in die jeweilige Instanz bildet. Darüber hinaus ist für das spezifische Urteil relevant, inwieweit vorherrschende Erwartungen von der jeweiligen Instanz erfüllt werden. Erwartungen entstehen dabei in Abhängigkeit von der gewünschten Rolle, den gesundheitsbezogenen Einstellungen, Werten und Prioritäten der PatientInnen. Vor allem die Informations- und Entscheidungspräferenzen, eigene Kontrollüberzeugungen und Bewältigungsstrategien sowie das Selbstvertrauen und der Wissensstand erscheinen wichtig und müssen im Zuge der Entstehung von Vertrauenseinstellungen beachtet werden. Zudem spielt für die Vertrauenseinstellung gegenüber Gesundheitsinformationen aus dem Internet auch die informationsbezogene Selbstwirksamkeit eine Rolle. Ergänzend können auf Basis der Interviews auch Rückschlüsse auf den Einfluss soziodemografischer Merkmale der PatientInnen gezogen werden. Zu den explorierten situativen und strukturellen Einflussfaktoren der Vertrauenseinstellung gegenüber der jeweiligen Instanz zählen der Gesundheitszustand der Betroffenen, ihre Risikowahrnehmung sowie die Rahmenbedingungen des Gesundheitssystems und der Einfluss von interpersonalen und medialen Vertrauensvermittlern.

### 6.3.2.4 Zusammenfassung der Ergebnisse zur Entstehung von Vertrauenseinstellungen im Krankheitskontext

Die qualitative Analyse der Gründe und Einflussfaktoren der Vertrauenswürdigkeit und -einstellung macht deutlich, dass die zugrunde liegenden Faktoren für das Urteil über ÄrztInnen und Gesundheitsinformationen aus dem Internet **Gemeinsamkeiten** besitzen. Eine Gemeinsamkeit stellt die wahrgenommene Kompetenz der ÄrztInnen und des Kommunikators einer Information dar. Des Weiteren lässt sich eine inhaltliche Nähe und Überschneidung zwischen den Gründen der wahrgenommenen Redlichkeit von ÄrztInnen und der Objektivität von medialen Gesundheitsinformationen feststellen. Diese beruht darauf, dass die zugeschriebene Motivation und Intention der Vertrauensinstanz für die Vertrauenseinstellungen von Bedeutung zu sein scheinen. Zusätzlich zu den genannten Gemeinsamkeiten lassen sich auch instanzspezifische Besonderheiten der Vertrauensgenese identifizieren.

Konkret für die **Vertrauensinstanz des Arztes oder der Ärztin** (siehe Abbildung 14) wird deutlich, dass der Vertrauensvorschuss die Basis für das Vertrauensurteil bildet. Während die explorierten Gründe der Vertrauenswürdigkeit weitgehend mit den theoretischen Annahmen übereinstimmen (Hall et al., 2002b; Hall et al., 2001; Mayer et al., 1995; siehe Kapitel 4.2), kann deren Beziehung zueinander und deren Gewichtung mittels der Analyse genauer bestimmt werden. Dies stellt einen wichtigen Beitrag zum Forschungsstand dar und erweitert die bestehenden Annahmen. So können verschiedene Gründe unterschieden werden, die als **notwendige oder hinreichende Bedingung** dafür interpretiert werden können, einen Arzt oder eine Ärztin als vertrauenswürdig wahrzunehmen (siehe Abbildung 14).

Als notwendige, aber nicht hinreichende Bedingung werden die **Redlichkeit und Ehrlichkeit** der ÄrztInnen beschrieben. Sie werden für die Konsultation des ärztlichen Fachpersonals vorausgesetzt und vor allem thematisiert, wenn

Betroffene sie als nicht gegeben wahrnehmen. In diesem Fall wird ein Arztwechsel wahrscheinlich. Auf dieser Voraussetzung baut die notwendige und hinreichende Bedingung **wahrgenommener Kompetenzen** auf. Die geforderten Fähigkeiten umfassen dabei sowohl fachliche als auch interpersonale Kompetenzen. Zentraler Bestandteil der interpersonalen Fähigkeiten sind die Kommunikations- und Vermittlungskompetenzen. Dabei ist es patientenabhängig und subjektiv unterschiedlich, welche Kompetenzen PatientInnen als zentral ansehen und wie diese gewichtet sind. Während ein Teil der befragten PatientInnen die fachliche Kompetenz der ÄrztInnen betont, die auch geringer ausgeprägte interpersonale Kompetenzen kompensieren kann, legen andere PatientInnen mehr Wert auf die interpersonalen Kompetenzen. Als weiteren Bestandteil der Vertrauenswürdigkeit werden auch affektive Faktoren benannt. Dies kann im Sinne der emotionalen Nähe zum einen die Beziehung zum Arzt oder zur Ärztin betreffen, aber ebenso auch das Gefühl der Sicherheit, das mit Vertrauen einhergeht.

**Abbildung 14:  Identifikation der Gründe und Einflussfaktoren der Vertrauenswürdigkeit von ÄrztInnen**

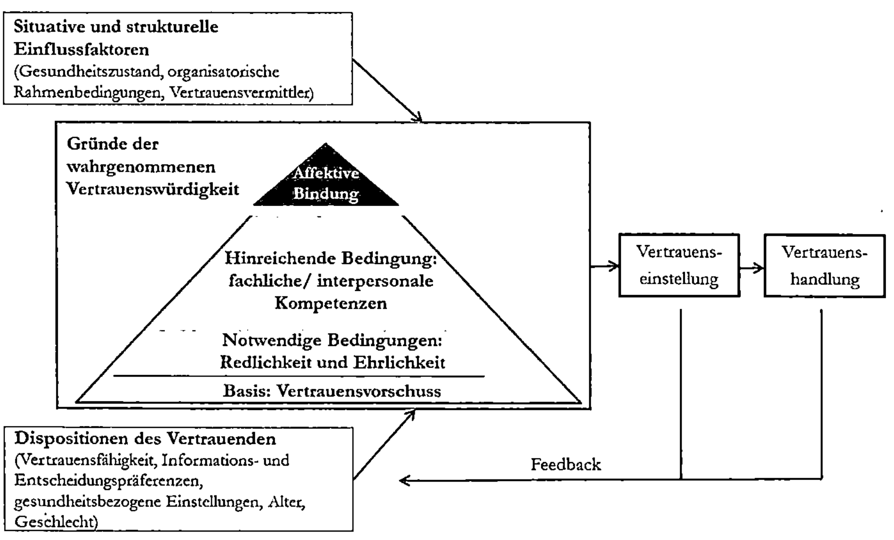


Quelle: Eigene Darstellung auf Basis der empirischen Erkenntnisse

Neben den beschriebenen Gründen der Vertrauenswürdigkeit sind für die Vertrauenseinstellung gegenüber einem behandelnden Arzt oder einer behandeln den Ärztin auch **personen-, gesundheits- und situationsbezogene Einfluss-faktoren** konstituierend. Dabei kommt zum Tragen, dass sich Vertrauen erwartungsbasiert entwickelt (siehe Kapitel 3.1.1). Grundlage solcher Erwartungen stellen die Rollenvorstellungen der PatientInnen, beispielsweise ihre Informations- und Entscheidungspräferenz dar, die an ÄrztInnen gestellt werden. Diese können dabei auch die Bewertung und Gewichtung der einzelnen Kompetenzformen beeinflussen und folglich indirekt die Vertrauenseinstellung prägen. Eine weitere Besonderheit des Entstehungsprozesses von Vertrauen stellt die Rolle der Vertrauensvermittler dar. In diesem Kontext verweisen die Interviewten auf die Rolle des Internets, da dieses Informationen (z. B. Erfahrung des Arztes, Anzahl der durchgeführten OPs, Erfahrungen anderer Patienten mit dem Arzt) bietet, mit deren Hilfe die einzelnen Gründe der Vertrauenswürdigkeit von ÄrztInnen adäquater bewertet werden können. Zu den **strukturellen Einflussfaktoren** zählen auch organisatorische Rahmenbedingungen des Gesundheitssystems (z. B. Kostendruck, finanzielle Interessen), die die wahrgenommene Redlichkeit der OrthopädInnen beeinträchtigen.

Hinsichtlich der Vertrauenswürdigkeit von **Gesundheitsinformationen aus dem Internet** hat sich gezeigt (siehe Abbildung 15), dass nur eine überschaubare Anzahl an Vertrauensgründen von den Betroffenen benannt wurde und die Interviewten es als schwer beschreiben, ein adäquates Urteil über Gesundheitsinformationen zu fällen. Für die Bewertung der Vertrauenswürdigkeit von Online-Informationen sind die **Gründe wahrgenommene Objektivität und Kompetenz** bedeutsam. Die angenommene Bedeutung der Integrität und Aufrichtigkeit lässt sich in der Forderung nach Objektivität wiederfinden (Cairns et al., 2013; Flanagin & Metzger, 2008; Freeman & Spyridakis, 2004). Der von den Befragten zugeschriebene Stellenwert der Kompetenz steht im Einklang mit der theoretischen Betrachtung (siehe Kapitel 4.3.3.1).

Entgegen der theoretischen Annahme zu den **Bezugsebenen** der medialen Vertrauenseinstellung (Johnson & Kaye, 1998; Kohring, 2001; siehe Kapitel 4.3.3.1) lässt das beschriebene Vorgehen der Betroffenen aber erkennen, dass die Gründe der Objektivität und Kompetenz dabei jeweils durch den Gesamteindruck des **Kommunikators und der Aussagen** bewertet werden. Eine Trennung der beiden Ebenen scheint nicht vorgenommen zu werden. Dies widerspricht der theoretischen Annahme, dass im Internet die einzelne Aussage gewichtiger ist als die Quelle (Johnson & Kaye, 1998; siehe Kapitel 4.3.3.1).

**Abbildung 15:   Identifikation der Gründe und Einflussfaktoren der Vertrauenswürdigkeit von Gesundheitsinformationen aus dem Internet**

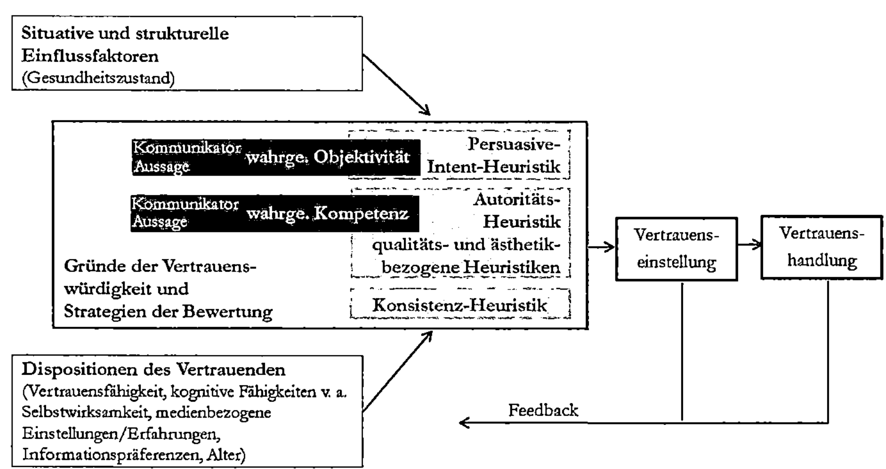



Quelle: Eigene Darstellung auf Basis der empirischen Erkenntnisse

Für die Bewertung der Objektivität und Kompetenz als zentrale Gründe der Vertrauenswürdigkeit werden **Heuristiken** wie die Autoritäts-Heuristik und die Persuasive-Intent-Heuristik herangezogen, die eine Einordnung der Gesundheitsinformationen erleichtern (siehe Abbildung 15). Darüber hinaus kommt auch der Konsistenz-Heuristik Bedeutung zu. Ihr Einsatz macht deutlich, dass der Fokus der PatientInnen nicht zwangsläufig auf der Bewertung eines einzelnen Angebotes liegt, sondern die Vertrauenswürdigkeit auf dem inter- und intramedialen Vergleich verschiedener Informationsquellen beruht. Gerade dieser Hinweis auf eine sehr enge Verzahnung von Gründen und Strategien stellt einen wichtigen Beitrag zum aktuellen Forschungsstand dar und macht deutlich, dass die Relevanz einzelner Quellen nicht isoliert betrachtet werden sollte.

In Bezug auf die explorierten **Einflussfaktoren der Vertrauenseinstellung** gegenüber Gesundheitsinformationen aus dem Internet ist auf die **informationsbezogene Selbstwirksamkeit**, generelle Informationspräferenzen und gesundheitsbezogene Kontrollüberzeugungen eines Patienten oder einer Patientin zu verweisen. Diese entscheiden darüber, welche Rolle die Online-Informationen spielen (können) und inwieweit ein Vertrauensurteil bezüglich dieser Informationen notwendig erscheint.

Im Zuge der zweiten Forschungsfrage, die nach den relevanten Gründen der Vertrauenswürdigkeit und den situations- und kontextbezogenen Einflussfaktoren von Vertrauenseinstellungen fragt, wurde deutlich, dass in Abhängigkeit von der jeweiligen Instanz neben einer gemeinsamen Basis spezifische Bewertungskriterien und Gründe von Relevanz sind, die sich zudem interindividuell in ihrer subjektiven Gewichtung unterscheiden. Im Krankheitskontext scheinen dabei vor allem die Kompetenz in Kombination mit der Integrität oder Redlichkeit von Bedeutung zu sein, die sich in unterschiedlicher Form für ÄrztInnen und Gesundheitsinformationen aus dem Internet als bedeutsam zeigen.

Zudem zeigt sich anhand der Ergebnisse deutlich, dass sich Vertrauenseinstellungen erwartungsbasiert entwickeln (siehe Kapitel 3.1.1) und es dadurch elementar erscheint, eine kontextbezogene Perspektive auf die Entstehungsprozesse einzunehmen. Der reine Fokus auf die Identifikation der Gründe der Vertrauenswürdigkeit einer Vertrauensinstanz greift zu kurz, um das Konstrukt Vertrauen zu beschreiben. Der hohe Subjekt- und Kontextbezug stellt dabei einen zentralen Mehrwert der Analyse dar. Gerade die veränderte Rolle und ein sich im Wandel befindendes Selbstverständnis von PatientInnen und ÄrztInnen nimmt Einfluss auf Vertrauenseinstellungen gegenüber den ÄrztInnen wie auch medialen Informationsquellen (siehe Kapitel 1.2). Das Internet hat in diesem Kontext nicht nur die Rolle einer eigenen Vertrauensinstanz, sondern auch die eines Vertrauensvermittlers.

Konkret für die Gesundheitsinformationen aus dem Internet wird es von den Interviewten als herausfordernd beschrieben, eine Bewertung ihrer Vertrauenswürdigkeit vorzunehmen. Es zeigen sich geringe **medienbezogene Informationskompetenzen,** die dazu führt, dass bestimmte Online-Angebote wie Wikipedia oder Webseiten von Krankenhäusern fälschlicherweise als objektive und unabhängige Informationsangebote wahrgenommen und als vertrauenswürdig eingeschätzt werden. Diese Fehleinschätzung kann weitreichende Folgen haben, wenn medizinische Entscheidungen und das eigene Gesundheitshandeln an diesen Gesundheitsinformationen ausgerichtet werden (Eastin, 2001; Flanagin & Metzger, 2008; Rossmann, 2010; siehe Kapitel 4.3.1; 4.3.2).

## 6.4 Ergebnisse der Modellspezifikation: Einfluss der Vertrauenseinstellungen auf den Prozess des Informationshandelns als eine Form des Vertrauenshandelns

Auf den explorativen Erkenntnissen zur Vertrauensgenese aufbauend, werden die daraus resultierenden Vertrauenseinstellungen in den gesundheitsbezogenen Prozess des Informationshandelns integriert, und es wird ihre Rolle für das gesundheitsbezogene Unsicherheitsmanagement und Informationshandeln erläutert. Dies ist der Gegenstand der dritten Forschungsfrage, die eine Modellspezifikation des theoriebasierten Prozessmodells des Informationshandelns anstrebt (siehe Kapitel 5.1.6).

**Abbildung 16:** **Theoretisch basierte Integration von Vertrauen in den Prozess des unsicherheitsbezogenen Informationshandelns**

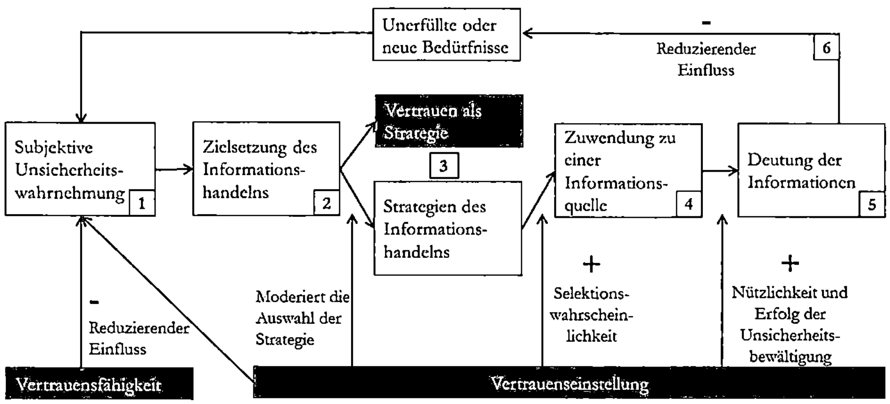


Quelle: Eigene Darstellung

Wie in Abbildung 16 dargestellt, ist anzunehmen, dass Vertrauenseinstellungen mit der subjektiven Unsicherheitswahrnehmung assoziiert sind (siehe Modellschritt 1). Somit könnte Vertrauen grundlegend darauf Einfluss nehmen, ob es überhaupt zu einer bestimmten Form des gesundheitsbezogenen Informationshandelns kommt und der Prozess des Informationshandelns angestoßen wird (siehe Kapitel 2 und 5). In den Modellschritten der Zielsetzung (2) und Strategien (3) wird angenommen, dass Vertrauen einerseits selbst eine Strategie zur Unsicherheitsreduktion darstellt und andererseits die Auswahl einer entsprechenden Strategie beeinflusst. Ebenso kann angenommen werden, dass Vertrauen die Zuwendung zu bestimmten Instanzen (Modellschritt 4) und die Deutung der angebotenen Informationen (Modellschritt 5) beeinflusst und es erforderlich machen kann, mehrere Vertrauensinstanzen für die Bewältigung subjektiver Unsicherheiten in spezifischer Form zu kombinieren (Modellschritt 6). Nachfolgend werden Einflüsse der Vertrauenseinstellungen auf diese einzelnen Prozessschritte vorgestellt, da sich die Differenzierung der Schritte für die Analyse als zielführend erwiesen hat.

### 6.4.1 Modellschritt 1: Beziehung zwischen Vertrauen und subjektiven Unsicherheitswahrnehmungen

Subjektive Unsicherheitswahrnehmungen stellen einen situativen Auslöser des gesundheitsbezogenen Informationshandelns dar (siehe Kapitel 2.2.1) und bilden den Anfang des Prozesses des gesundheitsbezogenen Informationshandelns. Daher soll dieser Modellschritt auch der Anfangspunkt für die Integration der Vertrauenseinstellungen darstellen (siehe Abbildung 16, Modellschritt 1).

Aus der Perspektive der Vertrauensgenese wurde bereits deutlich, dass situativ wahrgenommene emotionale Belastungen und Unsicherheiten die Relevanz des Vertrauens erhöhen und als ein konstituierendes Merkmal von Vertrauenssituationen verstanden werden können (siehe Kapitel 6.3.2.3). Mit Blick auf den Prozess des unsicherheitsbezogenen Informationshandelns stellt sich jedoch die Frage, ob geringes Vertrauen selbst als Anlass einer bestimmten Form des gesundheitsbezogenen Informationshandelns fungiert oder vermittelt durch den Einfluss auf die individuelle Unsicherheitswahrnehmung die Entstehung von Informationsbedürfnissen beeinflusst (siehe Kapitel 5.1.1).

Hinsichtlich der **Vertrauenseinstellung als Anlass** wird in den Interviews deutlich, dass negative Erfahrungen mit dem behandelnden Arzt oder der behandelnden Ärztin Auslöser von subjektiven Unsicherheiten sein können und mit einem höheren Informationsbedürfnis einhergehen. Eine interviewte Patientin beschreibt, dass sie durch Arztgespräche verunsichert wurde, wenn die ÄrztInnen zu wenig auf sie eingegangen sind und zu viele Fachbegriffe verwendet wurden, die für Laien nicht verständlich sind: *„Ich habe mich sehr verunsichert gefühlt, wenn ich wieder so ein negatives Arzterlebnis hatte"* (A10, 45w, vor). Jedoch lässt sich eine verstärkte Unsicherheitswahrnehmung nicht immer auf eine konkrete Erfahrung mit einem Arzt oder einer Ärztin zurückführen; stattdessen kann auch Informationsbedarf entstehen, wenn die Vertrauenseinstellung gegenüber dem Arzt/der Ärztin generell hinterfragt wird. So können gering ausgeprägte Vertrauenswerte einer Instanz zu einem Anlass für eine bestimmte Form des gesundheitsbezogenen Informationshandelns werden. Ein 66-jähriger Patient (A11), der selbst äußert, dass er kein uneingeschränktes Vertrauen in seinen Arzt hat, beschreibt beispielsweise: *„Zudem würde ich heutzutage immer, wenn ein Arzt eine Diagnose stellt, noch einmal selbst überlegen und heute natürlich googeln."* Ebenso beschreibt eine Patientin das Misstrauen gegenüber dem Arzt als Grund, online nach weiteren Gesundheitsinformationen zu suchen: *„Weil ich wissen wollte und weil ich so misstrauisch war ... Ich habe Stunden vorm Internet verbracht"* (E11, 60w, nach).

Im Gegensatz dazu zeigen PatientInnen, die ein besonders hohes oder sogar blindes Vertrauen in ihren Arzt oder ihre Ärztin beschreiben, ein geringeres

Bedürfnis, nach weiteren Informationen (z. B. A03, A07, A19, E12). Besonders hohe Vertrauenswerte scheinen dabei auch mit einem hohen wahrgenommenen psychologischen Bedürfnis zu vertrauen und einer hohen Vertrauensfähigkeit in Verbindung zu stehen (A03, A07, A19; siehe Kapitel 6.3.2.3).

> *„Mein Arzt kommt auf jeden Fall an erster Stelle, wenn das Vertrauen da ist. Wen ich dem, was der Arzt sagt, nicht vertraue, dann gehe ich ins Internet und suche. Ich suche nach gezielt einer Bestätigung für das, was er gesagt hat. Wenn ich dem Arzt aber letztlich vertraue, dann ist das so und ich glaube ihm… dann gucke ich auch nicht mehr nach.“* (A03, 59m, vor)

Der beschriebene Einfluss von Vertrauen als Auslöser des Informationshandelns soll vor allem mit Blick auf die kombinierte Nutzung verschiedener Informationsquellen erneut aufgegriffen werden (siehe Kapitel 6.4.5).

In Bezug auf den **Einfluss der Vertrauenseinstellung auf die Unsicherheitswahrnehmung** werden zunächst die wahrgenommenen Unsicherheiten beschrieben. Dabei zeigt sich, dass einzelne Betroffene keine oder eher wenige Unsicherheiten wahrnehmen (z. B. A01, A22, E01, E04, E07), während andere von einer Vielzahl verschiedener Gründe zur Besorgnis, konkreten Ängsten und subjektiven Unsicherheiten berichten (z. B. A05, A09, A10, A12, A14, A15, A19, A20).

Das Ausmaß der empfundenen Unsicherheit scheint dabei in Verbindung mit dem Vertrauen in die als zentral angesehene Vertrauensinstanz, wie den Arzt oder die Ärztin, zu stehen. Vertrauen scheint ein Einflussfaktor zu sein, der die wahrgenommenen Unsicherheiten in ihrem Ausmaß reduzieren kann: *„Unsicherheit insofern eher weniger… Ich habe Vertrauen zu meinem Orthopäden“* (A01, 59m, nach). Neben dem Ausmaß der Unsicherheitswahrnehmung, das durch Vertrauen reduziert wird, kann auch differenziert betrachtet werden, welche **Arten der Unsicherheit** subjektiv wahrgenommen werden. In diesem Kontext wird deutlich, dass PatientInnen mit hohem Vertrauen in ihren behandelnden Arzt oder die behandelnde Ärztin weniger Unsicherheiten wahrnehmen, die sich auf den Arzt, die Diagnose oder Therapieempfehlung beziehen (z. B. A01, A05). Dennoch können aber generelle Unsicherheiten vorhanden sein, die sich beispielsweise auf das Resultat und den Erfolg der OP beziehen (siehe beispielsweise A05, A21). Dieser Zusammenhang soll mit Blick auf die Strategie Vertrauen (siehe Kapitel 6.4.2) differenziert beschrieben werden.

Es kann festgehalten werden, dass fehlendes Vertrauen selbst Anlass eines bestimmten Informationshandelns sein kann und bei einer höheren Vertrauenseinstellung in den Arzt oder die Ärztin die subjektiven Unsicherheitswahrnehmungen geringer ausgeprägt sind und dadurch geringere Informationsbedürfnisse vorliegen. Mit Blick auf die Annahmen des Unsicherheitsmanagements (Brashers, 2001; siehe Kapitel 2) wird darauf geschlossen, dass dies auch damit in Verbindung steht, wie groß Diskrepanzen zwischen der wahrgenommenen Unsicherheit und gewünschten Sicherheit erscheinen und ob eine Form der Bewältigung dieser Unsicherheiten durch eine bestimmte Form des Informationshandelns notwendig wird. Vertrauen scheint dabei vermittelt über die Unsicherheitswahrnehmung die Entstehung von Informationsbedürfnissen zu beeinflussen. Rückschlüsse auf den Einfluss der Vertrauensfähigkeit auf die Unsicherheitstoleranz können anhand der Interviews nicht gezogen werden.

Die Vertrauenseinstellung gegenüber einem Arzt/einer Ärztin oder einer Informationsquelle kann somit neben weiteren Determinanten des Informationshandelns wie der generellen Informationspräferenz oder dem Umgang mit bedrohlichen Reizen (Monitoring/Blunting; siehe auch Kapitel 2.2.2) Einfluss auf die Entstehung von Informationsbedürfnissen nehmen.

### 6.4.2 Modellschritt 2 und 3: Beziehung zwischen Vertrauen und den Zielsetzungen und Strategien des Informationshandelns

Im Folgenden wird die Rolle von Vertrauenseinstellungen für den Modellschritt der Zielsetzungen und Strategien des Informationshandelns spezifiziert (siehe Abbildung 16, Modellschritt 2 und 3). In Kapitel 5 wurden hinsichtlich der Zielsetzung und der Strategien des Unsicherheitsmanagements angenommen, dass neben den verschiedenen Formen des Informationshandelns (den Formen der Informationssuche und -vermeidung) das Vertrauen in eine bestimmte Instanz eine **eigene Strategie für die Bewältigung von Unsicherheiten** darstellt. Demzufolge kann allein die Vertrauenseinstellung in eine spezifische Instanz dazu dienen, subjektive Unsicherheiten zu reduzieren oder indem sie angezweifelt wird, dazu genutzt werden, um Unsicherheitswahrnehmungen aufrechtzuerhalten. Hinweise auf diese Funktion der Vertrauenseinstellungen finden sich auch in den Gesprächen. Vertrauen kann als Strategie für den Umgang mit den zuvor wahrgenommenen Unsicherheiten fungieren, indem sich Betroffene voll und ganz auf den behandelnden Arzt oder die behandelnde Ärztin verlassen. Dies beschreibt beispielsweise ein 63-jähriger Patient, der von sehr großen subjektiven Unsicherheiten und Ängsten vor der ersten Konsultation des Arztes erzählt: *„Ich hatte aber eine Riesenangst"* (A12, 63m, nach). Durch das Vertrauen in den Arzt konnten die *„Bedenken weit weggeschoben"* werden, und er fühlt sich in der Lage, eine Entscheidung zu treffen. Ebenso beschreibt ein 65-jähriger Patient, dass das Vertrauen in den Arzt ihm geholfen hat, zuversichtlich zu sein und sich weniger Sorgen zu machen: *„Daher habe ich mir überhaupt keine Gedanken gemacht und habe mich darauf verlassen. Ich habe auch die Zuversicht, das ist alles wunderbar hier und es passt"* (E04, 65m, nach). Vertrauen als eine eigene Strategie des Unsicherheitsmanagements scheint dabei besonders bei einem hohen Ausmaß an subjektiven Unsicherheiten wahrscheinlicher zu werden (z. B. A09, A12, A14, A15).

Eine weitere Form des Einflusses von Vertrauen auf die Zielsetzung des Informationshandelns zeigt sich in Form des **Schutzes einer bestehenden Vertrauenseinstellung** (siehe Kapitel 3.4.1.2). Diese Form des Informationshandelns kann als eine spezifische Form des Unsicherheitsmanagements verstanden werden, die sich konkret auf ÄrztInnen und deren Vertrauenswürdigkeit bezieht. Beruhend auf dem Konsistenzstreben des/der Einzelnen (Donsbach, 2009; Festinger, 1957) werden keine weiteren Informationen gesucht oder nur Informationen als wichtig wahrgenommen, die die eigene Vertrauenseinstellung stützen. Dies soll vermeiden, dass durch neue Informationen eine erneute Unsicherheitswahrnehmung entsteht. So beschreibt ein Patient (E06), dass er durch die erneute Suche nach Informationen wieder verunsichert wurde und dies als sehr unangenehm empfunden hat. Ähnliches äußert ein 59-jähriger Patient (A01, nach): *„Man will das Thema nicht immer wieder vorholen, denn es verunsichert schon immer wieder, je mehr Neues man liest... Mit neuen Informationen macht man sich selbst zu verrückt, und das hat keinen Wert.“*

Ebenso zeigt sich, dass hohes Vertrauen in den Arzt tendenziell mit einer negativeren Einstellung zu Informationen verbunden ist, und die Betroffenen beschreiben, dass sie diese teilweise auch bewusst vermieden haben (z. B. A16, A21, E13). Diese Zielsetzung, die eigene Vertrauenseinstellung zu bewahren, kann besonders wichtig sein, wenn die Entscheidung bereits getroffen ist: *„Da gab es schon eine Menge an Informationen. Irgendwann hatte ich keine Lust mehr, das zu hören, weil ich mich a) entschieden hatte und b) glaube, dass das, was wir jetzt so machen, gut ist“* (A11, 66m, nach).

Zusammenfassend kann aus den Interviews geschlossen werden, dass Vertrauen einerseits eine Strategie der Unsicherheitsbewältigung darstellen kann und andererseits Vertrauenseinstellungen selbst die Zielsetzungen und Strategien des Informationshandelns prägen, indem durch aktive Suche oder Vermeidung von Gesundheitsinformationen bestehende Vertrauenseinstellungen erhalten oder gestärkt werden sollen und eine selektive oder vermeidende Haltung notwendig machen.

### 6.4.3 Modellschritt 4: Vertrauen als Grund der Zuwendung

Der nächste Prozessschritt, in dessen Kontext Vertrauenseinstellungen relevant zu sein scheinen, bezieht sich auf die Auswahl und Zuwendung zu bestimmten Informationsquellen im Zuge der Strategie der Informationssuche (siehe Abbildung 16, Modellschritt 4). Dabei stellt sich die Frage, inwieweit die Auswahl durch die Vertrauenseinstellung bezüglich dieser Quelle beeinflusst wird und eine Vertrauenshandlung darstellt.

Zunächst zeigt sich, dass eine **Vielzahl verschiedener interpersonaler und medialer Vertrauensinstanzen** von den Betroffenen genutzt werden. Zu den interpersonalen Vertrauensinstanzen gehören verschiedene medizinische Fachkräfte wie AllgemeinmedizinerInnen, HausärztInnen, OrthopädInnen, HeilpraktikerInnen und PhysiotherapeutInnen. Zu den Vertrauensinstanzen aus dem sozialen Umfeld zählen der Lebenspartner oder die -partnerin, Kinder, weitere Familienangehörige, Freunde sowie andere Betroffene. Als mediale Vertrauensinstanzen werden vor allem Online-Angebote, die über Google aufgerufen werden, und das Fernsehen wie beispielsweise das NDR-Gesundheitsmagazin Visite als relevant angesehen. Zudem wird auch das eigene Selbstvertrauen angeführt und kann unter anderem in Form des *„Bauchgefühls"* (z. B. A11, A13, E05) als Maßstab für die Bewertung anderer Instanzen dienen. Mit Blick auf die informationsbezogene Unterstützung, die von den Vertrauensinstanzen geleistet wird (siehe Kapitel 4.1 und 6.3.2), scheint die Zuwendung zu ÄrztInnen und medialen Informationsquellen[21] für das vorliegende Interesse besonders relevant zu sein. Grundlegend zeigt sich, dass für ÄrztInnen und Online-Angebote für Gesundheitsinformationen unterschiedliche Einflussmuster der Vertrauenseinstellung auf die Zuwendung identifiziert werden können, sodass diese getrennt voneinander beschrieben werden.

## 6.4.3.1 Zuwendung zu ÄrztInnen als Vertrauenshandlung

In Bezug auf das ärztliche Fachpersonal zeigt sich, dass die Vertrauenseinstellung die Voraussetzung dafür darstellt, dass diese konsultiert werden und sich die Betroffenen einer Behandlung unterziehen. Vertrauen ist eine allgemeine Voraussetzung für die Zuwendung, den Beziehungsaufbau zum Arzt oder zur Ärztin und bedingt auch ihren Fortbestand (siehe z. B. A02, A09, A21, E01, E10, E12).

> *„Ein Vertrauensverhältnis ist damit auch eine Voraussetzung dafür, dass ich längere Zeit einen Arzt konsultiere. Eine andere Möglichkeit gibt es für mich persönlich nicht. Ich kann mir nicht vorstellen, mich von einem Arzt behandeln zu lassen, zu dem ich kein Vertrauensverhältnis habe. Vertrauen ist eine absolute Voraussetzung für eine Arzt-Patienten-Beziehung."* (A02, 67w, nach)

---

[21]  Dem sozialen Umfeld kommt aufgrund der eher geringen zugeschriebenen fachlichen Kompetenz nicht nur eine vergleichsweise geringere Bedeutung zu (siehe z. B.: A01); ebenso zeigt sich, dass die affektive Basis dieser Vertrauenseinstellung dazu führt, dass allen von Betroffenen als zentral beschriebenen Bezugspersonen Vertrauen geschenkt wird. Einflüsse eines geringeren oder höheren Vertrauens können in diesem Kontext nur bedingt abgebildet werden.

Werden die Erwartungen von Seiten des ärztlichen Fachpersonals nicht erfüllt (siehe Kapitel 6.3.2), kommt es zum Arztwechsel: *„Das wird mir immer wieder passieren, dass ich auf jemanden stoße, bei dem ich mich nicht so sicher fühle. Dann geh ich zum nächsten"* (E07, 66m, nach).

Für die Entscheidung, welche ÄrztInnen konsultiert werden sollen, scheint Vertrauen unersetzlich zu sein (siehe Kapitel 4.2.2). Eine geringe Vertrauenseinstellung gegenüber ÄrztInnen kann somit umgekehrt auch dazu führen, dass Arztbesuche weitestgehend vermieden werden und eine sehr bewusste Auswahl eines behandelnden Arztes oder einer Ärztin stattfindet (siehe z. B. A07).

### 6.4.3.2    Zuwendung zu Online-Gesundheitsinformationen als Vertrauenshandlung

Im Gegensatz dazu zeigt sich für Gesundheitsinformationen aus dem Internet, dass diese auch genutzt werden, obwohl ihre Vertrauenswürdigkeit in Frage gestellt wird. Somit scheint das Vertrauen in diesem Kontext kein allgemeingültiges Kriterium oder eine Voraussetzung für die Auswahl einer Informationsquelle darzustellen. Gerade im Vergleich mit ÄrztInnen kann die geringere Bedeutung der Vertrauenseinstellung auch auf das breitere **Spektrum an Zuwendungsoptionen** zu medialen Gesundheitsinformationen zurückgeführt werden. Neben den zielgerichteten Formen der Informationssuche und -vermeidung lassen sich auch weniger intendierte Formen des Information Scanning unterscheiden (siehe Kapitel 2.4.1.1). Atkin (1973) beschreibt dies beispielsweise als einen Zustand passiver Aufnahmebereitschaft. Diese Differenzierung scheint zu beeinflussen, ob die Vertrauenseinstellung vorausgesetzt wird (im Zuge der aktiven Informationssuche) oder von untergeordneter Bedeutung ist (im Zuge der passiven Aufnahmebereitschaft). Über alle Formen des Informationshandelns hinweg kann allerdings durchaus angenommen werden, dass Vertrauen in Online-Gesundheitsinformationen die Zuwendung zu diesen Angeboten wahrscheinlicher macht.

> *„Eine neue Internetmeldung würde ich zwar lesen, aber die alleine halte ich nicht so für vertrauenswürdig."* (A10, 45w, nach)

> *„Ich habe schon zu Anfang ein bisschen im Internet angefangen zu surfen. Ich weiß aber,…dass man immer sehr aufpassen muss, was das für eine Quelle ist."* (A21, 45m, nach)

Die Bedeutung der Vertrauenseinstellung muss dabei auch mit dem Ausmaß **wahrgenommener Informationsbedürfnisse** in Relation gesetzt werden. Erst aufgrund vorherrschender Informationsbedürfnisse wird Vertrauen zu einer hinreichenden Bedingung der Zuwendung. So können Online-Angebote im Krankheitskontext durchaus als vertrauenswürdig und verlässlich gelten, ohne dass diese auch genutzt werden (z. B. A09, A14, A16). Dieser Unterschied zu ÄrztInnen kann darauf zurückgeführt werden, dass mediale Vertrauensinstanzen seltenere primäre Quellen der Betroffenen darstellen (siehe Kapitel 6.4.5). Zudem kann dies ebenfalls der Fall sein, wenn die Informationen aus subjektiver Perspektive als schädlich wahrgenommen werden und das eigene Unsicherheitsempfinden verstärken. In diesem Fall gewinnt die Strategie der Informationsvermeidung an Bedeutung.

> *„Also im Großen und Ganzen denke ich schon [Vertrauenswürdigkeit der Informationen aus dem Internet],… wenn man da in irgendwelchen Foren irgendwelche Meinungen von Leuten liest … Das hat mich richtig verunsichert…. Ich habe dann irgendwann gar nicht mehr gelesen."* (A16, 53w, nach)

> *„Zudem habe ich ein bisschen im Internet geguckt. Ich habe aber gemerkt, dass das eigentlich schädlich ist… Man findet also mehr Horrormeldungen als Positives. Deshalb habe ich es irgendwann auch sein lassen."* (A09, 60w, nach)

Im Gegensatz dazu können besonders **hohe Informationsbedürfnisse** auch die Vertrauenseinstellung überlagern und ihre Bedeutung für die Zuwendung schwächen (siehe z. B. A10). So ist zu erklären, dass auch weniger vertrauenswürdige Quellen an Relevanz gewinnen, wenn angenommen wird, dass diese der Bedürfnisbefriedigung dienen. Dies zeigt sich beispielsweise in Bezug auf Online-Communitys, die teilweise sehr kritisch bewertet werden (z. B. A06). Gleichzeitig versprechen sich die Betroffenen in Form des Informations- und Erfahrungsaustausches mit Gleichgesinnten einen Mehrwert. Wie stark solche Informationsbedarfe ausgeprägt sind, hängt dabei auch von der generellen Informationspräferenz der PatientInnen ab. Dies scheint eine Zuwendung, die unabhängig von der Vertrauenseinstellung ist, wahrscheinlicher zu machen.

Es kann in Bezug auf die Auswahl relevanter Vertrauensinstanzen resümiert werden, dass Vertrauen in den Arzt eine zentrale Voraussetzung der Zuwendung darstellt, während sich diese hohe Bedeutung in Bezug auf Gesundheitsinformationen aus dem Internet nicht uneingeschränkt identifizieren lässt. Während der Einfluss der Vertrauenseinstellung im Zuge der aktiven Suche nach Informationen hoch ist, fällt er bei weniger intendierten Formen des Informationshandelns geringer aus. Zudem zeigt sich im medialen Kontext, dass das Ausmaß vorherrschender Informationsbedürfnisse einen Einfluss nimmt, ob eine Zuwendung zu einer medialen Informationsquelle stattfindet. Vertrauen hat somit eine notwendige, aber keine hinreichende Bedeutung für die Zuwendung zu einer Vertrauensinstanz. Dies sollte prinzipiell bei interpersonalen und medialen Quellen zutreffend sein. Ärztliches Fachpersonal erfährt allerdings im Krankheitskontext einen höheren Stellenwert als erste Anlaufstelle bei Erkrankungen (siehe Kapitel 4.1 und 4.2.1), sodass sich dieses Muster in Bezug auf den behandelnden Arzt oder die Ärztin nicht zeigt. Die Voraussetzung vorherrschender Informationsbedürfnisse kann auch damit einhergehen, dass für das Informationshandeln die Vertrauenseinstellung von nachgelagerter Relevanz ist und es zur Auswahl einer Instanz kommt, die eher kritisch betrachtet wird.

### 6.4.4  Modellschritt 5: Vertrauen und sein Einfluss auf die Deutung

Neben der Bedeutung der Vertrauenseinstellungen für die Zuwendung zu einer Vertrauensinstanz wurde auf Basis der theoretischen Vorarbeit (siehe Kapitel 5, Abbildung 16, Modellschritt 5) angenommen, dass diese auch die Relevanz der Informationen beeinflusst. So wird davon ausgegangen, dass sich die Vertrauenseinstellungen auf die Deutung der Informationen auswirken und im vorliegenden Fall auch beeinflussen kann, welchen Stellenwert oder welche Handlungsrelevanz den Informationen einer Vertrauensinstanz für die Entscheidungsfindung bezüglich der Endoprothese zukommt. Die Schilderungen der Betroffenen bestätigen diese Annahme, und es zeigt sich, dass Vertrauenseinstellungen den Stellenwert und die Handlungsrelevanz der Informationen beeinflussen: *„Das ist einfach, weil man den Leuten vertraut, und deswegen hat das einfach einen ziemlich hohen Stellenwert und ist ziemlich gewichtig"* (A16, 53w, nach). Für eine genauere Erörterung des Einflusses wird erneut eine Differenzierung zwischen ÄrztInnen und medialen Gesundheitsinformationen vorgenommen.

#### 6.4.4.1  Deutung der Informationen von ÄrztInnen

In Bezug auf die Deutung der Informationen des Arztes oder der Ärztin trägt hohes Vertrauen dazu bei, dass die durch das ärztliche Fachpersonal bereitgestellten Informationen als *„bessere Informationen"* gelten (A03), als hochwertig wahrgenommen werden und von hoher Relevanz für die Entscheidungsfindung sind (z. B. A01, A18). Damit geht auch einher, dass eine vergleichsweise ausführliche Auseinandersetzung mit den Informationen der ÄrztInnen stattfindet (siehe A18) und die Betroffenen die Empfehlungen des Arztes oder der Ärztin befolgten (siehe E04):

> *„Die Informationen [aus dem sozialen Umfeld] habe ich mir angeschaut, aber ich habe mir nur das Material gründlicher durchgelesen, das mir der Arzt mitgegeben hat."* (A18, 59w, nach)

> *„Ich bin eigentlich auf das [Informationen über das Implantat] eingegangen, was er mir vorgeschlagen hat ..."* (E04, 65m, nach)

Allerdings beeinflussen die Bedarfe, beispielsweise Wissensdefizite der PatientInnen, die Deutung der Informationen von ÄrztInnen. Gerade wenn die Betroffenen über einen relativ hohen eigenen Wissensstand (z. B. A13) verfügen, besteht seltener der Bedarf, die Informationen des Arztes oder der Ärztin in die eigene Entscheidungsfindung einzubeziehen. Stattdessen findet ein sehr autonomer Umgang mit der Entscheidung statt. Dies verdeutlicht, dass erst bei einem Bedarf zur Aneignung die Vertrauenswürdigkeit des Arztes oder der Ärztin an Bedeutung gewinnt und die Vertrauenseinstellung gegenüber dem ärztlichen Fachpersonal zu einer entsprechenden Handlung führt.

### 6.4.4.2  Deutung der Informationen aus dem Internet

Neben ÄrztInnen kommt auch den Gesundheitsinformationen aus dem Internet im Zuge der Deutung eine Handlungsrelevanz zu. Während die Zuwendung zu medialen Informationsangeboten Vertrauenseinstellungen nicht zwingend voraussetzen, führt bei der Deutung der Informationen höheres Vertrauen dazu, dass diese als *„hilfreich"* (A01, 59m, nach; A10, 45w, vor) bewertet oder als *„nützlich"* (A02, 67w, nach) wahrgenommen werden. Vertrauenswürdige Gesundheitsinformationen aus dem Internet dienen der Orientierung, der Sinnkonstruktion und ermöglichen es, das Verständnis für die eigene Situation zu erhöhen. Vertrauen bestimmt auch, inwieweit die Gesundheitsinformationen der erfolgreichen **Unsicherheitsbewältigung** dienen und das eigene Wohlbefinden steigern: *„Das Internet hat eine Rolle gespielt. Nicht für die Entscheidung, aber für das wie, was, warum und so weiter. Dafür war es wichtig"* (A19, 42w, nach).

Zusätzlich zur Unsicherheitsbewältigung geht von vertrauenswürdigen Gesundheitsinformationen aus dem Internet auch ein **Einfluss auf medizinische Entscheidungen** aus. Die vertrauensbedingt zugeschriebene Handlungsrelevanz der recherchierten Informationen bestimmt nicht nur die Entscheidung für oder gegen eine Operation, sondern auch die Auswahl des Implantats und der OP-Methode (siehe E09, E11). Dies kann als Vertrauenshandlung interpretiert werden.

> *„ ... man merkt schon, ob es sich um vernünftige Informationen handelt ... Wenn ich es im Gesamten betrachte, war es schon das Internet und die eigene Recherche, die den Großteil ausgemacht hat, um am Ende wirklich zu sagen, dass man es jetzt macht."* (A01, 59m, nach)

> *„In dem Rahmen, in dem ich es ausprobiert habe, ja [Vertrauenswürdigkeit der Informationen aus dem Internet]... Auf jeden Fall hat das Internet der Entscheidung gut getan... ich weiß nicht, wo ich anders hätte hinfassen sollen, um eine Information aus dem Schrank zu ziehen. Für mich war es hilfreich."* (E09, 65m, nach)

Entsprechende Vertrauenshandlungen können auch Einfluss auf die **Auswahl des behandelnden Arztes oder der behandelnden Ärztin** und des Krankenhauses nehmen. In diesen Fällen gewinnen die medialen Informationsquellen als Vertrauensvermittler an Relevanz (z. B. E10, E13): *„Da habe ich im Internet geguckt, in welchen Krankenhäusern das gemacht wird. Nach dem Internetauftritt geguckt und*

*auch, was andere Leute dazu geschrieben haben... Da schien mir das Krankenhaus gut zu
sein. Das war für mich am vertrauenerweckendsten"* (E10, 59w, nach).

Im Gegensatz dazu geht geringes Vertrauen mit geringeren Relevanzzuschreibungen einher (siehe A17, E12). Einen ähnlichen Einfluss scheint auch
die wahrgenommene fehlende Fähigkeit zur Beurteilung der Vertrauenswürdigkeit zu haben (siehe E06, 75m, nach).

> *„Da [Gesundheitsinformationen aus dem Internet] lasse ich mich nicht unbedingt von beeinflussen."* (A17,
> 76w, nach)

> *„Wichtig sind die Informationen schon. Wie weit sie vertrauenswürdig sind, kann ich nicht beurteilen... Das
> nehme ich mir vielleicht nicht unbedingt so zu Herzen. Das lese ich, aber ob das alles so stimmt, was da steht?"*
> (E06, 75m, nach)

Somit zeigt sich, dass die Vertrauenseinstellung gegenüber Online-Informationen eine **notwendige Bedingung** dafür darstellt, dass diese gedeutet werden
und Handlungsrelevanz erhalten. Inwieweit dies tatsächlich erfolgt, scheint abhängig von durch den Arzt oder die Ärztin unbefriedigten Bedürfnissen zu sein
(siehe Kapitel 6.4.5). So ist es denkbar, dass die Zuwendung und Deutung der
Gesundheitsinformationen aus dem Internet auf hohem Vertrauen beruhen,
aber Entscheidungen unabhängig davon getroffen und ausschließlich durch den
Austausch mit ÄrztInnen bestimmt werden (A05, A09).

Im Vergleich mit dem Schritt der Zuwendung wird deutlich, dass die Vertrauenseinstellung für die Zuwendung zu medialen Vertrauensinstanzen in Abhängigkeit von der Form des Informationshandelns eine mehr oder weniger
große Bedeutung besitzt, während sie für die Deutung der Informationen zentral ist: *„Ich habe ganz grundsätzlich erst einmal Informationen gesammelt. Dann habe ich
festgestellt, dass ich die unseriösen Informationen direkt entsorgen konnte, und nur die seriösen
Informationen wurden dann als relevant angesehen"* (A02, 67w, nach).

Für den Schritt der Deutung wird resümiert, dass die Vertrauenseinstellungen sowohl in Bezug auf ÄrztInnen als auch Gesundheitsinformationen aus
dem Internet eine hohe Bedeutung besitzen, die sich direkt auf die Deutungsund Handlungsrelevanz der Informationen auszuwirken scheinen. Für die subjektive Relevanz spielen auch die vorliegenden Bedürfnisse der Betroffenen eine
Rolle, sodass die Vertrauensinstanzen nicht unabhängig voneinander betrachtet
werden sollen. Dies steht im nächsten Abschnitt im Fokus des Interesses.

### 6.4.5 Modellschritt 6: Vertrauen und sein Einfluss auf Typen der kombinierten Nutzung von Informationsquellen

Während bisher einzelne Nutzungsvorgänge mit dem Fokus auf einzelne Vertrauensinstanzen im Zentrum des Interesses standen, wird im Folgenden der

Blick geweitet und die Rolle von Vertrauenseinstellungen für die kombinierte Nutzung dieser Instanzen bestimmt (siehe Kapitel 2.4.3 und 5.1.5). Das Informationshandeln stellt demnach einen zirkulären Prozess da, den bestehende Unsicherheitswahrnehmungen oder neue Unsicherheiten erneut in Gang setzen (siehe Abbildung 16, Modellschritt 6). Im Zuge der kombinierten Nutzung wird das Zusammenspiel verschiedener Informationsquellen abgebildet. Dabei lassen sich in den Gesprächen **verschiedene Kombinationstypen** identifizieren. Diese Typen sind die Konsequenz der Bedeutung von Vertrauenseinstellungen für die subjektive Unsicherheitswahrnehmung und die Entstehung von Informationsbedürfnissen sowie die Zuwendung und die Deutung im Sinne der Unsicherheitsbewältigung und Bedürfniserfüllung durch die Informationen.

Die verschiedenen Kombinationen unterscheiden sich anhand der folgenden Dimensionen: Auf der ersten Ebene wird differenziert, wer die primäre Informationsquelle darstellt und als wichtigste Instanz und Anlaufstelle gilt. Auf der zweiten Ebene ist das Verhältnis zu anderen Quellen zu bestimmen. Die primäre Informationsquelle kann entweder ein Monopol besitzen (dies zeigt sich nur in Bezug auf das ärztliche Fachpersonal), oder den ergänzenden Instanzen kann eine zunehmende Relevanz zukommen, die mit unterschiedlichen Funktionen verbunden ist. Demnach fungieren die Sekundär-Quellen ergänzend, kompensierend oder als gleichwertiges Pendant zur primären Vertrauensinstanz.

Auf Basis dieser Dimensionen lassen sich **fünf Typen** identifizieren, denen jeweils ähnliche Mechanismen der kombinierten Nutzung zugrunde liegen:
    (1)    Fokus auf den oder die behandelnde ÄrztIn
    (2)    ÄrztInnen ergänzt durch weitere Informationsquellen
    (3)    ÄrztInnen und kompensierende Nutzung weiterer Vertrauensinstanzen
    (4)    Internet ergänzt durch weitere Informationsquellen
    (5)    Gesamtpaket gleichwertiger Informationsquellen

### 6.4.5.1   Fokus auf den oder die behandelnde ÄrztIn

Der erste Typ des Informationshandelns beschreibt einen ausschließlichen Fokus auf den behandelnden Arzt oder die behandelnde Ärztin (A12, A15, A20, A22, E03, E04, E06, E07, E13). Dieser Typ zeichnet sich dadurch aus, dass dem ärztlichen Fachpersonal **besonders hohes Vertrauen** entgegengebracht wird. Wichtig ist dabei, dass die Vertrauenseinstellung damit einhergeht, dass das Gefühl entsteht, gut versorgt worden zu sein und keine unerfüllten Bedürfnisse wahrgenommen werden. Die Betroffenen bewerten die Informationen und Erklärungen des Arztes/der Ärztin als zufriedenstellend, es entsteht das subjektive Gefühl, gut informiert zu sein und eine ausreichende Wissensbasis zu besitzen:

*„Ich hatte das Gefühl, gut informiert zu sein. Mit der ärztlichen Betreuung war ich also insgesamt sehr zufrieden."* (A14, 61w, nach)

*„Nein, es blieben überhaupt keine Fragen offen. Man wurde sehr gut aufgeklärt, auch über mögliche Komplikationen, die auftreten können."* (E14, 65w, nach)

Das hohe Sicherheitsempfinden kann daraus resultieren, dass das **Vertrauen als Strategie der Unsicherheitsreduktion** fungiert, und dazu dient, die Verantwortung an den Arzt oder die Ärztin zu delegieren (E04, E07). Ebenso ist es möglich, dass Vertrauen die Deutung der Informationen prägt und folglich die Informationen als besonders verlässlich erscheinen und von diesen eine hohe Bedürfniserfüllung (beispielsweise im Sinne der Unsicherheitsreduktion) ausgeht. Aufgrund dieser Funktion des Vertrauens nehmen die PatientInnen weiterführende Informationen über die OP und das Implantat als nebensächlich oder *„zweitrangig"* wahr (E4, A12, E10):

*„Also, das [Informationen über die OP/das Implantat] kam in dem Arztgespräch vor. Wobei das für mich irgendwo zweitrangig war, da fühlte ich mich von Anfang an gut aufgehoben. Es war sofort ein Vertrauensverhältnis da."* (E04, 65m, nach)

*„Nachdem wir uns gut aufgehoben gefühlt haben und Vertrauen hatten, haben wir uns eigentlich zügig entschlossen..."* (A12, 63m, nach)

*„Da ich 100%iges Vertrauen hatte, habe ich mich nicht weiter informiert."* (A19, 42w, nach)

Bei einer genaueren Betrachtung des Types wird deutlich, dass der reine Fokus auf ÄrztInnen als Vertrauensinstanzen eher mit einer **paternalistischen Rollenvorstellung** der Betroffenen verbunden ist und im vorliegenden Sample eher von älteren PatientInnen beschrieben wird (siehe Kapitel 6.3.2.3). Ebenso scheinen relativ geringe Informationspräferenzen die beschriebene Bedürfniserfüllung zu begünstigen (z. B. A14, E03, E13). In diesem Fall ist sowohl eine weiterführende Recherche z. B. mittels des Internets als auch der persönliche Austausch mit dem sozialen Umfeld (siehe A14) nicht gewünscht oder wird teilweise aktiv vermieden (siehe E03, A09).

*„Dieser Arzt, der hat mir das mal geschildert, was man macht.... Da war meine Neugierde befriedigt."* (E03, 67w, nach)

*„Nein, ich habe eigentlich alles direkt gefragt, was ich fragen wollte. Eigentlich kann ich mich nicht erinnern, dass ich irgendwas nicht wusste... Darum [Suche nach Informationen] habe ich mich... gar nicht mehr gekümmert. Ich habe ... dem Arzt vertraut."* (A09, 60w, nach)

*„Ich habe nur mitgeteilt, dass es an der Hüfte liegt und ich jetzt ins Krankenhaus muss. Dann waren die alle furchtbar aufgeregt und haben sich überlegt, was sie jetzt alles machen müssen. Ich habe nur gesagt, dass sie gar nichts machen müssen. "* (A14, 61w, nach)

Ebenso können ein **wahrgenommenes Wissensdefizit** und eine **geringe informationsbezogene Selbstwirksamkeit** dazu führen, dass es notwendiger erscheint, sich auf den Arzt oder die Ärztin zu verlassen und ein geringerer Wunsch der Betroffenen besteht, sich auch an der Entscheidungsfindung zu beteiligen:

*„Ehrlich gesagt, nicht wirklich [selbst recherchiert], weil ich das nicht beurteilen kann... Da muss ich mich schon darauf verlassen. Wenn der Arzt sagt, das können wir so machen oder das ist anders besser, dann verlasse ich mich auch darauf, dass er oder sie da die größere Erfahrung mit hat. "* (E10, 59w, nach)

### 6.4.5.2 ÄrztInnen ergänzt durch weitere Informationsquellen

Der zweite Typ lässt sich dadurch beschreiben, dass der behandelnde Arzt oder die behandelnde Ärztin zwar die zentrale Vertrauensinstanz darstellt, alles *„im Griff hat"* (A09, 60w, nach) und ihm oder ihr hohes Vertrauen entgegengebracht wird, er oder sie aber **nicht mehr die einzige Informationsquelle** ist. Stattdessen bieten andere Informationsquellen einen Zusatznutzen. Für den Zusatznutzen ist entscheidend, dass die Informationsbedürfnisse aufgrund der hohen Vertrauenseinstellung gegenüber dem Arzt oder der Ärztin weiterhin eher schwach ausgeprägt sind. Dies ist von dem beschriebenen Zusammenhang zwischen der Vertrauenseinstellung und der Wahrnehmung von Unsicherheiten abhängig (siehe Kapitel 6.4.1). Zudem geht damit einher, dass **keine konkreten unbefriedigten Informationsbedürfnisse** erlebt werden. Weitere Vertrauensinstanzen werden demnach zu einem *„Zusatz"* (A05, 56w, nach), einer Ergänzung, dem *„i-Tüpfelchen"* (A19, 42w, nach), ein *„nettes Beiwerk"* (A21, 45m, nach), *„beiläufig"* (E14, 65w, nach) oder ein *„Hilfsmittel"* (E01, 70m, nach), erhalten eine vergleichsweise geringere Relevanz und werden teilweise auch weniger kritisch geprüft (A03, E14). Die behandelnden ÄrztInnen bleiben zentrale Anlaufstellen, um die Informationen aus anderen Quellen bei Unsicherheiten einzuordnen: *„Dann informiere ich mich über das Internet... Letztlich gehe ich damit zum Arzt und erzähle ihm, dass ich Informationen bekommen habe und dann höre ich mir an, was er zu sagen hat"* (A03, 59m, nach).

Insgesamt zeichnet sich dieser Typ des Informationshandelns dadurch aus, dass die Recherche oder der Austausch mit der Sekundär-Quelle **eher oberflächlich und weniger zielgerichtet** stattfindet. Das ihr zugeschriebene Vertrauen hat eine relativ geringe Bedeutung, da keine tiefgehende Deutung der Informationen stattfindet (siehe A03, E14):

> *„Ich habe ein bisschen im Internet gesurft, aber nicht ausführlich gesucht. Ich verlasse mich lieber auf das Gespräch mit dem Arzt …"* (A18, 59w, nach)

> *„Das [gegoogelt] habe ich schon gemacht, aber jetzt nicht so ungeheuer vertieft."* (E10, 59w, nach)

Für diesen Typ lassen sich hinsichtlich der **Art der Sekundär-Quelle** unterschiedliche Subtypen unterscheiden. Der **erste Subtyp** bezieht in Form des interpersonalen Austausches noch weitere **Fachmeinungen** ein, indem er beispielsweise Rücksprache mit dem Hausarzt oder der Hausärztin (A06, A09, A14, E08) hält oder eine zweite Meinung anderer FachärztInnen einholt (A07, A17). Die zusätzliche Beratung sichert Gesundheitsinformationen und Ratschläge ab (z. B. A09), und offene Fragen können angesprochen werden (z. B. A07), um dadurch die Vertrauenseinstellung gegenüber dem behandelnden ärztlichen Fachpersonal zu überprüfen.

> *„Ich war vor der Entscheidung noch einmal bei meinem Hausarzt. Das ist der Arzt meines Vertrauens, bei dem ich jetzt schon 32 Jahre bin."* (A09, 60w, nach)

> *„Ich bin kein Kontrollfreak in der Hinsicht, ich verlasse mich schon auf die Aussagen von Ärzten und wenn ich, wie gesagt, zwei, drei Ärzte aufsuche, dann kann ich mir auch selbst ein Bild machen. Nicht nur über den behandelnden Arzt selber, sondern auch das, was er vorhat mit meinem Krankheitsbild."* (E01, 70m, nach)

Diese Form der kombinierten Nutzung scheint bei einzelnen Betroffenen auch mit der informationsbezogenen **Selbstwirksamkeit** zur Recherche nach Informationen assoziiert zu sein (A07, A17, A20, E04, E06, E08, E12). Diese schränkt trotz bestehender Informationsbedürfnisse und wahrgenommener Unsicherheiten die eigenen Handlungsoptionen ein, indem die Betroffenen beispielsweise nicht in der Lage sind, das Internet als zusätzliche Quelle zu nutzen.

> *„Ich bin zu blöd für den Umgang mit dem Computer… Aber irgendwann muss ich es wohl machen. Es ist verrückt, aber ich muss zu meiner Schande gestehen, dass da noch eine Lücke offen ist."* (A07, 74w, nach)

> *„Ich muss dazu sagen, vom Internet habe ich keine Ahnung. Das hat meine Frau gemacht, die hat das eingestellt und ich hab dann nur gelesen."* (E06, 75m, nach)

Eine weitere erwähnte Quelle stellt das **Internet** dar und bildet den **zweiten Subtyp** ab. Gerade Online-Angebote bieten den Vorteil, dass sie zeitunabhängig genutzt werden können, verständliche Informationen bereitstellen und dass damit eine vielfältigere und breitere Aneignung von Informationen stattfinden kann (A01, E13). Zudem stärken die zusätzlichen Informationen die Position der PatientInnen: *„Ja, man hat die Möglichkeit, das selber in Ruhe zu lesen. Es sind auch verständliche Texte im Internet… Außerdem ist man nicht darauf angewiesen, dass der Arzt einem was sagt"* (A05, 56w, nach).

Der **zusätzliche Nutzen von Gesundheitsinformationen im Internet** besteht darin, Fachbegriffe zu übersetzen (A01, A02, A19, E12), im Sinne der

Vorbereitung auf den Behandlungstermin wichtige und konkrete Fragen an den Arzt/die Ärztin zu identifizieren (A01, A09), Informationen zu spezifischen Fragen zu erhalten (A11) und eine abschließende Absicherung der eigenen Sichtweise und Entscheidung zu ermöglichen (A03, A19). Gerade die zusätzliche Absicherung geht dabei teilweise mit einer selektiven oder sehr gezielten Informationssuche einher (siehe A03).

*„Man hat irgendwo seine eigenen Vorstellungen, und ich suche Informationen, um den Weg, den ich gehe und den ich machen will, ... zu bestätigen. Diese Informationen bekommt man über das Internet."* (A03, 59m, nach)

*„Zufrieden war ich schon – gerade wenn ich an die letzten Wochen denke. Aber ich informiere mich trotzdem noch einmal. Es geht einfach darum, noch einmal nachzugucken."* (A19, 42w, nach)

Ein spezifischer Zusatz, den das Internet bietet, stellt auch die Hilfe für die Auswahl des Krankenhauses oder des Arztes/der Ärztin dar. Das Internet fungiert in diesem Fall ausschließlich als **Vertrauensvermittler** und begründet die Zuwendung zu einem bestimmten Arzt oder einer Ärztin (z. B. E06, E14). Der ausgewählte Arzt oder die ausgewählte Ärztin erhält einen Vertrauensvorschuss und nimmt im weiteren Therapieverlauf die Rolle der zentralen Vertrauensinstanz der PatientInnen ein. Dieser **dritte Subtyp** zeichnet sich dadurch aus, dass die **gesuchten Informationen konkret auf den Arzt oder die Ärztin** gerichtet sind und diese/r zum Objekt der Informationssuche wird: *„Aber für mich stand das Krankenhaus im Vordergrund. Das war mir wichtig und das war ausschlaggebend. Weitere Informationen habe ich nicht gebraucht... Um mehr ging es nicht"* (E14, 65w, nach).

Neben der zielgerichteten Suche können Impulse für die Arztwahl auch von eher beiläufigen Formen der Mediennutzung ausgehen (siehe Kapitel 2.4.1.1). Gerade das Fernsehen spielt im Zuge dessen eine Rolle und kann eine wichtige Hilfestellung liefern, indem es auf bestimmte ExpertInnen aufmerksam macht (siehe z. B. A07).

Ein **vierter Subtyp** bezieht sich auf die **Nutzung von Online-Communitys** als ein spezifisches Online-Angebot. Durch den Austausch mit anderen Betroffenen können deren Erfahrungen einen zusätzlichen Nutzen und eine ergänzende Form der Unterstützung bieten. Dies steht weniger in Konkurrenz zum Arzt oder zur Ärztin, kann aber ebenso Unsicherheiten reduzieren (siehe A06, A10, A19).

*„Im Internet geht es auch um die Patientenmeinungen, die man sonst nicht hat."* (A10, 45w, vor)

*„Ich habe mich in einigen Foren angemeldet... Durch die Foren habe ich einige Leute kennengelernt, mit denen ich auch schon telefoniert habe."* (A19, 42w, nach)

Die im Zuge des zweiten Types beschriebenen ergänzenden Funktionen können nicht nur von medialen Vertrauensinstanzen wie dem Internet, sondern auch von **Angehörigen** ausgehen. Der Mehrwert bezieht sich in diesem Fall vorwiegend auf die Unterstützung der Entscheidungsfindung und der individuellen Abwägung von Vor- und Nachteilen (z. B. A05). Ebenso können Angehörige die Rolle des Vertrauensvermittlers einnehmen, indem sie bestimmte ÄrztInnen empfehlen oder diese zu bewerten helfen (siehe beispielsweise E03, E06, E12).

### 6.4.5.3 ÄrztInnen und kompensierende Nutzung weiterer Vertrauensinstanzen

Im Vergleich zum zweiten Typ zeichnet sich die dritte Form der kombinierten Nutzung verschiedener Vertrauensinstanzen durch eine gestiegene Bedeutung der alternativen Quellen – vor allem des Internets – aus (siehe beispielsweise A01, A05, A10, A11, A19, E02). Erneut sind ÄrztInnen der Ausgangspunkt des vertiefenden Informationshandelns, aber es lassen sich zusätzlich sehr **konkrete Kontrollhandlungen** in Form von zielgerichteten, zweckgebundenen Recherchen im Internet identifizieren. Auslöser solcher Handlungsweisen sind konkrete Zweifel, unerfüllte Bedürfnisse (*„Bei Bedarf, wenn ich ganz gezielt etwas wissen will"*, E02, 55m, nach) und Unzufriedenheit.

Für diese auf Kompensation und Kontrolle ausgerichteten Formen des Informationshandelns ist es entscheidend, dass das Internet nur einen Zusatznutzen entfalten kann, wenn eine Vertrauenseinstellung zu den Online-Angeboten besteht. Ist diese eher gering, wird dies meist durch eine sorgfältige Auswahl und eine besonders kritische Auseinandersetzung mit den Gesundheitsinformationen kompensiert (z. B. A10; siehe Kapitel 6.4.4).

Für diesen Typen ist es von zentraler Bedeutung, die **zugrunde liegenden Treiber** der vertiefenden Informationssuche im Internet genauer zu betrachten. Ein Patient (A11, 66m, nach) erzählt von sehr **grundlegenden und umfassenden Informationsdefiziten** und dem Gefühl, bei dem Arzt nicht *„gut aufgehoben"* zu sein. In diesem Fall berichtet der Betroffene, dass der Arzt wenig Informationen angeboten hat und nicht auf ihn eingegangen ist. Der Arzt-Kontakt wird als *„schnelle Abfertigung…Dann Auf Wiedersehen und der Nächste rein"* anstelle einer umfassenden Beratung beschrieben: *„Der zuständige Orthopäde für die Hüft-OP war einfach ganz schlecht… Ansonsten habe ich mich aber mehr oder weniger selbst informiert. Was man eben heutzutage macht: Man geht ins Internet und googelt wie verrückt"* (A11, 66m, nach).

Um diese Defizite zu kompensieren, möchte der Patient mithilfe der eigenen Recherche im Internet einen Überblick über die Operation, die Materialien und Werkstoffe sowie Arten von Endoprothesen erhalten und ein gutes Krankenhaus aussuchen. Es findet eine Entscheidungsvorbereitung statt, und die Informationen aus dem Internet erhalten eine vergleichsweise hohe Handlungsrelevanz: *„Ich habe eigentlich ganz gezielt nach den Materialien, nach den Krankenhäusern oder nach verschiedenen Methoden gesucht."* (A11, 66m, nach)

Während es sich bei solchen generellen Informationsdefiziten in der Arzt-Patienten-Interaktion um Extremfälle handelt, beschreiben die Betroffenen auch sehr konkrete auf einen **spezifischen Sachverhalt bezogene Defizite**. Diese betreffen die unzureichende Aufklärung über Risiken (A01, E13) oder die voreingenommene Auswahl des Implantats (A01) durch den behandelnden Arzt oder die behandelnde Ärztin. Solche Zweifel, die zu einer Kontrollhandlung führen, beziehen sich auf die Vertrauensgründe der Redlichkeit und Integrität der ÄrztInnen (E02).

> *„Ich denke, das Internet ist eine Möglichkeit, sich rundum zu informieren. Dort kann man auch negative Aspekte ins Auge fassen. Der Arzt lässt die negativen Dinge mehr oder weniger außen vor."* (E13, 67w, nach)

> *„Das liegt natürlich auch daran, dass die Häuser in der Regel immer nur mit einem Hersteller zusammenarbeiten und letzten Endes nur dieses Produkt offerieren... Gerade für solche Informationen ist das Internet schon von Vorteil."* (A01, 59m, nach)

Des Weiteren können auch die Art der Aufklärung, die kommunikativen Kompetenzen des Arztes oder der Ärztin und das Ausmaß der bereitgestellten Informationen bemängelt werden (siehe A05). Dazu zählt auch die mangelnde Beantwortung von Fragen (siehe A19).

> *„Aber ich finde, eine richtige Aufklärung hat eigentlich nicht stattgefunden."* (A05, 56w, nach)

> *„Das Internet bringt schon viel... Wenn man schon dreimal nachgefragt hat und beim vierten Mal immer noch keine Antwort kriegt, dann versuche ich, mir das zu merken und gebe es dann bei Dr. Google ein."* (A19, 42w, nach)

Informationsbedürfnisse und Unsicherheiten können auch auftreten, wenn verschiedene ÄrztInnen divergierende Meinungen besitzen und dadurch der Bedarf entsteht, sich mittels weiterer Informationsquellen eine eigene Meinung zu bilden: *„Zwischendurch war ich aber manchmal wirklich niedergeschlagen. Da trifft es wirklich zu, was meine Mama sagte: Zehn Ärzte, zehn Meinungen"* (A10, 45w, vor).

Zusammenfassend zeigt sich gemäß des Sachbezugs der Vertrauenseinstellung (siehe Kapitel 3.2.1), dass dem Arzt oder der Ärztin im Zuge dieses Types des Informationshandelns eine hohe fachliche Kompetenz (v. a. in Bezug auf die OP) zugeschrieben wird. Jedoch werden die interpersonalen und kommunikativen Kompetenzen teilweise generell (A11) oder hinsichtlich einzelner konkreter Aspekte (A01, A05, A10, A19; siehe Kapitel 6.3.2.1) kritisch bewertet. Dies kann den Vertrauensaufbau zumindest beeinträchtigen und es erforderlich machen, offene Bedürfnisse durch die Nutzung weiterer Informationsquellen zu kompensieren.

Zusätzlich soll darauf verwiesen werden, dass aufgrund solcher Defizite nicht nur die Informationssuche im Internet, sondern auch der Austausch mit dem **sozialen Umfeld** wichtiger wird. Angehörigen kann ebenfalls eine unterstützende Rolle zukommen, um mit informationsbezogener Unzufriedenheit und Unsicherheiten umzugehen (A06).

### 6.4.5.4 Internet ergänzt durch weitere Informationsquellen

Im Gegensatz zu den bisherigen Typen, bei denen der Arztkontakt die primäre Informationsquelle darstellt, beschreiben die interviewten PatientInnen auch, dass dem Austausch mit dem eigenen Arzt oder der eigenen Ärztin eine **umfassende Informationssuche** vorausgegangen ist oder der gesamte Krankheitsverlauf durch eine solche begleitet wird. In diesen Fällen ist das Internet die primäre Informationsquelle und wichtigste Vertrauensinstanz.

Dieser Typ zeichnet sich durch einen sehr autonomen Umgang mit der eigenen Erkrankung, der Entscheidung, sich operieren zu lassen sowie durch ein sehr aktives Informationshandeln mithilfe des Internets aus. Ein ‚**Paradebeispiel**' dieses Types stellt ein 65-jähriger Patient (E09) dar. Nach der Diagnose Arthrose hat er sich vorwiegend mittels des Internets über Therapien informiert und sich mit der Auswahl des Implantats und der OP-Technik auseinandergesetzt. Sowohl die Informationssuche, die Entscheidungsfindung als auch die Umsetzung einzelner Maßnahmen der Sekundärprävention (z. B. Gewichtsreduktion und Ernährungsumstellung) erfolgten vollkommen autonom von der weiteren Konsultation eines Arztes oder einer Ärztin: *„An Medien stand mir im Grunde genommen nur das Internet zu Verfügung. Und das war für mich hilfreich. Da habe ich meine Informationen im Wesentlichen bekommen"* (E09, 65m, nach).

Diese Form des Umgangs mit der eigenen Erkrankung und mit Gesundheitsinformationen erscheint für ihn einerseits aufgrund von Unzufriedenheit und **geringem Vertrauen** in den Arzt notwendig, setzt aber andererseits auch eine hohe **informationsbezogene Selbstwirksamkeit** und gesundheitsbezogene Informationspräferenz voraus. Folglich erhöht geringes Vertrauen den Willen, und die Selbstwirksamkeit schafft die Voraussetzung, um sich intensiv mit Gesundheitsinformationen auseinanderzusetzen: *„Wenn ich einen Arzt hätte, der in der Lage ist, mit das kompetent rüberzubringen, dann ist das sicherlich die erste Wahl. Ansonsten bleibe ich wieder beim Internet hängen"* (E09, 65m, nach).

Die eigene Informationssuche im Internet zeichnet sich bei diesem Typen durch einen **reflektierten und kritischen Umgang** mit den Gesundheitsinformationen aus. In dem als *„mühsam"* beschriebenen Rechercheprozess wird darauf geachtet, dass die Quellen keine finanziellen Interessen verfolgen *("Geld damit verdienen wollen";* E09) und möglichst über Fachwissen verfügen. Somit zeigt sich die Bedeutung der informationsbezogenen Selbstwirksamkeit und medienbezogener Informationskompetenten vor allem hinsichtlich der Einschätzung der Vertrauenswürdigkeit: *"Man muss eine Menge Zeit investieren und ein Gefühl dafür bekommen, welche Informationsrichtung überhaupt sinnvoll ist… mein Hüft-Problem habe ich dadurch sehr zufriedenstellend lösen können"* (E09, 65m, nach).

Auf der Basis der gewonnenen Erkenntnisse ist der Patient letztlich mit einer klaren Vorstellung zu einem Arzt gegangen, der die selbst gewählte Art der Operation und Materialien einsetzt. Für die **Bewertung des ausgewählten Arztes** wiederum waren der bestehende Wissensstand und die eigene Einstellung maßgeblich, sodass bei vorliegender Konsistenz der Erwartung mit der Wahrnehmung des ärztlichen Fachpersonals auch eine Vertrauenseinstellung in den Arzt entsteht. Umgekehrt kann dieses Verhalten so gedeutet werden, dass der Arzt/die Ärztin bei diesem Typ des Informationshandelns zur Absicherung der Informationen und der eigenen Entscheidung herangezogen wird: *"Die Keramik-Keramik-Kombination erschien mir daher die günstigste Methode zu sein. Der Körper kommt da mit dem Abrieb gut klar. Es gibt nur die Möglichkeit des Bruchs… Das war für mich also die favorisierte Möglichkeit. Mit dieser Kenntnis bin ich dann zum Operateur gegangen"* (E09, 65m, nach).

Einen ähnlich autonomen Umgang mit der Therapieentscheidung beschreibt auch eine 60-jährige Patientin (E11, nach). Sie hat ebenfalls auf der Basis der eigenständigen Recherche mittels des Internets den Arzt wie auch die OP-Methode auswählt. Der Impulsgeber hierfür war eine Sendung im Fernsehen, die ein spezielles Verfahren vorstellte. Eigene weitere Recherchen mittels des Internets führten zu einem Vertrauensvorschuss für den entsprechenden Arzt: *"Ich habe eine Fernsehsendung über eine minimalinvasive Methode gesehen und habe mich ziemlich damit beschäftigt."* Trotz der negativen persönlichen Erfahrungen mit diesem Arzt und der als *"ein bisschen kurz"* wahrgenommenen Aufklärung wurde die Entscheidung beibehalten und beruhte vorwiegend auf den medialen Gesundheitsinformationen. Die Bedeutung des Internets wurde in diesem Fall noch verstärkt, da Komplikationen auftraten und die Patientin zunehmend *"misstrauisch"* wurde und das Vertrauen in den Operateur verlor: *"Nein, das Internet war viel wichtiger [als der Arzt]. Der Orthopäde hat sich kaum Zeit genommen. Da bin ich nachher gar nicht mehr hingegangen"* (E11, 60w, nach).

Ein weiteres Beispiel für diesen Typen zeigt, dass es der eigene **Wissensstand** der Betroffenen begünstigt, dass ÄrztInnen eine geringe Bedeutung zukommt und die Therapieentscheidung eigenständig getroffen wird. Im vorliegenden Fall einer 47-jährigen Betroffenen handelt es sich um die Vorbildung als

Heilpraktikerin, die zu einer autonomeneren Rolle führt: *„Ich bin beim Arzt gefragt worden, wie viel ich weiß und welche Informationen ich noch brauche. Da habe ich, glaub ich, zeigen können, dass ich schon durch das Internet und meinen Beruf vorinformiert bin. Darum waren die Arztgespräche eher kurz"* (A13, 47w, nach).

### 6.4.5.5 „Gesamtpaket" gleichwertiger Informationsquellen

Ein weiterer Typ der kombinierten Nutzung stellt das Vertrauen in das *„Gesamtpaket"* verschiedener Informationsquellen dar (A02, siehe auch A10, A11, E05). In diesem Fall werden möglichst **viele Informationsquellen** wie ÄrztInnen, mediale Informationsangebote und Angehörige im Zuge der informationsbezogenen Auseinandersetzung miteinander kombiniert. Sie erhalten dabei jeweils einen ähnlichen Stellenwert im Zuge des Informationshandelns. Mit Blick auf Vertrauen wird das Gesamtpaket relevant, wenn keiner dieser Informationsquellen umfassendes Vertrauen geschenkt wird. Im Sinne der **Konsistenz-Heuristik** (Meredith et al., 2007, S. 227-229; Metzger et al., 2010, S. 427; siehe Kapitel 4.3.3.1) entsteht erst durch inter- und intramediale Vergleiche Vertrauen: *„Für mich waren Medien wichtig, ebenso wie Gespräche mit diversen Ärzten oder anderen Patienten… es ging mit eigentlich um das Gesamtpaket. Ich kann niemanden oder nichts extra herausheben. Es ist wirklich das absolute Gesamtpaket all dieser Informationsquellen"* (A02, 67w, nach).

Die **gleichwertige Nutzung** verschiedener Informationsquellen bedeutet, dass die Betroffenen die Informationen der einzelnen Vertrauensinstanzen kritisch hinterfragen und gegeneinander abwägen. So entsteht ein mehrstufiger, spiralförmiger Prozess der kombinierten Nutzung der Quellen, der darauf abzielt, die Informationen zu verifizieren. Dieser Prozess wird neu gestartet, wenn neue Informationsbedürfnisse und Unsicherheitswahrnehmungen im Zuge des Informationshandelns auftreten. Bei Bedarf werden nicht nur ÄrztInnen und ihre Aussagen abgesichert, sondern auch die gefundenen Informationen aus dem Internet mithilfe anderer Vertrauensinstanzen bewertet. Somit können sich das ärztliche Fachpersonal und Informationsangebote aus dem Internet gegenseitig ergänzen:

> *„Wenn das [widersprüchliche Informationen] außerhalb des Arztes war, dann habe ich immer den Arzt zurate gezogen, weil das dann der Fachmann war. Aber es gab auch Situationen, da habe ich zweite Meinungen eingeholt, weil die Ärzte uneinig waren… Damit habe ich mein Umfeld belästigt, und ich habe im Internet geguckt."* (A10, 45w, vor)

Der gegenseitige Vergleich und die Kontrolle der Vertrauensinstanzen reduziert Unsicherheiten, die mit grundsätzlich niedrigeren Vertrauenswerten der einzelnen Instanzen einhergehen: *„Man hat sich irgendwo so gefühlt: Ah, siehst, das ist doch* *genau das, was du auch schon weißt. Man ist dann bestätigt worden in seiner Erfahrung. Das hilft irgendwie ungemein"* (E05, 69m, nach).

Der vorgestellte fünfte Typ ist allgemein mit einer sehr hohen **Informationspräferenz**, einer eher **autonomen Patientenrolle** und einer **hohen Selbstwirksamkeit** in Bezug auf die Recherche und kritische Auseinandersetzung mit krankheitsbezogenen Informationen verbunden (siehe Kapitel 2.2.2.2). Die Vielzahl an Quellen und damit die Validierung, Kontrolle und Ergänzung dient der gegenseitigen Bestätigung und gibt den PatientInnen ein Gefühl der Sicherheit.

## 6.4.5.6   Überblick über die fünf Typen der kombinierten Nutzung

Zusammenfassend wurde in Bezug auf die kombinierte Nutzung verschiedener Informationsquellen deutlich, dass unterschiedliche Vertrauensinstanzen komplementär genutzt werden und sich nur wenige interviewte PatientInnen im vorliegenden Krankheitskontext auf eine einzelne Vertrauensinstanz verlassen (Ruppel & Rains, 2012; siehe Kapitel 2.4.3). Der Fall einer Monopolstellung zeigt sich nur bei dem behandelnden Arzt oder der Ärztin als alleinige Vertrauensinstanz (erster Typ: Fokus auf den Arzt/die Ärztin). In diesem Fall wird dem ärztlichen Fachpersonal besonders hohes Vertrauen geschenkt. Darüber hinaus können sehr individuelle Typen der Kombination und Nutzung unterschiedlicher Informationsquellen (siehe Abbildung 17) identifiziert werden, die beschreiben, auf wessen Meinung besonders viel Wert gelegt und wer um Rat gebeten wird, wenn krankheitsbezogene Fragen und Herausforderungen bewältigt werden müssen. Dabei zeigt sich, dass gerade in Kombination mit anderen Quellen die Informationen aus dem Internet von hoher Bedeutung sind. Es ist zwar nur selten eine alleinige Vertrauensinstanz, aber ein wichtiger Bestandteil des Informationsrepertoires der Betroffenen und vor allem eine wertvolle Ergänzung zu ÄrztInnen (Typ 2: ÄrztInnen ergänzt durch andere Informationsquellen und 3: ÄrztInnen und kompensierende Nutzung medialer Informationsquellen). In Abhängigkeit von dem Ausmaß wahrgenommener Defizite in der Arzt-Patienten-Interaktion steigt die Bedeutung des Internets.

**Abbildung 17: Überblick über die verschiedenen Typen der kombinierten Nutzung verschiedener interpersonaler und medialer Informationsquellen**

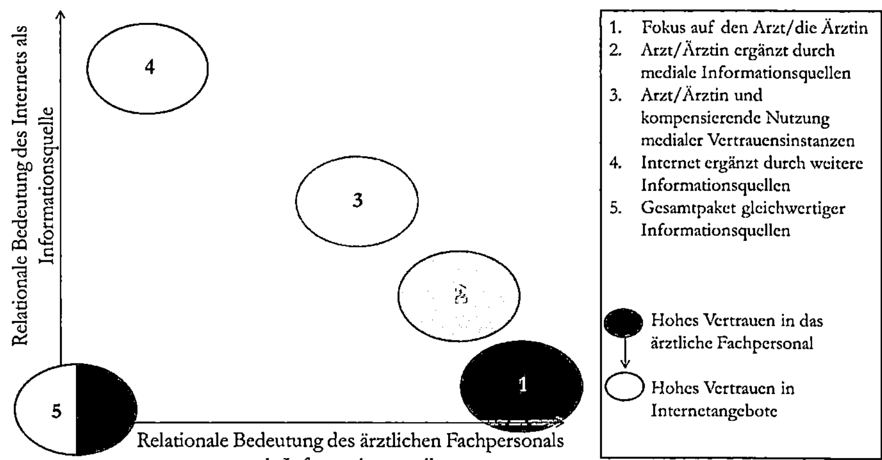


Quelle: Eigene Darstellung auf Basis der empirischen Erkenntnisse

Seine zunehmende Bedeutung führt so weit, dass das Internet für einen Teil der Betroffenen die primäre Informationsquelle und Vertrauensinstanz darstellt und medizinische Entscheidungen ohne die Beteiligung des ärztlichen Fachpersonals getroffen werden (siehe Typ 4: Internet ergänzt durch weitere Informationsquellen). Dies ist dabei auch mit geringem Vertrauen in ÄrztInnen verbunden. Herrschen generell eher geringe Vertrauenseinstellungen vor, gewinnt das *„Gesamtpaket"* in Form der gleichwertigen Nutzung möglichst vieler Informationsquellen an Bedeutung (Typ 5). Vertrauen entsteht in diesem Fall auf der Grundlage der Konsistenz-Heuristik.

Mit Blick auf die Typen der kombinierten Nutzung kann resümiert werden, dass ÄrztInnen nicht das alleinige Monopol für krankheitsbezogene Informationen besitzen. Sie spielen weiterhin eine zentrale Rolle als Vertrauensinstanz, prägen aber nicht mehr alleine die Therapieentscheidungen. Stattdessen holt ein großer Teil der interviewten PatientInnen eine zweite Meinung ein. Dabei kann es sich sowohl um das Internet, Angehörige oder andere Betroffene handeln. Für das Ausmaß, mit dem andere Quellen herangezogen werden, spielen die individuellen Vertrauenseinstellungen eine wichtige Rolle. Mit hohem Vertrauen in ÄrztInnen geht auch eine dominante Rolle dessen einher, während fehlendes Vertrauen im Sinne des defizitorientierten Ansatzes (siehe Kapitel 2.4.3.2) durch andere Quellen kompensiert wird und einen wichtigen Erklärungsbeitrag für die kombinierte Nutzung verschiedener Vertrauensinstanzen liefert.

### 6.4.6 Zusammenfassung der Ergebnisse zum Einfluss der Vertrauenseinstellungen auf das Informationshandeln

Auf der Basis der beschriebenen Ergebnisse zur Rolle von Vertrauenseinstellungen im Prozess des unsicherheitsbezogenen Informationshandelns kann das in Kapitel 5 entwickelte Modell spezifiziert werden (siehe Abbildung 18), und es bestätigt sich, dass Vertrauen in vielfältiger Weise Einfluss auf den Prozess nimmt.

**Abbildung 18:** **Empirische Verortung des Vertrauens im Prozess des unsicherheitsbezogenen Informationshandelns**

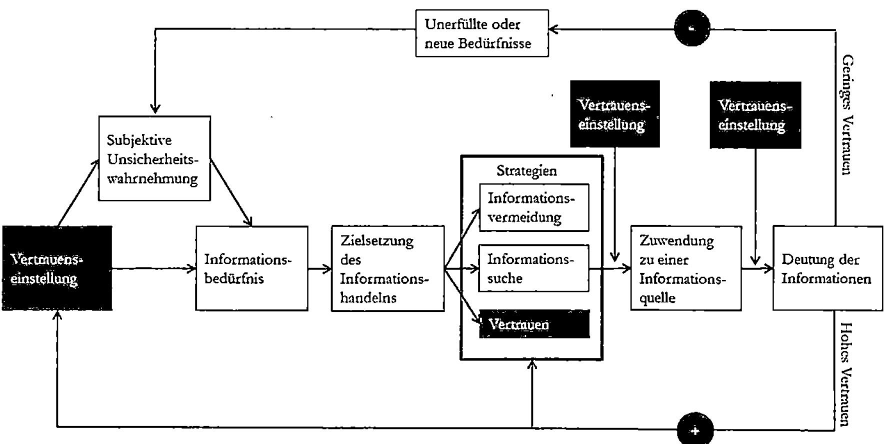


Quelle: Eigene Darstellung auf der Basis der empirischen Erkenntnisse

Dabei spielt die Vertrauenseinstellung gegenüber einer primären Quelle, häufig den ÄrztInnen, eine Rolle für die Entstehung von Informationsbedürfnissen und beeinflusst die Motivation zu einem spezifischen gesundheitsbezogenen Informationshandeln. Der Ausgangspunkt des Modells ist somit eine Vertrauenseinstellung, die sich auf die Informationsbedürfnisse auswirkt, indem sie die **subjektive Unsicherheitswahrnehmung** verstärken oder verringern kann.

Daran schließt der Prozessschritt der **Zielsetzungen und Strategien** des Unsicherheitsmanagements an. In diesem Kontext kann aus den Ergebnissen der qualitativen Analyse abgeleitet werden, dass Vertrauenshandlungen selbst eine **Strategie der Unsicherheitsreduktion** darstellen (siehe Kapitel 3.3). Die Strategie beruht darauf, dass die wahrgenommenen Unsicherheiten aufgrund des Vertrauens in den Arzt oder die Ärztin bewältigt werden können und keine weitere Zuwendung oder Auswahl einer Informationsquelle stattfindet. Dies ist besonders bei sehr gravierenden Unsicherheiten anzunehmen, die mit einem hohen Bedarf zu vertrauen assoziiert sind.

Bei den Strategien der Informationssuche zur Reduktion (aber auch im Zuge des Aufrechterhaltens) von Unsicherheiten zeigt sich, dass es sich bei der Auswahl des medizinischen Fachpersonals um eine Vertrauenshandlung handelt. Für die Vertrauenseinstellung gegenüber Gesundheitsinformationen aus dem Internet wird deutlich, dass Vertrauen nur für die aktive, zielgerichtete Suche nach Gesundheitsinformationen eine notwendige Voraussetzung für die Zuwendung darstellt; eine Zuwendung wird aber auch für weniger zielgerichtete Formen des Informationshandelns wahrscheinlicher (Atkin, 1973; siehe Kapitel 2.4.1.1). Folglich handelt es sich bei der Auswahl und Zuwendung zu einer spezifischen medialen Quelle nicht zwangsweise um eine Vertrauenshandlung. Allerdings ist dies durchaus bei der **Deutung** der Fall. Hier ist Vertrauen erforderlich, damit Informationen eine Deutungs- und Handlungsrelevanz besitzen und sie zur Sinnkonstruktion wie auch der Zielerreichung, beispielsweise in Form der Unsicherheitsreduktion, beitragen können.

Für die **kombinierte Nutzung** verschiedener Informationsquellen zeigt sich in Abhängigkeit von der primären Vertrauensinstanz und dem Ausmaß der darauf bezogenen Vertrauenseinstellung, dass unterschiedliche Rückkopplungs-Pfade (siehe Abbildung 18) und Kombinationsformen notwendig werden. Vereinfacht ausgedrückt kann davon ausgegangen werden, dass hohe Vertrauenseinstellungen begünstigen, dass kein Bedarf nach einer kombinierten Nutzung weiterer Vertrauensinstanzen entsteht. Da sich Vertrauen auf die Bedürfniserfüllung nach einem Erstkontakt zu einer Vertrauensinstanz auswirkt, erscheint eine ergänzende Informationssuche als unnötig, oder es kann im Sinne der kognitiven Dissonanz zur selektiven Wahrnehmung bestimmter Informationen oder einer vollständigen Informationsvermeidung führen.

Im Gegensatz dazu ist mit abnehmendem Vertrauen gegenüber einer Quelle verbunden, dass bestehende Unsicherheiten nicht bewältigt werden können oder neue Unsicherheiten für den Einzelnen oder die Einzelne salient werden. Somit steigt bei geringen Vertrauenseinstellungen die Bedeutung zusätzlicher Quellen, und die Informationssuche mithilfe weiterer Vertrauensinstanzen kann erforderlich werden, um wahrgenommene Unsicherheiten zu bewältigen. Zudem spielt für die kombinierte Nutzung auch die Selbstwirksamkeit eine Rolle, indem sie beeinflusst, welche Handlungsoptionen Betroffene wahrnehmen.

Ebenso sind Informationspräferenzen wichtig, da diese vorgeben, wie stark Informationsbedürfnisse ausgeprägt sind und wieviel Aufwand für die Informationssuche investiert wird. Dies macht auch im Kontext der kombinierten Nutzung die Bedeutung der Fähigkeiten und der Motivation von Betroffenen deutlich.

Die vorgenommene Verortung der Vertrauenseinstellungen im Prozess des gesundheitsbezogenen Informationshandelns verdeutlicht, dass Vertrauenseinstellungen einen zusätzlichen Beitrag liefern, um die Wahrnehmung von Unsicherheiten, Entstehung von Informationsbedürfnissen, die Strategien des Umgangs mit Unsicherheiten sowie die Zuwendung und Deutung zu bestimmten Vertrauensinstanzen und damit auch den Erfolg des Unsicherheitsmanagements zu verstehen und zu erklären. Zudem zeigt sich, wie zentral Vertrauen für die kombinierte Nutzung verschiedener Informationsquellen ist, und dass die weitere Auseinandersetzung mit diesen Kombinationen und ihrem individuellen Mehrwert für den Einzelnen oder die Einzelne bedeutsam erscheint.

## 6.5 Zwischenfazit und Grenzen der explorativen Studie

Im Zuge der vorgestellten Leitfadengespräche mit Betroffenen stand einerseits die Exploration des Vertrauensverständnisses von PatientInnen, die Identifikation der Gründe und Einflussfaktoren der Vertrauenswürdigkeit und -einstellung im Krankheitskontext und andererseits die Modellspezifikation des Prozesses des unsicherheitsbezogenen Informationshandelns unter besonderer Berücksichtigung des Einflusses von Vertrauenseinstellungen im Vordergrund. Dabei hat sich im Zuge der ersten Zielsetzung der Exploration der Vertrauensgenese gezeigt, dass es für ein tieferes Verständnis der Entstehungsprozesse von Vertrauenseinstellungen wichtig erscheint, auch objekt- und kontextspezifische Erwartungen an die Instanzen zu berücksichtigen. Diese beeinflussen in starkem Maße, ob Vertrauen geschenkt wird und wie sich dieses entwickelt. So scheint die **Vertrauenseinstellung gegenüber ÄrztInnen** stark davon abhängig zu sein, welche Informations- und Entscheidungspräferenzen PatientInnen besitzen und inwieweit das Verhalten des behandelnden Arztes oder der Ärztin diesen individuellen Ansprüchen an die Arzt-Patienten-Interaktion gerecht wird. Unter den Gründen der Vertrauenswürdigkeit von ÄrztInnen kommt den wahrgenommenen fachlichen und interpersonalen Kompetenzen eine zentrale Rolle zu. Ebenso ist auch die wahrgenommene Redlichkeit und Ehrlichkeit für die Bewertung bedeutsam und die affektive Bindung kann die Vertrauenswürdigkeit unterstützen.

Obwohl auch die Vertrauenseinstellung gegenüber ÄrztInnen von den interviewten PatientInnen als Vorleistung verstanden und prinzipiell als unsicher wahrgenommen wird (siehe Kapitel 3.3.2), zeigt sich, dass vor allem die **medienbezogene Vertrauenseinstellung** als Herausforderung angesehen und hinsichtlich ihrer Belastbarkeit reflektiert wird. In diesem Kontext scheinen die wahrgenommene Objektivität der Gesundheitsinformationen und die wahrgenommene Kompetenz des Kommunikators von zentraler Bedeutung zu sein. Diese subsummieren die zugeschriebenen Verhaltensabsichten des Kommunikators und die wahrgenommenen Kompetenzen hinsichtlich der Qualität der Informationen sowie der Vermittlungsleistung. Zu den Determinanten der Vertrauenseinstellung zählen im medialen Kontext vor allem die informationsbezogene Selbstwirksamkeit und bestehende Informationsbedürfnisse, die eine Abschätzung der Vertrauenswürdigkeit zunächst erforderlich, aber auch die Vertrauenseinstellung wahrscheinlicher machen.

Die Bewertung der Vertrauenswürdigkeit erfolgt dabei auch über Heuristiken. Um das mangelnde eigene Wissen zu kompensieren, wird beispielsweise die Konsistenz-Heuristik herangezogen, die mittels inter- und intramedialer Vergleiche der Gesundheitsinformationen eine Zuschreibung der Vertrauenswürdigkeit anstrebt. Während diese Kriterien zu einem differenzierten Vertrauensurteil beitragen können und die Interviewten dies durchaus anstrebten, zeigen die Resultate der individuellen Vertrauensgenese, dass die Medienkompetenz der PatientInnen kritisch zu bewerten ist. So wird beispielsweise Wikipedia als eine objektive und vertrauenswürdige Quelle für Gesundheitsinformationen verstanden und genutzt. Die Fragen, ob Wikipedia vertrauenswürdig ist, wie Vertrauensurteile über Wikipedia zustande kommen und die Inhalte genutzt werden, haben dabei auch über den Gesundheitsbereich hinaus hohe Relevanz (siehe Magnus, 2009; Menchen-Trevino & Hargittai, 2011). Ebenso werden von den Betroffenen die Suchergebnisse von Google unreflektiert übernommen. Dies ist ebenfalls eine drängende kommunikationswissenschaftliche Frage, und es erscheint notwendig zu verstehen, wie Informationen von Google verarbeitet und Entscheidungen beeinflusst oder auf dieser Basis getroffen werden (siehe hierzu Wirth, Böcking, Karnowski, & Pape, 2007).

Von diesem Verständnis von Vertrauenseinstellungen ausgehend haben die Ergebnisse im Zuge der **Modellspezifikation** gezeigt, dass Vertrauen eine wichtige Rolle für das gesundheitsbezogene Informationshandeln spielt und dieses beeinflusst. Dabei geht es nicht nur um die Vertrauenseinstellung gegenüber einem Kommunikator, die sich direkt auf die Zuwendung und die Deutung ihrer/seiner Gesundheitsinformationen bezieht; sondern es hat sich ebenso angedeutet, dass Vertrauenseinstellungen instanzübergreifend Einfluss auf das Informationshandeln nehmen. So können beispielsweise wahrgenommene Defizite oder unerfüllte Bedürfnisse des Vertrauensverhältnisses zwischen

Arzt/Ärztin und Patient/Patientin zur kombinierten Nutzung weiterer Informationsquellen motivieren. Dabei zeigt sich, dass in Abhängigkeit von bestehenden Informationsbedürfnissen und der Bewertung der Gründe der Vertrauenswürdigkeit eine kombinierte Nutzung oder Konsultation von ÄrztInnen und Gesundheitsinformationen aus dem Internet mehr oder weniger ausgeprägt erfolgt. Einzelne PatientInnen verlassen sich dabei stark auf den Rat von ÄrztInnen; während andere die zentralen medizinischen Entscheidungen auf Basis der eigenen Recherche im Internet treffen und dem Arzt oder der Ärztin nur eine untergeordnete Relevanz beimessen. Finden zusätzlich zum Austausch mit dem ärztlichen Fachpersonal weitere Formen des gesundheitsbezogenen Informationshandelns statt, können diese anhand der Dominanz der Rolle des Arztes/der Ärztin sowie der ausgewählten Quellen unterschieden werden. Damit geht auch einher, aus welchen Gründen oder mit welcher Zielsetzung weitere Quellen genutzt werden.

*Grenzen der durchgeführten Studie*

Abschließend soll die vorgestellte Studie kritisch reflektiert werden. Das gewählte Vorgehen ist insgesamt als gegenstandsangemessen zu bewerten. Es hat einen tiefen Einblick in die subjektive Bedeutung und das individuelle Verständnis der Betroffenen von Vertrauen geboten. Zudem konnte die Entstehung von Vertrauenseinstellungen unter Berücksichtigung der individuellen Charakteristika der interviewten Arthrose-PatientInnen exploriert und durch die beschriebenen Einflüsse des Vertrauens auf das Informationshandeln die angestrebte Modellspezifikation vorgenommen werden. Im Zuge der abschließenden Bewertung gilt es, die Stärken und Schwächen transparent dazulegen.

Die **inhaltliche Stärke** der Studie liegt darin, das Verständnis von Vertrauen und seine Einflussfaktoren zu explorieren und Existenzaussagen über den Einfluss des Vertrauens auf das Informationshandeln, bestimmte Formen des Informationshandelns oder bestimmte Phänomene, wie die kombinierte Nutzung verschiedener Vertrauensinstanzen, zu treffen. In Bezug auf die Vertrauensgenese muss jedoch darauf hingewiesen werden, dass die Studie nur erste Hinweise auf den Einfluss von soziodemografischen, gesundheits- und situationsbezogenen Einflussfaktoren liefert. Die **Auskunftsfähigkeit** der Interviewten über solche Einflüsse schien stark begrenzt. Auf die Herausforderungen der Auskunftsfähigkeit und des Verbalisierungsniveaus wurde bereits im Zuge der Durchführung eingegangen (siehe Kapitel 6.2.3). Demzufolge beruhen die Annahmen über die Einflussfaktoren der Vertrauenseinstellungen teilweise auf dem Vergleich der Betroffenen. Zudem konnten die Einflussfaktoren in diesem Schritt zwar identifiziert und in ihrer Art des Einflusses beschrieben werden. Es bleibt allerdings offen, wie stark der jeweilige Einfluss ist und wie die Einflüsse unterschiedlicher Determinanten miteinander in Beziehung stehen. Dies macht eine quantitative Überprüfung der Einflussfaktoren erforderlich.

Eine weitere Grenze stellt es dar, dass mittels der Leitfadeninterviews lediglich eine Reskonstruktion vergangenen Handelns vorgenommen werden kann. Aussagen über die Prozesshaftigkeit des Informationshandelns sind nur in sehr begrenztem Maße möglich. Vielmehr handelt es sich um eine Beschreibung von Phänomenen, die in einem bestimmten Prozessschritt auftreten.

Zudem muss darauf verwiesen werden, dass die im Zuge der explorativen Studie untersuchten Forschungsfragen zur Vertrauensgenese und der Rolle der Vertrauenseinstellungen für das Informationshandeln nur an einem sehr spezifischen, wenn auch besonders interessanten Beispiel betrachtet wurden. Die **Spezifika des Krankheitskontextes Arthrose**, z. B. die hohe Autonomie der Betroffenen oder die geringe zeitliche Brisanz der Entscheidung, ermöglichten es, die Entstehung von Vertrauenseinstellungen und die Rolle von Vertrauen für das Informationshandeln gut nachzuzeichnen. Allerdings führen diese Spezifika auch dazu, dass die Erkenntnisse nicht uneingeschränkt auf andere Erkrankungen, die sich beispielsweise durch eine höhere Risikowahrnehmung und einen anderen Schweregrad auszeichnen, übertragen werden können. Es stellt folglich ein wichtiges Ziel dar, die postulierten Annahmen in anderen Kontexten zu überprüfen.

# 7 Quantitative Prüfung der Rolle der Vertrauenseinstellung für das gesundheitsbezogene Informationshandeln

Anschließend an die Erkenntnisse der explorativen Studie soll im folgenden Kapitel die quantitative Prüfung der Rolle der Vertrauenseinstellungen für das gesundheitsbezogene Informationshandeln stattfinden. Dies stellt den zweiten Schritt des Verallgemeinerungsdesigns (Kuckartz, 2014, S. 81) dar, das dieser Arbeit zugrunde liegt. Innerhalb des folgenden Kapitels wird zunächst auf die relevanten Implikationen der explorativen Analyse und Modellspezifikation eingegangen, um mit deren Hilfe das Forschungsinteresse der zweiten Studie zu fixieren (siehe Kapitel 7.1). In Kapitel 7.2 werden entsprechend den Interessen der quantitativen Prüfung der Rolle der Vertrauenseinstellungen für das gesundheitsbezogene Informationshandeln die theoretischen Grundlagen der Arbeit erweitert. Auf dieser Basis werden die relevanten Forschungsfragen und Hypothesen abgeleitet (siehe Kapitel 7.3), das methodische Vorgehen vorgestellt (siehe Kapitel 7.4) und die Ergebnisse der Studie beschrieben und interpretiert (siehe Kapitel 7.5 und 7.6).

## 7.1 Implikationen der explorativen Studie

Die vorliegende Arbeit verfolgt **zwei Zielsetzungen**: zum einen, die Einflussfaktoren der Entstehung von Vertrauenseinstellungen zu identifizieren; zum anderen, die Rolle der Vertrauenseinstellungen für das gesundheitsbezogene Informationshandeln zu bestimmen. Während in der explorativen Studie beide Zielsetzungen gleichermaßen adressiert wurden, rückt die grundlegende Auseinandersetzung mit dem Konstrukt Vertrauen im nächsten Schritt in den Hintergrund. Diese Anpassung war auch durch den Projektkontext (siehe Kapitel 1.3) bedingt. Die Fokussierung auf die zweite Zielsetzung scheint gerechtfertigt, da die Konstruktspezifika auf Basis der theoretischen und vorangegangenen empirischen Betrachtung dargestellt werden konnten. Die aus der explorativen Studie gewonnenen Erkenntnisse über die Gründe der Vertrauenswürdigkeit bilden die Basis für die Operationalisierung der Konstrukte, sind aber selbst nicht mehr Gegenstand des Forschungsinteresses. Lediglich die Bedeutung der Kontextfaktoren wird entsprechend den benannten Limitationen der explorativen Studie (siehe Kapitel 6.5) aufgegriffen und spezifiziert.

Stattdessen widmet sich die zweite Studie **verallgemeinernd der Rolle der Vertrauenseinstellungen** gegenüber ÄrztInnen und medialen Gesundheitsinformationen für das gesundheitsbezogene Informationshandeln. Dabei soll das Informationshandeln nicht mehr in seiner Breite abgebildet werden, sondern der Fokus soll auf einer bestimmten Form des Informationshandelns liegen.

© Springer Fachmedien Wiesbaden GmbH, ein Teil von Springer Nature 2019
E. Link, *Vertrauen und die Suche nach Gesundheitsinformationen,*
https://doi.org/10.1007/978-3-658-24911-3_7

Dabei handelt es sich um die **Informationssuche** und ihre Determinanten (Atkin, 1973; siehe Kapitel 2.4.1.1). Die Informationssuche stellt eine intendierte und aktive Form des Informationshandelns dar, mit der ein vorliegendes Informationsbedürfnis befriedigt und ein konkretes Ziel wie die Reduktion von Unsicherheiten erreicht werden soll (Case, 2007, S. 80-81; siehe Kapitel 2). Bezogen auf das Internet bedeutet Informationssuche beispielsweise, dass relevante Webseiten aktiv gesucht und durchsucht werden, um bezogen auf situative Anlässe des Informationshandelns (siehe Kapitel 2.2.1) adäquate Informationen zu erhalten. Diese aktive Form der Zuwendung zu Informationsquellen konnte innerhalb der Leitfadeninterviews als besonders bedeutende Strategie des Umgangs mit Unsicherheiten identifiziert werden, auf die auch Vertrauenseinstellungen auf vielfältige Weise einwirken (siehe Kapitel 6.4).

Mit Blick auf die Auswahl relevanter Informationskanäle (siehe Kapitel 2.4.2), die zur Informationssuche herangezogen werden, kann aus der explorativen Studie abgeleitet werden, welche **Vertrauensinstanzen** für die PatientInnen im Krankheitskontext Arthrose von Relevanz sind. Die Aussagen der Betroffenen haben verdeutlicht, dass **Online-Angeboten** eine hohe Bedeutung für die Auseinandersetzung mit und die Bewältigung der Erkrankung zukommt (siehe Kapitel 6.3.2). Eine zunehmende Bedeutung und Nutzung des Internets im Gesundheits- und Krankheitskontext belegen auch aktuelle Studien (siehe z. B. Baumann & Czerwinski, 2015; Bittner, 2016; Marstedt, 2018; Rossmann, 2010). Daraus ergibt sich für die vorliegende Studie, dass die **gesundheitsbezogene Informationssuche im Internet** durch den Rückgriff auf Vertrauen erklärt werden soll.

Als zentrale Vertrauensinstanz hat sich auch das **ärztliche Fachpersonal** erwiesen. Die Typen der kombinierten Nutzung (siehe Kapitel 6.4.5) haben gezeigt, dass das Vertrauen in ÄrztInnen darüber entscheidet, welche Relevanz dem Internet als ergänzende oder kompensierende Quelle für Gesundheitsinformationen zukommt. Von dem Grundgedanken der kombinierten Nutzung ausgehend sollen daher die beiden Vertrauensinstanzen Internet und ÄrztInnen sowie ihre Beziehung zueinander im Fokus der vorliegenden Studie stehen. Folglich soll überprüft werden, ob und inwiefern das Vertrauen in ärztliches Fachpersonal und Online-Gesundheitsinformationen Einflussfaktoren der gesundheitsbezogenen Informationssuche im Internet darstellen.

Für die Überprüfung der Rolle der Vertrauenseinstellungen werden **zwei Modellschritte des unsicherheitsbezogenen Informationshandelns** (siehe Kapitel 6.4.6, Abbildung 18) fokussiert und überprüft. Dabei wird einerseits analysiert, ob die Vertrauenseinstellung gegenüber Gesundheitsinformationen aus dem Internet die **Zuwendung** zu diesem motiviert (siehe Kapitel 6.4.3).

Andererseits wird basierend auf den Grundannahmen der **kombinierten Nutzung** hinterfragt, inwieweit die aktive Informationssuche nach Gesundheitsinformationen im Internet durch die Vertrauenseinstellung gegenüber ÄrztInnen beeinflusst wird (Lee & Hawkins, 2010; Lee & Hornik, 2009; Tustin, 2010; siehe Kapitel 2.4.3, 5.1.5 und 6.4.5). Entsprechend dem defizitorientierten Ansatz (siehe Kapitel 2.4.3.2), der sich in der explorativen Studie als besonders dominant wie auch vielfältig gezeigt hat, wird angenommen, dass die Vertrauenseinstellung gegenüber ÄrztInnen einen erklärenden Faktor der Informationssuche im Internet darstellt.

Die beschriebenen Eingrenzungen auf die aktive Informationssuche und einzelne Modellschritte des Informationshandelns sollen dabei **situationsunabhängig** erforscht und damit auf eine breitere Basis gestellt werden. Die Bedeutung der Vertrauenseinstellungen wird somit von dem konkreten Krankheitskontext der von Arthrose Betroffenen losgelöst und auf die **Allgemeinheit der InternetnutzerInnen** übertragen. Die Grundgesamtheit umfasst Personen mit unterschiedlichen Gesundheitszuständen, die in ihrer Rolle als (potenzielle) PatientInnen befragt werden. Dies ermöglicht es, Aussagen darüber zu treffen, ob Vertrauenseinstellungen in Abhängigkeit von der **Betroffenheit (Gesundheits- oder Krankheitskontext) der Befragten** eine andere Bedeutung für die gesundheitsbezogene Informationssuche und ihre Determinanten haben. Die Abbildung unterschiedlicher Gesundheitszustände lässt auch Rückschlüsse darauf zu, inwieweit die Annahmen über den Einfluss der Vertrauenseinstellungen verallgemeinert werden können oder situativ in Abhängigkeit von dem Gesundheitszustand oder einer spezifischen Krankheit zu untersuchen sind.

Da keine akute Erkrankung oder Krankheitserfahrung vorausgesetzt wird, muss in Bezug auf die situativen Auslöser der Informationssuche (siehe Kapitel 2.2.1) berücksichtigt werden, dass Unsicherheitswahrnehmungen als Auslöser des Informationshandelns im Zuge des Unsicherheitsmanagements (Brashers, 2001) von geringerer Bedeutung sind. Es kann zumindest für Teile der Befragten von einer **weniger emotional-motivierten Informationssuche** ausgegangen werden (Baumann & Hastall, 2014, S. 453). An die Stelle der Unsicherheitswahrnehmungen im Krankheitskontext tritt eine mehr oder weniger starke situative Risikowahrnehmung, in Zukunft zu erkranken.

Folglich ergibt sich auf der Basis der gewonnenen Erkenntnisse (siehe Kapitel 6.3 und 6.4) und der daraus abgeleiteten verallgemeinernden Perspektive der zweiten Studie die Notwendigkeit, den theoretischen Rahmen der Arbeit zu erweitern und das Forschungsinteresse mit dem Ziel der Modelltestung neu zu artikulieren.

## 7.2 Determinanten der gesundheitsbezogenen Informationssuche im Internet

In Kapitel 2 wurde bereits der komplexe und mehrstufige Prozess des gesundheitsbezogenen Informationshandelns dargestellt. Das Informationshandeln wird durch unterschiedliche situative Auslöser geprägt, die zu unterschiedlichen Formen und Strategien des Informationshandelns führen, im Zuge derer vielfältige Kanäle und Quellen einbezogen und miteinander kombiniert werden können.

Mit Blick auf die Problemstellung, den Einfluss von Vertrauenseinstellungen auf die **gesundheitsbezogene Informationssuche** zu erklären (siehe Kapitel 7.1), wird der bestehende theoretische Rahmen um **Erklärungsansätze** ergänzt, die sich konkret mit der Informationssuche und ihren Determinanten auseinandersetzen. Bislang gibt es relativ wenige Modelle, die das gesundheitsbezogene Informationshandeln erklären wollen (in der Übersicht Johnson & Case, 2012). Sie widmen sich meist bestimmten Formen des Informationshandelns (siehe Kapitel 2.4.2) und zeichnen sich dadurch aus, dass sie aus der Gesamtheit relevanter Determinanten (siehe Kapitel 2.2.2) bestimmte Faktoren auswählen und zueinander in Beziehung setzen. Zu den bestehenden Modellen zählt beispielsweise das **Comprehensive Model of Information Seeking** (CMIS; Johnson & Meischke, 1993), das von einer spezifischen Erkrankung ausgeht. Es beschreibt das Informationshandeln als Resultat gesundheitsbezogener Faktoren (z. B. soziodemografische Merkmale, Erfahrung mit bestimmten Risiken oder Salienz der Bedrohung), der wahrgenommenen Eigenschaften und damit auch der Einstellung gegenüber einem Medienangebot und der wahrgenommenen Nützlichkeit von Gesundheitsbotschaften. Zusätzlich zu den wahrgenommenen Eigenschaften des Medienangebotes und den Rezipientenmerkmalen betont das **Risk Information Seeking and Processing Model** (RISP; Griffin et al., 1999) die Rolle der wahrgenommenen Informiertheit, der wahrgenommenen Eigenschaften der Bedrohung, der affektiven Reaktionen auf diese, der sozialen Informationsnormen und der wahrgenommenen Informationsaufnahmekapazität, die sich auf die Informationsselektion wie auch die -verarbeitung des/der Einzelnen auswirken. Eine ergänzende Perspektive nimmt die **Theory of Planned Behavior** (TPB; Ajzen, 1991) ein, die sich ebenfalls auf die gesundheitsbezogene Informationssuche übertragen lässt und dabei vor allem die Intention zu einem bestimmten Informationshandeln wie der Informationssuche als Vermittler zwischen Einstellungen und Verhaltensweisen verortet (Ajzen, 1991; Montano & Kasprzyk, 2008).

Diesen Modellen ist dabei gemein, dass sie entweder für einen bestimmten Gesundheits- oder Krankheitskontext entwickelt wurden oder von einem konkreten wahrgenommenen Gesundheitsrisiko ausgehen. Im Gegensatz dazu zielt das relativ junge **Planned Risk Information Seeking Model** (PRISM; Kahlor, 2010) darauf ab, einen kontextübergreifenden Erklärungsansatz der Intention zur gesundheitsbezogenen Informationssuche zu liefern. Es handelt sich um ein integrierendes Modell, das mit einem **allgemeinen Gesundheitsbezug** entwickelt wurde. Es verfolgt die Zielsetzung, auf allgemeiner Ebene (nicht krankheitsspezifisch) Muster der Informationssuche zu identifizieren und die Intention zur Informationssuche zu potenziellen eigenen Gesundheitsrisiken zu erklären. Die Informationssuche wird entsprechend dem Ansatz als „effort expended to locate information about risks to one's personal health" (Kahlor, 2010, S. 346) verstanden und als eine gezielte, planvolle Handlungsweise konzipiert. Aufgrund dieses Schwerpunktes und des zugrunde liegenden Begriffsverständnisses wird das PRISM als zentraler Ansatz für die vorliegende Arbeit angesehen und erstmals auf die Suche nach Gesundheitsinformationen im Internet übertragen. Im Folgenden werden die Annahmen des PRISM vorgestellt und auf der Basis der Erkenntnisse der Modellspezifikation (siehe Kapitel 6.4) erste Annahmen über die Rolle der Vertrauenseinstellungen abgeleitet. Die **Integration von Vertrauen** stellt ein zentrales Alleinstellungsmerkmal der vorliegenden Studie dar, da Vertrauen bisher in keinem Modell des Informationshandelns Berücksichtigung findet.

Das PRISM nimmt an, dass die Intention zur Suche nach Gesundheitsinformationen das Resultat der individuellen Wahrnehmung der eigenen Informiertheit, von Informationsdefiziten, einer gesundheitsbezogenen Risikowahrnehmung und der affektiven Reaktion auf diese darstellt. Ebenso nehmen die Einstellung zur Informationssuche, auf die Suche bezogene soziale Informationsnormen und die eigene Wahrnehmung der für die Suche notwendigen Fähigkeiten Einfluss auf die Intention zur Informationssuche (siehe Abbildung 19).

Die Grundannahmen des PRISM beruhen dabei auf der TPB (Ajzen, 1991). Die Theorie besagt, dass Gesundheitshandeln, zu dem im weiteren Sinne auch die Informationssuche im Internet zählt, durch drei Faktoren bestimmt wird. Dabei handelt es sich um (1) die Bewertung oder die Einstellung gegenüber einer Verhaltensweise, (2) den wahrgenommenen sozialen Druck oder die Norm, sich entsprechend zu verhalten, und (3) die Wahrnehmung der eigenen Fähigkeiten, diese Verhaltensweise erfolgreich durchzuführen (Ajzen, 1991; Kahlor, 2010). Die drei genannten Einflussfaktoren der Intention zur Informationssuche wurden für das gesundheitsbezogene Informationshandeln spezifiziert und finden sich im PRISM (siehe Abbildung 19) in Form der Einstellung zur Suche (1), den sozialen Informationsnormen (2) und der wahrgenommenen Verhaltenskontrolle (3) wieder.

Die **Einstellung zur Suche (1)** bildet ab, inwieweit der Rezipient oder die Rezipientin die Suche mittels des Internets als hilfreich oder nützlich bewertet und von dieser eine Bedürfniserfüllung erwartet (siehe Kapitel 2.4.2.2). Obwohl Kahlor (2010) mit Verweis auf das CMIS (Johnson & Meischke, 1993) die Bedeutung der Merkmale der Informationsquelle hervorhebt, wird in Form der Einstellung zur Suche der einzige implizite Bezug zur Informationsquelle hergestellt. Die Einstellung spiegelt verstetigte Erfahrungen mit unterschiedlichen Quellen wider. Hovick, Kahlor und Liang (2014) stärken die Berücksichtigung von Informationsquellen im Modell, indem sie zusätzlich die Erfahrung und Einstellung zu potenziellen Quellen als Einflussfaktor auf die Einstellung zur Suche in das Modell aufnehmen. Ein Aspekt der Einstellung zur Quelle kann auch die **Vertrauenseinstellung** gegenüber Gesundheitsinformationen aus dem Internet darstellen und analog dazu integriert werden. So ist davon auszugehen, dass Vertrauen einen Beitrag zur Erklärung der Einstellung zur Suche leistet. Darauf weisen auch die Ergebnisse der explorativen Studie zur Deutung der Gesundheitsinformationen hin (siehe Kapitel 6.4.4).

Die **sozialen Informationsnormen (2a)** umfassen sowohl injunktive als auch deskriptive Normen (siehe Kapitel 2.2.2.2). Die qualitative Studie (siehe Kapitel 6.3 und 6.4) hat gezeigt, dass weniger soziale, informationsbezogene Normen als vielmehr **subjektive gesundheitsbezogene Einstellungen (2b)** Vertrauen und das Ausmaß des Informationshandelns bestimmen. Dabei handelt es sich ebenfalls um bekannte Determinanten der gesundheitsbezogenen Informationssuche (siehe Kapitel 2.2.2.2). Beispielsweise veranschaulicht die Exploration der Entstehungsbedingungen von Vertrauenseinstellungen die Relevanz von internalisierten Kontrollüberzeugungen, Informations- und Entscheidungspräferenzen (siehe Kapitel 6.3.2.3). Für die genannten Einflussfaktoren wird angenommen, dass sie ebenfalls für das gesundheitsbezogene Informationshandeln von Bedeutung sind und als weitere Einflussfaktoren einen Mehrwert für das Modell begründen.

In Bezug auf die **wahrgenommene Verhaltenskontrolle (3)** als dritten Faktor der Intention soll darauf verwiesen werden, dass Kahlors (2010) theoretische Verortung und ihr Verständnis für den Kontext des Informationshandelns als zu unspezifisch zu bewerten ist. Es erscheint wichtig, die Verhaltenskontrolle von der in der Arbeit bereits eingeführten **informationsbezogenen Selbstwirksamkeit** als Determinante der gesundheitsbezogenen Informationssuche abzugrenzen (Bandura, 1986, 1997; siehe Kapitel 2.2.2.2). Sowohl Kahlor (2010) als auch Ajzen (1991) differenzieren die beiden verwandten Konstrukte nicht, sehen sie als austauschbar an und verwenden die Begriffe teilweise synonym. Im Gegensatz dazu wird in der vorliegenden Arbeit davon ausgegangen, dass Selbstwirksamkeit die kognitive Wahrnehmung von Kontrolle darstellt, die vorwiegend auf internen Kontrollfaktoren beruht. Die wahrgenommene Verhaltenskontrolle reflektiert darüber hinaus auch generelle und externe Faktoren, die Barrieren für eine bestimmte Verhaltensweise darstellen können (Bandura, 1986, 1997). Demnach ist Selbstwirksamkeit als ein Teil der Verhaltenskontrolle zu verstehen und scheint vor allem für die gesundheitsbezogene Informationssuche im Internet eine hohe Bedeutung zu besitzen (siehe Kapitel 2.2.2.2). Laut einer Meta-Analyse von Armitage und Conner (2000) gehen die genannten Spezifika der beiden Kontrollüberzeugungen damit einher, dass von den Konstrukten unterschiedliche Effekte ausgehen. So konnten beispielsweise Terry und O'Leary (1995) zeigen, dass von der Selbstwirksamkeit ein stärkerer Einfluss auf die Intention ausgeht, während die wahrgenommene Verhaltenskontrolle Handlungsweisen besser vorhersagt. Unter Einbezug dieser Erkenntnisse und des vorliegenden Begriffsverständnisses erscheint es angebracht, anstelle der Verhaltenskontrolle die **Selbstwirksamkeit als Einflussfaktor (3)** im vorliegenden Erklärmodell der Intention zur gesundheitsbezogenen Informationssuche im Internet zu berücksichtigen.

Als weitere Determinanten der Intention zur Informationssuche berücksichtigt das PRISM auch die Bewertung der Informiertheit und die Wahrnehmung möglicher Informationsdefizite. Die beiden Faktoren gehen unter anderem auf die Annahmen des RISP (Griffin et al., 1999; Kahlor, 2007) und des Health Information Acquisition Model (HIAM; Freimuth, Stein, & Kean, 1989) zurück. Das PRISM modelliert die **wahrgenommene Informiertheit (4a)** als Schlüsselmoment für die Entstehung von Intentionen zur Informationssuche (Kahlor, 2007). Es wird angenommen, dass aufgrund von **wahrgenommenen Informationsdefiziten (4b)** das Bedürfnis nach weiteren Informationen entsteht, was sich in einer stärkeren Intention zur Informationssuche niederschlägt. Solche Informationsdefizite basieren vergleichbar mit den Annahmen des Unsicherheitsmanagements (Atkin, 1973; Brashers, 2001; siehe Kapitel 2.2.1) auf einer Diskrepanz des wahrgenommenen eigenen Wissensstandes und dem als notwendig angesehenen Wissensstand, um mit Gesundheitsrisiken adäquat umgehen zu können. Mittels des HIAM (Freimuth et al., 1989) werden die Annahmen zum Einfluss der Informiertheit spezifiziert, indem der Wissenstand nicht als gegeben betrachtet, sondern zu anderen Determinanten der Informationssuche in Beziehung gesetzt wird. Das HIAM unterscheidet verschiedene Phasen der Informationssuche und -aneignung (Freimuth et al., 1989; siehe auch Atkin, 1973; Lenz, 1984). Dabei wird die Bewertung des aktuellen Wissensstandes als erster Entscheidungspunkt des gesundheitsbezogenen Informationshandelns verstanden. Die Bewertung ist davon abhängig, wie stark soziale Informationsnormen (2a) ausgeprägt sind, welche Erfahrungen mit vorangegangenen Suchen bestehen und wie die Selbstwirksamkeit zur Informationssuche (3) eingeschätzt wird. Wie in Abbildung 19 deutlich wird, greift das PRISM diese Annahme auf und geht davon aus, dass diese Faktoren auf die Wahrnehmung und Bewertung der Informiertheit Einfluss nehmen und darüber entscheiden, inwiefern der eigene Wissensstand als adäquat oder als Auslöser subjektiver Unsicherheitswahrnehmungen angesehen wird.

**Abbildung 19:** **Darstellung der für die Informationssuche im Internet spezifizierten Annahmen des Planned Risk Information Seeking Model**

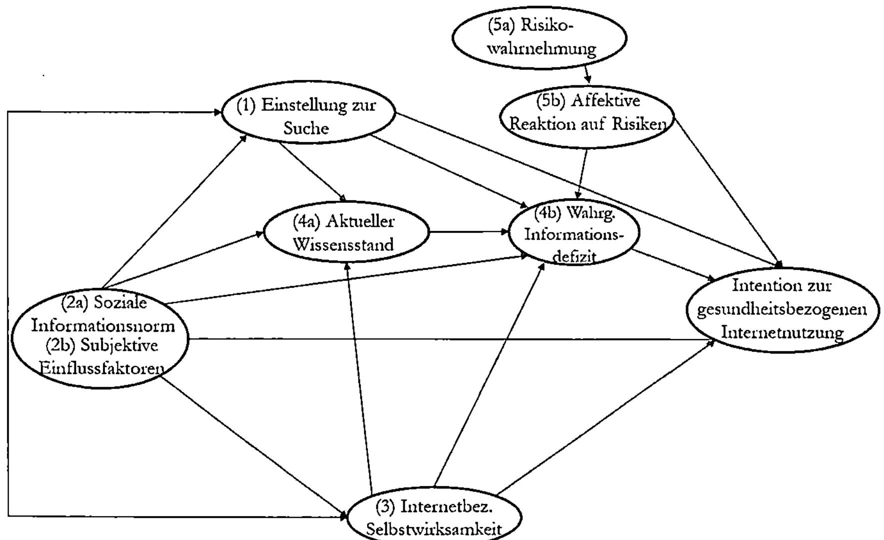


Quelle: Eigene Darstellung basierend auf Kahlor (2010)

Ergänzt werden die genannten Determinanten um den Einfluss der **Risikowahrnehmung (5a)** auf die Entstehung von Informationsbedürfnissen, die vergleichbar mit der Unsicherheitswahrnehmung fungiert (siehe Kapitel 2.2.1). Entsprechend dem RISP (Griffin et al., 1999; siehe auch Kahlor, 2007) und dem Extended Parallel Processing Model (EPPM; Witte, 1992) wird hier zwischen den Merkmalen einer Bedrohung und dem damit verbundenen Urteil sowie der **affektiven Reaktion auf die Risikowahrnehmung (5b)** unterschieden. Somit wirkt die Risikowahrnehmung einerseits mediiert durch die affektive Reaktion auf die Wahrnehmung von Informationsdefiziten ein; andererseits verstärkt der Wirkungspfad der Risikowahrnehmung und affektiver Reaktionen auch direkt die Intention zur Informationssuche. Aufgrund der Funktion der Vertrauenseinstellungen für die Unsicherheitsreduktion und die Wahrnehmung von Gesundheitsrisiken (siehe Kapitel 3.3.2, 4.2.2, 4.3.2) kann angenommen werden, dass die Risikowahrnehmung auch mit den **Vertrauenseinstellungen** assoziiert ist.

Um die Beziehung genauer zu bestimmen, muss zwischen der Rolle von Vertrauen für die Zuwendung und seiner Rolle für die kombinierte Nutzung unterschieden werden. So ist für die Vertrauenseinstellung gegenüber Gesundheitsinformationen aus dem Internet anzunehmen, dass eine Risikowahrnehmung als situativer Auslöser (siehe Kapitel 2.2.1) notwendig ist, um zu einer gewissen Handlungsrelevanz der Vertrauenseinstellung im Sinne der Intention zur Zuwendung zum Internet zu führen. Umgekehrt ist es aber auch denkbar, dass die Vertrauenseinstellung, die sich unter anderem aus den bisherigen Erfahrungen mit der Informationssuche speist, die Risikowahrnehmung beeinflusst. In Bezug auf die Vertrauenseinstellung gegenüber dem Arzt oder der Ärztin ist anzunehmen, dass eine hohe Vertrauenseinstellung die wahrgenommenen Gesundheitsrisiken und ihre Bedrohlichkeit reduziert und Vertrauen im Sinne der eigenständigen Strategie des Unsicherheitsmanagements (siehe Kapitel 6.4.2) fungiert. Fehlt das Vertrauen, bleibt die Bedürfniserfüllung im Sinne der reduzierten Risikowahrnehmung aus, und der Internetnutzung kommt ein höherer Stellenwert zu. Zudem ist davon auszugehen, dass der **Gesundheitszustand** Einfluss auf die Höhe der Risikowahrnehmung nimmt und sich an dieser Stelle im Gruppenvergleich zwischen Gesunden und Erkrankten Unterschiede zeigen (Goldner, 2006; Houston & Allison, 2002; Oh & Cho, 2015; Oh & Song, 2017).

Die beschriebenen Einflüsse und Wirkungszusammenhänge des PRISM konnten von Kahlor (2010) sowie Hovick et al. (2014) bestätigt werden. Für die überwiegend US-amerikanischen Stichproben zeigt sich, dass die im PRISM benannten Determinanten der Informationssuche 59 Prozent (Kahlor, 2010) bzw. 64 Prozent (Hovick et al., 2014) der Varianz der Intention zur gesundheitsbezogenen Informationssuche erklären können. Es handelt sich hierbei jeweils um eine kanalunspezifische Betrachtung der gesundheitsbezogenen Informationssuche, die sich jedoch teilweise auf bestimmte Krankheiten bezieht. Beispielsweise übertragen Hovick et al. (2014) das PRISM auf die Suche nach Informationen über Krebs. Kahlor (2010) vergleicht die Erklärleistung des

PRISM mit der TPB und dem RISP und kann zeigen, dass das PRISM zu einer verbesserten Abbildung der Intention zur Informationssuche führt.

Nachfolgend werden aufbauend auf den bereits beschriebenen Annahmen zur Rolle der Vertrauenseinstellungen innerhalb des PRISM Hypothesen über den Einfluss der Vertrauenseinstellungen gegenüber Gesundheitsinformationen aus dem Internet und ärztlichem Fachpersonal abgeleitet. Dies dient der angestrebten Modelltestung und ermöglicht es, den Einfluss des Vertrauens auf die gesundheitsbezogene Informationssuche im Internet zu überprüfen (siehe Kapitel 7.3).

## 7.3 Konkretisierung des Forschungsinteresses

Der ergänzte theoretische Bezugsrahmen (siehe Kapitel 7.1 und 7.2 und die Ergebnisse der explorativen Studie (siehe Kapitel 6) liefern die Grundlage, um Vertrauenseinstellungen in Modelle des Informationshandelns zu integrieren. Die Integration von Vertrauen soll einen Beitrag für die Erklärung der Intention zur gesundheitsbezogenen Informationssuche im Internet und Rückschlüsse auf die kombinierte Nutzung des Internets und des ärztlichen Fachpersonals ermöglichen. Die zweite Studie verfolgt somit die Zielsetzung zu überprüfen, ob Vertrauenseinstellungen zu Online-Gesundheitsinformationen und ÄrztInnen Einflussfaktoren der Intention zur Informationssuche im Internet sind und wie der Einfluss der Vertrauenseinstellungen auf die verschiedenen Determinanten der Informationssuche im Internet beschrieben werden kann.

Für die angestrebte Integration stellt ein umfassendes Verständnis für das Konstrukt Vertrauen eine wichtige Voraussetzung dar. So wird die Vertrauenseinstellung zwar als gegeben betrachtet, es wird aber berücksichtigt, dass Vertrauen selbst von einer Vielzahl von Determinanten beeinflusst wird (siehe Kapitel 6.3). Infolgedessen werden die Einflussfaktoren der Vertrauenseinstellungen gegenüber ÄrztInnen und Gesundheitsinformationen bestimmt. Dies dient der Überprüfung der in der explorativen Studie identifizierten Einflussfaktoren der Vertrauenseinstellungen, sodass belastbare Aussagen über die kontextbezogene Vertrauensgenese getroffen werden können.

Die Exploration der **Einflussfaktoren von Vertrauenseinstellungen** (siehe Kapitel 6.3.2.3) hat gezeigt, dass sowohl personen-, gesundheits- als auch mediennutzungsbezogene Determinanten einen Einfluss auf die Ausprägung der Vertrauenseinstellungen gegenüber ÄrztInnen und Gesundheitsinformationen aus dem Internet haben. Auf der Ebene der **personenbezogenen Einflussfaktoren** soll aufgrund der theoretischen Annahmen und Erkenntnisse der ersten Studie überprüft werden, wie die Vertrauenseinstellung gegenüber beiden

Instanzen durch die Vertrauensfähigkeit, das Geschlecht, das Alter und die Bildung der Befragten beeinflusst wird.

Die **Vertrauensfähigkeit** begünstigt positivere Ausprägungen von Vertrauenseinstellungen und gilt als wichtiger Bestandteil des Modelles der Vertrauensgenese (Mayer et al., 1995; siehe auch Johnson-George & Swap, 1982; Luhmann, 1989; Rotter, 1967). Hinsichtlich des Einflusses des **Geschlechts** deuten die Ergebnisse der explorativen Studie im Einklang mit weiteren empirischen Studien zu Vertrauenseinstellungen gegenüber ÄrztInnen (Altice et al., 2001; Kraetschmer et al., 2004; Lowrey & Anderson, 2006) wie auch medialen Informationen (Johnson & Kaye, 1998, 2000) darauf hin, dass Frauen stärkere Vertrauenseinstellungen besitzen und sie die Gründe der Vertrauenswürdigkeit anders gewichten (Johnson-George & Swap, 1982). Das **Alter** wird entsprechend des Forschungsstandes als beständigster Einflussfaktor des Vertrauens verstanden (Hall et al., 2001). In Bezug auf ärztliches Fachpersonal wird mit höherem Alter eine höhere Vertrauenseinstellung wahrscheinlicher (Fiscella et al., 2004; Hall et al., 2001; Klostermann et al., 2005; siehe Kapitel 4.2.3.2), während gegenüber dem Internet mehr Zweifel vorherrschen (Johnson & Kaye, 1998, 2000; Kiousis, 2001). Bezüglich des Einflusses der **Bildung** ist der Forschungsstand aus medizinischer Perspektive bisher sehr heterogen (Glattacker, Gülich, Farin, & Jäckel, 2007; Kaiser et al., 2011). Bei Online-Angeboten ist eine höhere Bildung dagegen mit geringerem Vertrauen assoziiert (Freeman & Spyridakis, 2004; Johnson & Kaye, 1998, 2000).

Die Auswahl der **gesundheitsbezogenen Merkmale** orientiert sich ebenfalls an den Erkenntnissen der explorativen Studie (siehe Kapitel 6.3.2.3). Es wurde deutlich, dass eine Vielzahl der Einflussfaktoren des Informationshandelns (siehe Kapitel 2.2.2.2) die Erwartungen an ÄrztInnen prägt und damit die Grundlage ihrer Bewertung schafft. Zu den relevanten Faktoren zählen die Informations- und Entscheidungspräferenzen, das Gesundheitsbewusstsein, die gesundheitsbezogenen Kontrollüberzeugungen, präferierte Bewältigungsstrategien im Umgang mit belastenden Ereignissen (Monitoring und Blunting) und der aktuelle Gesundheitszustand. Basierend auf den Erkenntnissen der ersten Studie wird angenommen, dass die **Vertrauenseinstellung gegenüber ärztlichem Fachpersonal** dadurch begünstigt wird, dass der Experte oder die Expertin den an ihn oder sie gerichteten Erwartungen hinsichtlich dieser Dimensionen entspricht (siehe Kapitel 6.3.2.3). Für die gesundheitsbezogenen Kontrollüberzeugungen ist zu spezifizieren, dass bei stärker internalisierten Kontrollüberzeugungen die wahrgenommene eigene Verantwortung steigt und eine aktivere Rolle der PatientInnen in der Gesundheitsversorgung und Entscheidungsfindung wahrscheinlicher wird.

Für die **Gesundheitsinformationen aus dem Internet** ist ebenfalls auf Basis der explorativen Erkenntnisse anzunehmen, dass die aktive Auseinandersetzung mit Gesundheitsfragen und eine **höhere Informations- und eigene Entscheidungspräferenz** zu einem Relevanzgewinn der Gesundheitsinformationen aus dem Internet führen. Ein solcher Relevanzgewinn kann die zugeschriebene Nützlichkeit und die Vertrauenseinstellung gegenüber den Gesundheitsinformationen stärken.

Neben den gesundheitsbezogenen Merkmalen werden als **mediennutzungsbezogene Merkmale** der Einfluss der Erfahrung mit der gesundheitsbezogenen Internetnutzung und der wahrgenommenen Selbstwirksamkeit für die gesundheitsbezogene Online-Recherche ermittelt. Diese Faktoren haben sich im Rahmen der explorativen Studie für die Vertrauenseinstellung gegenüber dem Internet als bedeutsam gezeigt. So hat der Vergleich der Betroffenen (siehe Kapitel 6.3.2.3) verdeutlicht, dass die **Selbstwirksamkeit** eine wichtige Voraussetzung dafür darstellt, dass eine Nutzung des Internets stattfindet und damit überhaupt die Bewertung der Vertrauenseinstellung an Relevanz gewinnt. Dies steht im Einklang mit der Annahme, dass eine höhere Vertrautheit mit dem Internet als Kanal für Gesundheitsinformationen damit verbunden ist, dass das Internet eher als relevant für die Suche erachtet wird. So führt die Vertrautheit zu einer grundsätzlich positiveren Grundeinstellung, kann aber auch zu einer kritischeren Prüfung befähigen (Flanagin & Metzger, 2000; Metzger, 2007). Die erste Forschungsfrage zur Überprüfung dieser Zusammenhänge lautet:

1. **Welche personen-, gesundheits- und mediennutzungsbezogenen Determinanten beeinflussen die Vertrauenseinstellung gegenüber ÄrztInnen (1a) und Gesundheitsinformationen aus dem Internet (1b)?**

Neben den im Zuge der ersten Forschungsfrage zu überprüfenden Einflussfaktoren ist auch das **Verhältnis zwischen den Vertrauenseinstellungen** zu ÄrztInnen und Gesundheitsinformationen aus dem Internet zu bestimmen. Dies ist Gegenstand der zweiten Forschungsfrage. Aus dem Grundgedanken der kombinierten Nutzung (Lee & Hawkins, 2010; Ruppel & Rains, 2012; siehe Kapitel 2.4.3) wird abgeleitet, dass die Nutzung der Vertrauensinstanzen miteinander assoziiert ist und damit auch die Vertrauenseinstellungen in Beziehung stehen.

Im Sinne des **defizitorientierten Ansatzes** (Lee & Hawkins, 2010; Lee & Hornik, 2009; Scherer, 1997; Slater, 2007; Tustin, 2010; siehe Kapitel 2.4.3, 6.4.5) kann die Zuwendung zu einer ergänzenden Vertrauensinstanz die Folge des geringen Vertrauens in die erste Instanz darstellen. Werden mithilfe der ergänzenden Nutzung einer Instanz Defizite der anderen kompensiert oder in der vorangegangenen Nutzungssequenz entstandene Unsicherheitswahrnehmungen bewältigt, kann das Vertrauen in die alternative Instanz besonders bedeutsam sein, um die Informationsbedürfnisse zu befriedigen. Dieser Argumentation folgend wäre von einer negativen Beziehung zwischen der Vertrauenseinstellung gegenüber ÄrztInnen und den Gesundheitsinformationen aus dem Internet auszugehen.

Im Sinne der durch hohes Informationsinteresse geprägten **komplementären Nutzung** der Vertrauensinstanzen (Rains & Ruppel, 2016; Ruppel & Rains, 2012; siehe auch Dutta-Bergman, 2004a, 2004c; siehe Kapitel 2.4.3) wäre hingegen eher davon auszugehen, dass beide Vertrauenseinstellungen hoch ausfallen und positiv miteinander assoziiert sind. Ein positiver Zusammenhang kann auch durch den Einfluss der Vertrauensfähigkeit (Luhmann, 1989; Rotter, 1967; Sztomptka, 1999; siehe Kapitel 3.4.2) begründet werden, die als gemeinsame Basis die Ausprägung der Vertrauenseinstellungen gleichermaßen prägt. Ebenso wäre denkbar, dass die **Vertrauenseinstellungen unabhängig** voneinander sind, da sie ausschließlich durch die individuellen Erfahrungen mit der jeweiligen Instanz bestimmt werden (siehe Kapitel 4.2 und 4.3).

Die alternativen Annahmen begründen die Notwendigkeit, im nächsten Schritt das Verhältnis zwischen den Vertrauenseinstellungen zu bestimmen. Dies kann als wichtige Vorarbeit für die spezifische Auseinandersetzung mit der Intention zur kombinierten Nutzung von ÄrztInnen und Gesundheitsinformationen aus dem Internet gelten. Die zweite Forschungsfrage lautet:

2. **In welchem Verhältnis stehen die Vertrauenseinstellungen gegenüber ÄrztInnen und Gesundheitsinformationen aus dem Internet zueinander?**

Die in den ersten beiden Forschungsfragen gewonnenen Erkenntnisse über Vertrauenseinstellungen speisen als Hintergrundinformationen die weiteren Analysen. Die folgenden Forschungsfragen und zugehörigen Hypothesen widmen sich der Rolle der Vertrauenseinstellungen für die Intention zur gesundheitsbezogenen Informationssuche. Zu diesem Zweck werden die Vertrauenseinstellungen gegenüber Gesundheitsinformationen aus dem Internet und ÄrztInnen als Einflussfaktoren in das PRISM (Kahlor, 2010) integriert (siehe Abbildung 20 und Abbildung 21). Die Forschungsfragen 3 und 4 widmen sich dem Einfluss des Vertrauens in Gesundheitsinformationen aus dem Internet auf die Intention zur Informationssuche im Internet. Zur Beantwortung der Forschungsfragen 5 und 6 wird analysiert, inwiefern das Vertrauen in den Arzt oder die Ärztin die Intention zur Informationssuche im Internet erklärt.

Zunächst überprüft die dritte Forschungsfrage, ob die **Vertrauenseinstellung gegenüber Gesundheitsinformationen aus dem Internet** die Zuwendung zu diesem motiviert (siehe Abbildung 20). Dazu wird mit der **Zuwendung** einer der Schritte des erarbeiteten Prozesses des unsicherheitsbezogenen Informationshandelns herausgegriffen und die Annahmen auf das PRISM (siehe Kapitel 5.1.3) übertragen und überprüft. Die übergeordnete Forschungsfrage lautet:

3. **Welche Rolle spielt die Vertrauenseinstellung gegenüber Gesundheitsinformationen aus dem Internet für die Intention zur Suche nach Gesundheitsinformationen im Internet?**

Auf übergeordneter Ebene stellt sich die Frage, ob diese **Ergänzung des Modells** um die Vertrauenseinstellung gegenüber Online-Gesundheitsinformationen zu einer Verbesserung der Erklärleistung und des Modellfits führt:

**FF3a:**   Bietet die Integration von Vertrauen in Gesundheitsinformationen aus dem Internet in das Modell des risikobezogenen Informationshandelns (PRISM) einen zusätzlichen Erklärbeitrag für die Stärke der Intention zur Suche nach Gesundheitsinformationen im Internet?

Für die Integration in das PRISM wird für die Vertrauenseinstellung gegenüber Gesundheitsinformationen aus dem Internet angenommen, dass Vertrauen unterschiedliche Funktionen für die Informationssuche erfüllt. Neben einem direkten Effekt auf die Intention kann die Vertrauenseinstellung ebenfalls als erklärende Variable auf Determinanten der Intention Einfluss nehmen oder als Mediator auf die angenommenen Zusammenhänge wirken.

Hypothese 3b geht davon aus, dass die Vertrauenseinstellung einen **direkten Einfluss** auf die Intention zur Informationssuche hat, indem sich eine höhere Vertrauenseinstellung im Sinne eines Zuwendungskriteriums positiv auf die Intention auswirkt. Die Hypothese lautet:

**H3b:**   Eine höhere Vertrauenseinstellung gegenüber Gesundheitsinformationen aus dem Internet erhöht die Intention zur Informationssuche im Internet.

Darüber hinaus sollen zunächst die Hypothesen über die Vertrauenseinstellung als erklärende Variable indirekter Einflüsse auf die Intention zur Informationssuche dargestellt werden. Es wird angenommen, dass die Vertrauenseinstellung gegenüber Gesundheitsinformationen aus dem Internet einen Einfluss auf die **Einstellung zur Suche** hat. Ausgehend von der in der ersten Studie postulierten Beziehung zwischen der Vertrauenseinstellung und der Zuwendung und

Deutung von Informationen (siehe Kapitel 6.4.3 und 6.4.4) wird abgeleitet, dass eine höhere Vertrauenseinstellung gegenüber den Gesundheitsinformationen aus dem Internet zu einer positiveren Einstellung zur Suche führt und darüber die Intention zur Informationssuche im Internet positiv beeinflusst:

**H3c:**   Eine höhere Vertrauenseinstellung gegenüber Gesundheitsinformationen aus dem Internet erhöht vermittelt über positivere Einstellungen gegenüber der Suche die Intention zur Informationssuche im Internet.

Ebenso wird davon ausgegangen, dass Vertrauenseinstellung und **Risikowahrnehmung** miteinander in Beziehung stehen und über diese Beziehung auf die Intention zur Informationssuche im Internet wirken. Die Kausalität dieser Beziehung ist dabei unklar (siehe Kapitel 7.2). Einerseits kann davon ausgegangen werden, dass die auf vorherigen Erfahrungen basierende Vertrauenseinstellung die Risikowahrnehmung, zukünftig zu erkranken, erhöht. Dies beruht auf der Annahme, dass die Suche nach Gesundheitsinformationen auch verunsichernd wirken kann oder die Salienz bestimmter Gesundheitsrisiken erhöht (siehe Kapitel 2.4.3). Andererseits wäre es denkbar, dass die Vertrauenseinstellung aufgrund von wahrgenommenen Risiken an Bedeutung gewinnt und so zu einem Einflussfaktor der Auswahl- und Zuwendungsentscheidung (siehe Kapitel 5.1.3; 6.4.3) wird. Erst aufgrund eines situativen Auslösers (siehe Kapitel 2.2.1), wie einer erhöhten Risikowahrnehmung, erhält die Vertrauenseinstellung Handlungsrelevanz und erhöht die Intention zur Zuwendung bzw. führt zur Zuwendung. Obwohl auf theoretischer Basis die Kausalität der Beziehung zwischen Vertrauenseinstellung und Risikowahrnehmung unklar erscheint, muss im vorliegenden Fall die temporäre Perspektive der Konstrukte Berücksichtigung finden. Dabei wird deutlich, dass die Vertrauenseinstellung bisherige Erfahrungen mit der Informationssuche im Internet widerspiegelt, während die Risikowahrnehmung auf die Zukunft gerichtet ist. Daher wird zunächst auf Basis des PRISM angenommen, dass die Vertrauenseinstellung vermittelt über die Risikowahrnehmung und affektive Reaktionen die Intention zur Informationssuche beeinflusst:

**H3d:**   Eine höhere Vertrauenseinstellung gegenüber Gesundheitsinformationen aus dem Internet erhöht vermittelt über die Risikowahrnehmung und die affektive Reaktion auf Risiken die Intention zur Informationssuche.

**Abbildung 20:  Ergänzung des PRISM von Kahlor (2010) um die Vertrauenseinstellung gegenüber Gesundheitsinformationen aus dem Internet**

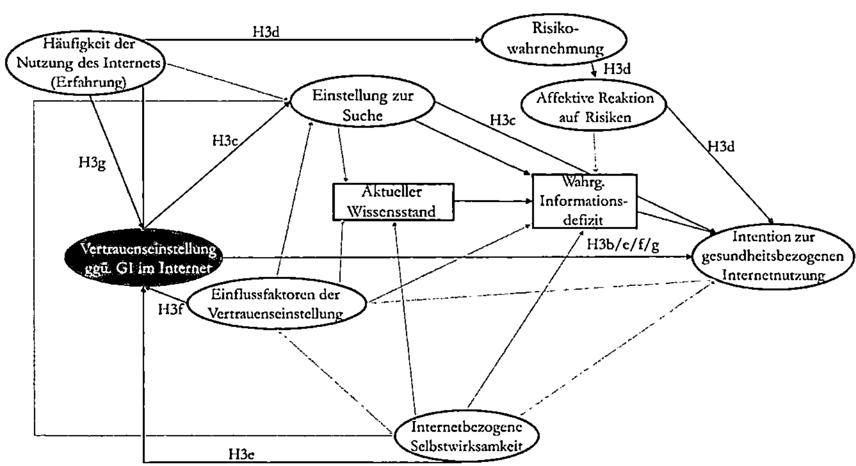


Quelle: Eigene Darstellung basierend auf Kahlor (2010)

Vertrauenseinstellungen können auch selbst als **Mediator** fungieren. Die qualitative Studie (siehe Kapitel 6.3) hat gezeigt, dass die **internetbezogene Selbstwirksamkeit** einen Einflussfaktor der Vertrauenseinstellung darstellt und darüber entscheidet, welche Relevanz der Vertrauenseinstellung für die Zuwendung zu einer Vertrauensinstanz zukommt. Mit Blick auf die Annahmen des PRISM ist anzunehmen, dass die vorhandene oder höher ausgeprägte Selbstwirksamkeit vermittelt über die Vertrauenseinstellung die Intention zur gesundheitsbezogenen Internetnutzung positiv beeinflusst:

**H3e:**   Die internetbezogene Selbstwirksamkeitserwartung erhöht vermittelt über eine höhere Vertrauenseinstellung gegenüber den Gesundheitsinformationen aus dem Internet die Intention zur Informationssuche im Internet.

Basierend auf den Erkenntnissen der ersten Forschungsfrage werden die **zentralen Einflussfaktoren** der Vertrauenseinstellung im Modell ergänzt. Die Erkenntnisse der explorativen Studie haben gezeigt, dass weniger gesellschaftliche und soziale Normen als vielmehr subjektive Überzeugungen und Präferenzen als Erwartungen die Vertrauenseinstellung prägen und darüber vermittelt auch die Intention zur Informationssuche bestimmen können (siehe Kapitel 6.4.5).

Demnach soll geprüft werden, ob die Einflussfaktoren vermittelt über die Vertrauenseinstellung Einfluss auf die Intention zur Informationssuche nehmen:

**H3f:** Die empirisch ermittelten Einflussfaktoren der Vertrauenseinstellung (vgl. Forschungsfrage 1b) verstärken vermittelt über eine höher ausgeprägte Vertrauenseinstellung gegenüber Gesundheitsinformationen aus dem Internet die Intention zur Informationssuche im Internet.

In Anlehnung an Hovick et al. (2014) wird auch die **Erfahrung mit der gesundheitsbezogenen Internetnutzung** im Erklärmodell ergänzt, die sich ebenfalls entsprechend der Valenz der Erfahrung auf die Vertrauenseinstellung positiv oder negativ auswirkt und darüber vermittelt die Intention beeinflusst:

**H3g:** Die vorherige Nutzung des Internets für gesundheitsbezogene Belange erhöht vermittelt über eine höher ausgeprägte Vertrauenseinstellung gegenüber Gesundheitsinformationen aus dem Internet die Intention zur Informationssuche im Internet.

Die vierte Forschungsfrage weitet den Blick und soll die Rolle der Vertrauenseinstellung gegenüber Online-Gesundheitsinformationen im **Vergleich zwischen Gesunden und Erkrankten** näher bestimmen. Obwohl die Annahmen des PRISM unabhängig von einer konkreten Risikowahrnehmung oder der Betroffenheit von einer bestimmten Erkrankung sind, ist davon auszugehen, dass der aktuelle Gesundheitszustand die beschriebenen Zusammenhänge und Wirkungsmechanismen der Vertrauenseinstellung beeinflusst (Goldner, 2006; Houston & Allison, 2002; Oh & Cho, 2015; Oh & Song, 2017; siehe Kapitel 4.2.3 und 4.3.3). Folglich ist es wichtig zu bestimmen, ob die Vertrauenseinstellung gegenüber Gesundheitsinformationen in Abhängigkeit von einer Betroffenheit unterschiedliche Erklärleistungen im Gesundheits- und Krankheitskontext erbringt. Die angestrebten Erkenntnisse können auch darauf hindeuten, inwiefern die Ergebnisse der explorativen Studie krankheitsspezifisch zu verstehen sind oder auf andere Kontexte übertragen werden können. Die zugehörige Forschungsfrage lautet:

4. **Unterscheidet sich die im Erklärmodell angenommene Rolle der Vertrauenseinstellung gegenüber Gesundheitsinformationen aus dem Internet für die Intention zur gesundheitsbezogenen Internetnutzung zwischen Gesunden und Erkrankten?**

Im nächsten Schritt rückt die **Vertrauenseinstellung gegenüber ÄrztInnen** als Einflussfaktor der Intention zur Informationssuche im Internet in den Vordergrund. Die Bezugnahme auf die Beziehung zwischen verschiedenen Instanzen soll dabei Rückschlüsse auf die kombinierte Nutzung ermöglichen. Die explorative Studie hat basierend auf den theoretischen Vorannahmen (Rains & Ruppel, 2016; Ruppel & Rains, 2012; Scherer, 1997; Slater, 2007; siehe Kapitel 2.4.3) gezeigt, dass meist mehrere Vertrauensinstanzen für die PatientInnen eine hohe Relevanz besitzen. Die Erkenntnisse der Modellspezifikation stützen dabei vor allem den defizitorientierten Ansatz (Lee & Hawkins, 2010; Lee & Hornik, 2009; siehe Kapitel 2.4.3.2, 5.1.5). Ein Teil der Betroffenen berichtet im Krankheitskontext Arthrose davon, dass der Arzt oder die Ärztin die primäre Informationsquelle und Beratungsinstanz darstellte und bei Bedarf durch weitere Vertrauensinstanzen ergänzt wurde. Die Bedarfe beziehen sich meist auf unerfüllte Informationsbedürfnisse, eine unzureichende Aufklärung oder eine geringe Informationsfülle (siehe Kapitel 6.4.5). Solche Defizite belasten das Vertrauensverhältnis in der Arzt-Patienten-Beziehung und können dazu führen, dass das Internet relational an Bedeutung gewinnt oder sogar zur primären Anlaufstelle für Gesundheitsinformationen wird (siehe Kapitel 6.4.5.4; Typ 4 der kombinierten Nutzung). Grundsätzlich kann festgehalten werden, dass die Vertrauenseinstellung gegenüber ärztlichem Fachpersonal beeinflusst, inwieweit über den Arztbesuch hinaus Informationsbedürfnisse wahrgenommen werden und eine Zuwendung zu anderen Vertrauensinstanzen notwendig erscheint.

Diesem Grundgedanken folgend, wird überprüft, ob die Vertrauenseinstellung gegenüber ÄrztInnen einen Einflussfaktor der Nutzung des Internets darstellt. Dabei wird davon ausgegangen, dass die Vertrauenseinstellung gegenüber dem Arzt oder der Ärztin erfahrungsbasiert entstanden ist und damit das Resultat des in Studie 1 beschriebenen Prozesses des unsicherheitsbezogenen Informationshandelns darstellt. Die übergeordnete Forschungsfrage lautet:

**5. Welche Rolle spielt die Vertrauenseinstellung gegenüber ÄrztInnen für die Wahrnehmung von Informationsdefiziten und die Intention zur Suche nach Gesundheitsinformationen im Internet?**

Zur Beantwortung der Forschungsfrage wird die Vertrauenseinstellung gegenüber ÄrztInnen als weiterer Einflussfaktor in das PRISM von Kahlor (2010) integriert (siehe Abbildung 21) und grundlegend gefragt, ob dadurch ein **zusätzlicher Erklärbeitrag** erzielt werden kann:

**FF5a:** Bietet die Integration von Vertrauen in ÄrztInnen in das Modell des risikobezogenen Informationshandelns (PRISM) einen zusätzlichen Erklärbeitrag für die Stärke der Intention zur Suche nach Gesundheitsinformationen im Internet?

Im Zuge der konkreten Integration der Vertrauenseinstellung gegenüber ÄrztInnen in das PRISM wird dieses als erklärende Variable der Intention und ihrer
Determinanten sowie als Mediator der Zusammenhänge verstanden. Es wird
davon ausgegangen, dass die Vertrauenseinstellung gegenüber ÄrztInnen als
Konsequenz der bisherigen Erfahrungen mit ärztlichem Fachpersonal einen
direkten Einfluss auf Informationsbedürfnisse und auf die Intention zur gesundheitsbezogenen Informationssuche im Internet hat. Entsprechend des defizitorientierten Ansatzes (siehe Kapitel 2.4.3.2, 6.4.5) ist anzunehmen, dass eine
**positive Bewertung des Austausches mit ÄrztInnen und ihre Vertrauens-
würdigkeit** mit einer weniger notwendigen und geringeren Intention zur Informationssuche im Internet einhergeht:

**H5b:** Höhere Vertrauenseinstellungen gegenüber ÄrztInnen verringern die
Intention zur Informationssuche im Internet.

Neben dem direkten Einfluss auf die Intention wird der **Einfluss der Vertrauenseinstellung** auch durch verschiedene Determinanten **mediiert**. Entsprechend der Funktionen von Vertrauen in ärztliches Fachpersonal (siehe Kapitel 3.3.2, 4.2.2) ist anzunehmen, dass die Vertrauenseinstellung gegenüber ÄrztInnen die gesundheitsbezogene Risikowahrnehmung reduziert und dadurch
sowohl wahrgenommene Informationsdefizite (Hypothese 5c) als auch die Intention zur Informationssuche im Internet (Hypothese 5d) verringert:

**H5c:** Höhere Vertrauenseinstellungen gegenüber ÄrztInnen verringern vermittelt über eine geringere Risikowahrnehmung und weniger stark ausgeprägte affektive Reaktionen wahrgenommene Informationsdefizite.

**H5d:** Höhere Vertrauenseinstellungen gegenüber ÄrztInnen verringern vermittelt über eine geringere Risikowahrnehmung und weniger stark ausgeprägte affektive Reaktionen die Intention zur Informationssuche im
Internet.

Ebenso ist anzunehmen, dass die auf positiven Erfahrungen mit ÄrztInnen
basierende Vertrauenseinstellung auch den **subjektiven Wissensstand** der
(potenziellen) PatientInnen positiv beeinflusst, **wahrgenommene Informationsdefizite** reduziert und sich dadurch ebenfalls negativ auf die Intention zur
Informationssuche auswirkt:

**H5e:** Höhere Vertrauenseinstellungen gegenüber ÄrztInnen verringern vermittelt über einen höheren wahrgenommenen Wissensstand und geringer wahrgenommene Informationsdefizite die Intention zur Informationssuche im Internet.

**Abbildung 21:   Ergänzung des PRISM von Kahlor (2010) um die Vertrauenseinstellung gegenüber ÄrztInnen**

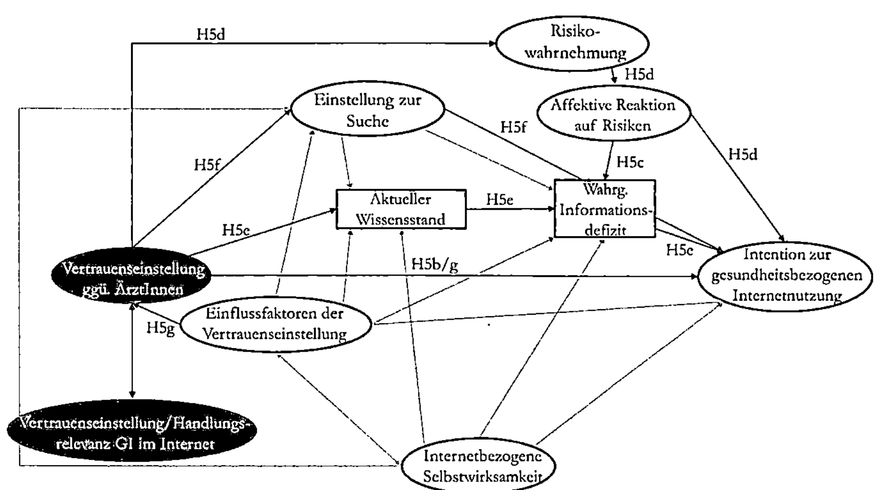


FF5a: Zusätzlicher Erklärungsbeitrag des Modells

Quelle: Eigene Darstellung basierend auf Kahlor (2010)

Dem defizitorientierten Ansatz der kombinierten Nutzung verschiedener Informationsquellen (Lee & Hawkins, 2010; Scherer, 1997; Tustin, 2010; siehe Kapitel 2.4.3) folgend kann ebenfalls postuliert werden, dass die mit der höheren Vertrauenseinstellung zu ärztlichem Fachpersonal verbundene geringere **Notwendigkeit zur Online-Informationssuche** die **Einstellung** zu dieser beeinflusst. Die Suche wird als situativ weniger hilfreich oder nützlich wahrgenommen, weil ein geringeres Unsicherheitsempfinden verbleibt (siehe 2.2.1). Folglich ist davon auszugehen, dass die Vertrauenseinstellung gegenüber ÄrztInnen die Intention zur Informationssuche ebenfalls verringert, indem sie sich auf die Einstellung zur Suche negativ auswirkt:

**H5f:**   Höhere Vertrauenseinstellungen gegenüber ÄrztInnen verringern vermittelt über eine negativere Einstellung zur Suche nach Informationen im Internet die Intention zur Informationssuche im Internet.

Analog zum Einfluss der Vertrauenseinstellung gegenüber Gesundheitsinformationen aus dem Internet kann auch für ÄrztInnen angenommen werden, dass die **relevanten Einflussfaktoren der Vertrauenseinstellung** gegenüber ÄrztInnen (siehe Forschungsfrage 1a) Einfluss auf die Intention zur gesundheitsbezogenen Informationssuche im Internet nehmen. Da sich Vertrauen erwartungsorientiert entwickelt (Barber, 1983; McAllister, 1995), nehmen die Faktoren in hohem Maße Einfluss auf die Vertrauenseinstellung und können darüber vermittelt die Entstehung von Informationsbedürfnissen und Intentionen zur Nutzung des Internets beeinflussen:

**H5g:**   Die empirisch ermittelten Einflussfaktoren der Vertrauenseinstellung (vgl. Forschungsfrage 1a) verringern über die höhere Vertrauenseinstellung gegenüber ÄrztInnen die Intention zur Informationssuche im Internet.

Des Weiteren wird bei der Modelltestung der **Zusammenhang zwischen den Vertrauenseinstellungen gegenüber ÄrztInnen und Gesundheitsinformationen aus dem Internet** berücksichtigt. Dazu wird im Modell die Vertrauenseinstellung und die Handlungsrelevanz der Gesundheitsinformationen aus dem Internet (siehe Abbildung 21) kontrolliert.

Die fünfte Forschungsfrage betrachtet die beschriebenen Zusammenhänge noch differenzierter. Für den Einfluss des Vertrauens gegenüber dem ärztlichen Fachpersonal auf die Suche nach Gesundheitsinformationen im Internet wird ebenfalls analysiert, ob die Vertrauenseinstellung gegenüber ÄrztInnen in Abhängigkeit von der Betroffenheit der Befragten unterschiedliche Erklärleistungen im **Gesundheits- und Krankheitskontext** besitzt. Es ist davon auszugehen, dass die Vertrauenseinstellung gegenüber ÄrztInnen umso bedeutsamer ist, je mehr Notwendigkeit zu vertrauen besteht. So liegt bei einer vorliegenden Erkrankung eine stärkere Verletzlichkeit und Abhängigkeit (siehe Kapitel 3.3.1) vor, die gesundheitsbezogene Risikowahrnehmung wird beeinflusst, und die Erfahrungen mit dem Arzt oder der Ärztin sind besonders präsent und aktuell. Die zugehörige Forschungsfrage, die ebenfalls zur Verallgemeinerung der Erkenntnisse beitragen soll, lautet:

6. **Unterscheidet sich die im Erklärmodell angenommene Rolle der Vertrauenseinstellung gegenüber ÄrztInnen für die Intention zur gesundheitsbezogenen Internetnutzung zwischen Gesunden und Erkrankten?**

Das vorgestellte Fragenprogramm der zweiten Studie soll abschließend mit Blick auf den programmatischen Ansatz der Arbeit im zugrunde liegenden Modell verortet werden (siehe Abbildung 22). Die Verortung soll verdeutlichen, welcher Erkenntnisgewinn von der quantitativen Studie erwartet wird und welchen Stellenwert die Studie für das Gesamtwerk besitzt.

**Abbildung 22:  Verortung der Forschungsfragen im Prozessmodell des gesundheits-
bezogenen Informationshandelns**

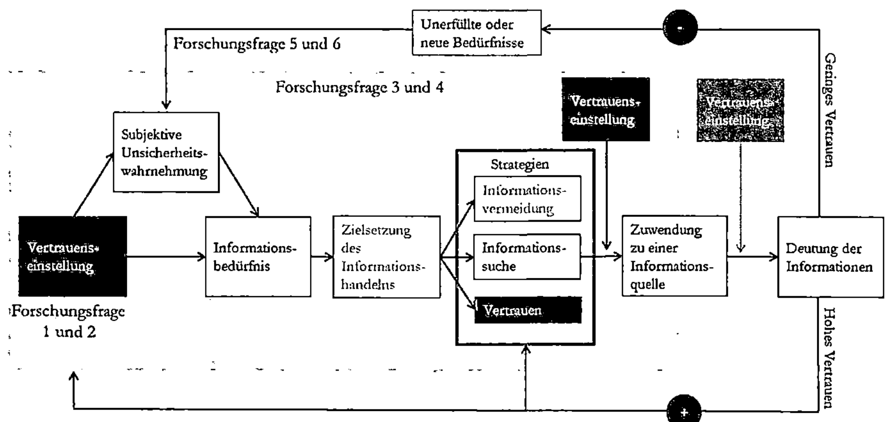


Quelle: Eigene Darstellung

Wie die Abbildung des Prozessmodells veranschaulicht, widmen sich die erste
und zweite Forschungsfrage der Vertrauenseinstellung, die am Anfang des Prozesses des Informationshandelns steht. Forschungsfrage 3 und 4 fokussieren an
dem konkreten Anwendungsfall der Strategie der Informationssuche im Internet eine einzelne Nutzungssequenz. Dafür soll überprüft werden, ob die Vertrauenseinstellung mit dem situativen Auslöser des Informationshandelns assoziiert ist und die Zuwendung zum Internet beeinflusst. Der Einfluss des Vertrauens auf die Zielsetzung, auf die weiteren Strategien des Informationshandelns (v.a. die Informationsvermeidung) und die Deutung der Informationen
wird nicht abgebildet.

Im Gegensatz dazu fokussieren die Forschungsfragen 5 und 6 den äußeren
Rahmen des Modells. Über die einzelne Nutzungssequenz hinaus sollen Rückschlüsse auf eine spezifische Form der kombinierten Nutzung (siehe Kapitel 2.4.3, 5.1.5) gezogen werden. Es soll geprüft werden, inwiefern die Vertrauenseinstellung zu ärztlichem Fachpersonal einzelne Modellschritte und letztlich
die Intention zur Internetnutzung beeinflusst.

## 7.4  Empirische Untersuchungsanlage

Die vorgestellten Forschungsfragen und Hypothesen spezifizieren das Forschungsinteresse der zweiten Studie des sequenziellen Verallgemeinerungsdesigns (Kuckartz, 2014). Die Erkenntnisse der Exploration von Vertrauen und der

qualitativen Modellspezifikation (siehe Kapitel 6) bilden die Grundlage, um in Form einer quantitativen Studie die Rolle der Vertrauenseinstellungen für die Informationssuche im Internet zu bestimmen und zentrale Annahmen der Modellspezifikation zu überprüfen und zu erklären.

Ziel der zweiten Studie ist es, generalisierbare quantifizierende Aussagen über die Rolle von Vertrauenseinstellungen für die gesundheitsbezogene Informationssuche im Internet zu treffen. Es geht darum, die mittels der ersten Studie vorgenommene Verortung von Vertrauen im unsicherheitsbezogenen Prozess des Informationshandelns auf einen allgemeinen Kontext zu übertragen, den Gesundheits- und Krankheitskontext systematisch zu vergleichen und damit auch die Verallgemeinerbarkeit sowie Tragweite der Erkenntnisse zu überprüfen.

### 7.4.1 Empirischer Zugang: Repräsentative Befragung

Die Überprüfung der vorgenommenen Modellierung der Rolle des Vertrauens für die Intention zur gesundheitsbezogenen Suche im Internet (siehe Kapitel 7.2), die Beantwortung der Forschungsfragen und die Hypothesenprüfung (siehe Kapitel 7.3) erfolgen mithilfe einer **standardisierten Befragung**. Durch die Befragung von Individuen in ihrer Rolle als (potenzielle) PatientInnen können ihre Einstellungen gegenüber unterschiedlichen Vertrauensinstanzen sowie die informationsbezogenen Wahrnehmungen, weitere situative, kognitive, affektive oder konative Merkmale und Verhaltensweisen aus der Vergangenheit und intendierte Handlungsweisen in der Zukunft abgebildet und systematisch miteinander in Bezug gesetzt werden (Möhring & Schlütz, 2010). Dies stellt eine wichtige Ergänzung der qualitativen Exploration und Modellspezifikation dar (siehe Kapitel 6.3 und 6.4) und greift eine bisherige Schwäche des vorliegenden Vorgehens (siehe Kapitel 6.5) auf.

Die Befragung, die ebenfalls Teil des Projektes Biofabrication for NIFE war, wurde im April 2016 mit einer quotierten Stichprobe von 1.001 Personen durchgeführt. Sie war Teil einer **computergestützten, persönlichen Omnibus-Befragung** (CAPI; siehe hierzu Möhring & Schlütz, 2010, S. 146; Scholl, 2003, S. 99) des Marktforschungsunternehmens GfK, der eine für die deutsche Bevölkerung ab 14 Jahren repräsentative Stichprobe zugrunde liegt. Durch den Zugang zu einer **repräsentativen Stichprobe** der bundesdeutschen Bevölkerung verfügt die Studie über das Potenzial, Aussagen über die tatsächlich befragte Stichprobe hinaus zu treffen. Es können belastbare Aussagen über Verteilungen z. B. von Vertrauenseinstellungen gegenüber verschiedenen Instanzen und Bedeutungszuschreibungen zu bestimmten Phänomenen, wie den Determinanten der Vertrauensgenese oder verschiedenen Typen der kombinierten

Nutzung, getroffen werden. Zudem kann bestimmt werden, inwieweit die Integration von Vertrauen als Einflussfaktor einen Erklärbeitrag für die gesundheitsbezogene Informationssuche liefert.

Gerade bei Gesundheitsthemen und gesundheitsbezogenen Risikoeinschätzungen ist davon auszugehen, dass ein sensibler Befragungskontext vorliegt, sodass der Person des Interviewers/der Interviewerin eine wichtige Rolle zukommt. Vor diesem Hintergrund wird eine **computergestützte, persönliche** Befragung als besonders geeignet angesehen (Möhring & Schlütz, 2010, S. 120). Dabei ist es wichtig, dass geschultes Personal die Interviews durchführt, ein großer Stamm an InterviewerInnen zum Einsatz kommt und der Fragebogen und die Frageformulierung an die vorliegende Situation angepasst sind. So sollen negative Interviewereinflüsse und -verzerrungen vermieden werden. Ein Vorteil des computergestützten Vorgehens stellt es dar, dass besonders sensible Fragen ohne Kenntnis des Interviewers oder der Interviewerin beantwortet werden können, indem die Befragten die Antwort selbst eingeben. Folglich ist kein Einfluss der sozialen Erwünschtheit anzunehmen. Dies kann beispielsweise für eine aufrichtige Auskunft über den eigenen Gesundheitszustand oder die eigene gesundheitsbezogene Risikowahrnehmung von Vorteil sein.

Unabhängig von der Vorbereitung bestehen bei einer Omnibus-Befragung dennoch nur geringe Kontrollmöglichkeiten durch die Forschenden, sodass unerwünschte Einflüsse von InterviewerInnen nicht ausgeschlossen werden können. Negative Einflüsse können bei Mehrthemenbefragungen auch von Kontexteffekten ausgehen (Möhring & Schlütz, 2010, S. 146; Scholl, 2003, S. 100). In Abstimmung mit dem Marktforschungsunternehmen wurde versucht, solche Effekte in vorliegenden Fall zu minimieren. Dabei war es von Vorteil, dass zu dem gewählten Befragungstermin nur zwei Themen angesprochen wurden und bei dem zweiten Thema kein Gesundheitsbezug oder Bezüge zu verwandten Themen bestanden. Zudem wurden die Themenwechsel umsichtig geplant und einzelne Themenblöcke geschlossen hintereinander abgefragt (siehe Kapitel 7.4.2.6). Geringe Kontrollmöglichkeiten bestehen auch in Bezug auf die Stichprobenziehung. Informationen über Stichprobenausfälle und die Response-Rate liegen trotz Nachfrage nicht vor.

Insgesamt kann unter Berücksichtigung dieser Nachteile davon ausgegangen werden, dass die Studie von den vor allem forschungsökonomischen Vorteilen der Beteiligung an einer Mehrthemenbefragung und dem Zugang zu einer repräsentativen Stichprobe profitiert.

## 7.4.2 *Entwicklung des Fragebogens*

Im Folgenden wird das Erhebungsinstrument vorgestellt (siehe Anhang A2). Aufgrund des Ziels im Rahmen der Operationalisierung auch auf die Datenaufbereitung einzugehen, sollen als Einstieg die Gütekriterien für die Aufbereitung der Indikatoren dargestellt werden (siehe Kapitel 7.4.2.1). Danach folgt die Operationalisierung der verschiedenen Vertrauenseinstellungen (siehe Kapitel 7.4.2.2), der Intention zur Informationssuche sowie des bisherigen Informationshandelns (siehe Kapitel 7.4.2.3), der Determinanten der gesundheitsbezogenen Informationssuche (siehe Kapitel 7.4.2.4) und der soziodemografischen sowie gesundheitsbezogenen Personenmerkmale (siehe Kapitel 7.4.2.5). Abschließend werden der Aufbau und die technische Gestaltung des Fragebogens vorgestellt (siehe Kapitel 7.4.2.6).

### 7.4.2.1 Gütekriterien für die Aufbereitung der Skalen

Als Grundlage für die nachfolgende Datenverdichtung ist darauf hinzuweisen, dass die Aufbereitung der Indikatoren für die Beantwortung der Forschungsfragen 1 und 2 überprüft, ob die Skalen eindimensional sind und eine hohe interne Konsistenz aufweisen. Für die Beantwortung der Forschungsfragen 3 bis 6 und die Überprüfung der zugehörigen Hypothesen ist es zusätzlich notwendig, die Güte der Messmodelle zu bewertet und gegebenenfalls zu optimieren. Die in dieser Arbeit angewandten Kriterien sowie die vorherrschenden Mindestanforderungen sind Tabelle 6 zu entnehmen.

**Tabelle 6:  Gütekriterien zur Beurteilung reflektiver Messmodelle**

| Prüfebene | Gütekriterium | Definition | Grenzwerte |
|---|---|---|---|
| Indikatorebene | Indikatorreliabilität | Gibt an, wie viel Varianz eines Items durch das Konstrukt erklärt wird | $\geq ,5$ |
| | Faktorladung | Korrelation eines Indikators mit dem latenten Konstrukt | $\geq +/-,5$<br>$p \leq ,05$ |
| Konstruktebene | Faktorreliabilität | Höhe der gemeinsamen Varianz der Indikatoren, die durch das Konstrukt erklärt wird | $\geq ,6$ |
| | DEV | Durchschnittliche erklärte Varianz des latenten Konstrukts durch die Indikatoren | $\geq ,5$ |

Quelle:  Eigene Darstellung nach Urban & Mayerl, 2014, S. 54-55; Weiber & Mühlhaus, 2010, S. 122 sowie Niemann, 2016, S. 204

Zudem wird die **Anpassungsgüte der Messmodelle** an die empirischen Daten überprüft. Hierzu werden unterschiedliche Fit-Indizes herangezogen, die jeweils einer anderen Logik folgen. Neben dem Chi-Quadrat-Test, findet der Empfehlung von Urban und Mayerl (2014) folgend eine parallele Betrachtung des Standardized Root Mean Square Residual (SRMR; $\leq$ ,10), des Root Mean Square Error of Approximation (RMSEA; $\leq$ ,08) und des Comparative Fit Index (CFI; $\geq$ ,90) statt. Für eine weiterführende Bewertung signifikanter Chi-Quadrat-Tests wird Hoelters kritisches N (CN-Index; Hoelter, 1983; Weiber & Mühlhaus, 2010) herangezogen. Der CN-Index bezeichnet diejenige Stichprobengröße, bei der das Mess- oder Strukturmodell bei dem vorliegenden Chi-Quadrat-Wert akzeptiert würde, und weist darauf hin, ob der Test aufgrund der Stichprobengröße fälschlicherweise signifikant ist. Nach Hoelter (1983) ist ein guter Fit bei CN $\geq$ 200 gegeben. Der Index wie auch der Grenzwert sind nicht unumstritten (siehe hierzu beispielsweise Bollen & Liang, 1988; Weiber & Mühlhaus, 2010), sodass dieser nur als weiterführendes Kriterium für die Bewertung des Chi-Quadrat-Wertes ($X^2$) herangezogen wird.

Zusätzlich zu den bereits beschriebenen Kriterien sind vorbereitend für die **Gruppenvergleiche zwischen Gesunden und Erkrankten** weitere Voraussetzungen zu überprüften. Es wird beurteilt, ob die Messung zwischen den Gruppen äquivalent ist. Dafür muss die inhaltliche Bedeutung in den beiden untersuchten Gruppen gleich sein und die Faktorstruktur zwischen den Gruppen darf sich nicht unterscheiden (Reinecke, 2014, S. 144; Urban & Mayerl, 2014, S. 167). Um Zusammenhänge zwischen latenten Variablen über die Gruppen vergleichen zu können, müssen konfigurale und metrische Invarianz vorliegen (siehe hierzu ausführlicher Beaujean, 2014; Reinecke, 2014; Weiber & Mühlhaus, 2010). Die pro Invarianzstufe überprüften Modelle werden als gültig angenommen, wenn sie den oben genannten Fit-Kriterien entsprechen und sich der Modellfit zwischen dem vorhergehenden, weniger restriktiven Modell nur unerheblich verschlechtert. Reinecke (2014) ebenso wie Weiber und Mühlhaus (2010) fordern, dass der Delta-Wert der Fitmaße kleiner als ,01 ist. Cheng und Rensvold (2009) verweisen darauf, dass besonders der CFI-Wert zur Bewertung geeignet erscheint.

Die vorgestellten Kriterien sollen im Folgenden bei den Konstrukten Anwendung finden, die für die Beantwortung der Forschungsfragen 3 bis 6 einbezogen werden. Für die anderen Konstrukte beschränkt sich die Datenverdichtung auf die Schritte der explorativen Faktorenanalyse und Reliabilitätsprüfung.

## 7.4.2.2  Messung von Vertrauen in verschiedene Vertrauensinstanzen

In der vorliegenden Arbeit steht Vertrauen in verschiedene Instanzen wie ÄrztInnen, Gesundheitsinformationen aus dem Internet und Angehörige im Zentrum des Interesses. Vertrauenseinstellungen sind der zentrale Gegenstand der Forschungsfragen 1 und 2 und werden für die Forschungsfragen 3 bis 6 als erklärende Faktoren für das Informationshandeln herangezogen. Im Folgenden wird die jeweilige Operationalisierung des Konstruktes in Bezug auf die verschiedenen Instanzen beschrieben.

*Vertrauen in ÄrztInnen*

Die Operationalisierung von Vertrauen in ärztliches Fachpersonal berücksichtigt einerseits etablierte Skalen aus der angloamerikanischen Forschung (siehe Kapitel 4.2.3) und andererseits die Ergebnisse der explorativen Studie (siehe Kapitel 6.3.2.1). Durch diese Kombination soll sichergestellt werden, dass kulturelle Besonderheiten der Arzt-Patienten-Beziehung berücksichtigt werden und bisherigen Schwächen der Dimensionalisierung begegnet wird (Hall et al., 2002b; Hall et al., 2001; siehe Kapitel 4.2.3.1). In der explorativen Studie zeigt sich die Bedeutung der Gründe Redlichkeit, Ehrlichkeit, der fachlichen und interpersonalen Kompetenzen sowie der affektiven Bindung der Betroffenen zu ärztlichem Fachpersonal (siehe Kapitel 6.3.2.1). Die identifizierten Gründe stellen die Grundlage für die Auswahl einer entsprechenden Skala dar.

Es lassen sich eine **Vielzahl verschiedener etablierter Skalen** identifizieren, die sich vor allem anhand des zugrunde liegenden Verständnisses von Vertrauen, der theoretischen Verortung, des spezifischen Bezugsobjektes und der berücksichtigten Gründe der Vertrauenswürdigkeit unterscheiden (siehe beispielsweise Anderson & Dedrick, 1990; Glattacker et al., 2007; Hall et al., 2002b; Hall et al, 2001; Kao et al., 1998; Müller et al., 2014; Safran et al., 1998; siehe Kapitel 4.2.3.1). Bisher wurde mit der **Trust in Physician Scale** von Anderson und Dedrick (1990) nur eine Skala ins Deutsche übersetzt und getestet (Glattacker et al., 2007). Sie bezieht jedoch nur die Gründe Zuverlässigkeit von Informationen, Zutrauen in das Wissen, Fertigkeiten des Arztes/der Ärztin und die Verlässlichkeit der ÄrztInnen ein und wird dem dieser Arbeit zugrunde liegenden umfassenderen Verständnis von Vertrauen nicht gerecht. Entsprechend den explorierten Gründen der Vertrauenswürdigkeit (siehe Kapitel 6.3.2.1) stellt die **Wake Forest Physician Trust Scale** von Hall et al. (2002b) eine gute Grundlage für die Messung von Vertrauen dar. Sie geht von vier Gründen der Vertrauenswürdigkeit eines Hausarztes oder einer Hausärztin aus. Dabei handelt es sich um Redlichkeit, Kompetenz, Ehrlichkeit und den globalen Charakter von Vertrauen. Die in der explorativen Studie identifizierten Dimensionen finden sich folglich deutlich besser wieder. Ebenso zeigt sich eine hohe interne Konsistenz ($\alpha$ = .93; Test-Rest Reliabilität: $\alpha$ = .75) und eine gute Konstruktvalidität der Skala. Sie besteht insgesamt aus zehn Items, die bisher zwar theoretisch unterschiedlichen Gründen der Vertrauenswürdigkeit zugewiesen werden, aber empirisch ein eindimensionales Konstrukt darstellen. Im Gegensatz zur Original-Skala von Hall et al. (2002b), die sich auf einen einzelnen behandelnden Arzt oder eine einzelne behandelnde Ärztin bezieht, bildet die vorliegende Arbeit die Erfahrung mit der Gesamtheit der eigenen ÄrztInnen ab. Aufgrund des fehlenden Bezugs zu einer spezifischen Erkrankungssituation scheint diese abstraktere Form der Abfrage angemessen.

Die einzelnen Items der Gründe der Vertrauenswürdigkeit werden jeweils übersetzt und übernommen, auf Basis der explorativen Studie ergänzt und an den Geltungsbereich der vorliegenden Studie angepasst (siehe Tabelle 7). In Bezug auf die **Redlichkeit** wird eine Aussage ergänzt, die zum Ausdruck bringt, dass die ÄrztInnen sich um das Wohlergehen der PatientInnen sorgen. Für die Bewertung der **Ehrlichkeit** erscheint eine Anpassung an die Strukturen des deutschen Gesundheitssystems erforderlich. Hall et al. (2002b) greifen nur auf, ob der behandelnde Arzt oder die behandelnde Ärztin alle Behandlungsoptionen offenlegt. In Anlehnung an Anderson und Dedrick (1990) und an die Ergebnisse der explorativen Studie werden drei neue Aussagen formuliert (siehe Tabelle 7). Die ergänzten Aussagen beziehen sich auf die generelle wahrgenommene Ehrlichkeit sowie den offenen Umgang mit Fehlern in der Behandlung. Für die **zugeschriebene Kompetenz** eines Arztes/einer Ärztin hat sich in der explorativen Studie gezeigt, dass die Kommunikations- und Vermittlungskompetenz einen wichtigen Grund für die Vertrauenswürdigkeit darstellt. Um diesen Aspekt zu adressieren, wird ein Item formuliert und ergänzt, das auf die hinreichende Zeit für eine verständliche Aufklärung verweist.

Zudem wird in der Ausgangsskala die **affektive Dimension** von Vertrauen nicht explizit erfasst und findet sich nur bedingt im globalen Vertrauen wieder. Um diese Schwäche auszugleichen, wird die affektive Dimension durch zwei weitere Items angesprochen, die zum Ausdruck bringen, wie sich die PatientInnen betreut fühlen. Die einzelnen Items sollen anhand einer 5er-Skala von „stimme ganz und gar nicht zu" (1) bis „stimme voll und ganz zu" (5) bewertet werden.

**Tabelle 7: Operationalisierung der Vertrauenseinstellung gegenüber ÄrztInnen**

| | | MW(SD) | Schiefe | Kurtosis |
|---|---|---|---|---|
| Redlichkeit | Meine Ärzte werden alles ihnen Mögliche tun, damit ich die Art der Betreuung bekomme, die ich brauche. | 3,85 (,871) | -0,49 | 0,10 |
| | Manchmal interessieren sich meine Ärzte mehr dafür, was für sie zweckdienlich und bequem erscheint, als für meine medizinische Versorgung. (recodiert) | 3,23 (1,051) | -0,12 | -0,64 |
| | Meine Ärzte sorgen sich um mich und mein Wohlergehen. [eigene Ergänzung] | 3,76 (,883) | -0,55 | 0,53 |
| Kompetenz | Die medizinische Kompetenz meiner Ärzte ist nicht so gut, wie sie sein sollte. (recodiert) | 3,57 (1,127) | -0,62 | -0,38 |
| | Meine Ärzte sind sehr sorgfältig und vorsichtig. | 3,89 (,859) | -0,70 | 0,94 |
| | Meine Ärzte widmen manchmal mir und dem, was ich ihnen zu sagen versuche, nicht ihre volle Aufmerksamkeit. (recodiert) | 3,20 (1,078) | -0,03 | -0,79 |
| | Meine Ärzte nehmen sich Zeit, mir alles genau und verständlich zu erklären. [eigene Ergänzung] | 3,74 (,933) | -0,55 | 0,11 |
| Ehrlichkeit | Meine Ärzte sind vollkommen ehrlich zu mir bezüglich der verschiedenen Behandlungsmethoden, die für mich zur Verfügung stehen. | 3,80 (,859) | -0,44 | 0,16 |
| | Meine Ärzte sind generell offen und ehrlich zu mir. | 3,94 (,840) | -0,65 | 0,49 |
| | Ich kann darauf vertrauen, dass meine Ärzte es mir sagen, wenn in meiner Behandlung ein Fehler gemacht wurde. | 3,11 (1,111) | -0,06 | -0,56 |
| Global | Ich vertraue vollkommen auf die Entscheidung meiner Ärzte, welche Behandlung für mich die beste ist. | 3,81 (,907) | -0,59 | 0,25 |
| | Meine Ärzte denken nur daran, was das Beste für mich ist. | 3,57 (,923) | -0,28 | -0,12 |
| | Ich habe keine Bedenken dabei, mein Leben in die Hände meiner Ärzte zu legen. | 3,60 (1,037) | -0,62 | -0,01 |
| | Alles in allem vertraue ich meinen Ärzten vollkommen. | 3,86 (,877) | -0,76 | 0,79 |
| Affektiv | Ich fühle mich bei meinen Ärzten gut aufgehoben. [eigene Ergänzung] | 4,02 (,842) | -0,82 | 0,82 |
| | Meine Ärzte geben mir ein gutes Gefühl, dass alles für meine Gesundheit getan wird. [eigene Ergänzung] | 3,86 (,878) | -0,65 | 0,31 |

N = 822, Angaben basieren auf den gewichteten Daten

Quelle: Eigene Darstellung

Im Schritt der Datenverdichtung wird mittels einer explorativen Faktorenanalyse die von Hall et al. (2002b) angenommene Eindimensionalität der Daten
überprüft. Es zeigt sich, dass die recodierten Variablen hohe Doppelladungen
auf einen zweiten Faktor besitzen. Hierbei handelt es sich laut Podsackoff, MacKenzie, Lee und Podsakoff (2003, S. 844) um ein bekanntes Problem mit invers formulierten Items. So zeigen faktoranalytische Untersuchungen, dass invers formulierte Items unabhängig von ihrem Inhalt einen eigenen Faktor bilden. Sie führen dies auf das spezifische Antwortverhalten und die damit einhergehende Methodenvarianz in den Items zurück (siehe hierzu auch Miller &
Cleary, 1993; Schermelleh-Engel & Werner, 2008). Ebenso nehmen Mummendey und Grau (2007) an, dass die Ablehnung von einem positiv formulierten Item nicht äquivalent zu der Zustimmung zu einem negativ formulierten
Item sein muss (S. 71). Folglich ist davon auszugehen, dass im vorliegenden Fall
die Polung und nicht der Inhalt die Doppelladung verursacht und es sich um
ein methodisches Problem handelt. Werden die betroffenen drei Items ausgeschlossen (siehe Tabelle 7), bestätigt sich die Eindimensionalität der Skala. Aus
den verbleibenden Items wird ein Mittelwertindex gebildet, der sich durch eine
hohe interne Konsistenz auszeichnet ($\alpha$ = .950; MW = 3,75; SD = ,721).

Die anschließende **konfirmatorische Faktorenanalyse (KFA)** zeigt auf
Ebene der Indikatoren, dass das Item „Ich kann darauf vertrauen, dass meine
Ärzte es mir sagen, wenn in meiner Behandlung ein Fehler gemacht wurde"
eine schwache standardisierte Faktorladung (= ,62) und eine zu geringe Indikatorreliabilität (= ,38) aufweist und daher nicht weiter berücksichtigt werden
soll. Tabelle 8 zeigt die finale Lösung der KFA. Alle im Messmodell berücksichtigten 12 Indikatoren laden mit einer standardisierten Ladung $\geq$ ,70 relativ hoch
auf den Faktor und weisen eine ausreichend hohe bis gute Indikatorreliabilität
auf ($\geq$ ,49). Somit können die Ergebnisse auf Indikatorebene als zufriedenstellend bewertet werden. Auf der Ebene des Konstrukts kann das Messmodell mit
Blick auf eine sehr hohe Faktorreliabilität (= ,953) und eine zufriedenstellende
DEV (= ,626) ebenfalls als belastbar angesehen werden. Zudem ist der Modellfit, gemessen an CFI = ,989, RMSEA = ,033 und SRMR = ,018, positiv zu bewerten. Lediglich der Chi-Quadrat-Test ist signifikant. Der CN-Index deutet
aber darauf hin, dass dies durch die Stichprobengröße bedingt ist (siehe Tabelle 8).

**Tabelle 8:** **Konfirmatorische Faktorenanalyse (KFA) zur Vertrauenseinstellung gegenüber ÄrztInnen**

| | Unstand. Faktorladung | Sign. | Stand. Faktorladung | Fehler-varianz | Indikator-reliabilität |
|---|---|---|---|---|---|
| Alles in allem vertraue ich meinen Ärzten vollkommen. | 1,00 | - | 0,839 | 0,296 | 0,704 |
| Meine Ärzte werden alles ihnen Mögliche tun, damit ich die Art der Betreuung erhalte, die ich brauche. | ,95 | ,000 | 0,814 | 0,337 | 0,663 |
| Meine Ärzte sind sehr sorgfältig und vorsichtig. | ,92 | ,000 | 0,830 | 0,311 | 0,689 |
| Meine Ärzte sind vollkommen ehrlich zu mir bezüglich der verschiedenen Behandlungsmethoden, die für mich zur Verfügung stehen. | ,91 | ,000 | 0,785 | 0,384 | 0,616 |
| Meine Ärzte sind generell offen und ehrlich zu mir. | ,89 | ,000 | 0,790 | 0,376 | 0,624 |
| Ich vertraue vollkommen auf die Entscheidung meiner Ärzte, welche Behandlung für mich die beste ist. | ,98 | ,000 | 0,793 | 0,371 | 0,629 |
| Meine Ärzte denken nur daran, was das Beste für mich ist. | ,92 | ,000 | 0,753 | 0,433 | 0,567 |
| Ich habe keine Bedenken dabei, mein Leben in die Hände meiner Ärzte zu legen. | ,97 | ,000 | 0,702 | 0,507 | 0,493 |
| Meine Ärzte sorgen sich um mich und mein Wohlergehen. | ,92 | ,000 | 0,782 | 0,388 | 0,612 |
| Ich fühle mich bei meinen Ärzten gut aufgehoben. | ,94 | ,000 | 0,844 | 0,288 | 0,712 |
| Meine Ärzte geben mir ein gutes Gefühl, dass alles für meine Gesundheit getan wird. | ,96 | ,000 | 0,821 | 0,326 | 0,674 |
| Meine Ärzte nehmen sich Zeit, mir alles genau und verständlich zu erklären. | ,92 | ,000 | 0,731 | 0,466 | 0,534 |

N = 822; Skala von 1 „stimme ganz und gar nicht zu" bis 5 „stimme voll und ganz zu"; Schätzer: MLR; $X^2$ (54) = 101,494, p ≤ ,01; CFI = ,989; RMSEA = ,033; SRMR = ,018; Hoelters kritisches N (CN) = 412,424; Faktorreliabilität = ,953 ; DEV = ,626

Quelle: Eigene Darstellung

Mit Blick auf die **Invarianz des Messmodells** für die Gruppen der Gesunden und Erkrankten kann eine ausreichende Äquivalenz beider Modelle festgestellt werden (siehe Tabelle 9). Das Messmodell weist sowohl konfigurale, metrische als auch skalare Invarianz auf.

**Tabelle 9:  Messinvarianz der Vertrauenseinstellung gegenüber ÄrztInnen**

| Modell | Modellgüte | | | | Vergleich zum vorigen Modell | | | |
|---|---|---|---|---|---|---|---|---|
| | $X^2$ | Df | CFI | RMSEA | $\Delta X^2$ | $\Delta$ df | $\Delta$ p | $\Delta$ CFI |
| Konfigurale Invarianz | 284,04 | 108 | ,982 | ,044 | - | - | - | - |
| Metrische Invarianz | 294,77 | 119 | ,981 | ,042 | 10,93 | 11 | ,450 | ,001 |
| Skalare Invarianz | 308,31 | 130 | ,980 | ,042 | 13,89 | 11 | ,239 | ,001 |

n = 793

Quelle: Eigene Darstellung

Insgesamt ist das Messmodell zur Vertrauenseinstellung gegenüber ÄrztInnen als gültig und reliabel zu bewerten und kann in der vorliegenden Form in der Modelltestung mittels einer Strukturgleichungsanalyse (SGA) verwendet werden.

*Vertrauen in Gesundheitsinformationen im Internet*

Für die Erfassung der Vertrauenseinstellung gegenüber Gesundheitsinformationen aus dem Internet wird einerseits auf Skalen der Medienglaubwürdigkeitsforschung zurückgegriffen. Dies scheint gerechtfertigt, da es sich entsprechend des Begriffsverständnisses der vorliegenden Arbeit bei Source Credibility nicht um Glaubwürdigkeit, sondern um Vertrauen handelt (siehe Kapitel 3.1.2). Andererseits werden aufgrund der Limitationen bisheriger Operationalisierungen die explorierten Gründe der Vertrauenswürdigkeit von Gesundheitsinformationen (siehe Kapitel 6.3.2.2) ergänzt, um die Konstruktvalidität zu erhöhen.

In der Medienglaubwürdigkeitsforschung lassen sich zahlreiche Versuche identifizieren, mittels semantischer Differenziale und explorativer Faktorenanalysen die relevanten Dimensionen des Konstrukts zu identifizieren (siehe beispielsweise Gaziano & McGrath, 1986; Jacobsen, 1969; Lee, 1978; Meyer, 1988). Auf diesen Ansätzen bauen Flanagin und Metzger (2000) auf und beziehen ihre entwickelte Skala konkret auf das Internet. Vertrauen liegt demnach vor, wenn die Informationen als glaubwürdig, korrekt, vertrauenswürdig, ausgewogen und vollständig wahrgenommen werden. Die in der explorativen Studie identifizierten Gründe und Strategien zur Bewertung der Vertrauenswürdigkeit finden sich in den Items nur bedingt wieder (siehe Kapitel 6.3.2.2). Daher werden die folgenden fünf Adjektive ergänzt: verständlich, aktuell, professionell, widersprüchlich und von wirtschaftlich Interessen beeinflusst (siehe Tabelle 10).

Nach dem Eingangssatz „Gesundheitsinformationen im Internet sind ...“ werden diese Eigenschaften jeweils auf einer 5er-Skala von „stimme ganz und gar nicht zu“ bis „stimme voll und ganz zu“ abgefragt. Da es sich bei den Befragten um InternetnutzerInnen handelt, die nicht zwangsläufig auch nach gesundheitsbezogenen Informationen suchen, erhielten die Befragten einen an ihre Erfahrung mit gesundheitsbezogenen Informationssuchen im Internet angepassten Fragentext. Die einzelnen abgefragten Adjektive waren identisch.

**Tabelle 10:** **Operationalisierung der Vertrauenseinstellung gegenüber Gesundheitsinformationen aus dem Internet auf der Basis der Gründe der Vertrauenswürdigkeit**

| | MW(SD) | Schiefe | Kurtosis |
|---|---|---|---|
| Gesundheitsinformationen im Internet sind ... | | | |
| ... glaubwürdig. | 3,15 (,885) | -0,24 | 0,17 |
| ... korrekt. | 3,07 (,865) | -0,24 | 0,48 |
| ... vertrauenswürdig. | 3,02 (,951) | -0,27 | 0,01 |
| ... unausgewogen. (recodiert) | 3,15 (,896) | -0,15 | 0,11 |
| ... vollständig. | 2,88 (,908) | -0,04 | -0,09 |
| ... verständlich. | 3,26 (,904) | -0,39 | 0,21 |
| ... aktuell. | 3,37 (,930) | -0,44 | 0,31 |
| ... professionell. | 3,13 (,911) | -0,08 | 0,22 |
| ... widersprüchlich. (recodiert) | 2,92 (,982) | -0,04 | -0,27 |
| ... von wirtschaftlichen Interessen beeinflusst. (recodiert) | 2,64 (,976) | 0,11 | -0,36 |
| N = 822, Angaben basieren auf den gewichteten Daten | | | |

Quelle: Eigene Darstellung

Auch hier zeigt die explorative Faktorenanalyse, dass keine Eindimensionalität vorliegt. Dies ist vermutlich durch die Polung der Items bedingt. Die recodierten Items laden auf einen eigenen Faktor, der als **Objektivität** bezeichnet wird. Wird für die beiden Faktoren eine Second-Order-Struktur von **Vertrauens-**

**würdigkeit und Objektivität** angenommen und die interne Konsistenz überprüft, zeigen sich nur für den ersten Faktor der Vertrauenswürdigkeit zufriedenstellende Werte ($\alpha$ = .898; MW = 3,12; SD = ,716). Aufgrund der unzureichenden internen Konsistenz des Faktors Objektivität ($\alpha$ = .647) wird dieser nicht weiter berücksichtigt.

Die nach der explorativen Faktorenanalyse und Reliabilitätsanalyse verbliebenen 7 Indikatoren (siehe Tabelle 11) werden mittels der **KFA** einer weiteren Prüfung unterzogen. Dabei zeigt die Indikatorreliabilität ($\geq$ ,45) ausreichende und die Faktorreliabilität (= ,902) sehr hohe Werte. Die einzelnen Indikatoren laden jeweils mit $\geq$ ,67 auf das latente Konstrukt. Die etwas schwächeren Werte zeigen sich auch in der DEV mit ,57. Die Mindestanforderungen an die Evaluationskriterien können jedoch als erfüllt gelten (siehe Kapitel 7.4.2.1). Der Fit des Modells kann als gut bewertet werden (CFI = ,978; RMSEA = ,055; SRMR = ,023), auch wenn darauf hingewiesen werden muss, dass der Chi-Quadrat-Test signifikant ist. Erneut deutet der CN-Wert darauf hin, dass dies durch die Stichprobengröße bedingt wird.

**Tabelle 11:** **Konfirmatorische Faktorenanalyse (KFA) zur Vertrauenseinstellung gegenüber Gesundheitsinformationen im Internet**

| Gesundheits-informationen im Internet sind ... | Unstand. Faktorladung | Sign. | Stand. Faktorladung | Fehler-varianz | Indikator-reliabilität |
|---|---|---|---|---|---|
| ... glaubwürdig | 1,00 | - | 0,83 | 0,31 | 0,69 |
| ... korrekt | ,92 | ,000 | 0,79 | 0,38 | 0,62 |
| ... vertrauenswürdig | 1,07 | ,000 | 0,83 | 0,32 | 0,68 |
| ... vollständig | 0,83 | ,000 | 0,67 | 0,55 | 0,45 |
| ... verständlich | 0,90 | ,000 | 0,72 | 0,49 | 0,51 |
| ... aktuell | 0,94 | ,000 | 0,74 | 0,46 | 0,54 |
| ... professionell | 0,90 | ,000 | 0,71 | 0,49 | 0,51 |

N = 822; Skala von 1 „stimme ganz und gar nicht zu" bis 5 „stimme voll und ganz zu"; Schätzer: MLR; $X^2$ (14) = 48,827, p $\leq$ ,01; CFI = ,978; RMSEA = ,055; SRMR = ,023; Hoelters kritisches N (CN) = 284,497; Faktorreliabilität = ,902; DEV = ,570

Quelle: Eigene Darstellung

Im Vergleich des Messmodells zwischen den Gruppen der Gesunden und Erkrankten bestätigt sich die **Äquivalenz der Messung** (siehe Tabelle 12). Es kann von skalarer Invarianz ausgegangen werden. Das Messmodell wird positiv bewertet und kann in der vorliegenden Form in die SGA eingehen.

**Tabelle 12:** **Messinvarianz der Vertrauenseinstellung gegenüber Gesundheitsinformationen aus dem Internet**

| Modell | Modellgüte | | | | Vergleich zum vorigen Modell | | | |
|---|---|---|---|---|---|---|---|---|
| | $X^2$ | Df | CFI | RMSEA | $\Delta X^2$ | $\Delta$ df | $\Delta$ p | $\Delta$ CFI |
| Konfigurale Invarianz | 113,47 | 28 | ,975 | ,061 | - | - | - | - |
| Metrische Invarianz | 122,75 | 34 | ,973 | ,058 | 8,20 | 6 | ,224 | ,002 |
| Skalare Invarianz | 133,63 | 40 | ,969 | ,057 | 11,11 | 6 | ,085 | ,004 |

n = 793

Quelle: Eigene Darstellung

Mit Blick auf den theoretischen und methodischen Diskurs zur Dimensionalisierung und Messung von Vertrauen und die eigenen Ergebnisse zu den Determinanten der Vertrauenseinstellung zu medialen Gesundheitsinformationen
(siehe Kapitel 6.3.2.2) bleibt die Form der zuvor vorgestellten Abfrage eher
unspezifisch. Sie wird dem Umstand nicht gerecht, dass die Vertrauenseinstellung nicht nur auf den Gründen der Vertrauenswürdigkeit beruht, sondern auch
durch bestimmte Strategien eine Bewertung der Kommunikatoren und Aussagen stattfindet. Zudem werden die bisherigen Ansätze häufig dafür kritisiert,
dass weder eine theoretische Auseinandersetzung und Konstruktvalidierung
stattfindet noch Dimensionen von Prädiktoren abgegrenzt werden (Wirth,
1999; siehe auch Kohring & Matthes, 2004; Matthes & Kohring, 2003).

Um die genannten Kritikpunkte aufzugreifen, wird eine **weitere Form der
Operationalisierung von der Vertrauenseinstellung** gegenüber Gesundheitsinformationen aus dem Internet konzipiert. Diese folgt der Grundidee,
**Vertrauen über die Deutung** bestimmter Gesundheitsinformationen zu erfassen, um dadurch die Bereitschaft der Befragten zu messen, sich auf Informationen aus dem Internet zu verlassen und daran das eigene Gesundheitshandeln
auszurichten. Die einzelnen Items beruhen auf den Erkenntnissen der ersten
Studie und beschreiben verschiedene Handlungsweisen der Interviewten, die
von diesen aufgrund der eigenen Recherche im Internet erwogen wurden (siehe
Tabelle 13).

Die Befragen wurden gebeten, sich vorzustellen, dass sie im Internet Gesundheitsinformationen gefunden haben, die ihnen bisher unbekannt waren
oder ihrem bisherigen Wissensstand sogar widersprechen. Vor der Schilderung
möglicher Formen des Umgangs mit Gesundheitsinformationen steht folgende
Frage: „Inwiefern können Sie sich vorstellen, folgende Dinge aufgrund von
solchen gesundheitsbezogenen Informationen aus dem Internet zu tun?" Die

einzelnen Antworten sollen anhand einer 5er-Skala von „sehr unwahrscheinlich" bis „sehr wahrscheinlich" bewertet werden.

Die **explorative Faktorenanalyse** zeigt eine Zwei-Faktor-Struktur, die unterscheidet, ob die Informationen aus dem Internet durch eine zweite Meinung,
v. a. durch ÄrztInnen, kontrolliert oder überprüft werden oder aber das eigene
Verhalten an den gefundenen Gesundheitsinformationen ausgerichtet wird.
Lediglich ein Item, das sich darauf bezieht, dass die Befragten sich verunsichert
fühlen, lädt nur schwach auf beiden Faktoren und wird daher ausgeschlossen.
Beide Faktoren werden als Mittelwertindizes nachgebildet und zeigen eine zufriedenstellende interne Konsistenz auf (siehe Tabelle 13). Da der erste Faktor
„Kontrolle der Gesundheitsinformationen durch Dritte" starke Bezüge zu ÄrztInnen als relevante Kontrollinstanz aufweist, scheint dieser als deutungsbezo-
gene Messung der Vertrauenseinstellung gegenüber Gesundheitsinformationen
aus dem Internet ungeeignet und soll nicht weiter beachtet werden.

**Tabelle 13: Operationalisierung der Vertrauenseinstellung gegenüber Gesundheits-
informationen aus dem Internet mittels der Deutung dieser Informationen**

| | MW/SD | Schiefe | Kurtosis |
|---|---|---|---|
| **Ich würde …** | | | |
| Kontrolle der Gesundheitsinformationen durch Dritte ($\alpha$ = .840; MW = 3,41; SD = ,935) | | | |
| … einen Arztbesuch vereinbaren, um über die Informationen aus dem Internet zu sprechen. | 3,05 (1,342) | -0,17 | -1,15 |
| … die Informationen aus dem Internet beim nächsten Arztbesuch ansprechen. | 3,58 (1,270) | -0,70 | -0,49 |
| … einen Arztbesuch vereinbaren, um mich untersuchen zu lassen. | 3,29 (1,283) | -0,40 | -0,87 |
| … einen Arztbesuch vereinbaren, um über meine Besorgnis in Bezug auf meine Gesundheit zu sprechen. | 3,34 (1,280) | -0,45 | -0,83 |
| … eine zweite Meinung einholen. | 3,72 (1,123) | -0,85 | 0,16 |
| … mit meinen Angehörigen über die Informationen sprechen. | 3,46 (1,217) | -0,55 | -0,57 |
| Verhalten an den Gesundheitsinformationen ausrichten (Handlungsrelevanz) ($\alpha$ = .834; MW = 2,08; SD = ,824) | | | |
| … eine bevorstehende Behandlung absagen oder diese verschieben. | 2,07 (1,071) | 0,78 | -0,11 |
| … meine Therapie eigenständig anpassen. | 2,01 (1,064) | 0,83 | -0,10 |
| … mit einer neuen Therapie beginnen. | 2,24 (1,059) | 0,38 | -0,72 |

|  | MW/SD | Schiefe | Kurtosis |
|---|---|---|---|
| ...aufhören, bestimmte Medika-mente einzunehmen. | 2,17 (1,117) | 0,59 | -0,54 |
| ... meinen Arzt wechseln. | 1,93 (1,001) | 0,82 | -0,01 |
| [... mich verunsichert fühlen und wäre besorgt.] | 3,00 (1,129) | -0,17 | -0,61 |

N = 822, Angaben basieren auf den gewichteten Daten

Quelle: Eigene Darstellung

Für den Faktor der **Handlungsrelevanz** erfolgt eine weitere Güteprüfung mittels einer KFA. Die Ergebnisse der **KFA** zeigen (siehe Tabelle 14), dass die fünf zugehörigen Indikatoren mit einer standardisierten Ladung von $\geq$ ,69 ausreichend hoch auf den Faktor laden und jeder Indikator eine zufriedenstellende Reliabilität ($\geq$ ,47) aufweist. Auf Indikatorebene sind die Ergebnisse somit zufriedenstellend. Dies bestätigt sich auch auf Konstruktebene. Die Faktorreliabilität (= ,839) gilt als relativ hoch und die DEV (= ,511) ist ebenfalls zufriedenstellend. Zudem ist der Modellfit, gemessen an CFI = ,994, RMSEA = ,026 und SRMR = ,014, sehr gut, und der Chi-Quadrat-Test ist nicht signifikant.

**Tabelle 14: Konfirmatorische Faktorenanalyse (KFA) zur Handlungsrelevanz der Gesundheitsinformationen im Internet**

| Ich würde ... | Unstand. Faktorladung | Sign. | Stand. Faktorladung | Fehler-varianz | Indikator-reliabilität |
|---|---|---|---|---|---|
| ... meine Therapie eigenständig anpassen. | 1,00 | - | 0,69 | 0,53 | 0,47 |
| ... mit einer neuen Therapie beginnen. | 1,04 | ,000 | 0,73 | 0,47 | 0,53 |
| ... aufhören, bestimm-te Medikamente zu nehmen. | 1,13 | ,000 | 0,74 | 0,45 | 0,55 |
| ... meinen Arzt wech-seln. | ,995 | ,000 | 0,73 | 0,46 | 0,54 |
| ... eine bevorzugte Behandlung absagen oder diese verschieben. | 1,00 | ,000 | 0,69 | 0,53 | 0,47 |

N = 822; Skala von 1 „stimme ganz und gar nicht zu" bis 5 „stimme voll und ganz zu"; Schätzer: MLR; $X^2$ (5) = 7,727, n.s.; CFI = ,996; RMSEA = ,026; SRMR = ,014; Hoelters kritisches N (CN) = 948,974; Faktorreliabilität = ,839; DEV = ,511

Quelle: Eigene Darstellung

Ebenso bestätigt sich bei den **Tests auf Invarianz** die Äquivalenz der Handlungsrelevanz zwischen den Vergleichsgruppen. Es kann skalare Invarianz angenommen werden. Das Messmodell wird als gültig und reliabel bewertet, da es den Fit-Kriterien entspricht und sich der Modellfit nicht verschlechtert (siehe Tabelle 15).

**Tabelle 15:** **Messinvarianz der Handlungsrelevanz der Gesundheitsinformationen aus dem Internet**

| Modell | Modellgüte | | | | Vergleich zum vorigen Modell | | | |
|---|---|---|---|---|---|---|---|---|
| | $X^2$ | Df | CFI | RMSEA | $\Delta X^2$ | $\Delta$ df | $\Delta$ p | $\Delta$ CFI |
| Konfigurale Invarianz | 20,31 | 10 | ,997 | ,022 | - | - | - | - |
| Metrische Invarianz | 24,59 | 14 | ,998 | ,017 | 3,52 | 4 | ,474 | ,000 |
| Skalare Invarianz | 26,83 | 18 | ,999 | ,009 | 2,25 | 4 | ,690 | ,002 |

n = 793

Quelle: Eigene Darstellung

*Vertrauen in Angehörige im Kontext gesundheitsbezogener Informationen*

Neben ÄrztInnen und dem Internet können auch Angehörige in Gesundheitsfragen Unterstützung bieten (siehe Kapitel 4.1). Aus der Perspektive der kombinierten Nutzung scheint es wichtig, diese ebenfalls zu berücksichtigen und die Vertrauenseinstellung gegenüber Angehörigen mit Blick auf die zweite Forschungsfrage abzufragen (siehe Kapitel 6.4.5). Um den für die vorliegende Studie relevanten Gesundheitsbezug abzubilden, wird eine eigene Skala entwickelt, die die Gründe der Vertrauenswürdigkeit Wohlwollen, Kompetenz und Ehrlichkeit aufgreift. Zudem wird auch die Relevanzzuschreibung zu Bezugspersonen erfasst (siehe Anhang B, Tabelle 36). Die konkrete Formulierung der Items orientiert sich dabei an der Abfrage des sozialen Kapitals im Sinne der Internet Social Capital Scale (ISCS; Williams, 2006; siehe auch Schenk, Jers, & Gölz, 2013). Die Zustimmung zu den Items wird auf einer 5er-Skala gemessen.

Im Rahmen der Datenverdichtung weist eine explorative Faktorenanalyse die Eindimensionalität der Skala nach. Ebenso bestätigt die Reliabilitätsanalyse eine hohe interne Konsistenz ($\alpha$ = .871), sodass die Items zu einem Mittelwertindex zusammengefasst werden (MW = 3,67; SD = ,732).

*Beziehung zwischen verschiedenen Vertrauensinstanzen*

Zusätzlich zu den vorgestellten Skalen für die einzelnen Vertrauensinstanzen werden die Vertrauenswerte jeder Instanz im Sinne eines **Gesamturteils** mit einem Item abgefragt. Mittels dieser Abfrage soll auf die Beziehung zwischen den verschiedenen Vertrauensinstanzen geschlossen werden. Zudem wird dadurch eine externe Validierung und Qualitätskontrolle der alternativen Operationalisierungen der Vertrauenseinstellung gegenüber Gesundheitsinformationen aus dem Internet ermöglicht. Die drei Items, die auf einer 5er-Skala bewertet werden, orientieren sich an Anker et al. (2011) und lauten: „Ich vertraue den Gesundheitsinformationen, die ich … von meinem Arzt bekomme/… im Internet nachlese/…von meiner Familie, Freunden oder Bekannten bekomme" (siehe Anhang B, Tabelle 37).

*Vertrauensfähigkeit*

Neben den spezifischen Vertrauenseinstellungen gegenüber ÄrztInnen, Gesundheitsinformationen aus dem Internet und Angehörigen spielt auch die **generelle Vertrauensfähigkeit** der Befragten eine wichtige Rolle. Sie legt das Ausgangsniveau von Vertrauen fest und kann spezifische Urteile befördern oder erschweren. Zur Abfrage wird die Kurzskala von Beierlein, Kemper, Kovaleva und Rammstedt (2012) genutzt, die mittels drei Items generelles interpersonales Vertrauen misst (siehe Anhang B, Tabelle 38). Die explorative Datenanalyse zeigt erneut, dass das Item, das sich in seiner Polung von den anderen unterscheidet, schwächer auf den Faktor Vertrauensfähigkeit lädt. Die Werte liegen allerdings noch im akzeptablen Bereich. Entsprechend der internen Konsistenz ($\alpha$ = .752) werden die Indikatoren zu einem Mittelwertindex zusammengefasst (MW = 3,53; SD = ,747). Der Index wird für die Beantwortung der Forschungsfragen 1 und 2 herangezogen.

### 7.4.2.3 Messung der Intention zum sowie des bisherigen gesundheitsbezogenen Informationshandelns im Internet

Es ist das zentrale Anliegen der vorliegenden Studie, die gesundheitsbezogene Informationssuche im Internet zu beschreiben und mithilfe der Vertrauenseinstellungen zu erklären (Forschungsfragen 3 bis 6). Dazu wird die Intention zur zukünftigen gesundheitsbezogenen Internetnutzung und retrospektiv das bisherige Informationshandeln im Internet gemessen.

*Intention zur gesundheitsbezogenen Internetnutzung*

Mittels des PRISM (Kahlor, 2010) soll die Intention zur gesundheitsbezogenen Internetnutzung erklärt werden. Sie stellt somit die abhängige Variable der Strukturgleichungsmodelle dar, die in den Forschungsfragen 3 bis 6 geprüft werden (siehe Kapitel 7.4.5). Kahlor (2010) und Hovick et al. (2014) operationalisieren die Bereitschaft und den Willen, das Internet in Zukunft für Gesundheitsthemen zu nutzen, mittels fünf Items. Aufgrund der hohen inhaltlichen

Überschneidungen zwischen den Items wurden drei Items ausgewählt und übersetzt, die zum einen eine unterschiedliche Stärke der Intention zum Ausdruck bringen und zum anderen auf eine Intensivierung der Informationssuche in der Zukunft abzielen (siehe Anhang B, Tabelle 39). Die drei Items werden auf einer 5er-Skala von „stimme ganz und gar nicht zu" bis „stimme voll und ganz zu" bewertet.

Zur Datenverdichtung erfolgt eine explorative Faktorenanalyse, die die Ein-Faktor-Lösung bestätigt. Daraufhin wird aus den Items ein Mittelwertindex gebildet ($\alpha$ = .920; MW = 2,45; SD = 1,133). Auf diesen Schritten der Güteprüfung aufbauend wird eine **KFA** berechnet. Allerdings ist ein Messmodell, das auf drei Indikatoren beruht, saturiert und wird so einen perfekten Modellfit aufweisen. Um einen Modellanpassungstest zu ermöglichen, wird ein Constraint eingesetzt und es werden die Faktorladungen der ersten beiden Indikatoren gleichgesetzt, um zusätzliche Freiheitsgrade zu gewinnen (siehe Tabelle 16).

**Tabelle 16: Konfirmatorische Faktorenanalyse (KFA) für die Intention zur gesundheitsbezogenen Internetnutzung**

| | Unstand. Faktorladung | Sign. | Stand. Faktorladung | Fehler-varianz | Indikator-reliabilität |
|---|---|---|---|---|---|
| Ich beabsichtige, in der nahen Zukunft im Internet nach gesundheitsbezogenen Informationen zu suchen.* | 1,00 | - | 0,93 | 0,14 | 0,86 |
| Ich werde in Zukunft im Internet nach Informationen bezogen auf meine eigene Gesundheit und Gesund-heitsrisiken suchen.* | 1,00 | - | 0,91 | 0,17 | 0,83 |
| Ich beabsichtige, in Zukunft häufiger im Internet nach gesundheitsbezogenen Informationen und Risiken zu suchen. | 0,79 | ,000 | 0,81 | 0,35 | 0,65 |

N = 822; Skala von 1 „stimme ganz und gar nicht zu" bis 5 „stimme voll und ganz zu"; Schätzer: MLR; * Faktorladungen wurden im Modell gleichgesetzt; $X^2$ (1) = 0,294, n.s.; CFI = 1,000; RMSEA = ,000; SRMR = ,004; Hoelters kritisches N (CN) = 19.983,53; Faktorreliabilität = ,915; DEV = ,783

Quelle: Eigene Darstellung

Wie in Tabelle 16 deutlich wird, laden alle Indikatoren mit einer standardisierten Faktorladung $\geq$ ,81 sehr hoch auf den Faktor. Zudem zeigt sich eine hohe Indikatorreliabilität $\geq$ ,65. Folglich sind die Ergebnisse der konfirmatorischen Faktorenanalyse auf Indikatorebene sehr zufriedenstellend. Auf Konstruktebene bestätigen sich die guten Werte ebenfalls. Die durchschnittliche erklärte Varianz der Indikatoren des latenten Konstrukts liegt bei ,78, und auch die Faktorreliabilität ist mit ,92 sehr hoch. Zudem ist auch der Modellfit, gemessen am CFI = 1 und RMSEA = ,000, hervorragend. Sogar der Chi-Quadrat-Test ist nicht signifikant.

Der **Test der Invarianz** für die Vergleichsgruppen der Gesunden und Erkrankten zeigt eine hohe Äquivalenz des Messmodells der Intention zur gesundheitsbezogenen Internetnutzung (siehe Tabelle 17). Das Modell weist konfigurale, metrische und skalare Invarianz auf.

**Tabelle 17:**       **Messinvarianz der Intention zur gesundheitsbezogenen Internetnutzung**

| Modell | Modellgüte | | | | Vergleich zum vorigen Modell | | | |
|---|---|---|---|---|---|---|---|---|
| | $X^2$ | Df | CFI | RMSEA | $\Delta X^2$ | $\Delta$ df | $\Delta$ p | $\Delta$ CFI |
| Konfigurale Invarianz | 2,023 | 2 | 1,000 | ,017 | - | - | - | - |
| Metrische Invarianz | 2,083 | 3 | 1,000 | ,000 | ,04 | 1 | ,829 | ,000 |
| Skalare Invarianz | 4,153 | 5 | 1,000 | ,000 | 2,13 | 2 | ,345 | ,000 |

n = 793

Quelle: Eigene Darstellung

Die Evaluation des Messmodells der Intention zur gesundheitsbezogenen Internetnutzung zeigt, dass es als gültig, reliabel und stabil zu bewerten ist. Es kann ohne Änderungen in den Strukturgleichungsanalysen verwendet und darf für den Gruppenvergleich herangezogen werden.

*Gesundheitsbezogene Internetnutzung*

Zusätzlich zur Intention und damit dem Willen, in Zukunft mithilfe des Internets nach gesundheitsbezogenen Themen zu suchen, wird ebenfalls abgefragt, wie die bisherige gesundheitsbezogene Internetnutzung aussieht. Dies gibt Aufschluss über die individuellen Erfahrungen und die Bedeutung des Internets als Informationsquelle über Gesundheitsthemen.

Zunächst wird mittels einer dichotomen Abfrage ermittelt, ob das Internet überhaupt schon einmal genutzt wurde, um sich über die Themen Gesundheit und Krankheit zu informieren oder auszutauschen. Daran anschließend wird die **Häufigkeit der gesundheitsbezogenen Internetnutzung** in den letzten 30 Tagen erfragt. Hierzu werden die Befragten gebeten, mittels einer 5er-Skala anzugeben, ob sie das Internet in dem genannten Zeitraum nie, selten, gelegentlich, häufig oder sehr häufig genutzt haben. Die verwendete Abfrage orientiert sich an Flynn et al. (2006) und soll sicherstellen, dass sich die Befragten möglichst genau an die Internetnutzung erinnern können, um eine adäquate Einschätzung vorzunehmen.

Da sich das Internet durch eine hohe **Vielfalt unterschiedlicher Informationsangebote** der journalistischen Massenkommunikation sowie privater und öffentlicher Expertenkommunikation auszeichnet, wird auch gemessen, welche Online-Angebote wie häufig genutzt werden. Dies erscheint bedeutsam, da die Identifikation relevanter Gründe der Vertrauenswürdigkeit von Gesundheitsinformationen (siehe Kapitel 6.3.2.2) gezeigt hat, dass die Vertrauenseinstellungen der Interviewten entsprechend den Angeboten zu differenzieren sind. Die ausgewählten Online-Angebote orientieren sich an der Abfrage der Nutzung unterschiedlicher Informationsangebote in der 22. Welle des Gesundheitsmonitors der Bertelsmann Stiftung. Die Abfrage berücksichtigt sowohl Angebote aus dem Bereich des **Health Content** als auch der **Health Community** (Gitlow, 2000) und unterscheidet **unterschiedliche Kommunikatoren** von Gesundheitsinformationen (siehe Anhang B, Tabelle 40). Um der Vielfalt an Angeboten gerecht zu werden, wurde eine offene Kategorie ergänzt, die bei Bedarf nachcodiert werden kann. Die Befragten nahmen nur in 45 Fällen eine Ergänzung vor. Dabei handelt es sich 37-mal um das Online-Angebot der Apotheken-Umschau. Die Häufigkeit der Nutzung der einzelnen Angebote sollte jeweils auf einer 5er-Skala von „nie" (1) bis „sehr häufig" (5) angegeben werden.

### 7.4.2.4  Messung der Determinanten des gesundheitsbezogenen Informationshandelns

Im Folgenden werden entsprechend der postulierten Zusammenhänge des PRISM (Kahlor, 2010) die relevanten Determinanten beschrieben, die sich auf die Intention zur gesundheitsbezogenen Internetnutzung auswirken und im Zuge der Modelltestung (Forschungsfragen 3 bis 6) von Bedeutung sind. Hierzu zählen die Einstellung gegenüber der Informationssuche im Internet, soziale und subjektive Informationsnormen, die sich auf die Informationssuche beziehen, die wahrgenommene Selbstwirksamkeit in Bezug auf die gesundheitsbezogene Internetnutzung, die wahrgenommene Informiertheit, wahrgenommene Informationsdefizite wie auch die Risikowahrnehmung und die affektive Reaktion auf Gesundheitsrisiken.

*Einstellung gegenüber der Informationssuche im Internet*

Die Einstellung gegenüber der Informationssuche bildet die individuell wahrgenommene **Nützlichkeit der Informationssuche** im Internet ab. Die Operationalisierung basiert auf der Original-Skala von Kahlor (2010), welche die Einstellung mittels eines semantischen Differenzials abfragt. Die Befragten sollen auf einer 5er-Skala einschätzen, inwieweit die Suche nach Informationen über gesundheitsbezogene Themen im Internet für sie persönlich „nicht nützlich" oder „nützlich", „unklug" oder „klug", „unergiebig" oder „ergiebig, „nicht hilfreich" oder „hilfreich", „schädlich" oder „förderlich", „schlecht" oder „gut" sowie „wertlos" oder „wertvoll" ist (siehe Anhang B, Tabelle 41).

Eine explorative Faktorenanalyse weist die Eindimensionalität des semantischen Differenzials nach. Aus den einzelnen Indikatoren wird dementsprechend ein Mittelwertindex gebildet ($\alpha$ = .944; MW = 3,29; SD = ,897). Die anschließende **KFA** zeigt für das Messmodell, dass die Höhe der standardisierten Faktorladungen ($\geq$ ,80) und die Faktorreliabilität mit ,940 sehr gut sind. Die Indikatorreliabilität ($\geq$ ,64) sowie die DEV mit ,690 fallen zufriedenstellend aus. Zudem zeigt das Messmodell auch einen ausreichenden Fit (CFI = ,981; RMSEA = ,057; SRMR = ,018). Allerdings fällt der Chi-Quadrat-Test signifikant aus. Hoelters kritisches N (CN) deutet darauf hin, dass dies auf die Stichprobengröße zurückgeführt werden kann (siehe Tabelle 18).

**Tabelle 18: Konfirmatorische Faktorenanalyse (KFA) zur Einstellung zur Suche nach Gesundheitsinformationen im Internet**

| Nach Informationen über gesundheitsbezogene Themen im Internet zu suchen, ist ... | Unstand. Faktorladung | Sign. | Stand. Faktorladung | Fehlervarianz | Indikatorreliabilität |
|---|---|---|---|---|---|
| ... nützlich. | 1,00 | - | 0,83 | 0,30 | 0,70 |
| ... klug. | 0,91 | ,000 | 0,82 | 0,32 | 0,68 |
| ... ergiebig. | 0,90 | ,000 | 0,80 | 0,35 | 0,65 |
| ... hilfreich. | 1,04 | ,000 | 0,86 | 0,26 | 0,74 |
| ... förderlich. | 0,94 | ,000 | 0,83 | 0,32 | 0,68 |
| ... gut. | 0,95 | ,000 | 0,86 | 0,26 | 0,74 |
| ... wertvoll. | 0,85 | ,000 | 0,80 | 0,36 | 0,64 |

N = 822; Skala von 1 „stimme ganz und gar nicht zu" bis 5 „stimme voll und ganz zu"; Schätzer: MLR; $X^2$ (14) = 51,515, p $\leq$ ,01; CFI = ,982; RMSEA = ,057; SRMR = ,018; Hoelters kritisches N (CN) = 235,845; Faktorreliabilität = ,940; DEV = ,690

Quelle: Eigene Darstellung

Der **Test der Invarianz** zeigt, dass sich die einzelnen Fit-Maße (RMSEA, CFI) mit zunehmender Strenge des Tests verschlechtern und der RMSEA-Wert im kritischen Bereich liegt (siehe Tabelle 19). Dies deutet darauf hin, dass die Äquivalenz der Messung im Vergleich der Gesunden mit Erkrankten eingeschränkt sein kann und eine kritische Prüfung erforderlich ist. Die **gruppen-**

**spezifische Betrachtung** der Faktorladungen zeigt, dass die Faktorladungen für beide Gruppen mit einem Wert von $\geq$ ,76 sehr zufriedenstellend sind. Allerdings lädt das Item „nützlich" bei den Erkrankten deutlich stärker auf das Messmodell. Die individuellen Unterschiede in der Stärke der Ladung erklären die schlechten Fit-Maße. Da die Höhe der Faktorladungen als gut bewertet wird und es sich lediglich um einzelne Unterschiede handelt, wird nach der Inspektion der Faktorladungen angenommen, dass der Gruppenvergleich zulässig ist. Folglich kann auch das Messmodell zur Einstellung gegenüber der Suche nach Gesundheitsinformationen im Internet positiv evaluiert werden und als Basis für die SGA dienen.

**Tabelle 19: Messinvarianz der Einstellung zur Suche**

| Modell | Modellgüte | | | | Vergleich zum vorigen Modell | | | |
|---|---|---|---|---|---|---|---|---|
| | $X^2$ | Df | CFI | RMSEA | $\Delta X^2$ | $\Delta$ df | $\Delta$ p | $\Delta$ CFI |
| Konfigurale Invarianz | 157,96 | 28 | ,972 | ,074 | - | - | - | - |
| Metrische Invarianz | 176,49 | 34 | ,967 | ,073 | 16,99 | 6 | ,009 | ,005 |
| Skalare Invarianz | 186,48 | 40 | ,964 | ,071 | 10,25 | 6 | ,114 | ,003 |

n = 793

Quelle: Eigene Darstellung

*Soziale Informationsnormen*

Wie eingangs beschrieben (siehe Kapitel 7.2) werden soziale und subjektive Informationsnormen als Determinante der gesundheitsbezogenen Informationssuche berücksichtigt. Zu den sozialen Informationsnormen zählen laut dem PRISM (Kahlor, 2010) **injunktive und deskriptive Normen.** Die Normen beschreiben wahrgenommene Erwartungen des sozialen Umfeldes sowie im Umfeld wahrgenommene Verhaltensweisen, die die eigene Intention zur Informationssuche beeinflussen. Um beide Normen abzufragen, wurde jeweils ein einzelnes Item aus der Original-Skala von Kahlor (2010) ausgewählt, das die entsprechende Norm inhaltlich gut abbildet: „Meine Familie und Freunde erwarten von mir, dass ich aktiv Informationen über gesundheitsbezogene Themen und Risiken suche" (Injunktive Norm); „Menschen aus meinem Umfeld, deren Meinung ich sehr schätze, suchen aktiv nach Informationen über gesundheitsbezogene Themen und Risiken" (Deskriptive Norm). Beide Items werden auf einer 5er-Skala bewertet.

*Subjektive Einflussfaktoren der Vertrauenseinstellungen und des Informationshandelns*

Zusätzlich kann auf Basis der theoretischen Betrachtung und der Ergebnisse der qualitativen Studie (siehe Kapitel 6.3, 6.4) davon ausgegangen werden, dass weitere **personen- und gesundheitsbezogene Einstellungen und Rollenvorstellungen** für die Vertrauensgenese und das Informationshandeln von Bedeutung sind und als subjektive Informationsnormen verstanden werden können. Sie werden als potenzielle Einflussfaktoren sowohl der Vertrauensgenese (Forschungsfrage 1) als auch der Intention zur Informationssuche berücksichtigt (Forschungsfragen 3 bis 6).

Vor allem eigene **Informations- und Entscheidungspräferenzen** haben sich in den Interviews als Determinante der Vertrauenseinstellung und des Informationshandelns erwiesen. Beide Dimensionen werden mithilfe des Autonomy Preference Index (API) nach Ende et al. (1989) operationalisiert (siehe Anhang B, Tabelle 42). Hinsichtlich der Informationspräferenz wird gemessen, wie umfassend jemand im Falle einer Erkrankung informiert werden möchte. Die Entscheidungspräferenz fragt ab, ob man sich selbst oder den Arzt bzw. die Ärztin in der Verantwortung sieht, medizinische Entscheidungen zu treffen. Die Stärke dieser Operationalisierung der Entscheidungspräferenz nach Ende et al. (1989) liegt darin, dass die Items in Abhängigkeit des Gesundheitszustandes bzw. des Schweregrades einer Erkrankung unterschiedliche Wünsche zur Partizipation unterscheiden. Die Zustimmung zu den einzelnen Items soll jeweils auf einer 5er-Skala angegeben werden.

Erneut zeigen beide explorativen Faktoren- und Reliabilitätsanalysen, dass die Polung einzelner Items die interne Konsistenz der Skalen beeinträchtigt. Für die Informationspräferenz wird unter Ausschluss des entsprechenden Items ein Mittelwertindex gebildet ($\alpha$ = .931; MW = 4,41; SD = ,654). Die verbleibenden sieben Indikatoren der Informationspräferenz werden mittels der **KFA** einer weiterführenden Evaluation unterzogen. Wie Tabelle 20 zeigt, kann das Messmodell zur Informationspräferenz auf Indikatorebene als sehr zufriedenstellend bewertet werden. Die einzelnen Items laden mit $\geq$ ,77 hoch auf den Faktor, und die Indikatorreliabilität fällt zufriedenstellend aus ($\geq$ ,59). Auf Konstruktebene ist die Faktorreliabilität sehr gut (= ,928) und die DEV zufriedenstellend (= ,649). Zudem ist auch der Modellfit sehr gut (CFI = ,988; RMSEA = ,041; SRMR = ,017). Lediglich der Chi-Quadrat-Test ist signifikant und verletzt die Anforderungen. Aufgrund des CN-Wertes kann allerdings davon ausgegangen werden, dass dies auf die Stichprobengröße zurückzuführen ist.

**Tabelle 20: Konfirmatorische Faktorenanalyse (KFA) zur Informationspräferenz**

| | Unstand. Faktorladung | Sign. | Stand. Faktorladung | Fehler-varianz | Indikator-reliabilität |
|---|---|---|---|---|---|
| Wenn sich mein Gesundheitszustand verschlechtert, sollte ich auch mehr über die Krankheit erfahren. | 1,00 | - | 0,77 | 0,41 | 0,59 |
| Ich möchte verstehen, was die Krankheit in meinem Körper auslöst. | 1,07 | ,000 | 0,85 | 0,28 | 0,72 |
| Auch wenn es sich um schlechte oder belastende Nachrichten und Informationen handelt, sollte ich darüber informiert werden. | 1,02 | ,000 | 0,80 | 0,36 | 0,64 |
| Der Arzt sollte mir erklären, welchen Zweck bestimmte Tests und Behandlungen haben. | 1,03 | ,000 | 0,82 | 0,34 | 0,66 |
| Es ist für mich wichtig, dass ich alles über die Nebenwirkungen einer Behandlung weiß. | 1,03 | ,000 | 0,78 | 0,39 | 0,61 |
| Informationen über die Krankheit zu haben, ist für mich ebenso wichtig wie die Behandlung selbst. | 0,99 | ,000 | 0,78 | 0,39 | 0,61 |
| Wenn es mehr als eine Möglichkeit zur Behandlung gibt, möchte ich über alle Optionen aufgeklärt werden. | 1,06 | ,000 | 0,84 | 0,29 | 0,71 |

N = 822; Skala von 1 „stimme ganz und gar nicht zu" bis 5 „stimme voll und ganz zu"; Schätzer: MLR; $X^2$ (14) = 33,271, p ≤ ,01; CFI = ,988; RMSEA = ,041; SRMR = ,017; Hoelters kritisches N (CN) = 357,70; Faktorreliabilität = ,928; DEV = ,649

Quelle: Eigene Darstellung

Zudem zeigt der **Modellvergleich** für die Gruppen der Gesunden und Erkrankten eine ausreichende Äquivalenz. Es wird angenommen, dass die inhaltliche Bedeutung der Messmodelle in den beiden untersuchten Subgruppen vergleichbar ist (siehe Tabelle 21). Insgesamt verdeutlichen die Kennwerte somit eine hohe Reliabilität und ausreichende Stabilität des Messmodells der Informationspräferenz.

**Tabelle 21: Messinvarianz der Informationspräferenz**

| Modell | Modellgüte | | | | Vergleich zum vorigen Modell | | | |
|---|---|---|---|---|---|---|---|---|
| | $X^2$ | Df | CFI | RMSEA | $\Delta X^2$ | $\Delta$ df | $\Delta$ p | $\Delta$ CFI |
| Konfigurale Invarianz | 79,10 | 28 | ,993 | ,031 | - | - | - | - |
| Metrische Invarianz | 88,70 | 34 | ,992 | ,031 | 8,07 | 6 | ,233 | ,001 |
| Skalare Invarianz | 92,77 | 40 | ,991 | ,028 | 4,12 | 6 | ,660 | ,000 |

n = 793

Quelle: Eigene Darstellung

Für die Abbildung der **Entscheidungspräferenz** werden nur die Items ausgewählt, die eine einheitliche Polung besitzen und die Tendenz zur Entscheidungsdelegation beschreiben. Die verbliebenen vier Items werden als Index zusammengefasst ($\alpha$ = .724; MW = 3,82; SD = ,743). Die Modellierung des Messmodells der **Tendenz zur Entscheidungsdelegation** erscheint dabei problematisch. Die Ergebnisse zeigen auf Indikatorebene, dass zwei Indikatoren eher schwach ($\leq$ ,60) auf das latente Konstrukt laden, hohe Fehlervarianzen besitzen, eine geringe Reliabilität aufweisen und in der Konsequenz eine geringe DEV vorliegt (siehe Tabelle 22). Die Werte der standardisierten Faktorladungen erfüllen zwar die geforderten Mindestkriterien $\geq$ ,50, aber die Indikatorreliabilität und die DEV liegen unterhalb des geforderten Wertes. Daher muss kritisch reflektiert werden, welcher Mehrwert von den beiden Indikatoren ausgeht und ob die betroffenen Indikatoren im Modell verbleiben sollen.

Trotz der kritischen Bewertung einzelner Indikatoren ist der Fit des Modells hervorragend (CFI = 1,000; RMSEA = ,000; SRMR = ,009), und sogar der Chi-Quadrat-Test ist nicht signifikant und zeigt eine gute Modellanpassung. Wird dagegen einer der schwachen Indikatoren ausgeschlossen, verschlechtert sich auch der Modellfit erheblich; werden beide Indikatoren ausgeschlossen, ist das Messmodell nicht mehr saturiert und somit unteridentifiziert. Alternativ könnte eine Single-Item-Lösung herangezogen werden, die jedoch deutlich stärker von Verzerrungen des einzelnen Indikators abhängt. Auf der Basis dieser Abwägungen wird das vorliegende Messmodell als überlegen angesehen und entschieden, dass die beiden Indikatoren im Messmodell verbleiben sollen.

**Tabelle 22: Konfirmatorische Faktorenanalyse (KFA) für die Tendenz zur Entscheidungsdelegation (Entscheidungspräferenz)**

| | Unstand. Faktorladung | Sign. | Stand. Faktorladung | Fehler-varianz | Indikator-reliabilität |
|---|---|---|---|---|---|
| Die wichtigsten medizinischen Entscheidungen sollten nicht von mir, sondern von meinem Arzt getroffen werden. | 1,00 | - | ,755 | ,43 | ,57 |
| Ich sollte mich nach den Hinweisen und Empfehlungen meines Arztes richten, auch wenn ich nicht der gleichen Meinung bin. | ,745 | ,000 | ,669 | ,55 | ,45 |
| Wenn ich auf ärztliche Versorgung angewiesen bin, sollte ich nicht selbst die Entscheidung über meine Behandlung treffen. | ,797 | ,000 | ,568 | ,68 | ,32 |
| Wenn ich krank wäre und sich meine Krankheit verschlimmert, möchte ich, dass der Arzt mehr Kontrolle und Verantwortung übernimmt. | ,625 | ,000 | ,599 | ,64 | ,36 |

N = 822; Skala von 1 „stimme ganz und gar nicht zu" bis 5 „stimme voll und ganz zu"; Schätzer: MLR; $X^2$ (2) = 1,288, n.s.; CFI = 1,000; RMSEA = ,000; SRMR = ,009; Hoelters kritisches N (CN) = 3.192,079; Faktorreliabilität = ,745; DEV = ,425

Quelle: Eigene Darstellung

Zudem kann zwischen den beiden Modellen für Gesunde und Erkrankte eine **hohe Äquivalenz** festgestellt werden (siehe Tabelle 23). Das Messmodell weist sowohl konfigurale, metrische als auch skalare Invarianz auf.

**Tabelle 23: Messinvarianz der Tendenz zur Entscheidungsdelegation**

| Modell | Modellgüte | | | | Vergleich zum vorigen Modell | | | |
|---|---|---|---|---|---|---|---|---|
| | $X^2$ | Df | CFI | RMSEA | $\Delta X^2$ | $\Delta$ df | $\Delta$ p | $\Delta$ CFI |
| Konfigurale Invarianz | 5,48 | 4 | 1,00 | ,000 | - | - | - | - |
| Metrische Invarianz | 6,11 | 7 | 1,00 | ,000 | ,49 | 3 | ,922 | ,000 |
| Skalare Invarianz | 7,20 | 10 | 1,00 | ,000 | 1,08 | 3 | ,781 | ,000 |

n = 793

Quelle: Eigene Darstellung

Bei der gewählten Operationalisierung der Entscheidungspräferenz bleibt unberücksichtigt, dass nicht nur die beiden Extreme der Entscheidungsfindung in Form der Entscheidung durch PatientInnen selbst oder die Delegation an den Arzt oder die Ärztin bestehen, sondern auch die **gemeinsame Entscheidungsfindung** von Relevanz ist. Um zum einen eine allgemeine Präferenzeinschätzung zu erhalten und zum anderen auch den Wunsch nach einer gleichberechtigen Teilhabe von PatientInnen und ÄrztInnen abzubilden, wurde zusätzlich eine weitere Frage ergänzt. Dabei wurden die Befragten gebeten, ihre Entscheidungspräferenz auf einer 10er-Skala zwischen den beiden genannten Extremen einzuordnen.

Eine weitere gesundheitsbezogene Einstellung, die in der qualitativen Analyse als ein Einflussfaktor von Vertrauenseinstellungen identifiziert wurde, ist das **Gesundheitsbewusstsein** (siehe Kapitel 6.3.2.3). Die Messung erfolgte mit der Skala von Dutta-Bergman (2003), die aus insgesamt fünf Items besteht (siehe Anhang B, Tabelle 43). Ein Beispiel-Items lautet: „Ich tue alles mir Mögliche, um gesund zu bleiben." Die zur Datenverdichtung durchgeführte explorative Faktorenanalyse bestätigt, dass die Skala eindimensional ist. Die Items werden mittels eines Mittelwertindex verdichtet ($\alpha = .864$; MW = 3,90; SD = ,698).

In der explorativen Studie wurde ebenfalls deutlich, dass Vertrauenseinstellungen auch durch die präferierten Bewältigungsstrategien und den Umgang mit negativen oder bedrohlichen Reizen beeinflusst werden. Hierbei handelt es sich in Form der situativ geprägten Persönlichkeitstendenzen des **Monitoring und Blunting** (Miller, 1987; van Zuuren et al., 1991; Timmermans, 2007, S. 1111; siehe Kapitel 2.2.2) auch um Einflussfaktoren des gesundheitsbezogenen Informationshandelns. Ihre Messung erfolgt mittels der für den Gesundheitskontext spezifizierten **Threatening Medical Situations Inventory** (TMSI; Ong et al., 1999; van Zuuren, Groot, Mulder, & Muris, 1996). In der in Deutschland getesteten Version von Heisig, Shedden-Mora, van Zuuren & Nestroriuc (2014) werden den Befragen zwei Szenarien vorgelegt, in denen sie sich vorstellen sollen, dass sie bestimmte Krankheitssymptome bemerken. Die Dimensionen des Monitoring und Blunting werden jeweils mittels drei Items abgefragt, die mögliche Formen des Umgangs mit der potenziellen gesundheitsbezogenen Bedrohung beschreiben (siehe Anhang B, Tabelle 44). Ein Beispiel-Item für eine aktive Auseinandersetzung mit potenziell unangenehmen Gesundheitsinformationen und Gesundheitsbedrohungen im Sinne des Monitoring lautet: „Ich nehme mir vor, dem Spezialisten so viele Fragen wie möglich zu stellen." Ein Beispiel für die mit Blunting verbundene höhere Tendenz zur Vermeidung ist das folgende Item: „Ich versuche, erst einmal so wenig wie möglich an diese unangenehme Untersuchung zu denken." Die Bewertung der Aussagen erfolgt auf einer 5er-Skala von „trifft ganz und gar nicht zu" (1) bis „trifft voll und ganz zu" (5).

Unabhängig von den Szenarien werden die Indikatoren für die beiden Bewältigungsstrategien verdichtet. Eine explorative Faktorenanalyse bestätigt die Trennung zwischen Monitoring und Blunting. Beide Mittelwertindizes weisen akzeptable Werte der internen Konsistenz auf (Monitoring: $\alpha$ = .749; MW = 3,63; SD = ,737; Blunting: $\alpha$ = .721; MW = 3,49; SD = ,713).

Ein weiterer relevanter Einflussfaktor des Informationshandelns wie auch der Vertrauenseinstellungen stellen die **gesundheitsbezogenen Kontrollüberzeugungen** der ProbandInnen dar. Sie beschreiben die Erwartungshaltung einer Person, auf die eigene Gesundheit selbst Einfluss nehmen zu können oder inwieweit die eigene Gesundheit beispielsweise durch ÄrztInnen oder das soziale Umfeld determiniert ist. Es wird davon ausgegangen, dass die Überzeugungen grundlegend das individuelle Selbstverständnis der Patientenrolle prägen und bedingen, welche Informations- und Entscheidungspräferenzen vorherrschen (siehe Kapitel 4.2.3). Die Operationalisierung orientiert sich an einer mehrdimensionalen Messung des Health Locus of Control nach Wallston et al. (1978), die unter anderem internalisierte (Internal Health Locus of Control) und externalisierte Kontrollüberzeugungen von ÄrztInnen oder dem sozialen Umfeld (Powerful Others Health Locus of Control) unterscheidet. Die qualitative Betrachtung der Vertrauensgenese hat gezeigt, dass vor allem internalisierte Kontrollüberzeugungen Einfluss auf Vertrauenseinstellungen nehmen. Daher liegt der Fokus im Folgenden auf dem **Internal Health Locus of Control** (siehe Anhang B, Tabelle 45). Ein Beispiel-Item lautet: „Ich habe meine Gesundheit in der eigenen Hand."

Die Datenverdichtung mittels einer explorativen Faktorenanalyse bestätigt die Eindimensionalität des Internal Health Locus of Control, sodass ein Mittelwertindex gebildet wird ($\alpha$ = .783; MW = 3,51; SD = ,968). Die Überprüfung des Messmodells mittels der **KFA** zeigt, dass einzelne Indikatoren nur schwache standardisierte Ladungen ($\leq$ ,55) und eine geringe Indikatorreliabilität ($\leq$ ,40) aufweisen. Dabei handelt es sich um die Items „Wenn ich krank werde, so ist dies meine Schuld" und „Wenn ich krank werde, liegt es vor allem an mir selbst, wie schnell ich wieder gesund werde". Beide zeichnen sich dadurch aus, dass sie sich expliziter auf den Umgang mit Krankheiten beziehen und nicht auf die Prävention und den Erhalt der eigenen Gesundheit. Gerade mit Blick auf die Stichprobe der potenziellen PatientInnen kann je nach Gesundheitszustand von anderen Bewertungsmaßstäben für die beiden Situationen ausgegangen werden. Durch den Ausschluss der beiden Items konnte der Modellfit verbessert werden; dennoch muss kritisch reflektiert werden, dass der Ausschluss dazu führt, dass Kontrollüberzeugungen, die sich konkret auf dem Erkrankungsfall beziehen, nicht mehr repräsentiert werden. Tabelle 24 zeigt die finale Lösung der KFA. Ausgenommen von der DEV (= ,483) genügen alle Evaluationskriterien auf Indikator- (Standardisierte Faktorladung $\geq$ ,66; Indikatorreliabilität $\geq$ ,44) und Konstruktebene (Faktorreliabilität = ,788) den relevanten Kriterien (siehe Kapitel 7.4.2.1, Tabelle 6). Die DEV liegt leicht unter dem geforderten Mindestmaß von $\geq$ ,50. Da die anderen Kriterien aber als erfüllt gelten und der Modellfit (CFI = ,994; RMSEA = ,047; SRMR = ,013; Chi-Quadrat-Test = n.s.) als gut bewertet werden kann, soll das Messmodell dennoch in die SGA eingehen.

**Tabelle 24: Konfirmatorische Faktorenanalyse (KFA) zum Internal Health Locus of Control**

| | Unstand. Faktorladung | Sign. | Stand. Faktorladung | Fehler-varianz | Indikator-reliabilität |
|---|---|---|---|---|---|
| Ich habe meine Gesundheit in der eigenen Hand. | 1,00 | - | ,68 | 0,53 | 0,47 |
| Meine Gesundheit wird in erster Linie dadurch bestimmt, was ich selbst tue. | ,99 | ,000 | ,73 | 0,47 | 0,53 |
| Wenn ich richtig auf mich selbst achte, kann ich Krankheiten vermeiden. | 1,09 | ,000 | ,70 | 0,51 | 0,49 |
| Wenn ich mich richtig verhalte und auf mich achte, bleibe ich gesund. | ,98 | ,000 | ,66 | 0,56 | 0,44 |

N = 822; Skala von 1 „stimme ganz und gar nicht zu" bis 5 „stimme voll und ganz zu"; Schätzer: MLR; $X^2$ (2) = 5,687, n.s.; CFI = ,994 ; RMSEA = ,047; SRMR = ,013; Hoelters kritisches N (CN) = 1.023,83; Faktorreliabilität = ,788; DEV = ,483

Quelle: Eigene Darstellung

**Tabelle 25: Messinvarianz des Internal Health Locus of Control**

| Modell | Modellgüte | | | | Vergleich zum vorigen Modell | | | |
|---|---|---|---|---|---|---|---|---|
| | $X^2$ | Df | CFI | RMSEA | $\Delta X^2$ | $\Delta$ df | $\Delta$ p | $\Delta$ CFI |
| Konfigurale Invarianz | 7,77 | 4 | ,996 | ,039 | - | - | - | - |
| Metrische Invarianz | 13,03 | 7 | ,994 | ,035 | 4,02 | 3 | ,260 | ,002 |
| Skalare Invarianz | 26,27 | 10 | ,978 | ,056 | 13,67 | 3 | ,003 | ,016 |

n = 793

Quelle: Eigene Darstellung

Tabelle 25 zeigt, dass für die eigenen Kontrollüberzeugungen **konfigurale und metrische Invarianz** angenommen werden und eine für den Gruppenvergleich ausreichende Äquivalenz der Messungen zwischen den Gruppen der Gesunden und Erkrankten vorliegt.

*Selbstwirksamkeit in Bezug auf die Internetnutzung*

Zu den Kontrollüberzeugungen zählt auch die **informationsbezogene Selbstwirksamkeit** (siehe Kapitel 2.2.2.2). Sie ist ein weiterer Einflussfaktor, der sowohl ein Bestandteil des PRISM (Kahlor, 2010) darstellt als auch im Zuge der explorativen Studie als Einflussfaktor von Vertrauenseinstellungen identifiziert wurde. Demnach wird er sowohl für die Beantwortung der ersten Forschungsfrage zu den Einflussfaktoren der Vertrauenseinstellungen als auch für die Modelltestung (Forschungsfragen 3 bis 6) berücksichtigt. Selbstwirksamkeit bezeichnet die Wahrnehmung der eigenen Fähigkeiten, Gesundheitsinformationen im Internet zu suchen. Im Gegensatz zur Abfrage nach Kahlor (2010), die Kontrollüberzeugungen im Sinne der TPB (Ajzen, 2002) misst, wurde basierend auf Eastin und LaRose (2000) ein **internetbezogenes Maß der Selbstwirksamkeit** gewählt. Rains (2008) hat diese Skala auf den Gesundheitskontext übertragen. Mittels acht Items wird nach der eigenen Befähigung zur gesundheitsbezogenen Nutzung des Internets gefragt (siehe Anhang B, Tabelle 46). Die Zustimmung wird auf einer 5er-Skala abgefragt.

Die zur Datenverdichtung durchgeführte explorative Faktorenanalyse bestätigt die Eindimensionalität der Skala; ebenso bestätigt die Reliabilitätsanalyse eine hohe interne Konsistenz ($\alpha$ = .947). Somit wird die Bildung eines Mittelwertindizes vorgenommen (MW = 3,51; SD = ,968). Die Prüfung des Messmodells mittels einer **KFA** (siehe Tabelle 26) zeigt auf Indikatorebene mit standardisierten Faktorladungen $\geq$ ,71 und einer Indikatorreliabilität $\geq$ ,50 ein zufriedenstellendes Ergebnis. Einzelne Indikatoren laden etwas schwächer auf das latente Konstrukt und sollten kritisch reflektiert werden. Das schwächste Item bezieht sich auf das Verständnis von Suchmaschinen und hat keinen expliziten Bezug zur Gesundheit. Da aber auch dieses Item die Mindestkriterien auf Indikatorebene erfüllt und einen inhaltlichen Mehrwert für die Skala darstellt, wird es nicht ausgeschlossen. Auf Konstruktebene zeigt die Faktorreliabilität (= ,946) ein sehr hohes Ergebnis, die DEV mit ,689 ist zufriedenstellend, und die Anforderungen an den Fit des Messmodells gelten als erfüllt (CFI = ,983; RMSEA = ,052; SRMR = ,020). Allerdings ist erneut der Chi-Quadrat-Test signifikant. Hoelters kritisches N-Maß weist mit Blick auf die Stärke des Chi-Quadrat-Tests darauf hin, dass hierzu auch die Stichprobengröße beiträgt (siehe Tabelle 26).

**Tabelle 26: Konfirmatorische Faktorenanalyse (KFA) zur Selbstwirksamkeit**

| | Unstand. Faktorladung | Sign. | Stand. Faktorladung | Fehler-varianz | Indikator-reliabilität |
|---|---|---|---|---|---|
| Ich verstehe die verschiedenen Vorgehensweisen, mit denen man gesundheitsbezogene Informationen im Internet suchen kann. | 1,00 | - | 0,84 | 0,29 | 0,71 |
| Ich traue es mir zu, Suchmaschinen zu nutzen, um gesundheitsbezogene Informationen zu recherchieren. | 1,01 | ,000 | 0,85 | 0,28 | 0,72 |
| Ich traue es mir zu, die Qualität von verschiedenen gesundheitsbezogenen Websites zu beurteilen. | ,95 | ,000 | 0,76 | 0,42 | 0,58 |
| Ich glaube, dass ich in der Lage bin, im Internet zu einem bestimmten gesundheitsbezogenen Thema die verschiedenen Perspektiven zu finden. | 1,01 | ,000 | 0,84 | 0,30 | 0,70 |
| Ich traue es mir zu, qualitativ hochwertige Informationen zu Gesundheitsfragen im Internet zu finden. | 1,03 | ,000 | 0,88 | 0,23 | 0,77 |
| Ich glaube, ich verstehe, wie Suchmaschinen funktionieren. | 0,82 | ,000 | 0,71 | 0,50 | 0,50 |
| Ich traue es mir zu, qualitativ hochwertige gesundheitsbezogene Websites zu finden. | 1,07 | ,000 | 0,88 | 0,22 | 0,78 |
| Ich glaube zu wissen, wie man das Internet erfolgreich nutzt, um gesundheitsbezogene Informationen zu recherchieren. | 1,07 | ,000 | 0,87 | 0,24 | 0,76 |

N = 822; Skala von 1 „stimme ganz und gar nicht zu" bis 5 „stimme voll und ganz zu"; Schätzer: MLR; $X^2$ (20) = 65,044, p ≤ ,01; CFI = ,983; RMSEA = ,052; SRMR = ,020; Hoelters kritisches N (CN) = 245,54; Faktorreliabilität = ,946; DEV = ,689

Quelle: Eigene Darstellung

In Tabelle 27 wird das Ergebnis des **Messinvarianz-Tests** dargestellt. Es zeigt sich, dass zwischen den Gruppen der Gesunden und Erkrankten eine hohe Äquivalenz der gemessenen Selbstwirksamkeit vorliegt. Sowohl die Struktur (konfigurale Invarianz) als auch die Faktorladung (metrische Invarianz) sowie die Regressionskonstanten (skalare Invarianz) gelten als vergleichbar.

**Tabelle 27: Messinvarianz der internetbezogenen Selbstwirksamkeit**

| Modell | Modellgüte | | | | Vergleich zum vorigen Modell | | | |
|---|---|---|---|---|---|---|---|---|
| | $X^2$ | Df | CFI | RMSEA | $\Delta X^2$ | $\Delta$ df | $\Delta$ p | $\Delta$ CFI |
| Konfigurale Invarianz | 164,85 | 40 | ,980 | ,057 | - | - | - | - |
| Metrische Invarianz | 170,56 | 47 | ,980 | ,054 | 5,29 | 7 | ,625 | ,001 |
| Skalare Invarianz | 176,05 | 54 | ,979 | ,051 | 5,75 | 7 | ,567 | ,001 |

n = 793

Quelle: Eigene Darstellung

*Subjektive Informiertheit und Informationsdefizite*

Zu den im PRISM beschriebenen Determinanten der Intention zur Informationssuche im Internet zählen auch die subjektive Informiertheit und die Wahrnehmung von Informationsdefiziten. Über diese Funktionen hinaus hat die explorative Studie gezeigt, dass auch der eigene Wissensstand die Relevanz von Vertrauenseinstellungen beeinflusst und einen eigenverantwortlichen Umgang mit gesundheitsbezogenen Herausforderungen begünstigt (siehe Kapitel 6.3.2.3). Für die Messung der beiden Konstrukte wird auf die Operationalisierung von Kahlor (2010) zurückgegriffen. Die Befragten werden zunächst gebeten, den **eigenen Wissenstand** in Bezug auf ihre Gesundheit, Risiken und gesundheitsbezogene Themen auf einer Skala von 0 bis 100 einzuschätzen. Daran anschließend sollen die Befragten auf der gleichen Skala angeben, welcher **Wissensstand für sie persönlich ausreichend** und adäquat erscheint, um mit gesundheitsbezogenen Herausforderungen angemessen umgehen zu können.

*Risikowahrnehmung und affektive Reaktion auf wahrgenommene Risiken*

Vergleichbar mit der Rolle der Unsicherheitswahrnehmung im Kontext einer Erkrankung, integriert das PRISM (Kahlor, 2010) **Risikowahrnehmungen** als subjektiven Auslöser des Informationshandelns (siehe Kapitel 2.2.1). Entsprechend der Operationalisierung von Kahlor (2010) wird die Risikowahrnehmung mittels drei Fragen gemessen. Die Fragen beziehen sich beispielsweise darauf, ob die Befragten derzeit eine Bedrohung für ihre Gesundheit wahrnehmen und für wie wahrscheinlich sie es halten, dass sie im nächsten Jahr erkranken (siehe Anhang B, Tabelle 47). Für die jeweiligen Fragen geben die ProbandInnen ihre Einschätzung auf einer 10er-Skala an.

Zur Datenverdichtung erfolgt sowohl eine explorative Faktoren- als auch Reliabilitätsanalyse. Aufgrund der Eindimensionalität und der hohen internen

Konsistenz werden die Indikatoren der Risikowahrnehmung zu einem Mittelwertindex verdichtet ($\alpha$ = .863; MW = 3,14; SD = 1,891). Darauf aufbauend
wird für die Erstellung von Messmodellen eine **KFA** berechnet. Da das Konstrukt mittels drei Items gemessen wird, muss ein Constraint eingesetzt werden,
um den Modellfit zu testen. Hierfür werden die Faktorladungen gleichgesetzt,
die in ähnlicher Höhe auf den Faktor laden (siehe Tabelle 28). Für die **Risikowahrnehmung** zeigt Tabelle 28, dass alle Items in der **KFA** mit einer standar-
disieren Ladung von ≥ ,83 auf den latenten Faktor laden und die Indikatorreliabilität als zufriedenstellend zu bewerten ist (≥ ,69). Der Modellfit ist hervorragend (CFI = 1; RMSEA = ,000; SRMR = ,007), und auch die DEV mit ,705
sowie die Faktorreliabilität mit ,877 fallen relativ hoch aus. Sogar der Chi-
Quadrat-Test ist nicht signifikant. Somit wird das Messmodell der Risikowahrnehmung als gültig und reliabel bewertet.

**Tabelle 28: Konfirmatorische Faktorenanalyse (KFA) zur Risikowahrnehmung**

| | Unstand. Faktor-ladung | Sign. | Stand. Faktorla-dung | Fehler-varianz | Indikator-reliabilität |
|---|---|---|---|---|---|
| Gibt es derzeit ernsthafte Be-drohungen für Ihre Gesund-heit?* | 1,00 | - | ,83 | ,31 | ,69 |
| Für wie wahrscheinlich halten Sie es, dass Sie im nächsten Jahr krank werden?* | 1,00 | - | ,85 | ,28 | ,72 |
| Wenn Sie im nächsten Jahr krank werden würden, wie bedrohlich und ernst wäre diese Erkrankung Ihrer Mei-nung nach? | 1,01 | ,000 | ,84 | ,30 | ,70 |

N = 822; Skala von 1 „überhaupt nicht stark/überhaupt nicht wahrscheinlich/überhaupt nicht
bedrohlich" bis 10 „extrem stark/extrem wahrscheinlich/extrem bedrohlich"; Schätzer: MLR; *
Faktorladungen wurden im Modell gleichgesetzt; $X^2$ (1) = 0,281, n.s.; CFI = 1,000; RMSEA =
,000; SRMR = ,007; Hoelters kritisches N (CN) = 14.965,67; Faktorreliabilität = ,877; DEV =
,705

Quelle: Eigene Darstellung

Der **Test der Invarianz** der Messung im Vergleich der Gesunden und Er-
krankten deutet darauf hin, dass die Äquivalenz der Messungen in den beiden
Gruppen kritisch zu bewerten ist. Besonders deutlich wird dies anhand des
RMSEA-Wertes, der mit ,10 außerhalb des Toleranzbereichs liegt (siehe Tabel-
le 29). Allerdings liegen der CFI-Wert und sein Delta bei den schrittweisen
Tests der unterschiedlichen restriktiven Modelle im geforderten Bereich. Die

gruppenspezifische Betrachtung der standardisierten Faktorladungen verdeutlicht, dass die Höhe der Faktorladungen in beiden Subgruppen zufriedenstellend ist (> ,70). Allerdings unterscheiden sich die Faktorladungen zwischen den Gruppen. Für die Gruppe der Erkrankten zeigen sich höhere Faktorladungen, sodass ein höherer Fit für die Subgruppe angenommen werden kann. Der höhere Fit kann auf die inhaltliche Nähe zwischen der Betroffenheit als Gruppierungsmerkmal und der Risikowahrnehmung zurückzuführen sein. Es ist somit von Unterschieden in der inhaltlichen Bedeutung des Messmodells in den beiden Gruppen auszugehen, und die Eignung der Messung für Gesunde und Erkrankte muss hinterfragt werden. Da jedoch für beide Gruppen hohe Faktorladungen erzielt werden, wird der Einbezug der Messung für den Gruppenvergleich als gerechtfertigt angesehen. Die kritische Bewertung muss bei der Interpretation des Gruppenvergleichs als Einschränkung berücksichtigt werden. Bisher ist unklar, wie sich die trotz der bestehenden Unterschiede gleichgesetzten Faktorladungen auf die Zusammenhänge auswirken. Es ist sowohl denkbar, dass diese in der Folge unter- oder überschätzt werden.

**Tabelle 29: Messinvarianz der Risikowahrnehmung**

| Modell | Modellgüte | | | | Vergleich zum vorigen Modell | | | |
|---|---|---|---|---|---|---|---|---|
| | $X^2$ | Df | CFI | RMSEA | $\Delta X^2$ | $\Delta$ df | $\Delta$ p | $\Delta$ CFI |
| Konfigurale Invarianz | 15,42 | 2 | ,975 | ,100 | - | - | - | - |
| Metrische Invarianz | 19,88 | 3 | ,966 | ,096 | 3,77 | 1 | ,052 | ,009 |
| Skalare Invarianz | 35,75 | 5 | ,931 | ,106 | 14,07 | 2 | ,000 | ,035 |

n = 793

Quelle: Eigene Darstellung

Die **affektive Reaktion auf diese Gesundheitsrisiken** wird ebenfalls in Anlehnung an Kahlor (2010) erhoben. Erneut wird mittels einer 10er-Skala erfragt, wie sehr sich die Befragten besorgt, verängstigt und unsicher fühlen. Nach der Prüfung der Datenstruktur und internen Konsistenz mittels einer explorativen Faktorenanalyse werden die Items zu einem Mittelwertindex zusammengefasst ($\alpha$ = .963; MW = 3,32; SD = 2,210). Darauf aufbauend werden für die KFA die Faktorladungen der beiden Items gleichgesetzt, die in ähnlicher Höhe auf den Faktor laden (siehe Tabelle 30). Die Ergebnisse der anschließenden **KFA** veranschaulichen, dass sowohl die Indikator- ($\geq$ ,84) als auch die Faktorreliabilität (= ,96) sowie die einzelnen Faktorladungen ($\geq$ ,92) sehr hoch ausfallen.

**Tabelle 30:** Konfirmatorische Faktorenanalyse (KFA) zur affektiven Reaktion auf die Risikowahrnehmung

| Wie sehr fühlen Sie sich | Unstand. Faktorladung | Sign. | Stand. Faktorladung | Fehler- varianz | Indikator- reliabilität |
|---|---|---|---|---|---|
| … besorgt.* | 1,00 | - | ,92 | ,16 | ,84 |
| … verängstigt. | 0,98 | ,000 | ,97 | ,06 | ,94 |
| … unsicher.* | 1,00 | - | ,95 | ,10 | ,90 |

N = 822; Skala von 1 „nicht besorgt/nicht verängstigt/nicht unsicher" bis 10 „sehr besorgt/sehr verängstigt/sehr unsicher"; Schätzer: MLR; * Faktorladungen wurden im Modell gleichgesetzt; $X^2$ (1) = 2,806, n.s.; CFI = ,996; RMSEA = ,047; SRMR = ,016; Hoelters kritisches N (CN) = 1.682,423; Faktorreliabilität = ,961; DEV = ,892

Quelle: Eigene Darstellung

Die positive Evaluation und Gültigkeit des Modells zeigt sich auch anhand der DEV (= ,89) und dem Fit des Modells (CFI = ,996; RMSEA = ,047; SRMR = ,016; Chi-Quadrat-Test = n.s.), die als gut bis sehr gut zu bewerten sind.

In Tabelle 31 werden die Ergebnisse des **Tests auf Messinvarianz** der affektiven Risikoreaktion dargestellt. Analog zu der Risikowahrnehmung zeigen sich Probleme mit der Äquivalenz der Messung in beiden Gruppen. Vor allem der RMSEA-Wert verschlechtert sich deutlich und liegt im inakzeptablen Bereich. Im Gegensatz dazu ist der CFI-Wert stabil und lässt darauf schließen, dass sowohl konfigurale (Vergleichbarkeit des Faktormodells) als auch metrische Invarianz (Vergleichbarkeit der Faktorladungen) gegeben sind.

**Tabelle 31:** Messinvarianz der affektiven Reaktion auf die Risikowahrnehmung

| Modell | Modellgüte | | | | Vergleich zum vorigen Modell | | | |
|---|---|---|---|---|---|---|---|---|
| | $X^2$ | df | CFI | RMSEA | $\Delta\,X^2$ | $\Delta$ df | $\Delta$ p | $\Delta$ CFI |
| Konfigurale Invarianz | 13,29 | 2 | ,981 | ,099 | - | - | - | - |
| Metrische Invarianz | 14,94 | 3 | ,979 | ,083 | 1,30 | 1 | ,254 | ,001 |
| Skalare Invarianz | 35,07 | 5 | ,934 | ,115 | 25,07 | 2 | ,000 | ,045 |

n = 793

Quelle: Eigene Darstellung

Um die zweideutigen Ergebnisse einzuordnen, werden die Faktorladungen gruppenspezifisch betrachtet. Für beide Gruppen zeigen sich sehr hohe standardisierte Faktorladungen ($\geq$ ,88). Allerdings unterscheidet sich die Bedeutung der einzelnen Indikatoren für das Messmodell der affektiven Reaktion, was sich auf die inhaltliche Bedeutung des Konstrukts und ihre Vergleichbarkeit zwischen den Gruppen auswirkt. So ist anzunehmen, dass es vom aktuellen Gesundheitszustand abhängt, wie auf zukünftige Gesundheitsrisiken reagiert wird. Unter Berücksichtigung dieser Einschränkungen scheint der Einbezug in den Gruppenvergleich zulässig, da in beiden gruppenspezifischen Messmodellen hohe Faktorladungen erzielt werden.

### 7.4.2.5 Messung soziodemografischer und gesundheitsbezogener Personenmerkmale

Da es sich bei der Befragung um einen Teil einer Omnibus-Befragung handelt, liegen Informationen über eine Vielzahl an soziodemografischen und personenbezogenen Merkmalen vor, die vor allem als Einflussfaktoren der Vertrauensgenese von hoher Bedeutung sind (Forschungsfrage 1). Dazu zählen beispielsweise die Merkmale **Geschlecht, Alter, Einkommen, Bildung** und **Berufstätigkeit** sowie das monatliche **Nettoeinkommen, Bundesland, Wohlverhältnisse** und **soziale Klasse**. Damit ist ein Großteil der relevanten soziodemografischen Einflussfaktoren des Informationshandelns (siehe Kapitel 2) wie auch der Entstehung von Vertrauenseinstellungen (siehe Kapitel 4 wie 6) abgedeckt.

Zusätzlich ist für das vorliegende Forschungsinteresse auch der **aktuelle Gesundheitszustand** von zentraler Bedeutung. In Anlehnung an die Operationalisierung des Gesundheitsmonitors werden die Befragten gebeten, ihren allgemeinen Gesundheitszustand auf einer 5er-Skala von „schlecht" bis „ausgezeichnet" zu bewerten. Zudem sollen die Befragten auch einen Vergleich mit anderen Personen aus ihrer Altersgruppe vornehmen und wiederum auf einer 5er-Skala bewerten, ob ihr Gesundheitszustand „schlechter" oder „besser" ist.

Um den aktuellen Zustand noch genauer zu erfassen, wird ergänzend gefragt, ob die Befragten derzeit vollkommen gesund, akut leicht krank, akut schwer krank oder chronisch krank sind. Die Ausprägungen werden für den Vergleich des Gesundheits- und Krankheitskontextes (Forschungsfragen 4 und 6) weiter verdichtet. Hierzu werden die beiden Gruppen der vollkommen Gesunden (n = 564) und Erkrankten (n = 229) gebildet.

### 7.4.2.6 Aufbau und technische Gestaltung des Fragebogens

Der folgende Abschnitt bietet einen Überblick über die Gliederung und die technische Gestaltung des Erhebungsinstruments, das die zuvor beschriebenen Operationalisierungen umfasst. Der Fragebogen wurde nach Rücksprache mit dem Marktforschungsunternehmen in drei thematisch gegliederte Blöcke aufgeteilt, die abwechselnd mit den Frageblöcken des anderen Auftraggebers abgefragt wurden. Der erste Themenblock befasst sich mit dem **Internet und der Internetnutzung**. Dieser Einstieg wurde bewusst als leichter Zugang und Hinführung zum Thema genutzt. Zunächst wurde der Zugang zum Internet abgefragt, daraufhin ging es um die Häufigkeit der gesundheitsbezogenen Internetnutzung, die Nutzung spezifischer Angebote und die Intention, zukünftig das Internet für Gesundheitsthemen zu nutzen (siehe Kapitel 7.4.2.3). Daran anschließend wurden beide Varianten der Vertrauenseinstellung gegenüber Gesundheitsinformationen aus dem Internet, die Nützlichkeit der Informationen aus dem Internet und die internetbezogene Selbstwirksamkeit abgefragt.

Der zweite Themenblock geht auf die **Arzt-Patienten-Beziehung** und die **gesundheitsbezogenen Determinanten des Informationshandelns** ein. Um nach der Unterbrechung einen erneuten Einstieg in die Thematik sicherzustellen, wurden die Befragten zunächst um eine vergleichende Einschätzung ihrer Vertrauenseinstellung gegenüber ÄrztInnen, Gesundheitsinformationen aus dem Internet und Angehörigen gebeten. Danach wurde die Vertrauenseinstellung gegenüber ÄrztInnen spezifischer abgefragt, bevor Fragen und Items in Bezug auf die individuellen Informationspräferenzen, Bewältigungsstrategien, die subjektive Informiertheit, wahrgenommene Informationsdefizite, Entscheidungspräferenzen, den Internal Health Locus of Control und das eigene Gesundheitsbewusstsein beantwortet werden sollten. Der zweite Fragebogenteil schließt mit der Vertrauenseinstellung gegenüber Angehörigen und der Bewertung der eigenen Vertrauensfähigkeit.

Der dritte und letzte Themenblock bezieht sich auf den **eigenen Gesundheitszustand** und die **Risikowahrnehmung** in Bezug auf die eigene Gesundheit. Zunächst wurden die Befragten um eine Einschätzung ihres Gesundheitszustandes gebeten (siehe Kapitel 7.4.2.5). Daran schließt die Abfrage zur Risikowahrnehmung und der affektiven Reaktion auf die Risikowahrnehmung an.

Die **Programmierung des Fragebogens** wurde durch das Marktforschungsunternehmen durchgeführt. Die Darstellung der Fragen wurde dahingehend optimiert, dass sowohl der Interviewer oder die Interviewerin auch als die Interviewten auf dem Bildschirm (mit-)lesen konnten. Die einzelnen Items einer Skala wurden randomisiert, um Reihenfolgeneffekte zu vermeiden. Zudem wurde der letzten Themenblock zum Gesundheitszustand und der gesundheitsbezogenen Risikowahrnehmung durch die Befragten alleine ausgefüllt, da es sich um besonders sensible Fragen handelt.

### 7.4.3   Rekrutierung und Durchführung der Erhebung

In diesem Abschnitt wird die operative Umsetzung der Befragung dargestellt. Sowohl die Rekrutierung als auch die Durchführung der Befragung wurde von dem Marktforschungsunternehmen GfK in enger Rücksprache mit der Forschenden übernommen. Die GfK sicherte dabei zu, dass die ProbandInnen auf der Grundlage der Daten der amtlichen Statistik in zwei Stufen ausgewählt werden. Die **erste Stufe** bezieht sich auf die Auswahl der relevanten Sample Points. Ein Sample Point stellt jeweils ein/e InterviewerIn dar. Für den gesamtdeutschen Omnibus stehen ca. 500 InterviewerInnen zur Verfügung. Dabei sind das **Bundesland** und die **Ortsgröße** entscheidende Auswahlkriterien, die bestimmen, welcher Interviewer oder welche Interviewerin die Fragebögen erhält. Im **zweiten Schritt** erhalten die Interviewer vor Ort **Quotenvorgaben**. Die Vorgaben beziehen sich auf die Merkmale **Geschlecht, Alter, Haushaltsgröße** und **Beruf** und sollen dadurch bevölkerungsrepräsentative Daten garantieren. Es handelt sich um eine merkmalsspezifische Repräsentativität, die in Bezug auf die quotierten soziodemografischen Merkmale mit der Grundgesamtheit der deutschen Wohnbevölkerung übereinstimmt (Möhring & Schlütz, 2010, S. 29). Insgesamt führte das genannte Auswahlverfahren zu 1.001 durchgeführten Interviews. Um leichte Verzerrungen in der Stichprobe, die sich vorwiegend auf das Alter und das Geschlecht beziehen, auszugleichen, werden die einzelnen Fälle an der Bevölkerungsstatistik gewichtet.

Entgegen der repräsentativen Stichprobe der Omnibus-Befragung, deren Grundgesamtheit die deutschsprachige Wohnbevölkerung ab 14 Jahren darstellt, ist es für das vorliegende Interesse entscheidend, dass die Befragten auch InternetnutzerInnen sind und eine generelle Befähigung zur Nutzung und die Verfügbarkeit eines Internetzugangs gegeben sind. Nur in diesem Fall kann das Internet auch eine relevante Vertrauensinstanz im Gesundheitskontext darstellen und mit anderen Vertrauensinstanzen wie ÄrztInnen in Beziehung gesetzt werden. Die **Grundgesamtheit der vorliegenden Studie** umfasst die deutschen InternetnutzerInnen ab einem Alter von 14 Jahren. Als Nutzerin oder Nutzer wird eine Person definiert, die angibt, das Internet zu nutzen. Die Häufigkeit der Nutzung sowie die Anlässe sind dabei unerheblich. Insgesamt geben 179 Befragte an, dass sie das Internet nicht nutzen, und entsprechen folglich nicht dem geforderten Kriterium. Die ausgeschlossenen Personen sind dabei mit einem Mittelwert von 68,9 Jahren (SD = 11,285) vergleichsweise alt, und mit einem Anteil von 63,1 Prozent handelt es sich um mehr Frauen als Männer. Zudem haben mehr als drei Viertel (76 %) einen Hauptschulabschluss und zeichnen sich somit durch einen eher niedrigen Bildungsabschluss aus (siehe zum Vergleich Koch & Frees, 2017). Der bereinigte Datensatz umfasst insgesamt 822 Fälle.

### 7.4.4  Beschreibung der Stichprobe

Im folgenden Abschnitt wird die Stichprobe der deutschen InternetnutzerInnen beschrieben, die dieser Arbeit zugrunde liegt. Es soll eine umfassende Betrachtung der repräsentativen Stichprobe[22] erfolgen. Dabei wird sowohl auf soziodemografische, mediennutzungsbezogene und gesundheitsbezogene Merkmale der Stichprobe eingegangen als auch ein Überblick über die Vertrauenseinstellungen gegenüber ÄrztInnen, Angehörigen und Online-Gesundheitsinformationen geboten.

*Soziodemografische Merkmale der Stichprobe*

Die Befragten sind zwischen 14 und 88 Jahre alt. Im Durchschnitt liegt das Alter bei 43,9 Jahren (SD = 17,05) und damit leicht unter dem deutschen **Durchschnittsalter von 44,3 Jahren** (Statistisches Bundesamt, 2016). Diese Abweichung deutet darauf hin, dass die Internetnutzung mit steigendem Alter noch etwas weniger verbreitet ist (Koch & Frees, 2017). Gut die Hälfte der Befragten, nämlich **49,2 Prozent, ist weiblich.** Auch dies stellt eine kleine Abweichung von der Verteilung der Geschlechter in der Gesamtbevölkerung dar, in der Frauen etwas stärker vertreten sind (Statistisches Bundesamt, 2016). Die Abweichung kann durch die Internet-Nicht-NutzerInnen erklärt werden, bei denen es sich um mehr Frauen als Männer handelt. In Bezug auf die **Schulbildung** zeigt sich, dass der größte Anteil der Befragten (42,9 Prozent) einen Realschulabschluss hat. Einen Volks- oder Hauptschulabschluss haben 28,9 Prozent der Befragten, während 15,3 Prozent der Befragten das Abitur erworben und weitere 10 Prozent ein Studium abgeschlossen haben. Im Vergleich mit den Daten des Mikrozensus aus dem Jahr 2011 ist vor allem der Anteil niedriger Gebildeter geringer. Auch dies kann als ein Charakteristikum der InternetnutzerInnen in Deutschland bezeichnet werden, die sich durch eine durchschnittlich höhere formale Bildung auszeichnen.

Die meisten Befragten sind voll (48,9 %) oder zumindest teilweise (15,2 %) **berufstätig.** Einen weiteren großen Anteil stellen Personen dar, die bereits in Rente oder Pension sind (14,9 %). Ebenso viele Befragte der vorliegenden Studie absolvieren derzeit eine Berufsausbildung (3,7 %) oder eine Schul- oder

---

22    Im Zuge der Stichprobenbeschreibung soll der Gewichtungsfaktor der Stichprobe berücksichtigt werden. Die deskriptive Beschreibung beruht folglich auf gewichteten Daten.

Hochschulausbildung (10,2 %). Die übrigen Befragten sind vorübergehend nicht berufstätig (3,8 %) oder Hausfrau oder Hausmann (3,3 %). Angaben zum **Haushaltsnettoeinkommen** haben drei Viertel der Befragten (75,7 %) gemacht. Das Einkommen von 22,1 Prozent liegt dabei unter 2.000 €, 39 Prozent haben bis zu 4.000 € zur Verfügung, und weitere 14,6 Prozent geben an, dass ihr Haushaltsnettoeinkommen über diesem Betrag liegt.

Nahezu die Hälfte der Befragten lebt in einem **Haushalt** mit mehr als drei Personen (47 %). Ein Drittel (34,4 %) lebt mit einer weiteren Person zusammen, während 18,7 Prozent alleine leben. Hinsichtlich des **Familienstandes** dominiert der Anteil der Verheirateten (48,6 %). Weitere 11,7 Prozent der Befragten leben in einer Partnerschaft, während 28,7 Prozent ledig und weitere 11 Prozent verwitwet oder geschieden sind.

*Beschreibung der Vertrauenseinstellungen*

Bei der deskriptiven Beschreibung der Vertrauenseinstellungen gegenüber verschiedenen Instanzen zeigt sich, dass **ÄrztInnen die vertrauenswürdigsten AnsprechpartnerInnen** bei gesundheitsbezogenen Problemen darstellen. Mit einem Mittelwert von 3,75 (SD = ,721) ist die Vertrauenseinstellung eher hoch ausgeprägt, und die Befragten stimmen eher zu, dass ihre ÄrztInnen vertrauenswürdig sind. Nur 11,9 Prozent der Befragten bewerten die eigenen ÄrztInnen eher kritisch, während 88,1 Prozent die Vertrauensgründe zumindest überwiegend als erfüllt ansehen. Dabei sollte aber auch darauf verwiesen werden, dass ärztliches Fachpersonal nicht uneingeschränkt positiv bewertet wird. Einzelne Gründe vor allem in Bezug auf die Redlichkeit und Ehrlichkeit werden kritischer bewertet (siehe Tabelle 7). Ähnlich hohe Werte erzielen auch **Angehörige**, die entsprechend der ihnen zugeschriebenen Vertrauenswürdigkeit als zweitwichtigste Ratgeber dienen (MW = 3,67; SD = ,732).

Die Vertrauenseinstellung gegenüber **Gesundheitsinformationen aus dem Internet** ist im Gegensatz dazu etwas schwächer ausgeprägt (MW = 3,12; SD = ,716). Tatsächlich bewerten 32,4 Prozent der Befragten die Vertrauenswürdigkeit des Internets als eher kritisch, 15,5 Prozent sind ambivalent und 52,1 Prozent eher positiv eingestellt und schreiben den Online-Gesundheitsinformationen zumindest ein Mindestmaß an Vertrauen zu. In Bezug auf das Internet wurde zudem erhoben, wie wahrscheinlich es ist, dass die Befragten das eigene Handeln an den Gesundheitsinformationen aus dem Internet ausrichten (siehe Tabelle 13). Nach der Selbstauskunft der Befragten scheint es insgesamt eher unwahrscheinlich zu sein (MW = 2,06; SD = ,824), dass die Gesundheitsinformationen ohne zusätzliche Prüfung oder zweite Meinung zu einer Verhaltensänderung führen. Nur ein kleiner Teil der Befragten (11,4 Prozent) beschreibt es als eher wahrscheinlich, seine Behandlung auf dieser Basis selbst anzupassen. Dies könnte darauf hindeuten, dass es sich bei der Handlungsrelevanz um eine extreme Form der Vertrauenseinstellung gegenüber Gesundheitsinformationen aus dem Internet handelt.

Aufgrund der zwei alternativen Operationalisierungen der Vertrauenseinstellung gegenüber Gesundheitsinformationen aus dem Internet ist grundsätzlich zu entscheiden, welcher Indikator für das weitere Vorgehen als relevant herangezogen wird. Zur externen Validierung und als Qualitätskontrolle wird geklärt, wie stark die beiden Messungen mit der Abfrage des Gesamturteils der Vertrauenseinstellung gegenüber den Gesundheitsinformationen aus dem Internet korrelieren (siehe Kapitel 7.4.2.2).

Für den Index der **adjektivbasierten Messung der Gründe der Vertrauenswürdigkeit** (siehe Tabelle 10) zeigt sich ein hoher Zusammenhang (r = ,577; p ≤ ,01) mit dem Gesamturteil. Für die auf Basis der explorativen Studie konzipierte **Messung der Handlungsrelevanz** fällt der Zusammenhang mit dem Gesamturteil deutlich geringer aus (r = ,249; p ≤ ,01). Folglich kann angenommen werden, dass die Handlungsrelevanz nur spezifische Folgen der Vertrauenseinstellung abbildet und gegebenenfalls dem Konstrukt Vertrauen nicht umfassend gerecht wird. So kann die Handlungsrelevanz als Form des *blinden Vertrauens* (Thorne & Robinson, 1988, S. 786; siehe Kapitel 4.2.3.1) oder als eine Extremform der Vertrauenseinstellung verstanden werden, die auch mit einem wahrgenommenen psychologischen Bedürfnis zu vertrauen (Engdahl & Lidskog, 2012, S. 712; Rousseau et al., 1998, S. 395; siehe Kapitel 3.3.1 und 4.2.3) verbunden sein kann.

Basierend auf der vorgenommenen Bewertung der Operationalisierung von Vertrauenseinstellungen gegenüber Gesundheitsinformationen wird für die Beantwortung der Forschungsfragen die adjektivbasierte Messung der Gründe der Vertrauenswürdigkeit als relevante Entsprechung der Vertrauenseinstellung verstanden. Die Handlungsrelevanz wird nur ergänzend herangezogen.

Für alle Maße der Vertrauenseinstellungen soll darauf hingewiesen werden, dass sie sich durch eine geringe Varianz auszeichnen. Dies ist vor allem für die Bewertung der Stärke der Effekte auf die Intention zur Informationssuche und andere Determinanten des gesundheitsbezogenen Informationshandelns zu beachten.

*Internetnutzung und gesundheitsbezogenes Informationshandeln*

Hinsichtlich der **Internetnutzung** wurde bereits im Rahmen der Bestimmung der Grundgesamtheit deutlich, dass 82,1 Prozent der Befragten das Internet nutzen und zu der anvisierten Zielgruppe der vorliegenden Studie zählen. Die

Hälfe der InternetnutzerInnen (51,9 %) informiert sich dabei auch über die Themen Gesundheit und Krankheit. Allerdings geben die Befragten an, dass dies in den vergangenen 30 Tagen eher selten (MW = 2,20; SD = 1,00) der Fall war. Während 15,4 Prozent angeben, dass dies in dem Zeitraum nie der Fall war, berichtet nahezu ein Drittel (31,5 %) von einer seltenen bis gelegentlichen gesundheitsbezogenen Internetnutzung. 5 Prozent der InternetnutzerInnen beschreiben, dass sie das Internet in den letzten 30 Tagen häufig bis sehr häufig zu diesem Zweck genutzt haben. Besonders häufig wird mittels Suchmaschinen nach entsprechenden Informationen oder Angeboten gesucht (MW = 3,36; SD = ,953). Vergleichsweise häufig ist auch die Nutzung von Gesundheitsinformationen bei Wikipedia und anderen Online-Lexika (MW = 2,38; SD = 1,027; siehe Anhang B, Tabelle 40). Die genannten Quellen bestätigen die im Gesundheitsmonitor veröffentlichten Präferenzen der Gesundheits-Onliner (Baumann & Czerwinski, 2015).

Die vergleichsweise seltene Internetnutzung im Gesundheitskontext zeigt sich auch in einer eher geringen **Intention zur Informationssuche** im Internet (MW = 2,45; SD = 1,133). Dies kann auch auf die Spezifika der Stichprobe zurückgeführt werden, die ihren Gesundheitszustand im Durchschnitt als gut beschreiben. Der Vergleich der Intention im Gesundheits- und Krankheitskontext bestätigt die Annahme und zeigt, dass die Intention im Krankheitskontext (MW = 2,78; SD = 1,206) stärker ausgeprägt ist als im Gesundheitskontext (MW = 2,41; SD = 1,077).

Dennoch ist die **Einstellung zur Suche** mit einem Mittelwert von 3,29 (SD = ,897) vergleichsweise positiv und deutet darauf hin, dass die Option, im Internet nach Gesundheitsinformationen zu suchen, von vielen Befragten durchaus als nützlich, hilfreich und wertvoll bewertet wird (siehe Tabelle 41). Auch die Bewertung der **Selbstwirksamkeit zur Suche nach Gesundheitsinformationen** ist eher hoch ausgeprägt (MW = 3,51; SD = ,968). Dabei scheinen die Befragten sich besonders kompetent im Umgang mit Suchmaschinen zu fühlen (MW = 3,92; SD = 1,064), während die eigene Bewertung der Qualität von Gesundheitsinformationen teilweise problematisch erscheint (MW = 3,08; SD = 1,165; siehe Anhang B, Tabelle 46). Die hohe Ausprägung der Selbstwirksamkeit im Umgang mit Suchmaschinen kann damit in Verbindung stehen, dass deren Nutzung vergleichsweise wenige Kompetenzen erfordert oder zumindest als weniger anspruchsvoll wahrgenommen wird.

*Gesundheitsbezogene Merkmale und Einstellungen der Befragten*

Da die vorliegende Arbeit auf Unterschiede der Stärke der Intention zur Internetnutzung in Abhängigkeit von der Betroffenheit der Befragten eingeht, umfasst die Stichprobenbeschreibung auch den **Gesundheitszustand** der Befragten. Die Befragten beschreiben ihre Gesundheitszustand als gut bis sehr gut (MW = 3,35; SD = ,852; Schiefe = ,24; Kurtosis = -,16). Die Hälfte (50,2 %) bewertet die eigene Gesundheit als gut; 37,5 Prozent sogar als sehr gut oder ausgezeichnet. Im Vergleich mit anderen Personen der gleichen Altersgruppe wird der eigene Zustand als vergleichbar oder etwas besser bewertet (MW = 3,33; SD = ,817; Schiefe = ,30; Kurtosis = ,04). Die sehr hohen Werte spiegeln sich auch darin wider, dass drei Viertel der Befragten (74,3 %) angeben, derzeit gesund zu sein und keine gesundheitlichen Probleme zu haben. Ein Anteil von 17,9 Prozent ist akut leicht krank, 6,3 Prozent leiden an einer chronischen Krankheit, während nur 1,5 Prozent der Befragten akut schwer erkrankt sind.

Mit dem guten bis sehr guten Gesundheitszustand geht auch eine **geringe Risikowahrnehmung** (MW = 3,14; SD = ,986) und eine **geringe affektive Risikoreaktion** einher (MW = 3,32; SD = 2,210). Die geringe Risikowahrnehmung steht in Verbindung mit dem hohen Stichprobenanteil gesunder Personen. Der Vergleich zwischen Gesundheits- und Krankheitskontext zeigt, dass die Risikowahrnehmung und affektive Reaktion der Erkrankten deutlich höher ausfällt als die der Gesunden (Risikowahrnehmung: Gesunde MW = 2,57, SD = 1,415, Erkrankte MW = 4,89, SD = 1,930; affektive Reaktion: Gesunde MW = 2,80, SD = 1,814; Erkrankte MW = 4,93, SD = 2,39).

Zu den relevanten gesundheitsbezogenen Einstellungen der Befragten zählen die **Informations- und Entscheidungspräferenz.** Das Informationsinteresse ist unter den Befragten besonders hoch ausgeprägt (MW = 4,41; SD = ,654). Darin zeigt sich ein starker Wunsch, umfassend über die Erkrankung informiert und aufgeklärt zu werden. Jedoch geht damit nicht zwangsläufig auch der Wunsch einher, sich an medizinischen Entscheidungen zu beteiligen. Vielmehr zeigt sich unter den Befragten eher die Tendenz, die Entscheidung an den Arzt oder die Ärztin zu delegieren (MW = 3,82; SD = ,743). Dies bestätigt auch die Abfrage der präferierten Entscheidungsform, die auf einer Skala von 1 bis 10 erhoben wurde. Der Mittelwert von 6,04 (SD = 2,249; Schiefe = -,48; Kurtosis = -,34) weist darauf hin, dass dem ärztlichen Fachpersonal tendenziell mehr Verantwortung für Entscheidungen zugeschrieben wird. Während 36,2 Prozent der Befragten sich selbst an der Entscheidung beteiligen wollen und bereit sind, Verantwortung für diese zu tragen, sehen 63,8 Prozent der Befragten eher den Arzt oder die Ärztin in der Pflicht.

Das **Gesundheitsbewusstsein** (MW = 3,90; SD = ,698) und die **internalisierten gesundheitsbezogenen Kontrollüberzeugungen** (MW = 3,51; SD = ,968) sind im Durchschnitt eher hoch ausgeprägt. Ebenso findet sowohl die

**Bewältigungsstrategie** des Monitoring (MW = 3,63; SD = 7,37) als auch des Blunting (MW = 3,49; SD = ,713) Zustimmung.

Der Grad der subjektiven **Informiertheit über Gesundheits- und Krankheitsthemen** liegt mit 57,69 Prozent (SD = 23,008; Schiefe = -,27; Kurtosis = -,54) im Mittelfeld. Ein Delta von 15,8 Punkten zwischen dem aktuellen Wissensstand und dem als notwendig angesehenen Grad der Informiertheit (MW = 73,49; SD = 19,7; Schiefe = -,89; Kurtosis =,94) zeigt, dass wahrgenommene Informationsdefizite vorherrschen. Diese unterscheiden sich nicht im Vergleich zwischen dem Gesundheits- und Krankheitskontext.

Für das gesundheitsbezogene Informationshandeln sind auch die Ausprägungen der **sozialen Informationsnormen** relevant. Von den Befragten werden deskriptive Normen (MW = 3,37; SD = ,984; Schiefe = -,29; Kurtosis = -,14) stärker wahrgenommen als injunktive Normen (MW = 2,75; SD = 1,154; Schiefe = -,03; Kurtosis = -,88). Letztere sind in der Stichprobe relativ schwach ausgeprägt, sodass nur wenige Befragte sich mit der Erwartung ihres sozialen Umfeldes konfrontiert sehen, sich selbst über Gesundheitsthemen zu informieren. Stattdessen wird eher zugestimmt, dass sich Personen aus dem sozialen Umfeld selbst informieren.

### 7.4.5 Analysestrategie

In folgenden Abschnitt wird die Strategie vorgestellt, mit der die Forschungsfragen beantwortet und Hypothesen geprüft werden. Die ersten beiden Forschungsfragen zielen darauf ab, Vertrauenseinstellungen gegenüber ÄrztInnen und Gesundheitsinformationen aus dem Internet als abhängige Variable in den Fokus zu rücken und zunächst ihre Determinanten und dann ihr Verhältnis zueinander zu bestimmen. Die **erste Forschungsfrage** bezieht sich darauf, welche personen-, gesundheits- und mediennutzungsbezogenen Variablen Vertrauenseinstellungen beeinflussen. **Multiple blockweise Regressionen** dienen dazu, die unabhängigen Variablen gegenseitig zu kontrollieren und die relevanten Einflussfaktoren für die Vertrauenseinstellung gegenüber ÄrztInnen einerseits (Forschungsfrage 1a) und Gesundheitsinformationen aus dem Internet andererseits (Forschungsfrage 1b) herauszustellen. Den ersten Block bilden die personenbezogenen Merkmale Geschlecht, Alter, Bildung und die Vertrauensfähigkeit. Um die Bildung in die Regression einbeziehen zu können, wurde sie zunächst weiter verdichtet (niedriges, mittleres und hohes Bildungsniveau). Daran anschließend wurden die Ausprägungen in Dummy-Variablen überführt, wobei das mittlere Bildungsniveau als Referenzkategorie dient. Der zweite Block besteht aus den gesundheitsbezogenen Einstellungen, während der dritte Block die Mediennutzung beinhaltet.

Um mit Blick auf die **zweite Forschungsfrage** das Verhältnis zwischen den Vertrauenseinstellungen zu bestimmen, wurden **Korrelationen** gerechnet. Dabei werden die Vertrauensfähigkeit und die Vertrauenseinstellung gegenüber dem sozialen Umfeld kontrolliert. Die Datenanalyse der Forschungsfragen 1 und 2 erfolgte mittels der Software SPSS (Version 24).

Im Rahmen der **Forschungsfragen 3 und 5** wurden, basierend auf den Annahmen des PRISM, zwei Modelle des gesundheitsbezogenen Informationshandelns unter Berücksichtigung von Vertrauenseinstellungen erarbeitet, deren Gültigkeit mittels der erhobenen Daten geprüft wird. Die Modelltestung und die Analyse der Beziehungen zwischen den latenten und manifesten Variablen erfolgten mittels des kovarianzanalytischen Ansatzes der **Strukturgleichungsanalyse**, bei der es sich um ein hypothesenprüfendes Verfahren handelt (SGA; Weiber & Mühlhaus, 2010, S. 65).

Ziel einer SGA ist es, eine Kovarianzmatrix zu schätzen, die die empirischen Daten möglichst genau wiedergibt. Um Abweichungen zwischen der vom Modell angenommenen und der empirischen Kovarianzmatrix zu schätzen, wurde im vorliegenden Fall das **Maximum-Likelihood-Verfahren** (ML-Verfahren) angewendet. Entsprechend der Anwendungsvoraussetzung der uni- und multivariaten Normalverteilung ist im vorliegenden Fall ein **robustes Verfahren zu wählen** (MLR-Schätzer). Dies ist notwendig, weil Mardias Kappa bei dem Test der multivariaten Normalverteilung sowohl für die Schiefe als auch für die Kurtosis Werte über $\geq 2{,}96$ zeigt, obwohl die einzelnen Items in der univariaten Betrachtung keine problematische Schiefe ($> +/-2$) oder Kurtosis ($> +/- 7$) aufweisen (siehe Kapitel 7.4.2; West, Finch, & Curran, 1995, S. 74).

Für die Modellbildung wird eine **mehrstufige Strategie** verfolgt (Urban & Mayerl, 2014, S. 28-30). Sie unterscheidet den faktoranalytischen Ansatz der Messmodelle und den regressionsanalytischen Ansatz der Strukturmodelle. Zunächst werden die **Messmodelle** gebildet. Im vorliegenden Fall handelt es sich ausschließlich um reflektive Messmodelle. Es wird angenommen, dass das latente Konstrukt die Ausprägung der Indikatoren beeinflusst, durch die es gemessen wird. Die Messmodelle repräsentierten die latenten Variablen, die wiederum in Beziehung zu den gemessenen manifesten Indikatoren stehen. Die Entwicklung von Messmodellen erfolgte in mehreren Prüfphasen und anhand unterschiedlicher Kriterien, die bereits als Teil der Operationalisierung vorgestellt wurden (siehe Kapitel 7.4.2; Weiber & Mühlhaus, 2010, S. 139). Aufbauend auf den theoretischen Annahmen fand in einem ersten Schritt mittels einer explorativen Faktorenanalyse (EFA) eine Prüfung der Eindimensionalität der Konstrukte statt. Daran schlossen eine Reliabilitätsprüfung der internen Konsistenz der Konstrukte und eine damit verbundene mögliche Elimination bestimmter

Indikatoren an. Mit diesen Indikatoren der 2. Generation wurde eine **konfirma-torische Faktorenanalyse (KFA)** berechnet und anhand der dargestellten Gü-tekriterien bewertet (siehe Kapitel 7.4.2.1). Für die dargestellten Messmodelle kann festgehalten werden, dass die geforderten Kriterien erfüllt werden. Dies gilt sowohl auf der Ebene der Indikatoren als auch der latenten Konstrukte. Zudem können auch die Voraussetzungen der metrischen Invarianz als erfüllt gelten. Folglich können für den im Rahmen der Forschungsfragen 4 und 6 an-gestrebten Gruppenvergleich zwischen Gesunden und Erkrankten die Faktorla-dungen zwischen den Gruppen gleichgesetzt werden (siehe Kapitel 7.4.2).

Erst nachdem die Messmodelle gebildet und überprüft wurden, werden auch die verschiedenen Varianten der Strukturmodelle modelliert und bewertet. Die Grundlage hierfür bilden ebenfalls die bereits vorgestellten Fit-Indizes der An-passungsgüte (siehe Kapitel 7.4.2) wie auch die standardisierten Ladungskoeffi-zienten, unstandardisierten Regressionsgewichte inklusive des Signifikanzni-veaus sowie die Fehlervarianzen. Alle Mess- und Strukturgleichungsanalysen in dieser Arbeit wurden mit der Software R (Version 3.4.2) und den Paketen lava-an und SEM berechnet. Die Modelle werden in den Ergebnissen in Form von Grafiken präsentiert.

## 7.5 Ergebnisse der quantitativen Prüfung der Rolle der Vertrauens-einstellung für das gesundheitsbezogene Informationshandeln

Im Folgenden werden die Ergebnisse der zweiten empirischen Studie zur Prü-fung der Rolle der Vertrauenseinstellungen gegenüber ÄrztInnen und Gesund-heitsinformationen aus dem Internet dargestellt und diskutiert. Zunächst erfolgt im Zuge der Forschungsfragen 1 und 2 die Auseinandersetzung mit den De-terminanten der Vertrauenseinstellung in Abhängigkeit von der jeweiligen In-stanz (siehe Kapitel 7.5.1.1 und 7.5.1.2) sowie die Bestimmung des Verhältnisses zwischen den Vertrauenseinstellungen (siehe Kapitel 7.5.2). Daran anschließend werden die Vertrauenseinstellungen sowohl gegenüber Gesundheitsinformatio-nen aus dem Internet (Forschungsfragen 3 und 4) als auch gegenüber ÄrztIn-nen (Forschungsfragen 5 und 6) in das PRISM integriert und die Erklärmodelle (siehe Kapitel 7.5.3 und 7.5.4) mithilfe der Strukturgleichungsanalyse auf Gül-tigkeit getestet.

### 7.5.1 Determinanten der Vertrauenseinstellungen

Die erste Forschungsfrage widmet sich den Determinanten der Vertrauensein-stellungen. Ihre Überprüfung soll zum Verständnis von Vertrauen beitragen und sie kontextbezogen beschreiben. Die Determinanten der Vertrauenseinstellungen gegenüber ÄrztInnen und Online-Gesundheitsinformationen wurden mittels zweier multipler Regressionen überprüft. Für die jeweiligen Instanzen wird im Folgenden genauer erläutert, welche Determinanten einen Einfluss auf die Vertrauenseinstellungen haben und wie dieser beschrieben werden kann. Die zugehörige erste Forschungsfrage lautet: Welche personen-, gesundheits- und mediennutzungsbezogenen Determinanten beeinflussen die Vertrauenseinstellung gegenüber ÄrztInnen (1a) und Gesundheitsinformationen aus dem Internet (1b)?

### 7.5.1.1 Determinanten der Vertrauenseinstellung gegenüber ÄrztInnen

In Bezug auf die Vertrauenseinstellung gegenüber ÄrztInnen können durch die personen-, gesundheits- und mediennutzungsbezogenen Einflussfaktoren insgesamt 38,3 Prozent (korr. $R^2 = ,373$) der Varianz aufgeklärt werden (siehe Tabelle 32). Es zeigt sich, dass Variablen aus allen drei Indikatorgruppen einen Beitrag zu der Varianzaufklärung leisten und die Ausprägung der Vertrauenseinstellung beeinflussen.

Die **personenbezogenen Indikatoren** Alter, Geschlecht, Bildung und Gesundheitszustand haben keinen Einfluss auf die Vertrauenseinstellung. Dieses Ergebnis widerspricht bisherigen Studienergebnissen (z. B. Hall et al., 2001; siehe Kapitel 7.3) und den ersten Annahmen der explorativen Studie (siehe Kapitel 6.3.2.3). Es kann kritisch hinterfragt werden, ob sich statt des Ausmaßes die relevanten Gründe in Abhängigkeit von den personenbezogenen Merkmalen unterscheiden. Dies legen Annahmen von Johnson-George & Swap (1982) nahe, die davon ausgehen, dass Frauen auf andere Verhaltensweisen Wert legen als Männer. Solche Unterschiede deuten sich auch in der explorativen Analyse an (siehe Kapitel 6.3.2.3). Zudem kann der fehlende Einfluss der Merkmale auch mit dem guten Gesundheitszustand der Befragten und dem Fehlen einer konkreten gesundheitsbezogenen Herausforderung in Verbindung stehen. Auf personenbezogener Ebene ist ausschließlich die **Vertrauensfähigkeit** ($\Delta R^2 = ,08$) eine relevante Determinante, die durch eine stärkere Ausprägung auch die Vertrauenseinstellung gegenüber ÄrztInnen positiv beeinflusst und als ihre Basis zu verstehen ist (Luhmann, 1989; Mayer et al., 1995; siehe Kapitel 3.4.2.1 und 4.3.2.3).

In Bezug auf die **gesundheitsbezogenen Determinanten** zeigt sich, dass die Tendenz zur Delegation der Entscheidung ($\Delta R^2= ,174$), die Informationspräferenz ($\Delta R^2= ,068$), die Bewältigungsstrategien des Blunting ($\Delta R^2= ,028$) und Monitoring ($\Delta R^2= ,012$) und das Gesundheitsbewusstsein ($\Delta R^2= ,006$) Einfluss auf die Vertrauenseinstellung zu ärztlichem Fachpersonal nehmen. Außer dem Monitoring, als situative Persönlichkeitstendenz zur aktiven Auseinandersetzung mit bedrohlichen Reizen, führt eine stärkere Ausprägung der weiteren gesundheitsbezogenen Einstellungen zu einer höheren Vertrauenseinstellung gegenüber ÄrztInnen. Es kann daraus geschlossen werden, dass bei einem höheren Wunsch, Verantwortung für medizinische Entscheidungen abzugeben, bei der Vermeidung der Auseinandersetzung mit negativen Reizen (Blunting) und bei einem individuell höher ausgeprägten Gesundheitsbewusstsein die Relevanz, auf ÄrztInnen vertrauen zu können, steigt. Höhere Werte könnten folglich unter anderem durch einen höheren **psychologischen Bedarf zu vertrauen** geprägt sein (siehe Kapitel 4.2.3). Ebenso ist mit der spezifischen Form der Entscheidungsfindung auch ein eher paternalistisches Rollenmodell der Arzt-Patienten-Beziehung verbunden, das mit hohem Vertrauen in ärztliches Fachpersonal einhergeht. Die relevanten Einflussfaktoren deuten darauf hin, dass entsprechend den theoretischen Annahmen Vertrauen weniger tatsächliche Erfahrungen mit ÄrztInnen widerspiegelt als vielmehr die Hoffnungen und Bedürfnisse der Befragten (Malmsheimer, 1988; Mechanic, 1998a; Trachtenberg et al., 2005; siehe Kapitel 4.2.3.2).

Die Informationspräferenz, die den Wunsch ausdrückt, gut informiert zu sein, steht mit dieser Rollenvorstellung und den damit verbundenen Erwartungen auf den ersten Blick im Konflikt. Allerdings wurde bereits in den Ergebnissen der ersten Studie deutlich, dass eine hohe Informations- und Entscheidungspräferenz nicht miteinander einhergehen müssen (siehe Kapitel 6.3.2.3 sowie Ende et al., 1989). Entgegen der aus der explorativen Studie abgeleiteten Annahme, dass hohe Informationspräferenzen im Sinne einer hohen Erwartungshaltung eher Vertrauenseinstellungen gegenüber ÄrztInnen erschweren können (siehe Kapitel 6.3.2.3), zeigt sich im vorliegenden Fall, dass das hohe Informationsinteresse die Vertrauenseinstellung positiv beeinflusst. Dies kann als Relevanzzuschreibung und als Ausdruck der Erwartungshaltung interpretiert werden, indem bei hohen Informationspräferenzen ÄrztInnen als AnsprechpartnerInnen und Informationsquelle eine besonders hohe Bedeutung zukommt (Mechanic, 1998a; siehe Kapitel 4.2.3.2). Dieser Unterschied zur ersten Studie sollte mit Blick auf die situativen Rahmenbedingungen und die konkrete Betroffenheit interpretiert werden. Während in der ersten Studie konkrete Situationen, Erwartungshaltungen und ihre Erfüllung bewertet wurden, kann die zweite Studie eine solche Bedürfnisbefriedigung nicht abbilden. Stattdessen führt nur die entsprechende Erwartungshaltung zur Relevanz des Arztes oder der Ärztin als Vertrauensinstanz und findet ihre Entsprechung in der Vertrauenseinstellung. Die Diskrepanz zwischen den Studien kann auch aus dem Einzelfallcharakter der explorativen Studie resultieren, der im Aggregat der quantitativen Studie nicht sichtbar wird.

**Tabelle 32: Multiple Regressionsanalyse zur Identifikation der personen-, gesundheits- und mediennutzungsbezogenen Determinanten der Vertrauenseinstellung gegenüber ÄrztInnen**

| Modellschritte | Variable | $\Delta R^2$ | $\beta$ |
|---|---|---|---|
| Modell 1 | | 0,08*** | |
| Personenbezogene Merkmale | Vertrauensfähigkeit | | 0,13*** |
| Modell 2 | | 0,174*** | |
| Gesundheitsbezogene Merkmale | Tendenz zur Delegation der Entscheidung | | 0,29*** |
| Modell 3 | | 0,068*** | |
| | Informationspräferenz | | 0,28*** |
| Modell 4 | | 0,028*** | |
| | Blunting | | 0,14*** |
| Modell 5 | | 0,012*** | |
| | Monitoring | | -0,12*** |
| Modell 6 | | 0,006** | |
| | Gesundheitsbewusstsein | | 0,09*** |
| Modell 7 | | 0,011*** | |
| Mediennutzungs- bezogene Merkmale | Gesundheitsbezogene Internetnutzung | | -0,13*** |
| Modell 8 | | 0,004* | |
| | Selbstwirksamkeit | | 0,07* |
| Total R²corr | | 0,377*** | |
| (Total R²) | | 0,383*** | |

n = 810 (Angaben beruhen auf gewichteten Daten[23]); Blockweise multiple Regressionsanalyse mit einem schrittweisen Verfahren; ausgeschlossene Variablen: Alter, Geschlecht, Bildung dichotomisiert (Block 1), aktueller Gesundheitszustand, Health Locus of Control, SDM Präferenz (Block 2)

* p ≤ ,05; ** p ≤ ,01; *** p ≤ ,001

Quelle: Eigene Darstellung auf Basis der empirischen Erkenntnisse

Unter den **medienbezogenen Einflussfaktoren** leisten sowohl die gesundheitsbezogene Internetnutzung ($\Delta R^2$ = ,011) als auch die informationsbezogene Selbstwirksamkeit ($\Delta R^2$= ,004) einen signifikanten, aber sehr geringen Beitrag zur Varianzaufklärung hinsichtlich der Vertrauenseinstellung zu ÄrztInnen. Der Anteil der zusätzlich erklärten Varianz verdeutlicht, dass den mediennutzungsbezogenen Merkmalen eine untergeordnete Relevanz für die Vertrauensgenese zukommt. Die eigene Recherche im Internet scheint schwach mit einer geringeren Vertrauenseinstellung verbunden zu sein. Dies kann dadurch begründet sein, dass die Vertrauenseinstellung im Sinne des defizitorientierten Ansatzes

---

[23] Die Regression wurde sowohl mit den gewichten als auch ungewichteten Daten berechnet. Die Ergebnisse zu den relevanten Einflussfaktoren und den Einflüssen sind stabil, sodass an dieser Stelle die Ergebnisse für die gewichteten Daten berichtet werden.

(siehe Kapitel 2.4.3.2; 5.1.5) ein Auslöser der aktiven Informationssuche im Internet war oder die aktive Informationssuche im Internet das Vertrauen in ÄrztInnen beeinträchtigt hat. Der zusätzliche Erklärbeitrag der Selbstwirksamkeit ist besonders gering. Tendenziell zeigt der Effekt, dass eine höhere wahrgenommene Kompetenz, online adäquate Gesundheitsinformationen zu finden (Rains, 2008), das Vertrauen in ärztliches Fachpersonal begünstigt. Dies könnte ein Indiz dafür sein, dass die Kompetenz Einfluss darauf nimmt, inwiefern die Gesundheitsinformationen aus dem Internet verunsichernd wirken und die Arzt-Patienten-Beziehung belasten.

Im Vergleich der drei Indikatorgruppen wird deutlich, dass vor allem **gesundheitsbezogene Determinanten** eine wichtige Rolle für die Entstehung von Vertrauenseinstellungen besitzen. Der hohe Stellenwert zeigt sich auch in Bezug auf die Effektstärken. Betrachtet man diese, zeigt sich, dass die Tendenz zur Delegation der Entscheidung ($\beta$ = ,29) und die Informationspräferenz ($\beta$ = ,28) am bedeutsamsten für die Vertrauenseinstellung sind. Die Vertrauensfähigkeit ($\beta$ = ,13), die Tendenz zum Blunting ($\beta$ = ,14) und Monitoring ($\beta$ = -,12) sowie die gesundheitsbezogene Internetnutzung ($\beta$ = -,13) sind gleichbedeutend in der Stärke ihres Einflusses auf die Vertrauenseinstellung, haben aber einen geringeren Stellenwert. Die geringste Bedeutung für die Varianzaufklärung kommt dem Gesundheitsbewusstsein ($\beta$ = ,09) und der Selbstwirksamkeit ($\beta$ = ,07) zu.

Zur Beantwortung der Forschungsfrage 1a kann festgehalten werden, dass für die Vertrauenseinstellung gegenüber dem ärztlichen Fachpersonal vor allem Rollenvorstellungen und Erwartungen, wie die Tendenz zur Delegation der Entscheidung und die Informationspräferenz, eine wichtige Rolle spielen. Die beiden Einflussfaktoren tragen am stärksten zur Varianzaufklärung bei und besitzen die höchsten Effektstärken. Es bestätigt sich somit die hohe Bedeutung der gesundheitsbezogenen Merkmale, die auch in der explorativen Studie (siehe Kapitel 6.3.2.3) als Determinanten der Vertrauenseinstellung gegenüber ÄrztInnen identifiziert wurden. Solche gesundheitsbezogenen Einflussfaktoren wurden in bisherigen Modellen der Vertrauensgenese nicht berücksichtigt, da diese sich vorwiegend auf die Gründe der Vertrauenswürdigkeit beziehen (z. B. Hall et al., 2001). Die Erkenntnisse, vorrangig der hohe Anteil der Varianzaufklärung, unterstreichen die Bedeutung einer kontextbezogenen Perspektive auf die Entstehung von Vertrauenseinstellungen, die nicht nur arztseitige, sondern auch patientenseitige Einflussfaktoren stärker berücksichtigt.

### 7.5.1.2 Determinanten der Vertrauenseinstellung gegenüber Gesundheitsinformationen aus dem Internet

Im Vergleich mit dem vorgestellten Einfluss der personen-, gesundheits- und mediennutzungsbezogenen Determinanten für die Vertrauenseinstellung gegenüber ärztlichem Fachpersonal erzielen die Faktoren für die Vertrauenseinstellung gegenüber Gesundheitsinformationen aus dem Internet eine geringere Varianzaufklärung. Insgesamt können die Einflussfaktoren 19,6 Prozent ($R^2_{corr}$ = 0,19) der Varianz der Vertrauenseinstellung aufklären (siehe Tabelle 33). Erneut zeigen sich Determinanten aller drei Indikatorbereiche als relevant.

Unter den **personenbezogenen Merkmalen** bestätigt sich die Bedeutung der Vertrauensfähigkeit ($\Delta R^2$ = ,033), die Vertrauenseinstellungen begünstigt. Darüber hinaus zeigt sich auch für Online-Gesundheitsinformationen, dass die Soziodemografika wie Alter, Geschlecht und Bildung sowie der Gesundheitszustand nicht zu den signifikanten Prädiktoren der Vertrauenseinstellung zählen. Dieses Ergebnis widerspricht bisherigen empirischen Erkenntnissen, die von einem Einfluss des Alters (siehe z. B. Tan, 2015; Kapitel 4.3.3.2), des Geschlechts (Johnson & Kaye, 1998, 2000) und dem Gesundheitszustand (Freeman & Spyridakis, 2004) ausgehen. Der fehlende Einfluss kann damit in Verbindung stehen, dass ein hoher Anteil der Befragten einen guten bis sehr guten Gesundheitszustand aufweist und die Einflüsse des Alters oder Geschlechts ebenfalls mit dem Gesundheitszustand in Verbindung stehen. So ist anzunehmen, dass der Gesundheitszustand mit steigendem Alter schlechter wird und Frauen und Männer mit gesundheitsbezogenen Herausforderungen anders umgehen (siehe Kapitel 2.2.2.1).

In Bezug auf die **gesundheitsbezogenen Merkmale** sind die Ausprägung des Internal Health Locus of Control ($\Delta R^2$ = ,105), des Monitoring ($\Delta R^2$ = ,008), die Tendenz zur Delegation der Entscheidung ($\Delta R^2$ = ,005) und die Informationspräferenz ($\Delta R^2$ = ,010) signifikante Einflussfaktoren der Vertrauenseinstellung. Anhand der Varianzaufklärung zeigt sich jedoch, dass vor allem die internalisierten Kontrollüberzeugungen einen relevanten Beitrag zur Varianzaufklärung leisten, während der zusätzliche Erklärbeitrag der weiteren gesundheitsbezogenen Merkmale sehr gering ausfällt.

Stärker **internalisierte gesundheitsbezogene Kontrollüberzeugungen** führen zu einer höheren Vertrauenseinstellung. Sie beschreiben eine aktive Auseinandersetzung mit Gesundheitsfragen und deren Bewältigung und zeigen, dass diese aktivere Rolle mit einer höheren Vertrauenseinstellung gegenüber Gesundheitsinformationen aus dem Internet einhergeht. Der Zusammenhang zwischen dem Grad der Eigenverantwortung und der Vertrauenseinstellung wird auch durch eine stärker ausgeprägte Tendenz, sich bedrohlichen Reizen aktiv zuzuwenden (Monitoring), unterstützt. Die beiden Faktoren bestätigen die theoretischen Annahmen und explorativen Ergebnisse (siehe Kapitel 6.3.2.3), die davon ausgehen, dass die Bereitschaft zur Verantwortungsübernahme für die eigene Gesundheit und damit die aktive Auseinandersetzung mit Gesundheitsinformationen (Neverla et al., 2007) Vertrauen in das Internet notwendig macht.

**Tabelle 33: Multiple Regressionsanalyse zur Identifikation der personen-, gesundheits- und mediennutzungsbezogenen Determinanten der Vertrauenseinstellung gegenüber medialen Gesundheitsinformationen**

| Modellschritte | Variable | $\Delta R^2$ | $\beta$ |
|---|---|---|---|
| Modell 1 | | 0,033*** | |
| **Personen-bezogene Merkmale** | Vertrauensfähigkeit | | 0,14*** |
| Modell 2 | | 0,105*** | |
| **Gesundheitsbezoge-ne Merkmale** | Internal Health Locus of Control | | ,26*** |
| Modell 3 | | 0,008** | |
| | Monitoring | | ,10** |
| Modell 4 | | 0,010** | |
| | Informationspräferenz | | -,12** |
| Modell 5 | | 0,005* | |
| | Tendenz zur Delegation der Entscheidung | | ,10** |
| Modell 6 | | 0,036*** | |
| **Mediennutzungs-bezogene Merkmale** | Gesundheitsbezogene Internetnutzung | | ,21*** |
| Total $R^2_{corr}$ | | 0,190*** | |
| (Total $R^2$) | | 0,196*** | |

n = 810 (Angaben beruhen auf gewichteten Daten[24]); Blockweise multiple Regressionsanalyse mit einem schrittweisen Verfahren; ausgeschlossene Variablen: Alter, Geschlecht, Bildung dichotomisiert (Block 1), aktueller Gesundheitszustand, Gesundheitsbewusstsein, SDM Präferenz, Blunting (Block 2), Selbstwirksamkeit (Block 3)
* $p \leq ,05$; ** $p \leq ,01$; *** $p \leq ,001$

Quelle: Eigene Darstellung auf Basis der empirischen Erkenntnisse

Obwohl der zusätzliche Erklärbeitrag sehr gering ausfällt, zeigt sich in Bezug auf die **Tendenz zur Delegation** der medizinischen Entscheidung, dass ihre höhere Ausprägung tendenziell mit einer höheren Vertrauenseinstellung gegenüber Gesundheitsinformationen einhergeht. Die Richtung des Einflusses

---

[24] Erneut wurde die Regression auch mit ungewichteten Daten berechnet und beide Ergebnisse miteinander verglichen. Es zeigen sich nur geringe Unterschiede. Die relevanten Faktoren und der Anteil der aufgeklärten Varianz bleiben relativ stabil.

scheint verwunderlich, weil die Tendenz den Wunsch nach Verantwortungsabgabe an den behandelnden Arzt oder die Ärztin beschreibt und somit angenommen wird, dass alternative Quellen in diesem Fall eine geringere Relevanz besitzen. Allerdings stellt eine Vertrauenseinstellung und -handlung immer eine Kontroll- und Verantwortungsübergabe (siehe Kapitel 3.1 und 3.3.1) dar. Der Einfluss lässt darauf schließen, dass es sich hierbei um eine generell hoch ausgeprägte Tendenz zur Verantwortungsabgabe handelt. Diese bezieht sich nicht nur auf den Arzt oder die Ärztin und kann neben der Vertrauenswürdigkeit als weitere Basis der Vertrauenseinstellung verstanden werden.

Im Gegensatz dazu fällt die Vertrauenseinstellung schwächer aus, je höher die **Informationspräferenz** ausgeprägt ist. Dies widerspricht, wie bereits in Bezug auf die Vertrauenseinstellung zu ÄrztInnen deutlich wurde, dem postulierten Einfluss der Informationspräferenz (siehe Kapitel 6.3.2.3). Im Sinne der oben vorgenommenen Interpretation könnte davon ausgegangen werden, dass bei hohen Informationspräferenzen das Internet nur dann mehr Bedeutung hat, wenn die Informationsbedürfnisse durch den Arzt oder die Ärztin nicht erfüllt werden. Vielmehr schwächt ein hohes Informationsinteresse sogar die Vertrauenseinstellung gegenüber den Online-Gesundheitsinformationen. Das deutet darauf hin, dass den Gesundheitsinformationen eine geringere Wertigkeit (vielleicht auch Qualität) zugeschrieben wird und es sich im Sinne der verschiedenen Typen der kombinierten Nutzung (siehe Kapitel 6.4.5) eher um eine ergänzende Quelle handelt (siehe auch Couper et al., 2010; Hesse et al., 2005).

Hinsichtlich der **mediennutzungsbezogenen Merkmale** zeigt sich, dass die **gesundheitsbezogene Internetnutzung** mit einer höheren Vertrauenseinstellung in die Online-Gesundheitsinformationen verbunden ist. Hier kann von einem sich gegenseitig verstärkenden Zusammenhang ausgegangen werden. Die Erfahrung mit der gesundheitsbezogenen Informationssuche ist eine wichtige Basis der Vertrauenseinstellung (Flanagin & Metzger, 2000, S. 521; Freeman & Spyridakis, 2004, S. 251); umgekehrt führt diese Einstellung wiederum zu einer wahrscheinlicheren Zuwendung (Johnson & Kaye, 1998; siehe Kapitel 4.3.2). Der Zusammenhang kann auf der vorliegenden Datenbasis nicht genauer bestimmt werden.

Im Gegensatz zu den Erkenntnissen der explorativen Studie, die von einer hohen Bedeutung der **Selbstwirksamkeit** ausgeht, macht die quantitative Überprüfung der Einflussfaktoren deutlich, dass sie keinen Einfluss auf die Vertrauenseinstellung gegenüber Gesundheitsinformationen aus dem Internet hat. Dies könnte darin begründet liegen, dass nur InternetnutzerInnen im Sample sind und die Selbstwirksamkeit in Bezug auf die gesundheitsbezogene Informationssuche im Internet relativ hoch eingeschätzt wird (siehe Kapitel 7.4.4). Im

Gegensatz dazu wurde in den Interviews im Krankheitskontext Arthrose deutlich, dass das Internet aufgrund fehlender Selbstwirksamkeit nicht genutzt wird. Dies kann in der vorliegenden Studie nicht abgebildet werden. Zudem korreliert die Selbstwirksamkeit relativ stark mit der Informationspräferenz ($r = ,347$; $p \leq ,001$), der Bewältigungsstrategie des Monitorings ($r = ,298$; $p \leq ,001$) und der gesundheitsbezogenen Internetnutzung ($r = ,319$; $p \leq ,001$)[25]. Die hohen Korrelationen können zusätzlich erklären, warum im dritten Block kein signifikanter, zusätzlicher Erklärbeitrag der Selbstwirksamkeit identifiziert werden kann und die zusätzliche Varianzaufklärung der einzelnen Modelle generell gering ausfällt.

Der Einfluss der einzelnen Merkmale kann dabei auch mit Blick auf die Effektstärken näher beschrieben werden. Dabei zeigt sich, dass der Erfahrung mit der gesundheitsbezogenen Internetnutzung ($\beta = ,21$) und dem Internal Health Locus of Control ($\beta = ,26$) die höchste Bedeutung für die Vertrauenseinstellung zukommt. Danach folgt die Basis der Vertrauensfähigkeit ($\beta = ,14$). Monitoring ($\beta = ,10$), der Tendenz zu Entscheidungsdelegation ($\beta = ,10$) und der Informationspräferenz ($\beta = -,12$) kommt die geringste Bedeutung zu, und es verdeutlicht sich die untergeordnete Relevanz der Faktoren.

Folglich kann für die Beantwortung der Forschungsfrage 1b die Bedeutung der internalisierten Kontrollüberzeugungen und der gesundheitsbezogenen Internetnutzung für die Vertrauenseinstellung gegenüber Gesundheitsinformationen aus dem Internet betont werden, die sowohl am stärksten zur Varianzaufklärung beitragen als auch die höchsten Effektstärken besitzen. Die internalisierten Kontrollüberzeugungen gehen mit einer höheren Bereitschaft zur Verantwortungsübernahme für die eigene Gesundheitsversorgung einher. Dies legt nahe, dass die Vertrauenseinstellung zu Gesundheitsinformationen aus dem Internet durch eine aktive Rolle der PatientInnen gefördert wird. Zudem zeigt sich, dass Erfahrungen mit dem Internet eine wichtige Basis des Vertrauens darstellen. Im Gegensatz zur Vertrauenseinstellung gegenüber ärztlichem Fachpersonal deutet dies darauf hin, dass hier weniger die Wünsche als vielmehr die vorangegangene Suche nach Gesundheitsinformationen das Urteil prägen. Die Betrachtung der Einflussfaktoren ergänzt die Erkenntnisse der explorativen Studie (siehe Kapitel 6.3), bei der die Bedeutung dieser beiden Einflussfaktoren zwar beschrieben, aber weniger deutlich wurde. Zudem zeigt der Anteil der

---

[25]  In diesem Kontext soll auf die Voraussetzung der Multikollinearität verwiesen werden, die verletzt ist, wenn die unabhängigen Variablen einer multiplen Regression miteinander korrelieren. Für den vorliegenden Fall sind die Korrelationen als grenzwertig zu beschreiben; Toleranzwerte $\geq ,832$ weisen jedoch darauf hin, dass dies akzeptabel ist. Problematisch ist hingegen, dass nicht mehr bewertet werden kann, welche Variablen tatsächlich in welchem Maß zur Varianzaufklärung beitragen.

Varianzaufklärung erneut, dass es von hoher Bedeutung ist, die Kontextfaktoren der Vertrauensgenese zu berücksichtigen und ein integratives Modell der Vertrauensgenese der Auseinandersetzung mit Vertrauen zugrunde zu legen.

### 7.5.1.3 Zusammenfassung der Ergebnisse zu den Einflussfaktoren der Vertrauenseinstellungen

Die Beantwortung der ersten Forschungsfrage hat gezeigt, dass sowohl für die Vertrauenseinstellung gegenüber ÄrztInnen als auch gegenüber Gesundheitsinformationen aus dem Internet personen-, gesundheits- und mediennutzungsbezogene Determinanten eine Rolle spielen. Im Vergleich wird allerdings deutlich, dass diese Merkmale für die Vertrauenseinstellung gegenüber ÄrztInnen eine größere Rolle spielen. Der Stellenwert zeigt sich vor allem anhand des Anteils der aufgeklärten Varianz im Vergleich zwischen ärztlichem Fachpersonal und Online-Gesundheitsinformationen ($\Delta R^2 = {,}187$). Sowohl in Bezug auf das Ausmaß der Erklärleistung als auch in Bezug auf die relevanten Einflussfaktoren bestätigt sich, dass in Abhängigkeit von der Vertrauensinstanz Spezifika vorherrschen (Sztompka, 1999; siehe Kapitel 3.2.1). In Übereinstimmung mit der explorativen Analyse der Vertrauensgenese wird deutlich, dass individuelle Kontextfaktoren zu berücksichtigen sind. Die quantitative Überprüfung der potenziellen Einflussfaktoren dient dazu, diese Kontextfaktoren weiter einzugrenzen und die bisherigen Modellannahmen über die Vertrauensgenese zu spezifizieren (siehe Abbildung 23 und 24).

Trotz der Spezifika der Instanzen gibt es eine **gemeinsame Basis** der Vertrauenseinstellungen. Sie stellt die **Vertrauensfähigkeit** dar, die beeinflusst, wie stark Vertrauen ausgeprägt ist. Darüber hinaus sind in beiden Fällen keine weiteren **personenbezogenen Merkmale** von Relevanz. Es zeigt sich weder für ÄrztInnen noch für das Internet, dass das Alter eine Rolle spielt. Der fehlende Einfluss widerspricht bisherigen Untersuchungen (Fiscella et al., 2004; Hall et al., 2001; siehe Kapitel 4.2.3; 4.3.3), die mit höherem Alter von einer zunehmenden Bedeutung und Ausprägung des Vertrauens in ÄrztInnen ausgehen. Für das Internet wurde dagegen angenommen, dass Jüngere höhere Vertrauenseinstellungen besitzen. Ebenso nehmen auch das Geschlecht und der Gesundheitszustand keinen Einfluss. Werden die theoretischen Annahmen (siehe Kapitel 4.2.3, 4.3.3), die Erkenntnisse der explorativen Studie (siehe Kapitel 6.3.2.3) und der repräsentativen Befragung zum Einfluss des Geschlechts miteinander in Bezug gesetzt, kann angenommen werden, dass Frauen und Männer zwar unterschiedliche Gründe für die Bewertung der Vertrauenswürdigkeit heranziehen, sich dies aber nicht in der Stärke der Vertrauenseinstellung niederschlägt (Johnson-George & Swap, 1982). Hinsichtlich des fehlenden Einflusses des

Gesundheitszustandes sollte kritisch hinterfragt werden, ob aufgrund der vorliegenden repräsentativen Stichprobe, die sich überwiegend durch einen guten bis sehr guten Gesundheitszustand auszeichnet, solche Effekte nicht abgebildet werden oder sich die Vertrauenseinstellungen in Abhängigkeit von Erkrankungen, Krankheitsstadien und dem Verlauf unterscheiden. Der gute Gesundheitszustand kann sich auch auf die fehlenden Einflüsse des Alters und des Geschlechts auswirken, da die Vertrauenseinstellung und das Informationshandeln erst aufgrund einer Betroffenheit an Relevanz gewinnen.

**Abbildung 23:** **Spezifikation der Modellannahmen zu den relevanten Einflussfaktoren der Vertrauensgenese zu ÄrztInnen**

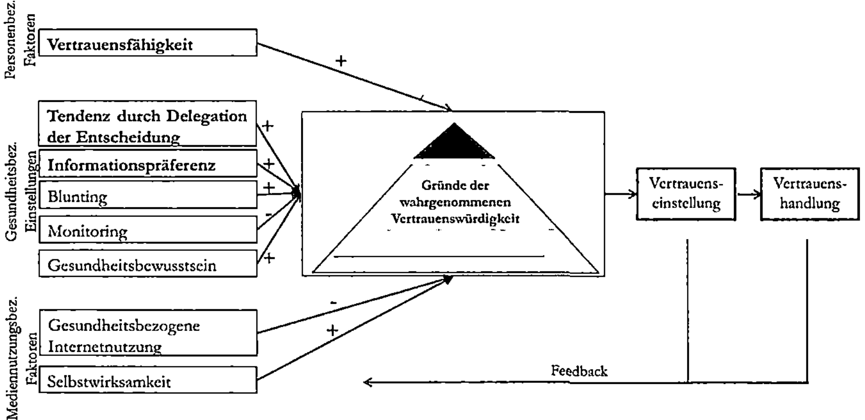


Quelle: Eigene Darstellung auf Basis der empirischen Erkenntnisse

Neben den personenbezogenen Merkmalen, die von untergeordneter Relevanz zu sein scheinen, kommt vor allem den **gesundheitsbezogenen Merkmalen** eine hohe Bedeutung zu. Bei Vertrauenseinstellungen gegenüber ÄrztInnen handelt es sich stärker um Faktoren, die Erwartungen und Rollenvorstellungen in Bezug auf die Arzt-Patienten-Beziehung widerspiegeln und sich in Form bestimmter Informations- und Entscheidungspräferenzen an den Arzt oder die Ärztin richten. Im Gegensatz dazu handelt es sich bei den Prädiktoren der Vertrauenseinstellung gegenüber Gesundheitsinformationen aus dem Internet um Konstrukte, die sich auf die eigene Rolle beziehen und eine aktive Auseinandersetzung und Handlungspotenziale prägen. In diesem Kontext kann vor allem auf die hohe Bedeutung eigener gesundheitsbezogener Kontrollüberzeugungen und damit die Wahrnehmung der eigenen Verantwortung für die Gesundheit verwiesen werden. Eine aktivere eigene Rolle in der Gesundheitsversorgung führt zu einer höheren Vertrauenseinstellung gegenüber Gesundheitsinformationen aus dem Internet. Demnach kann das Internet als Medium kommunikationsaktiver und mündiger PatientInnen verstanden werden (Neverla et al., 2007).

**Abbildung 24:** **Spezifikation der Modellannahmen zu den relevanten Einflussfaktoren der Vertrauensgenese zu Gesundheitsinformationen aus dem Internet**

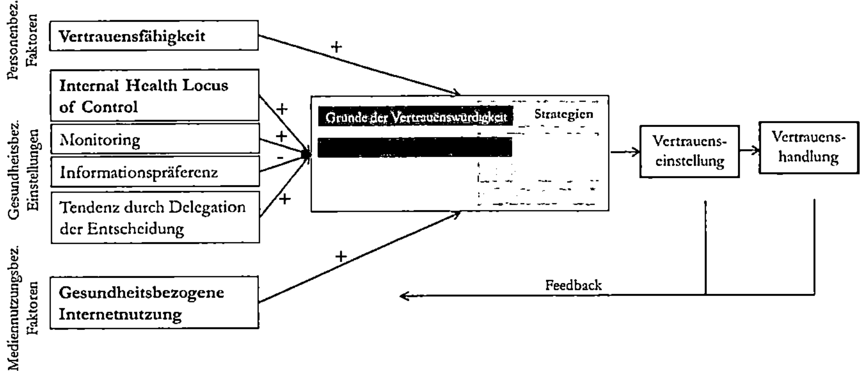


Quelle: Eigene Darstellung auf Basis der empirischen Erkenntnisse

In Bezug auf die **Mediennutzung** spielt die Erfahrung mit der gesundheitsbezogenen Informationssuche im Internet für ÄrztInnen zumindest eine geringe und für Gesundheitsinformationen aus dem Internet eine bedeutende Rolle. Dies stützt die Notwendigkeit, einzelne Vertrauensinstanzen nicht isoliert voneinander zu betrachten, sondern Vertrauenseinstellungen gegenüber anderen Quellen zu berücksichtigen (siehe Kapitel 2.4.3). Die Nutzung des Internets im Gesundheitskontext geht dabei mit einer geringeren Vertrauenseinstellung gegenüber ÄrztInnen und höherem Vertrauen in Gesundheitsinformationen aus dem Internet einher. In Bezug auf ärztliches Fachpersonal könnte dies darauf hindeuten, dass die Nutzung des Internets zu einer Belastung der Arzt-Patienten-Beziehung führt und das Vertrauensverhältnis beschädigen kann. Der Einfluss verweist auf die Rolle des Internets als Vertrauensvermittler (siehe Kapitel 4.2.3.2) und kann auch durch die Erkenntnisse der explorativen Studie untermauert werden (6.3.2.3). In den Interviews berichteten die Betroffenen davon, dass sie sich durch die Informationen aus dem Internet verunsichert fühlten und sich die gefundenen Online-Gesundheitsinformationen teilweise auch auf die Beziehung zu dem behandelnden Arzt oder der behandelnden Ärztin auswirkten. In diesem Kontext soll auch auf die Rolle der informationsbezogenen Selbstwirksamkeit verwiesen werden. Dabei zeigt sich, dass die Selbstwirksamkeit nur für die Vertrauenseinstellung gegenüber ÄrztInnen einen, wenn auch sehr geringen Erklärbeitrag liefert. Tendenziell wird deutlich, dass eine höhere Selbstwirksamkeit mit einer höheren Vertrauenseinstellung gegenüber ÄrztInnen einhergeht. Der Einfluss könnte darauf schließen lassen, dass die Selbstwirksamkeit potenzielle negative Effekte der Internetnutzung abschwächt und somit die Beziehung zwischen der Internetnutzung und der Vertrauenseinstellung gegenüber ÄrztInnen vermittelt.

Abschließend ist zu betonen, dass die Analyse mit Blick auf die theoretische Betrachtung der Vertrauensgenese (siehe Kapitel 4.2.3, 4.3.3) die Relevanz einer kontextbezogenen Perspektive bestätigt. Für die Auseinandersetzung mit den Entstehungsbedingungen von Vertrauenseinstellungen ist es von hoher Bedeutung, nicht nur die Faktoren der Vertrauenswürdigkeit zu berücksichtigen, sondern auch die situativen und personenbezogenen Einflussfaktoren zu bestimmen. Die vorliegenden Ergebnisse stellen in diesem Sinne eine wertvolle Ergänzung der explorativen Erkenntnisse dar, indem die einzelnen Determinanten hinsichtlich ihres Stellenwertes und ihrer empirischen Relevanz beschrieben und miteinander in Bezug gesetzt werden können (siehe Abbildung 23 und Abbildung 24). Allerdings können im Zuge der vorliegenden Analyse keine Kausalaussagen getroffen werden. Somit bleibt beispielsweise offen, wie der Zusammenhang zwischen der gesundheitsbezogenen Internetnutzung und den Vertrauenseinstellungen zu deuten ist. Diese Fragen werden bei der Prüfung der Forschungsfragen 3 und 5 zum Einfluss der Vertrauenseinstellungen auf die Intention zur Internetnutzung noch einmal aufgegriffen und weiterführend erörtert.

### 7.5.2 Verhältnis zwischen den Vertrauenseinstellungen

Während die erste Forschungsfrage die Vertrauenseinstellungen zu ÄrztInnen und Gesundheitsinformationen aus dem Internet getrennt voneinander betrachtet hat, wird im nächsten Schritt ihr Verhältnis zueinander bestimmt und die folgende Frage beantwortet: In welchem Verhältnis stehen die Vertrauenseinstellungen gegenüber ÄrztInnen und Gesundheitsinformationen aus dem Internet zueinander?

Von dem Grundgedanken der kombinierten Nutzung ausgehend (siehe Kapitel 2.4.3) wird angenommen, dass die Nutzung verschiedener Informationsquellen und folglich auch die Einstellungen zu diesen miteinander in Beziehung stehen. Um das Verhältnis zwischen den potenziellen Vertrauensinstanzen genauer zu beschreiben, werden sowohl die Gesamturteile über ÄrztInnen und

Online-Gesundheitsinformationen, die (adjektivbasierte) Bestimmung der Vertrauenswürdigkeit als auch die Handlungsrelevanz der bereitgestellten Gesundheitsinformationen aus dem Internet herangezogen.

Die einzelnen Korrelations-Koeffizienten (siehe Tabelle 34) weisen darauf hin, dass die Vertrauenseinstellungen gegenüber ÄrztInnen und Gesundheitsinformationen aus dem Internet (zumindest) schwach miteinander korrelieren; lediglich eine der sechs Korrelationen deutet darauf hin, dass keine Beziehung besteht und die Konstrukte unabhängig voneinander sind (r = -,05; n.s.). Hierbei handelt es sich um die Korrelation zwischen den auf den Gründen der Vertrauenswürdigkeit basierenden Vertrauenseinstellungen zu ärztlichem Fachpersonal und Gesundheitsinformationen aus dem Internet.

**Tabelle 34: Zusammenhänge zwischen der Vertrauenseinstellung gegenüber ÄrztInnen und Gesundheitsinformationen aus dem Internet**

| | Vertrauen in Gesundheitsinformationen aus dem Internet (Gesamturteil) | Vertrauenseinstellungen gegenüber Gesundheitsinformationen aus dem Internet (adjektivbasierte Messung) | Handlungsrelevanz der Online-Gesundheitsinformationen |
|---|---|---|---|
| Vertrauen in ÄrztInnen (Gesamturteil) | -,21*** | -,09** | -,30*** |
| Vertrauenseinstellung gegenüber ÄrztInnen | -,16*** | -,05 | -,28*** |

N = 822 (Angaben beruhen auf gewichteten Daten[26]); Pearsons-Korrelationen mit Einbezug der Vertrauensfähigkeit sowie des Vertrauens in das soziale Umfeld (Single Item) als Kontrollvariablen
* p $\leq$ ,05; ** p $\leq$ ,01; *** p $\leq$ ,001

Quelle: Eigene Darstellung auf Basis der empirischen Erkenntnisse

Allgemein zeigt sich, dass der Zusammenhang zwischen den Vertrauenseinstellungen zwar eher gering, aber über alle Maße hinweg negativ ist. Der **negative Zusammenhang** kann als ein Indiz für den defizitorientierten Ansatz und ein kompensierendes Verhältnis der Vertrauensinstanzen gedeutet werden (Lee & Hawkins, 2010; Lee & Hornik, 2009; Tustin, 2010; siehe Kapitel 2.4.3.2). Die teilweise sehr schwachen Zusammenhänge sollten dabei auch vor dem Hintergrund bewertet werden, dass von solchen kompensierenden Effekten eher bei großen wahrgenommenen Defiziten und konkreten gesundheitsbezogenen Herausforderungen auszugehen ist.

---

[26]  Erneut sind die Ergebnisse für die gewichteten und ungewichteten Daten stabil.

Die Annahme wird auch durch die Tatsache gestützt, dass die Korrelation zwischen der Vertrauenseinstellung gegenüber ÄrztInnen und der Handlungsrelevanz der Gesundheitsinformationen aus dem Internet ($r = -{,}28$; $p \leq {,}001$) vergleichsweise stark ausfällt. Es wird deutlich, dass ein geringeres Vertrauen in das behandelnde ärztliche Fachpersonal mit einer höheren Wahrscheinlichkeit verbunden ist, das eigene Verhalten an Gesundheitsinformationen aus dem Internet auszurichten. Dies bestätigt die Annahme, dass es sich bei der Handlungsrelevanz um eine Extremform der Vertrauenseinstellung gegenüber Gesundheitsinformationen aus dem Internet handelt und die Handlungsrelevanz als Vertrauenshandlung (siehe Kapitel 4.3.2) zu verstehen ist. Zudem deutet die beschriebene hohe Korrelation in Verbindung mit der fehlenden Beziehung zwischen den instanzspezifischen Bewertungen der Vertrauenswürdigkeit darauf hin, dass die Handlungsrelevanz der Gesundheitsinformationen aus dem Internet nicht nur durch die einzelnen Vertrauensgründe zustande kommt, sondern auch das psychologische Bedürfnis zu vertrauen von Bedeutung sein kann (Engdahl & Lidskog, 2012, S. 712; Rousseau et al., 1998, S. 395). Ist das Vertrauen in den Arzt oder die Ärztin gering ausgeprägt, besteht der Bedarf, sich auf alternative Vertrauensinstanzen zu verlassen. Hierbei könnte auch eine Form des von Hall et al. (2001) beschriebenen Cliff-Effekts von Bedeutung sein. Demnach führt das psychologische Bedürfnis dazu, dass die Erwartungen die tatsächlichen Gründe der Vertrauenswürdigkeit überspannen. Somit würde die Handlungsrelevanz nicht nur die Erfahrung mit Gesundheitsinformationen abbilden, sondern sie müsste auch als Resultat der notwendigen Kompensation unerfüllter Bedürfnisse zu interpretieren sein und würde auf eine Instrumentalisierung der Vertrauenseinstellung hindeuten (siehe Kapitel 5.1.4). Die angenommene Rolle des psychologischen Bedarfs zu vertrauen könnte auch erklären, warum der Zusammenhang zwischen den beiden auf den Gründen der Vertrauenswürdigkeit basierten Messungen der Vertrauenseinstellung gegenüber ÄrztInnen und der Vertrauenseinstellung gegenüber Online-Gesundheitsinformationen ausbleibt. Hierbei handelt es sich um eine rein erfahrungsbasierte Abfrage, die sich auf die einzelnen Gründe der Vertrauenswürdigkeit und damit die Merkmale des Kommunikators bezieht.

Zusammenfassend kann auf der Basis der Ergebnisse der zweiten Forschungsfrage angenommen werden, dass die Vertrauenseinstellung gegenüber einer bestimmten Instanz zu den möglichen **situativen Auslösern der Zuwendung** zu einer anderen Quelle zählt und das Vertrauen in die alternative Vertrauensinstanz situativ stärkt. Es zeigt sich, dass eine höhere Vertrauenseinstellung gegenüber ÄrztInnen tendenziell mit einer geringeren Vertrauenseinstellung gegenüber Gesundheitsinformationen aus dem Internet einhergeht und umgekehrt. Der Zusammenhang kann als ein erstes Indiz für den defizitorientierten Ansatz der kombinierten Nutzung unterschiedlicher Informationsquellen verstanden werden (siehe unter anderem Kapitel 2.4.3.2 und 5.1.5). Besonders stark fällt der Zusammenhang der Vertrauenseinstellung gegenüber ÄrztInnen mit der Handlungsrelevanz der Gesundheitsinformationen aus dem Internet aus. Eine mögliche Erklärung hierfür könnte die Rolle des psychologischen Bedürfnisses zu vertrauen sein, die sich bei fehlendem Vertrauen in den Arzt oder die Ärztin in der Handlungsrelevanz der Gesundheitsinformationen niederschlägt. Die Rolle des situativen Bedürfnisses zu vertrauen, könnte auch dafür verantwortlich sein, dass keine Beziehung zwischen den auf den Gründen der Vertrauenswürdigkeit beruhenden Messungen besteht. In diesem Fall ist von einer rein auf die jeweilige Instanz und auf individuellen Erfahrungen beruhenden Bewertung auszugehen. Die beschriebenen Korrelationsmuster können dafür sprechen, dass die Beziehung zwischen den Vertrauenseinstellungen situationsabhängig mehr oder weniger stark vorliegt.

Allerdings dürfen vor diesem Hintergrund das tatsächliche gesundheitsbezogene Informationshandeln und seine Einflussfaktoren nicht außer Acht gelassen werden. Daher scheint es im nächsten Schritt zentral, die Rolle der Vertrauenseinstellung für die Informationssuche im Internet zu bestimmen.

### 7.5.3 Rolle der Vertrauenseinstellung gegenüber Gesundheitsinformationen für die Intention zur Informationssuche im Internet

Nach der Befassung mit dem Konstrukt Vertrauen geht mit der weiterführenden Bearbeitung des Forschungsinteresses der zweiten Studie ein Perspektivwechsel einher. Im nächsten Schritt soll das Informationshandeln durch den Einfluss des Vertrauens erklärt werden. Folglich werden die Einflüsse der Vertrauenseinstellung auf die Intention zur Informationssuche im Internet bestimmt. Zunächst wird für die Forschungsfragen 3 und 4 die Rolle der Vertrauenseinstellung gegenüber Gesundheitsinformationen aus dem Internet für die Zuwendung zum Internet analysiert. Die auf Basis der Modellspezifikation vorgenommene Verortung der Vertrauenseinstellung innerhalb des PRISM soll überprüft (siehe Kapitel 7.5.3.1) und im Gesundheits- und Krankheitskontext (siehe Kapitel 7.5.3.2) verglichen werden.

#### 7.5.3.1 Prüfung des erweiterten Modells der Intention zur Suche nach Gesundheitsinformationen im Internet

Die Beantwortung von Forschungsfrage 3 und die Prüfung der zugehörigen Hypothesen (siehe Abbildung 20) soll eruieren, welche Rolle die Vertrauenseinstellung gegenüber Gesundheitsinformationen aus dem Internet für die Intention zur gesundheitsbezogenen Informationssuche im Internet spielt. Dazu wird die Vertrauenseinstellung in das PRISM von Kahlor (2010) integriert.

*Darstellung des PRISM-Grundmodells als Ausgangsbasis*

Zunächst wird auf das Grundmodell eingegangen, das als Vergleichsmaßstab für die Prüfung des erweiterten Modells dient. Abbildung 25 zeigt den Test des PRISM in seiner Original-Form. Tatsächlich weist das Modell mit CFI = ,962, RMSEA = ,043 und SRMR = ,054 einen guten Fit auf und erzielt sogar etwas bessere Werte als Kahlor (2010) und Hovick et al. (2014). Der Chi-Quadrat-Test fällt wie in den genannten Studien mit $X^2(335)$ = 846,56 und p≤ ,001 signifikant aus. Holters kritisches N (CN) von 322,31 spricht allerdings dafür, dass dies auf die Stichprobengröße zurückzuführen ist.

In Bezug auf die **Varianzaufklärung** ist das Modell in der Lage, 31,8 Prozent der Intention zur gesundheitsbezogenen Informationssuche, 21,9 Prozent der wahrgenommenen Informationsdefizite, 5,3 Prozent des wahrgenommenen Wissensstandes und 68,5 Prozent der affektiven Reaktion auf die Risikowahrnehmung zu erklären. Dies stellt eine zufriedenstellende Erklärleistung dar, die allerdings im Vergleich mit den vorherigen Tests des PRISM (Hovick et al., 2014; Kahlor, 2010) deutlich schwächer ausfällt (siehe Kapitel 7.2).

Die Überprüfung der einzelnen Pfade des PRISM zeigt, dass die Regressionskoeffizienten allgemein geringer ausfallen, was auch mit der relativ schwach ausgeprägten Intention zur Internetnutzung in Verbindung stehen kann. Zudem besitzen nicht alle postulierten Prädiktoren einen signifikanten Regressionskoeffizienten und somit einen Einfluss auf die Intention zur gesundheitsbezogenen Internetnutzung. Im Gegensatz zu den Ergebnissen von Kahlor (2010) und Hovick et al. (2014) geht von den **injunktiven und deskriptiven Informationsnormen** ein geringerer Einfluss aus. Besonders deutlich zeigt sich dies in Bezug auf die deskriptiven Normen, die weder Effekte auf die Intention zur Informationssuche noch auf die wahrgenommenen Informationsdefizite und den aktuellen Wissensstand besitzen. Zudem kann auch die Wirkung der affektiven Risikoreaktion auf die wahrgenommenen Informationsdefizite nicht nachgewiesen werden.

**Abbildung 25:** **Planned Risk Information Seeking Model (Kahlor, 2010) als Erklärmodell der gesundheitsbezogenen Informationssuche im Internet**

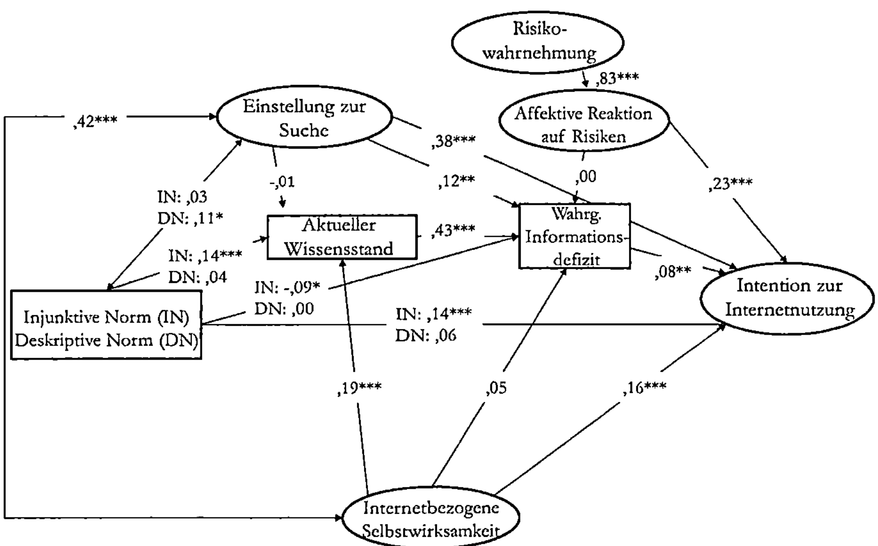


Schätzer MLR; N = 822
$X^2(335)$ = 846,56, p≤ ,001; Hoelters kritisches N(CN) = 322,31
CFI = ,962, RMSEA = ,043, SRMR = ,054
*p < ,05; ** p ≤ ,01; *** p ≤ ,001
Quelle: Eigene Darstellung auf Basis der empirischen Erkenntnisse

Im Gegensatz dazu zeigen die **Einstellung zur Suche** (β = ,38; p ≤ ,001) sowie die **affektive Reaktion auf wahrgenommene Risiken** (β = ,29; p ≤ ,001) besonders starke Effekte auf die Intention zur gesundheitsbezogenen Informationssuche und beeinflussen sie positiv. Auch von der **internetbezogenen Selbstwirksamkeit** (β = ,16; p ≤ ,001) und den **injunktiven Normen** (β = ,14; p ≤ ,001) gehen signifikante positive, aber deutlich schwächere Effekte auf die Intention aus. Der Effekt der wahrgenommenen Informationsdefizite ist zwar signifikant, aber vergleichsweise gering (β = ,08; p ≤ ,001).

Diese Einflüsse verdeutlichen, dass die im Vergleich deutlich **schwächere Erklärleistung** in der vorliegenden Stichprobe zum einen auf die kanalspezifische Abfrage der Intention zur gesundheitsbezogenen Informationssuche zurückgeführt werden kann, die sich auf ein deutlich spezifischeres Verhalten bezieht. Damit kann auch die geringere Bedeutung der sozialen Informationsnormen in Verbindung stehen. Vor allem deskriptive Normen, die sich auf das wahrgenommene Verhalten anderer beziehen, haben keinen Einfluss. Auch der Einfluss der injunktiven Normen, d. h. die wahrgenommenen Erwartungen des eigenen Umfeldes, ist deutlich schwächer als in den genannten Studien (z. B. Kahlor, 2010). Der geringe Einfluss der sozialen Normen kann aber auch methodischer Natur sein. Kahlor (2010) misst zwar injunktive und deskriptive Normen, aber unterscheidet sie nicht im weiteren Vorgehen. Folglich waren auf der Basis der bisherigen Ergebnisse keine differenzierten Aussagen über die verschiedenen Normen möglich. Eine solche Unterscheidung scheint auf Basis bisheriger Forschung zu sozialen Informationsnormen jedoch sinnvoll. So zeigen beispielsweise Real und Rimal (2007), dass injunktive Normen den Einfluss deskriptiver Normen auf bestimmte Verhaltensweise moderieren. Zudem wurde in der vorliegenden Arbeit aufgrund des Fokus auf Vertrauenseinstellung eine gekürzte Form der Messung gewählt (siehe Kapitel 7.4.2.4). Diese Kürzung kann zu erheblichen Verzerrungen führen. Neben methodischen Ursachen ist aber auch auf potenzielle kulturelle Unterschiede hinzuweisen, die eine unterschiedliche Rolle der Normen verursachen können.

Eine weitere Ursache für die generell geringere Varianzaufklärung können auch Unterschiede in der **zugrunde liegenden Stichprobe** der bisherigen Studien darstellen. Sowohl bei Kahlor (2010) als auch Hovick et al. (2014) fand die Rekrutierung der Befragten über ein Online-Access-Panel statt, und es handelt sich um eine stärker selbstselektierte Stichprobe. Dies könnte dazu führen, dass zum einen das Interesse an Gesundheitsthemen und zum anderen die Intention zur gesundheitsbezogenen Informationssuche höher ausfallen als in der repräsentativen Befragung der deutschen InternetnutzerInnen. Über die Verteilung der Merkmale in den beiden genannten Studien (Hovick et al., 2014; Kahlor, 2010) liegen keine Informationen vor, die diese Annahmen bestätigen oder widerlegen könnten.

*Überprüfung des erweiterten PRISM*

Auf Basis des Grundmodells soll im nächsten Schritt die Vertrauenseinstellung gegenüber Gesundheitsinformationen aus dem Internet, ihre Determinanten und die Häufigkeit der Nutzung des Internets integriert und ihre Einflüsse überprüft werden (siehe Abbildung 26). Entsprechend der Erkenntnisse aus Forschungsfrage 1 werden die sozialen Informationsnormen um den Internal Health Locus of Control (internalisierte Kontrollüberzeugungen) ergänzt. Es wird angenommen, dass dieser analog zu den injunktiven und deskriptiven Normen die Vertrauenseinstellung gegenüber Gesundheitsinformationen aus dem Internet beeinflusst, aber auch Einfluss auf die Informiertheit, Informationsdefizite und die Intention zur Informationssuche hat, während er selbst wiederum durch die internetbezogene Selbstwirksamkeit beeinflusst wird (siehe Abbildung 26).

Das entsprechend der beschriebenen Annahmen ergänzte Erklärmodell weist ebenfalls einen **ausreichenden Fit** auf (CFI = ,954; RMSEA = ,039; SRMR = ,077). Tendenziell zeigt sich für den CFI- und SRMR-Wert eine leichte Verschlechterung, was mit der Zunahme der Komplexität des Modells in Verbindung stehen kann. Der Chi-Quadrat-Test bleibt weiterhin signifikant ($X^2(712)$ = 1593,65, p$\leq$ ,001). Es kann auf Basis des Wertes für Hoelters kritisches N(CN) = 351,47 angenommen werden, dass dies auf die Stichprobengröße zurückzuführen ist.

Bevor auf die einzelnen Regressionskoeffizienten des erweiterten Modells eingegangen wird, soll mittels des **Modellvergleichs** des Grundmodells mit dem um die Vertrauenseinstellung und ihre Determinanten erweiterten PRISM analysiert werden, ob durch die Erweiterung ein Mehrwert hinsichtlich der Erklärleistung entsteht. Dies dient der Beantwortung der folgenden Forschungsfrage 3a: Bietet die Integration von Vertrauen in Gesundheitsinformationen aus dem Internet in das Modell des risikobezogenen Informationshandelns (PRISM) einen zusätzlichen Erklärbeitrag für die Stärke der Intention zur Suche nach Gesundheitsinformationen im Internet?

Für den Vergleich geschachtelter Modelle kann ein Chi-Quadrat-Differenzentest[27] durchgeführt und die AIC-Werte der Modelle (Akaike's Information Criterion) verglichen werden, um systematische Unterschiede zu identifizieren (Urban & Mayerl, 2014, S. 98, 217).

Es zeigt sich, dass das Grundmodell einen signifikant besseren Fit mit den Daten aufweist: $\Delta X^2(386)$ = 748,09, p$\leq$ ,05. Auch der AIC-Wert des Grundmodells fällt deutlich geringer aus (Grundmodell AIC = 68.779,7; erweitertes Modell = 89.291,84), was darauf hindeutet, dass das Grundmodell zu bevorzugen ist. Im AIC-Wert schlägt sich dabei vor allem die gestiegene Komplexität der Annahmen nieder. Somit kann durch die zusätzliche Integration der Vertrauenseinstellung gegenüber Gesundheitsinformationen aus dem Internet kein höherer Modellfit erzielt werden. Dennoch werden die Auswirkungen der Erweiterung des Modells mit Blick auf die abgeleiteten Hypothesen genauer beleuchtet, da bei der vorliegenden Arbeit nicht der Modelltest im Vordergrund steht, sondern ein besseres Verständnis der Rolle der Vertrauenseinstellung für das Informationshandeln angestrebt wird.

---

[27] Für den Chi-Quadrat-Differenzen-Test werden die Chi-Quadrat-Werte der zu vergleichenden Modelle subtrahiert. Der resultierende Differenzwert und die Differenz der Freiheitsgrade geben darüber Aufschluss, ob die ergänzenden Konstrukte zu einer signifikanten Verbesserung des PRISM führen (siehe hierzu Urban & Mayerl, 2014, S. 218-219).

Abbildung 26 zeigt die Verortung der Vertrauenseinstellung gegenüber Gesundheitsinformationen aus dem Internet in dem Grundmodell des PRISM. Aus Gründen der Übersichtlichkeit werden nur die signifikanten Regressionskoeffizienten dargestellt. Im Vergleich mit dem Grundmodell zeigt sich, dass die darin bereits geprüften Regressionen relativ stabil sind. Lediglich der Regressionskoeffizient des Einflusses der Einstellung zur Suche ($\beta$ = ,32; p $\leq$ ,001) auf die Intention zur gesundheitsbezogenen Informationssuche fällt geringer aus.

**Abbildung 26:** **Erweitertes PRISM zur Rolle der Vertrauenseinstellung gegenüber Gesundheitsinformationen aus dem Internet als Zuwendungsgrund**

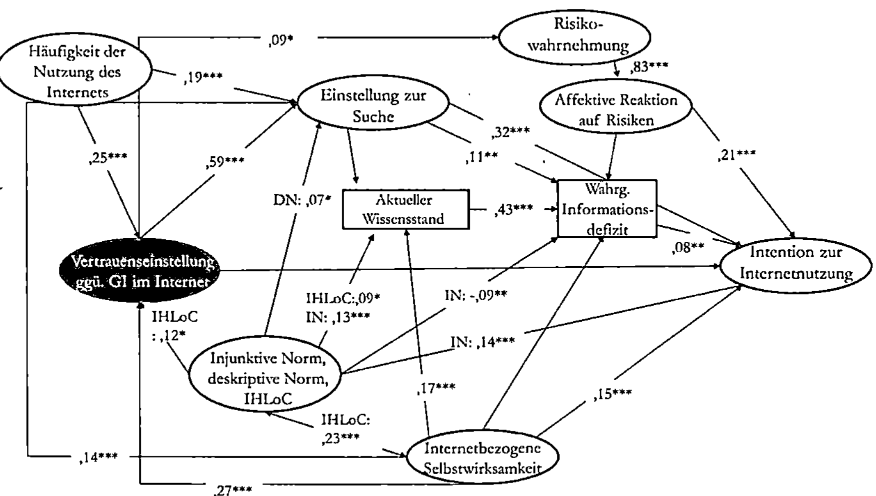


Schätzer MLR; N = 822
$X^2$(712) = 1593,65, p$\leq$ ,001; Hoelters kritisches N (CN) = 351,47
CFI = ,951, RMSEA = ,039, SRMR = ,077
*p < ,05; ** p $\leq$ ,01; *** p $\leq$ ,001 (nur signifikante Pfade dargestellt)
Quelle: Eigene Darstellung auf Basis der empirischen Erkenntnisse

Das ergänzte Modell kann mit 32,3 Prozent einen etwas höheren Anteil ($\Delta R^2$ = ,005) der Varianz der Intention zur Informationssuche erklären. Auch die Erklärleistung für die Varianz des aktuellen Wissensstandes (6,3 %; $\Delta R^2$ = ,010), des wahrgenommenen Informationsdefizites (22 %; $\Delta R^2$ = ,001) und der affektiven Reaktion auf wahrgenommene Risiken (68,5 %; $\Delta R^2$ = 0) ist leicht gestiegen bzw. unverändert geblieben. Zusätzlich können 16,6 Prozent der Vertrauenseinstellung gegenüber Gesundheitsinformationen aus dem Internet, 52,7 Prozent der Einstellung zur Suche und 5,4 Prozent der eigenen Kontrollüberzeugungen erklärt werden.

Inwieweit und in welcher Form die Vertrauenseinstellung zur Varianzaufklärung beiträgt, zeigt die **Überprüfung der einzelnen Hypothesen.** Zunächst befasst sich Hypothese 3b mit dem **direkten Einfluss** der Vertrauenseinstellung auf die Intention zur Informationssuche und postuliert, dass eine höhere Vertrauenseinstellung gegenüber Gesundheitsinformationen im Internet die Intention zur Informationssuche im Internet erhöht. Wie $\beta = ,11$ ($p = ,076$) zeigt, liegt ein sehr schwacher Effekt vor, der zudem nicht signifikant ist. Es gibt folglich keinen direkten Einfluss von Vertrauen auf die Intention und die Hypothese muss abgelehnt werden. Dies könnte auch durch eine relativ geringe Varianz in der Vertrauenseinstellung bedingt sein (siehe Kapitel 7.4.4).

Neben einem direkten Einfluss wurde theoretisch modelliert, dass der Einfluss der Vertrauenseinstellung auf die Intention zur Informationssuche durch die **Einstellung zur Suche** mediiert wird (Hypothese 3c). Es bestätigt sich ein sehr starker positiver Einfluss der Vertrauenseinstellung auf die Einstellung zur Suche ($\beta = ,59$; $p \leq ,001$), von der wiederum der stärkste Effekt auf die Intention zur gesundheitsbezogenen Informationssuche im Internet ausgeht ($\beta = ,32$; $p \leq ,001$). Der indirekte Effekt ist positiv und kann als relativ stark beschrieben werden ($\beta = ,19$; $p \leq ,001$). Folglich wird die Hypothese 3c bestätigt. Es zeigt sich in Übereinstimmung mit der postulierten Hypothese, dass durch eine höhere Vertrauenseinstellung gegenüber Gesundheitsinformationen die Einstellung zur Suche verbessert wird, was wiederum mit einer höheren Motivation einhergeht, das Internet zur Suche nach Gesundheitsthemen zu nutzen. Der durch die Einstellung vermittelte Einfluss der Vertrauenseinstellung lässt den Schluss zu, dass entsprechend der Annahmen der Modellspezifikation (siehe Kapitel 6.4.3 und 6.4.4) die Vertrauenseinstellung die Erwartungshaltung an die Bedürfnisbefriedigung durch eine Vertrauensinstanz prägt und dadurch auf die Zuwendung Einfluss nimmt.

Hypothese 3d geht von einer Beziehung zwischen der Vertrauenseinstellung und der **Risikowahrnehmung** aus, die sich ebenfalls auf die Intention zur Informationssuche auswirkt. Es zeigt sich ein sehr schwacher positiver, aber signifikanter Effekt der Vertrauenseinstellung auf die Risikowahrnehmung ($\beta = ,09$; $p \leq ,05$). Allerdings lässt sich kein signifikanter indirekter Effekt auf die affektive Reaktion und die Intention zur Informationssuche nachweisen. Somit kann die Hypothese 3d nur in Teilen bestätigt werden. Es ist jedoch festzuhalten, dass die Vertrauenseinstellung und Risikowahrnehmung positiv miteinander assoziiert sind. Inwiefern die Risikowahrnehmung das Resultat vorheriger Internetnutzungen ist oder die Vertrauenseinstellung aufgrund eines situativen Auslösers (siehe Kapitel 2.2.1) an Handlungsrelevanz gewinnt, kann interpretativ nicht erschlossen werden.

Hypothese 3e und 3f nehmen an, dass die Vertrauenseinstellung als Mediator des Einflusses der **internetbezogenen Selbstwirksamkeitserwartung** und der **internationalisierten Kontrollüberzeugungen** auf die Intention zur gesundheitsbezogenen Informationssuche fungiert und die Intention zur Informationssuche positiv beeinflusst. Da jedoch der direkte Effekt der Vertrauenseinstellung auf die Intention zur gesundheitsbezogenen Internetnutzung nicht signifikant ist, können die postulierten Hypothesen über indirekte Effekte nicht bestätigt werden (Hypothese 3e, f und g). Es zeigt sich jedoch, dass vor allem die internetbezogene Selbstwirksamkeit einen bedeutenden Einflussfaktor der Vertrauenseinstellung darstellt ($\beta$ = ,27; p $\leq$ ,001). Die eigene Befähigung zur Informationssuche stärkt die Vertrauenseinstellung. Dies bestätigt sowohl die theoretischen Vorannahmen (siehe Kapitel 4.3.3.2) als auch die Erkenntnisse der explorativen Studie zum Einfluss der Selbstwirksamkeit. Es kann davon ausgegangen werden, dass der sicherere Umgang mit der Informationssuche mit einer als kritischer wahrgenommenen Prüfung der Vertrauenswürdigkeit einhergeht, was sich auf die wahrgenommene Belastbarkeit des Urteils auswirkt. Mit einer höheren Vertrauenseinstellung gehen auch stärker internalisierte Kontrollüberzeugungen einher (siehe hierzu Kapitel 7.5.1.2).

Als weiterer wichtiger Einflussfaktor der Vertrauenseinstellung gegenüber Online-Gesundheitsinformationen kann auch die **Erfahrung mit der Internetnutzung** verstanden werden ($\beta$ = ,25; p $\leq$ ,001). Wie in Hypothese 3g postuliert wird, führt die eigene Erfahrung mit der Suche nach Gesundheitsinformationen im Internet zu einer positiveren Vertrauenseinstellung gegenüber Gesundheitsinformationen aus dem Internet. Dies kann darauf zurückgeführt werden, dass Vertrauenseinstellungen erfahrungsbasiert entstehen und sich entsprechend entwickeln (Flanagin & Metzger, 2000; Freeman & Spyridakis, 2004; Metzger, 2007; siehe Kapitel 3.4, 4.3.3). Zudem erhöht Vertrauen wiederum die Nutzungswahrscheinlichkeit. Es kann von einer Wechselwirkung zwischen der Nutzung und der Vertrauenseinstellung ausgegangen werden. Allerdings kann die Hypothese 3g ebenfalls nur in Teilen bestätigt werden, da der direkte Effekt des Vertrauens auf die Intention zur Internetnutzung ausbleibt.

Zur Beantwortung der dritten Forschungsfrage kann resümiert werden, dass das Vertrauen in die Gesundheitsinformationen aus dem Internet selbst keinen Prädiktor der Intention der Internetnutzung darstellt. Allerdings lässt sich ein bedeutender indirekter Effekt der Vertrauenseinstellung feststellen, der sich über eine positivere Einstellung zur Suche auf eine höhere Intention auswirkt.

### 7.5.3.2 Vergleich der Rolle der Vertrauenseinstellung gegenüber Gesundheitsinformationen aus dem Internet zwischen Gesunden und Erkrankten

Im nächsten Schritt gibt der Gruppenvergleich zwischen Gesunden und Erkrankten darüber Aufschluss, inwiefern sich die Rolle der Vertrauenseinstellung gegenüber Gesundheitsinformationen aus dem Internet für die Informationssuche in Abhängigkeit von dem eigenen Gesundheitszustand und einer vorliegenden gesundheitlichen Beeinträchtigung unterscheidet (Forschungsfrage 4). Der Gruppenvergleich zwischen Gesunden und Kranken ist in Abbildung 27 dargestellt. Das Modell weist einen ausreichenden Fit auf (CFI = ,940; RMSEA = ,043; SRMR = ,081).

Der Vergleich der beiden Erklärmodelle macht deutlich, dass einige kleinere und drei größere Unterschiede in der Erklärkraft des Modells für Gesunde und Erkrankte bestehen. Hinsichtlich der Intention zur gesundheitsbezogenen Internetnutzung (Gesunde: $R^2$ = ,267 vs. Erkrankte: $R^2$ = ,467), der Risikowahrnehmung (Gesunde: $R^2$ = ,002 vs. Erkrankte: $R^2$ = ,114) und der affektiven Risikoreaktion (Gesunde: $R^2$ = ,548 vs. Erkrankte: $R^2$ = ,693) scheint das aufgestellte Erklärmodell für Erkrankte deutlich besser geeignet zu sein. So können die Intention zur Internetnutzung ($\Delta R^2$ = ,200), die Risikowahrnehmung ($\Delta R^2$ = ,112) und die affektive Reaktion auf Risiken ($\Delta R^2$ = ,145) für die Erkrankten deutlich besser erklärt werden als für Gesunde.

Mit Blick auf die Rolle der Vertrauenseinstellung gegenüber Gesundheitsinformationen aus dem Internet gibt es nur eine nennenswerte Differenz zwischen Gesunden und Erkrankten, während die anderen Zusammenhänge stabil bleiben. Dabei handelt es sich um die Beziehung zwischen der Vertrauenseinstellung und der **Risikowahrnehmung,** die bei Gesunden ($\beta$ = -,08; p $\leq$ ,05) negativ und deutlich schwächer ausfällt als bei Erkrankten ($\beta$ = ,34; p $\leq$ ,001). Dies könnte ein Indiz dafür sein, dass die Risikowahrnehmung die Relevanz der Vertrauenseinstellung erhöht und eine Voraussetzung darstellt, dass Vertrauenseinstellungen Einfluss auf eine bestimmte Form des Informationshandelns nehmen.

Zudem zeigt sich bei Erkrankten auch ein signifikanter Einfluss der Einstellung zur Suche auf die **wahrgenommenen Informationsdefizite** ($\beta$ = ,19; p $\leq$ ,01), die wiederum einen signifikanten Einfluss auf die Intention zur gesundheitsbezogenen Internetnutzung haben ($\beta$ = ,16; p $\leq$ ,01). Für diese Kausalkette kann angenommen werden, dass sie auch durch die Vertrauenseinstellung beeinflusst wird und Vertrauen im Krankheitskontext vermittelt über die wahrgenommenen Informationsdefizite zu einer höheren Intention zur Informationssuche führt.

**Abbildung 27: Gruppenvergleich des Erklärmodells zur Rolle der Vertrauenseinstellung gegenüber Informationen aus dem Internet nach Gesundheitszustand**

Gesunde
n = 564; $X^2$ = 1403,7

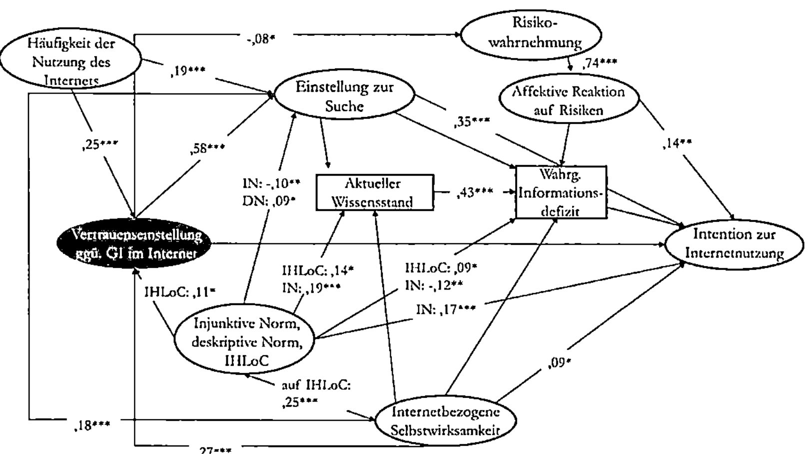

Erkrankte
n = 229; $X^2$ = 1109,5

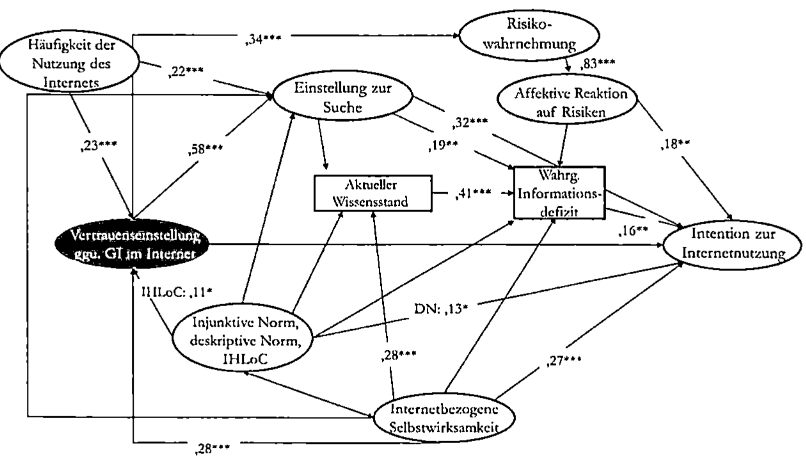

Schätzer MLR; N = 793
$X^2$(1457) = 2513,19, p ≤ ,001; Hoelters kritisches N (CN) = 446,21
CFI = ,940, RMSEA = ,043, SRMR = ,081
*p < ,05; ** p ≤ ,01; *** p ≤ ,001; (nur signifikante Pfade dargestellt)
Quelle: Eigene Darstellung auf Basis der empirischen Erkenntnisse

Unabhängig von der Rolle der Vertrauenseinstellung wird im Gruppenvergleich deutlich, dass von sozialen Normen für Gesunde und Erkrankte unterschiedliche Einflüsse ausgehen. Während bei den Gesunden die **injunktiven Normen** und der **Internal Health Locus of Control** schwache, aber signifikante Einflüsse auf den wahrgenommenen Wissensstand (IN: $\beta$ = ,14; p $\leq$ ,05; IHLoC: $\beta$ = ,19; p $\leq$ ,001) und wahrgenommene Informationsdefizite (IN: $\beta$ = -,12; p $\leq$ ,05; IHLoC: $\beta$ = ,09; p $\leq$ ,01) haben, sind diese Einflüsse bei Erkrankten nicht signifikant. Des Weiteren erhöhen die injunktiven Normen der Gesunden auch die Intention zur gesundheitsbezogenen Internetnutzung ($\beta$ = ,17; p $\leq$ ,001), während bei den Erkrankten ein vergleichbarer Einfluss von den **deskriptiven Normen** auf die Intention ($\beta$ = ,13; p $\leq$ ,05) ausgeht. Die individuelle Bedeutungszuschreibung zu den Normen deutet darauf hin, dass Gesunde stärker durch die wahrgenommenen Erwartungen aus ihrem Umfeld sowie die internalisierten Kontrollüberzeugungen zu einer gesundheitsbezogenen Informationssuche im Internet motiviert werden, während eine höhere Motivation bei Erkrankten stärker durch das wahrgenommene Verhalten oder die wahrgenommene Norm innerhalb des eigenen Umfeldes geprägt wird.

Dies kann auch darauf zurückgeführt werden, dass bei der eigenen Betroffenheit von einer Erkrankung anzunehmen ist, dass gesundheits- oder krankheitsbezogene Themen einen höheren Stellenwert im interpersonalen Austausch einnehmen und gegebenenfalls auch die stellvertretende Suche durch Angehörige Einflüsse auf das eigene Verhalten des Betroffenen hat (Davison et al., 2002; Reifegerste et al., 2017b).

Ebenso nimmt die **wahrgenommene informationsbezogene Selbstwirksamkeit** bei Erkrankten einen deutlich stärkeren direkten Einfluss (Erkrankte: $\beta$ = ,27; p $\leq$ ,001 vs. Gesunde: $\beta$ = ,09; p $\leq$ ,05) auf die Intention zur gesundheitsbezogenen Internetnutzung und den wahrgenommenen Wissensstand (Erkrankte: $\beta$ = ,28; p $\leq$ ,001 vs. Gesunde: $\beta$ = ,08; n.s.). Bei den Gesunden hat die Selbstwirksamkeit einen zwar schwächeren, aber im Gruppenvergleich höheren Einfluss auf die Einstellung zur Suche (Gesunde: $\beta$ = ,18; p $\leq$ ,001; Erkrankte: $\beta$ = ,06; n.s.). Der Unterschied kann darauf zurückgeführt werden, dass nur im Krankheitskontext die Notwendigkeit einer gesundheitsbezogenen Informationssuche wahrgenommen wird, während bei Gesunden kein drängendes Informationsbedürfnis besteht, sondern vielmehr die generelle Erwartung und Haltung abgebildet wird, welcher Nutzen in einem entsprechenden Fall von der Suche nach Informationen ausgeht (Oh & Song, 2017).

Die Differenzierung zwischen dem Gesundheits- und Krankheitskontext bietet folglich einen Mehrwert und zeigt deutliche Unterschiede in Bezug auf die Rolle von Vertrauen für und den Einfluss der Determinanten der Intention zur Internetnutzung auf die Intention zur Online-Recherche.

### 7.5.3.3 Zusammenfassung der Ergebnisse zur Rolle der Vertrauenseinstellung gegenüber Gesundheitsinformationen aus dem Internet

Für die Beantwortung der dritten Forschungsfrage kann festgehalten werden, dass die Vertrauenseinstellung gegenüber Gesundheitsinformationen aus dem Internet einen **geringen zusätzlichen Erklärbeitrag** für die Intention zur gesundheitsbezogenen Internetnutzung liefert. Trotz des nur schwachen direkten Einflusses der Vertrauenseinstellung trägt die Analyse aber zu einem tieferen Verständnis der gesundheitsbezogenen Informationssuche bei, und es konnte eine höhere Tiefenschärfe gewonnen werden, da die Vertrauenseinstellung sowie die Erfahrung mit der Internetnutzung die Einstellung zur Suche maßgeblich prägen. Über diesen Prädiktor vermittelt, wird die Intention zur Informationssuche im Internet positiv beeinflusst.

Daraus kann gefolgert werden, dass die Vertrauenseinstellung gegenüber den Gesundheitsinformationen einen **wichtigen Hintergrundfaktor** darstellt, der beeinflusst, inwiefern die Suche als nützlich, ergiebig oder hilfreich eingeschätzt wird. Die Ergebnisse machen deutlich, dass Vertrauen die zugeschriebene **Wertigkeit der Gesundheitsinformationen** prägt. Davon ausgehend kann geschlossen werden, dass die Beziehung zwischen Vertrauen und der Einstellung zur Suche nicht nur die Zuwendung (siehe Kapitel 5.1.3), sondern auch die Deutung (siehe Kapitel 5.1.4) positiv beeinflusst.

Aufgrund der Beziehung zwischen der Vertrauenseinstellung und der Risikowahrnehmung ist davon auszugehen, dass die Vertrauenseinstellung, wie im Rahmen der Modellspezifikation dargelegt (siehe Kapitel 6.4.3), erst dann Handlungsrelevanz erhält, wenn bestimmte situative Auslöser zu einem Informationsbedürfnis führen. Dieser Zusammenhang zwischen der Vertrauenseinstellung und **Risiko- oder Unsicherheitswahrnehmung** soll im Zuge des Gruppenvergleichs näher erläutert werden.

Der durchgeführte **Gruppenvergleich** (Forschungsfrage 4) hat ergeben, dass es deutliche Unterschiede bei der Erklärung der Intention zur gesundheitsbezogenen Internetnutzung zwischen den Gruppen der Gesunden und Erkrankten gibt. In der Gruppe der Erkrankten haben wahrgenommene Informationsdefizite, deskriptive Normen und die Selbstwirksamkeit eine höhere Bedeutung für die Intention als in der Gruppe der Gesunden. Die kausalen Annahmen sind bei Erkrankten stärker ausgeprägt als bei Gesunden und führen dazu, dass die Intention zur Online-Informationssuche für Erkrankte besser erklärt werden kann.

Mit Blick auf die **Rolle der Vertrauenseinstellung** gegenüber Gesundheitsinformationen aus dem Internet im **Gesundheits- und Krankheitskontext** bestätigt sich, dass die Vertrauenseinstellung keinen direkten Einfluss auf die Intention zur Internetnutzung nimmt. Allerdings ist sie sowohl im Gesundheits- als auch Krankheitskontext ein bedeutender Faktor, der sich auf eine positive Einstellung zur Suche auswirkt und dieser zugrunde liegt. Zudem ist die Vertrauenseinstellung im Fall einer Erkrankung stärker mit der **Risikowahrnehmung** assoziiert. Die Risikowahrnehmung und die affektive Reaktion auf Risiken zählt für Erkranke wiederum zu den wichtigsten Determinanten der Intention zur Informationssuche im Internet. Diesen Zusammenhängen können unterschiedliche Annahmen zugrunde liegen. Einerseits kann die Betroffenheit dem oder der Einzelnen die eigene Vulnerabilität bewusst machen und die Notwendigkeit des Informationshandelns erhöhen. Mit steigender Risikowahrnehmung gewinnt folglich die Bewältigung des als unangenehm wahrgenommenen Zustandes an Relevanz, und die Vertrauenseinstellung gibt die Erwartungshaltung wider, dass eine solche Bewältigung mithilfe der Suche im Internet erfolgreich stattfinden kann. Alternativ wäre auch denkbar, dass die Vertrauenseinstellung die eigene Erfahrung mit Gesundheitsinformationen beschreibt. Vorangegangene Informationssuchen können sich dabei ebenfalls in einer höheren Risikowahrnehmung manifestieren. Auf der bestehenden Datenbasis kann nicht abschließend geklärt werden, inwiefern bestehende Vertrauenseinstellungen Risikowahrnehmungen verstärken oder eher aufgrund wahrgenommener Risiken an Relevanz gewinnen.

In Bezug auf den Prozessschritt der Zuwendung (siehe Kapitel 2) kann aus den Ergebnissen geschlossen werden, dass Vertrauenseinstellungen von Bedeutung sind, da sie die Einstellung gegenüber der Suche beeinflussen und sich in positiven Erwartungen hinsichtlich der Bedürfnisbefriedigung durch die Zuwendung niederschlagen. Dies führt bei wahrgenommenen Informationsbedürfnissen oder der Notwendigkeit, Unsicherheiten zu bewältigen, zum entsprechenden gesundheitsbezogenen Informationshandeln mittels der als vertrauenswürdig bewerteten Informationsquelle. Zudem kann aus dem starken Zusammenhang zwischen der Vertrauenseinstellung gegenüber Gesundheitsinformationen aus dem Internet und der Einstellung zur Informationssuche auch auf die wahrgenommene Nützlichkeit im Sinne der Deutung der Gesundheitsinformationen geschlossen werden. Es wird davon ausgegangen, dass die Bereitschaft besteht, die gefundenen Informationen in medizinische Entscheidungen einzubeziehen oder zumindest die Reflexion mit dem Arzt oder der Ärztin notwendig erscheint. Unter Berücksichtigung der gewonnenen Erkenntnisse kann das Modell des unsicherheitsbezogenen Informationshandelns wie folgt modifiziert werden (siehe Abbildung 28).

**Abbildung 28: Integration der Erkenntnisse zur Rolle der Vertrauenseinstellung zu Online-Gesundheitsinformationen in das Prozessmodell des unsicherheitsbezogenen Informationshandelns**

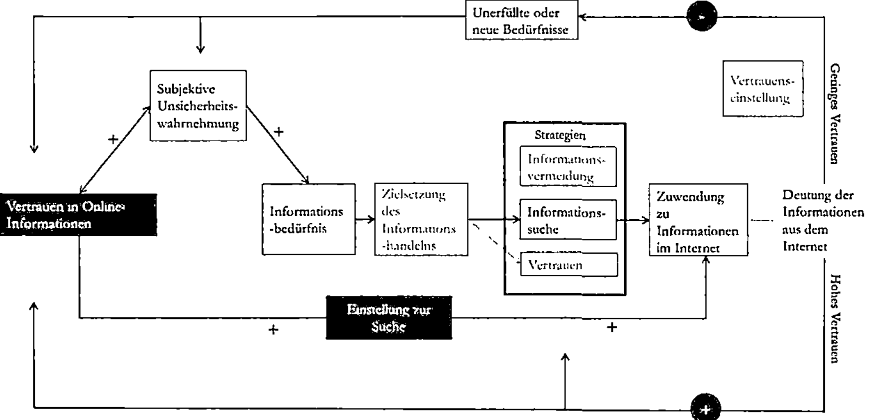


Quelle: Eigene Darstellung auf der Basis der empirischen Erkenntnisse

### 7.5.4 Rolle der Vertrauenseinstellung gegenüber ÄrztInnen für die Intention zur Informationssuche im Internet

Nachdem im vorangegangenen Abschnitt der Prozessschritt der Zuwendung im Vordergrund stand, rücken die Forschungsfragen 5 und 6 die Rolle der Vertrauenseinstellung zu ärztlichem Fachpersonal für die Intention zur Informationssuche im Internet in das Zentrum des Forschungsinteresses. Dies folgt dem Grundgedanken der kombinierten Nutzung, der davon ausgeht, dass verschiedene Informationsquellen und Kommunikationskontexte nicht unabhängig voneinander betrachtet werden sollen. Zunächst wird im Zuge der Bearbeitung der 5. Forschungsfrage das erweiterte Erklärmodell vorgestellt (siehe Kapitel 7.5.4.1), bevor für das Modell ein Gruppenvergleich zwischen Gesunden und Erkrankten vorgenommen wird (Forschungsfrage 6; siehe Kapitel 7.5.4.2).

### 7.5.4.1 Prüfung des erweiterten Modells der Intention zur Suche nach Gesundheitsinformationen

Für die Beantwortung der Forschungsfrage 5 und der Überprüfung der zugehörigen Hypothesen werden die Vertrauenseinstellung zu ärztlichem Fachpersonal als erklärende Variable sowie die Informationspräferenz und die Tendenz zur Entscheidungsdelegation als Einflussfaktoren der Vertrauenseinstellung und Determinanten der Intention zur Informationssuche im PRISM ergänzt. Mittels des Modelltests soll die Frage beantwortet werden, welche Rolle die Vertrauenseinstellung gegenüber ÄrztInnen für die Wahrnehmung von Informationsdefiziten und die Intention zur Suche nach Gesundheitsinformationen im Internet spielt.

Das berechnete Erklärmodell (siehe Abbildung 29) weist mit einem CFI von ,946, RMSEA von ,032 und dem SRMR-Wert von ,088 einen **ausreichenden Fit** auf. Bei der Bewertung der Anpassungsgüte ist kritisch anzumerken, dass der SRMR-Wert grenzwertig ist. Die Gesamtschau der Indikatoren weist aber auf einen akzeptablen Fit des Modells hin. Im Vergleich mit dem Erklärmodell der Vertrauenseinstellung gegenüber Gesundheitsinformationen aus dem Internet zeigt sich eine ähnliche Güte der beiden Erklärmodelle.

Analog zum Vorgehen der 3. Forschungsfrage wird zunächst auf allgemeiner Ebene bewertet, ob die Erweiterung des PRISM zu einem signifikant besseren Modellfit führt und einen zusätzlichen Erklärbeitrag leistet (Forschungsfrage 5a). Der durchgeführte Chi-Quadrat-Differenzentest zeigt, dass das Grundmodell des PRISM einen signifikant besseren Modellfit aufweist: $\Delta X^2(1522) = 2605{,}51$, $p \leq ,05$. Auch der Vergleich der AIC-Werte weist darauf hin, dass das Grundmodell überlegen ist (Grundmodell AIC $= 68.779{,}7$; erweitertes Modell $= 127.414{,}16$).

Neben dem Modellfit wird auch die **Erklärleistung des Modells** als Bewertungsmaßstab herangezogen. Der Anteil der erklärten Varianz der Intention zur Informationssuche ist auf 34,7 Prozent gestiegen ($\Delta R^2 = ,029$). Ebenso kann auch die Erklärleistung für die wahrgenommene Informiertheit (7,7; $\Delta R^2 = ,024$) und von Informationsdefiziten (25,5; $\Delta R^2 = ,036$) verbessert werden. In Bezug auf die Risikowahrnehmung kann durch die Vertrauenseinstellung gegenüber ÄrztInnen 2,9 Prozent der Varianz erklärt werden, und es zeigt sich für die affektive Reaktion auf die Risikowahrnehmung ein aufgeklärter Anteil von 68,2 Prozent ($\Delta R^2 = -,003$). Zusätzlich werden durch das erweiterte PRISM 32,6 Prozent der Vertrauenseinstellung gegenüber ÄrztInnen, 22,4 Prozent der Varianz der Einstellung zur Suche und 8 Prozent der Informationspräferenz erklärt. Dies stellt eine relevante Verbesserung der Erklärleistung des Modells dar, die deutlich macht, dass die Vertrauenseinstellung gegenüber ÄrztInnen und die mit ihr verbundenen Determinanten relevante Prädiktoren der Informationssuche im Internet darstellen.

Mit Blick auf die einzelnen Regressionspfade zeigt Abbildung 29, dass die im Grundmodell enthaltenen Regressionen und ihre Koeffizienten relativ stabil bleiben. Zu den zentralen Determinanten der Intention zur gesundheitsbezogenen Internetnutzung zählen die positive Einstellung zur Suche ($\beta$ = ,35; p $\leq$ ,001) und eine stärker ausgeprägte affektive Reaktion auf Gesundheitsrisiken ($\beta$ = ,21; p $\leq$ ,001). Des Weiteren wird die Intention auch durch eine höhere internetbezogene Selbstwirksamkeit ($\beta$ = ,16; p $\leq$ ,001), höher ausgeprägte injunktive Normen ($\beta$ = ,15; p $\leq$ ,001) sowie eine geringere Vertrauenseinstellung gegenüber ÄrztInnen ($\beta$ = -,14; p $\leq$ ,001) verstärkt. Folglich wird Hypothese 5b bestätigt, die davon ausgeht, dass eine **höhere Vertrauenseinstellung gegenüber ÄrztInnen** die Intention zur gesundheitsbezogenen Informationssuche im Internet verringert. Der schwache, aber direkte negative Einfluss auf die Intention deutet darauf hin, dass hohes Vertrauen in das ärztliche Fachpersonal mit einer geringeren Intention zur Internetnutzung einhergeht. Umgekehrt bedeutet dies, dass aufgrund einer geringeren Vertrauenseinstellung gegenüber ÄrztInnen eine defizitorientierte Zuwendung (Lee & Hawkins, 2010; Tustin, 2010; siehe Kapitel 2.4.3.2, 6.4.5) zu alternativen Informationskanälen, wie dem Internet, wahrscheinlicher wird. Die Vertrauenseinstellung gegenüber ÄrztInnen wird in diesem Fall als Ausdruck davon verstanden, dass bisherige Arzt-Patienten-Interaktionen unbefriedigend verliefen oder neue situative Auslöser von Informationsbedürfnissen salient werden. In diesem Fall wird die Bewältigung bestehender oder unerfüllter Bedürfnisse durch die Informationssuche im Internet angestrebt.

Mittels der Überprüfung der weiteren Hypothesen soll die Beziehung zwischen der Vertrauenseinstellung gegenüber ÄrztInnen und der Intention zur Informationssuche im Internet weiter beschrieben werden (siehe Abbildung 29). Hypothese 5c nimmt an, dass eine höhere Vertrauenseinstellung gegenüber ÄrztInnen wahrgenommene Informationsdefizite vermittelt über eine geringere Risikowahrnehmung und weniger stark ausgeprägte affektive Reaktionen verringert. Dabei zeigt sich, dass die Vertrauenseinstellung zu einer **geringeren Risikowahrnehmung** ($\beta$ = -,17; p $\leq$ ,001) führt, die wiederum stark positiv mit der affektiven Reaktion verbunden ist ($\beta$ = ,83; p $\leq$ ,001). Es handelt sich folglich um einen indirekten negativen Effekt des Vertrauens in ÄrztInnen auf die affektive Reaktion ($\beta$ = -,14; p $\leq$ ,001). Entgegen der Annahme von Hypothese 5c besteht jedoch kein direkter Effekt der affektiven Risikoreaktion auf die wahrgenommenen Informationsdefizite, sodass die Hypothese abgelehnt werden muss.

**Abbildung 29: Erweitertes PRISM zur Rolle der Vertrauenseinstellung gegenüber ÄrztInnen als Motivation zur kombinierten Nutzung**

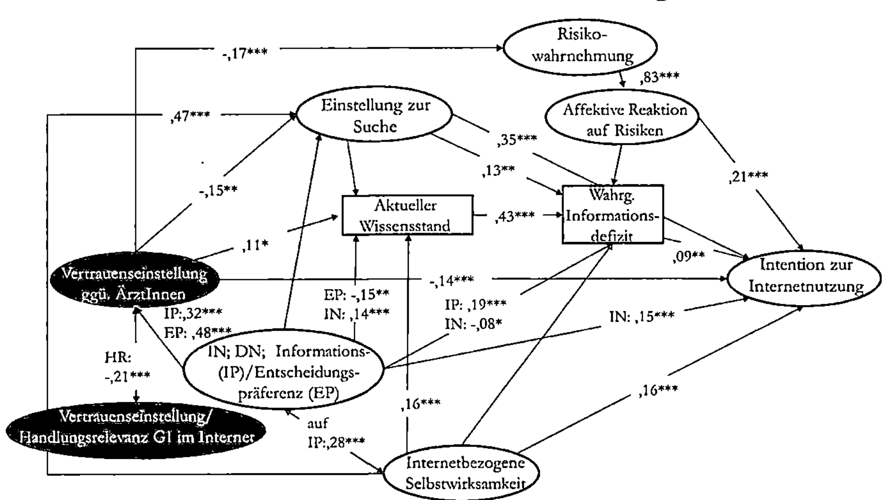


Schätzer MLR; N = 822
$X^2$(713) = 3451,07, p ≤ ,001; Hoelters kritisches N (CN) = 408,89
CFI = ,946, RMSEA = ,032, SRMR = ,088
*p < ,05; ** p ≤ ,01; *** p ≤ ,001; (nur signifikante Pfade dargestellt)
Quelle: Eigene Darstellung auf der Basis der empirischen Erkenntnisse

Hypothese 5d geht davon aus, dass der Einfluss des Vertrauens zu ärztlichem Fachpersonal vermittelt über die Risikowahrnehmung und affektive Reaktionen die Intention zur Informationssuche verringert. Diese Annahme kann bestätigt werden, da sich vermittelt durch die Risikowahrnehmung und affektive Reaktion ein sehr schwacher negativer, aber signifikanter Einfluss der Vertrauenseinstellung gegenüber ÄrztInnen auf die Intention zur Informationssuche zeigt (β = -,03; p ≤ ,001). Dies weist im Sinne der explorativen Studie (siehe Kapitel 6.4.2) zum einen darauf hin, dass **Vertrauen als Strategie des Unsicherheitsmanagements** (Brashers, 2001) fungieren kann. Im vorliegenden Fall wird dies deutlich, da die Vertrauenseinstellung dazu beiträgt, Risikowahrnehmungen und die damit einhergehende affektive Reaktion zu reduzieren. Zum anderen kann der umgekehrte Fall als Nachweis des defizitorientierten Ansatzes der kombinierten Nutzung verstanden werden (siehe Kapitel 2.4.3). Geringere Vertrauenseinstellungen verstärken die wahrgenommenen Gesundheitsrisiken und die affektiven Reaktionen. Höhere Risikowahrnehmungen führen wiederum zu einer erhöhten Notwendigkeit der Bewältigung der gesundheitsbezogenen Bedrohung, die sich in einer erhöhten Intention zur Informationssuche im Internet zeigt.

Hypothese 5e überprüft, inwieweit die Vertrauenseinstellung auch über den **wahrgenommenen Wissensstand** Einfluss auf die Intention zur gesundheitsbezogenen Internetnutzung nimmt. Hier zeigt sich, wie angenommen, dass ein schwacher positiver Einfluss der Vertrauenseinstellung auf den Wissensstand vorliegt ($\beta = ,11$; $p < ,05$). Somit führt stärkeres Vertrauen in den behandelnden Arzt oder die behandelnde Ärztin dazu, dass der eigene Wissensstand als höher wahrgenommen wird. Ebenso kann ein sehr schwacher, aber signifikanter indirekter Effekt auf die wahrgenommenen Informationsdefizite nachgewiesen werden ($\beta = ,05$; $p < ,05$). Der Effekt ist positiv, sodass zwar der Wissensstand erhöht wird, dies aber nicht mit als geringer wahrgenommenen Informationsdefiziten einhergeht. Dies könnte auf die komplementäre Nutzung verschiedener Informationsquellen hindeuten, die aufgrund eines höheren Informationsinteresses genutzt werden (Ruppel & Rains, 2012; siehe Kapitel 2.4.3.1). Ebenso ist es denkbar, dass der höhere Wissensstand (potenziellen) PatientInnen bewusst macht, dass sie noch mehr wissen wollen und der aktuelle Wissensstand subjektiv als zu gering bewertet wird (Brashers, 2001, S. 478; siehe Kapitel 2.2.1.3). Da sich jedoch kein indirekter Einfluss auf die Intention zur gesundheitsbezogenen Internetnutzung nachweisen lässt, muss die Hypothese 5e abgelehnt werden.

Zudem nimmt die Vertrauenseinstellung gegenüber ärztlichem Fachpersonal auch Einfluss auf die **Einstellung zur Suche nach Gesundheitsinformationen** im Internet (Hypothese 5f). Hier zeigt sich ein eher schwacher negativer Effekt ($\beta = -,15$; $p \leq ,01$). Die positivere Einstellung gegenüber den ÄrztInnen ist damit verbunden, dass die Informationssuche im Internet als weniger nützlich und hilfreich bewertet wird. Dies kann als Bestätigung für die Annahme verstanden werden, dass durch die Vertrauenseinstellung den Informationen des Arztes/der Ärztin eine höhere Wertigkeit und ein höheres Potenzial der Bedürfnisbefriedigung zugeschrieben wird. Die mit Vertrauen verbundene höhere Wertigkeit stützt ebenfalls das Verständnis von Vertrauen als Strategie des Unsicherheitsmanagements (siehe Kapitel 6.4.2). Für die kombinierte Nutzung führt dies zu der Konsequenz, dass die Suche mittels anderer Vertrauensinstanzen weniger notwendig erscheint. So zeigt sich vermittelt durch die negativere Einstellung zur Informationssuche im Internet ein sehr schwacher, negativer Effekt auf die Intention zur Informationssuche ($\beta = -,05$; $p \leq ,01$). Die Hypothese 5f kann als bestätigt gelten.

Bei Hypothese 5g werden die **Einflussfaktoren der Vertrauenseinstellung** gegenüber ÄrztInnen berücksichtigt. Es wird angenommen, dass die Erwartungen an den Arzt oder die Ärztin, die sich in Form der **Informationsprä-**

**ferenz und der Tendenz zur Entscheidungsdelegation** zeigen, Einfluss auf die Intention zur Informationssuche nehmen. Sowohl für die Informationspräferenz als auch die Tendenz zur Delegation zeigen sich keine direkten Effekte auf die Intention zur Suche nach Gesundheitsinformationen im Internet. Allerdings zeigen sich mittlere bis starke positive Einflüsse auf die Vertrauenseinstellung gegenüber ÄrztInnen. Sowohl die Informationspräferenz ($\beta$ = ,32; p $\leq$ ,001) als auch die Tendenz zur Entscheidungsdelegation ($\beta$ = ,48; p $\leq$ ,001) stärken die Vertrauenseinstellung gegenüber ÄrztInnen. Vermittelt über die Vertrauenseinstellung zeigen sich sehr schwache negative, aber signifikante indirekte Effekte auf die Intention zur Informationssuche im Internet (Informationspräferenz (IP): $\beta$ = -,04; p $\leq$ ,01; Entscheidungspräferenz (EP): $\beta$ = -,07; p $\leq$ ,01). Trotz des sehr begrenzen Einflusses bestätigt sich die in Hypothese 5f postulierte Annahme. Es wird deutlich, dass die Erwartungen über die Vertrauenseinstellung einen Einfluss auf die Intention zur Suche nach Online-Gesundheitsinformationen nehmen. Das erwartungskonforme Verhalten des Arztes oder der Ärztin ist für die Vertrauenseinstellung und in geringem Maße auch für das Informationshandeln von Bedeutung. Die Bedeutung dieser Einflussfaktoren bestätigt ein zentrales Ergebnis der explorativen Studie (siehe Kapitel 6.4).

Für die Rolle des Vertrauens zu ärztlichem Fachpersonal für die Intention zur gesundheitsbezogenen Internetnutzung kann zusammenfassend festgehalten werden, dass hohes Vertrauen sowohl direkt als auch vermittelt über die Determinanten der Informationssuche die Intention zur Internetnutzung reduziert. Der negative Einfluss stützt die Annahme, dass Vertrauen eine Strategie des Unsicherheitsmanagements darstellt. Zudem deutet es darauf hin, dass das Internet im Sinne des defizitorientierten Ansatzes (siehe u. a. Kapitel 2.4.3, 5.1.5) nicht nur mit zunehmendem Vertrauen in den Arzt oder die Ärztin an Bedeutung verliert, sondern auch mit abnehmendem Vertrauen an Bedeutung gewinnt. Dies bestätigt die in der explorativen Analyse identifizierten Typen der kombinierten Nutzung (siehe Kapitel 6.4.5).

### 7.5.4.2 Vergleich der Rolle der Vertrauenseinstellung gegenüber ÄrztInnen zwischen Erkrankten und Gesunden

Für die Rolle der Vertrauenseinstellung gegenüber ÄrztInnen wird ebenfalls mittels eines Gruppenvergleichs zwischen Gesunden und Erkrankten ermittelt, inwiefern sich diese im Gesundheits- und Krankheitskontext unterscheidet (Forschungsfrage 6). Der Fit des Vergleichsmodells ist gemessen an dem CFI von ,924 und dem RMSEA von ,039 als gut zu bewerten. Der SRMR liegt mit ,098 im akzeptablen Bereich.

Im Vergleich der Erklärmodelle der Gesunden und Erkrankten bestehen deutliche Unterschiede in der Erklärleistung hinsichtlich der Intention zur gesundheitsbezogenen Internetnutzung, der Vertrauenseinstellung gegenüber ÄrztInnen, der Einstellung zur Informationssuche und der affektiven Reaktion auf wahrgenommene Risiken. Dabei ist das Erklärmodell hinsichtlich der Intention zur gesundheitsbezogenen Internetnutzung (Gesunde: $R^2 = ,306$ vs. Erkrankte: $R^2 = ,439$; $\Delta R^2 = ,133$) und der affektiven Risikoreaktion (Gesunde: $R^2 = ,556$ vs. Erkrankte: $R^2 = ,680$; $\Delta R^2 = ,124$) für Erkrankte besser geeignet. Das Vertrauen in ÄrztInnen (Gesunde: $R^2 = ,353$ vs. Erkrankte: $R^2 = ,286$; $\Delta R^2 = ,067$) und die Einstellung zur Informationssuche im Internet (Gesunde: $R^2 = ,262$ vs. Erkrankte: $R^2 = ,141$; $\Delta R^2 = ,121$) können in der Gruppe der Gesunden besser erklärt werden. Für die weiteren abhängigen Variablen, wie den wahrgenommenen Wissensstand und subjektive Informationsdefizite, zeigen sich vergleichsweise geringe Unterschiede.

Mit Blick auf die Rolle der **Vertrauenseinstellung gegenüber ärztlichem Fachpersonal** sind zwischen den Gesunden und Erkrankten keine bedeutenden Unterschiede erkennbar (siehe Abbildung 30).

Der Einfluss auf die Intention zur gesundheitsbezogenen Internetnutzung (Gesunde $\beta = -,14$; $p \leq ,01$; Erkrankte: $\beta = -,13$; $p \leq ,01$), auf den wahrgenommenen aktuellen Wissensstand (Gesunde $\beta = ,12$; $p \leq ,05$; Erkrankte: $\beta = ,12$; $p \leq ,05$) und die Einstellung zur Informationssuche im Internet (Gesunde $\beta = -,13$; $p \leq ,05$; Erkrankte: $\beta = -,13$; $p \leq ,05$) kann als vergleichbar beschrieben werden. Für den Einfluss der Vertrauenseinstellung gegenüber ÄrztInnen auf die Risikowahrnehmung zeigt sich, dass der Einfluss bei Erkrankten ($\beta = -,20$; $p \leq ,001$) etwas stärker ausfällt als bei Gesunden ($\beta = -,14$; $p \leq ,001$). Dies kann durch die höhere Risikowahrnehmung der Erkrankten erklärt werden. Sie haben ein höheres Bewusstsein für mögliche Gesundheitsrisiken und die eigene Verletzlichkeit, die auch eine stärkere Bewältigung erforderlich macht.

**Abbildung 30: Gruppenvergleich des Erklärmodells zur Rolle der Vertrauenseinstellung gegenüber ÄrztInnen nach Gesundheitszustand**

Gesunde
n = 564; $X^2$ = 3184,83

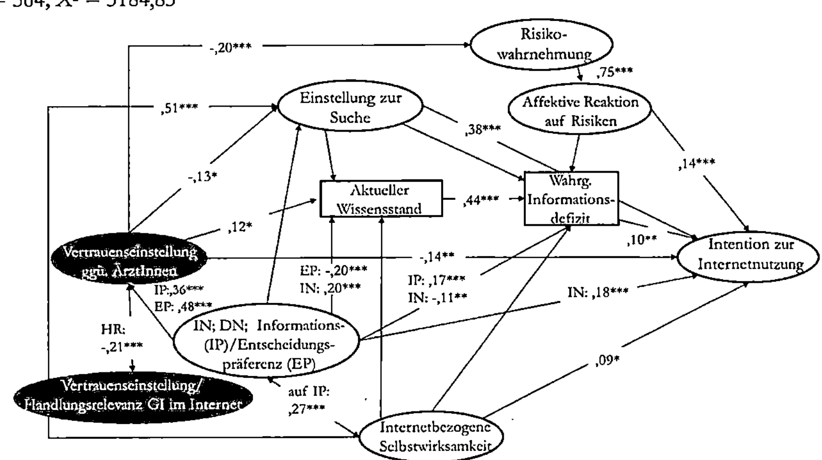

Erkrankte
n = 229; $X^2$ = 2863,39

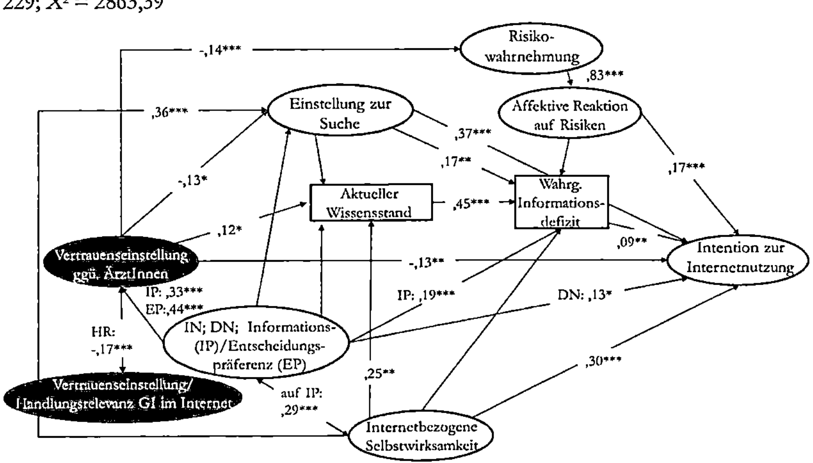

Schätzer MLR; N = 793
$X^2$(3776) = 6048,21, p ≤ ,001; Hoelters kritisches N (CN) = 475,41
CFI = ,924, RMSEA = ,039, SRMR = ,098
*p < ,05; ** p ≤ ,01; *** p ≤ ,001 (nur signifikante Pfade dargestellt)
Quelle: Eigene Darstellung auf der Basis der empirischen Erkenntnisse

Zudem zeigt sich, dass die negative **Beziehung zwischen den beiden Vertrauenseinstellungen** gegenüber ÄrztInnen und den Gesundheitsinformationen aus dem Internet bei den Gesunden ($\beta$ = -,21; p $\leq$ ,001) etwas stärker ausgeprägt ist als bei den Erkrankten ($\beta$ = -,17; p $\leq$ ,001). Der Unterschied ist zwar gering, könnte aber darauf hindeuten, dass ohne eine konkrete Betroffenheit die Bereitschaft des oder der Einzelnen höher ist, Informationen aus dem Internet eine entsprechende Handlungsrelevanz zuzusprechen, während die tatsächlich empfundene Abhängigkeit von ÄrztInnen beim Vorliegen einer Erkrankung diese Bereitschaft abschwächt. Die Annahme deckt sich mit der theoretischen Feststellung, dass ärztliches Fachpersonal weniger kritisch hinterfragt wird, wenn der Gesundheitszustand der PatientInnen eher schlecht ist und somit ein hoher psychologischer Bedarf zu vertrauen besteht (Malmsheimer, 1988; Mechanic, 1998a; Trachtenberg et al., 2005; siehe Kapitel 4.2.3.2).

Darüber hinaus zeigen sich unabhängig von der Rolle der Vertrauenseinstellung die bereits für die Vertrauenseinstellung gegenüber Gesundheitsinformationen aus dem Internet (siehe Kapitel 7.5.3.2) beschriebenen Unterschiede zwischen Gesunden und Erkrankten. So ist bei den Erkrankten der Einfluss der Risikowahrnehmung (Gesunde: $\beta$ = ,75; p $\leq$ ,001; Erkrankte: $\beta$ = ,83; p $\leq$ ,001) und der affektiven Reaktion auf Risiken (Gesunde: $\beta$ = ,14; p $\leq$ ,001; Erkrankte: $\beta$ = ,17; p $\leq$ ,001) auf die Intention zur gesundheitsbezogenen Internetnutzung etwas stärker ausgeprägt. Zudem zeigt sich nur bei den Erkrankten ein signifikanter Einfluss der Einstellung zur Suche auf die wahrgenommenen Informationsdefizite ($\beta$ = ,17; p $\leq$ ,01). In beiden Gruppen besteht ein sehr schwacher Effekt stärker wahrgenommener Informationsdefizite auf eine höhere Intention zur Internetnutzung (Gesunde: $\beta$ = ,09; p $\leq$ ,01; Kranke: $\beta$ = ,09; p $\leq$ ,01). Zudem besitzen deskriptive Normen für die Intention zur Internetnutzung Erkrankter eine höhere Bedeutung, während bei Gesunden die Intention, der wahrgenommene Wissensstand und wahrgenommene Informationsdefizite stärker durch injunktive Normen bedingt werden (siehe Abbildung 30).

Die Rolle der **Selbstwirksamkeit** unterscheidet sich ebenfalls. Bei Erkrankten handelt es sich um einen deutlich stärkeren direkten Einfluss auf die Intention zur Internetnutzung (Gesunde $\beta$ = ,09; p $\leq$ ,05; Erkrankte: $\beta$ = ,30; p $\leq$ ,001) und den wahrgenommenen eigenen Wissensstand (Gesunde $\beta$ = ,10; n.s.; Erkrankte: $\beta$ = ,25; p $\leq$ ,01). Eine höhere Selbstwirksamkeit führt bei Erkrankten dazu, dass sie sowohl ihren eigenen Wissensstand als höher einschätzen als auch eine höhere Notwendigkeit und Intention zur gesundheitsbezogenen Internetnutzung besitzen als Gesunde. In der Gruppe der Gesunden wirkt sich die internetbezogene Selbstwirksamkeit dagegen deutlich stärker auf eine positivere Einstellung zur Suche aus (Gesunde $\beta$ = ,51; p $\leq$ ,001; Erkrankte: $\beta$ = ,36;

p $\leq$ ,001). Die situative Relevanz der Selbstwirksamkeit kann damit in Verbindung stehen, dass aufgrund eines fehlenden oder geringen eigenen Handlungsbedarfs die tatsächliche Intention zur Internetnutzung geringer ausfällt, aber die Einstellung zur Suche positiv ist und sich bei Bedarf positiv auf die Intention zur Suche mittels des Internets auswirkt.

Die **Informations- und Entscheidungspräferenzen** zeigen in beiden Gruppen einen vergleichbaren Einfluss auf die Vertrauenseinstellung gegenüber ÄrztInnen. Allerdings nimmt die Tendenz zur Delegation der Entscheidung an den Arzt oder die Ärztin nur bei den Gesunden auch in signifikanter Weise Einfluss auf den wahrgenommenen Wissensstand (Gesunde: $\beta$ = -,20; p $\leq$ ,001; Kranke: $\beta$ = -,01; n.s.). Der Wunsch, sich selbst nicht an Entscheidungen zu beteiligen, geht bei den Gesunden mit einem als geringer wahrgenommenen Wissensstand einher. Umgekehrt kann ebenfalls angenommen werden, dass der als zu gering wahrgenommene Wissensstand zu dem Wunsch führt, die medizinischen Entscheidungen zu delegieren.

Der Gruppenvergleich zeigt folglich, dass sich mit Blick auf die Rolle der Vertrauensinstanz des Arztes oder der Ärztin keine deutlichen Unterschiede im Gesundheits- und Krankheitskontext zeigen und dass die bereits beschriebenen Unterschiede zwischen den Gesunden und Erkrankten stabil sind. Dies unterstreicht den Mehrwert einer differenzierten Betrachtung des Informationshandelns in Abhängigkeit von situativen Faktoren, wie dem Gesundheitszustand.

### 7.5.4.3 Zusammenfassung der Ergebnisse zur Rolle der Vertrauenseinstellung gegenüber ÄrztInnen

Für die Beantwortung der Forschungsfrage 5 wird festgehalten, dass die Integration der Vertrauenseinstellung gegenüber ÄrztInnen eine wichtige Facette des Informationshandelns abbildet und damit zum Verständnis für die Gründe der aktiven Suche nach Informationen im Internet beiträgt. Obwohl erneut das Originalmodell überlegen erscheint, zeigt sich ein leichter **Anstieg der erklärten Varianz** der Intention zur Informationssuche im Internet. Darauf basierend wird die Integration der Vertrauenseinstellung und seiner Determinanten als Mehrwert für die Erklärung der gesundheitsbezogenen Informationssuche im Internet verstanden. Die einzelnen Regressionskoeffizienten bleiben im Vergleich zu dem Erklärmodell für die Wirkung der Vertrauenseinstellung gegenüber Gesundheitsinformationen aus dem Internet relativ konstant, sodass nur die Spezifika des Einflusses der Vertrauenseinstellung zu ÄrztInnen auf die Intention zur Online-Informationssuche im Folgenden zusammengefasst werden sollen.

Es zeigt sich, dass eine geringere Vertrauenseinstellung mit höheren Risiko-wahrnehmungen, höheren affektiven Reaktionen und einer etwas besseren Ein-stellung zur Informationssuche einhergeht. Dieser Einfluss der Vertrauensein-stellung kann als Bestätigung des defizitorientierten Ansatzes (siehe Kapi-tel 2.4.3.2), beispielsweise in Form der **ergänzenden oder kompensierenden Nutzung des Internets,** verstanden werden (siehe Kapitel 6.4.5). Aufgrund wahrgenommener Defizite in der Arzt-Patienten-Interaktion, die ihren Aus-druck in der geringeren Vertrauenseinstellung finden, besteht die Intention oder der Bedarf, sich anderen Vertrauensinstanzen zuzuwenden. Der direkte Einfluss der Vertrauenseinstellung kann als Bestätigung für die bereits in der Modellspe-zifikation getroffene Annahme gesehen werden, dass das Vertrauen selbst zum Auslöser eines gesundheitsbezogenen Informationshandelns werden kann.

Umgekehrt führt ein starkes Vertrauensverhältnis der potenziellen Patien-tInnen zu ihren ÄrztInnen unabhängig von einer Betroffenheit zu geringeren Risikowahrnehmungen, geringeren affektiven Reaktionen und einer negativeren Einstellung zur Informationssuche im Internet. Dies zeigt, dass Vertrauen ver-gleichbar mit der Informationssuche oder -vermeidung als **Strategie zur Be-wältigung gesundheitsbezogener Herausforderungen** fungiert (Brashers, 2001; siehe Kapitel 2.4).

Zudem deutet der Einfluss der Vertrauenseinstellung gegenüber ÄrztInnen auf den Wissensstand und das Informationsdefizit darauf hin, dass es unter be-stimmten Bedingungen auch zu einer **komplementären Nutzung** der Infor-mationen des Arztes/der Ärztin und des Internets kommen kann (Rains & Ruppel, 2016; Ruppel & Rains, 2012). Es deutet sich an, dass trotz des als höher wahrgenommenen Wissensstandes Informationsdefizite bestehen, die auch die Intention zur Informationssuche im Internet unterstützen können. Dies könnte mit einem allgemein hohen Informationsinteresse in Verbindung stehen (Rup-pel & Rains, 2012) oder darauf hindeuten, dass mit höherem Wissen auch das Bewusstsein für Unsicherheiten steigt und damit Informationsbedürfnisse ver-stärkt werden. So hat sich in den qualitativen Leitfadengesprächen gezeigt, dass ein Teil der Arthrose-PatientInnen unabhängig von ihrer Vertrauenseinstellung zu bestimmten Instanzen so viel Gesundheitsinformationen wie möglich sucht und dafür eine Vielzahl verschiedener Informationskanäle nutzt und kombiniert (siehe Kapitel 6.4.3).

Zur Beantwortung der 6. Forschungsfrage soll auf der Basis des **Gruppen-vergleichs** festgehalten werden, dass sich mit Blick auf die Vertrauenseinstel-lung gegenüber ÄrztInnen kaum Unterschiede im Vergleich zwischen Gesun-den und Erkrankten zeigen. Der negative, eher schwache direkte Einfluss auf die Intention zur gesundheitsbezogenen Internetnutzung bleibt stabil, ebenso wie der positive Einfluss auf den Wissensstand. Lediglich die Risikowahrnehmung kann bei Betroffenen durch höheres Vertrauen in den Arzt oder die Ärztin stärker reduziert werden. Dies verweist auf die Funktionen von Vertrauen und zeigt, dass im Krankheitskontext eine höhere **Bedeutung der Strategie des Vertrauens** zur Bewältigung von Unsicherheit (siehe Kapitel 5.1.2, 6.4.2) besteht.

Allgemein zeigt sich, dass die Vertrauenseinstellung gegenüber ÄrztInnen sowohl im Gesundheits- als auch Krankheitskontext für die Zuwendung zum Internet von Bedeutung ist. Dabei muss jedoch darauf verwiesen werden, dass die abgefragte Vertrauenseinstellung keinen konkreten Arzt oder eine Ärztin herausgreift, sondern sich auf die Gesamtheit der eigenen ÄrztInnen bezieht. Gerade im Krankheitskontext kann eine deutlich situations- und arztspezifischere Messung gegebenenfalls zu deutlicheren Unterschieden führen und die beschriebenen Zusammenhänge erhöhen.

Die gewonnenen Erkenntnisse sollen ebenfalls in das Modell des unsicherheitsbezogenen Prozesses des Informationshandelns integriert werden. Das spezifizierte Modell veranschaulicht, dass die Annahmen über die Rolle der Vertrauenseinstellung für die kombinierte Nutzung bestätigt werden können. Wird dem Arzt oder der Ärztin hohes Vertrauen zugeschrieben besteht eine geringere Intention zur Internetnutzung, während die Intention steigt, wenn das Vertrauen in das ärztliche Fachpersonal gering ausgeprägt ist. Zudem deutet der Einfluss auf die Informationsdefizite an, dass es ebenfalls zu einer komplementären Nutzung kommen kann (dies soll mittels der gestrichelten Pfeile abgebildet werden).

**Abbildung 31: Integration der Erkenntnisse zur Rolle der Vertrauenseinstellung zu ÄrztInnen in das Prozessmodell des unsicherheitsbezogenen Informationshandelns**

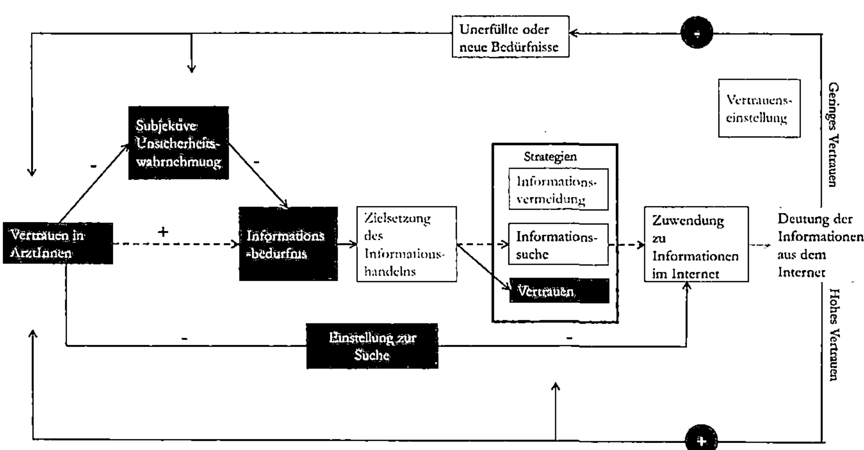


Quelle: Eigene Darstellung auf der Basis der empirischen Erkenntnisse

## 7.6 Zwischenfazit und Grenzen der quantitativen Prüfung der Rolle der Vertrauenseinstellungen

Der zweite Schritt des sequenziellen Verallgemeinerungsdesigns (Kuckartz, 2014) strebte eine quantitative Prüfung der Rolle der Vertrauenseinstellung zu Gesundheitsinformationen aus dem Internet und der Vertrauenseinstellung zu ÄrztInnen für das gesundheitsbezogene Informationshandeln an. Aufbauend auf den Erkenntnissen der explorativen Studie (siehe Kapitel 6) fand eine deutliche Fokussierung des Forschungsinteresses statt, die darauf abzielte, die explorierten Determinanten der Vertrauenseinstellungen zu überprüfen und die Beziehung zwischen Vertrauenseinstellungen zu bestimmen. Auf der Basis des erweiterten Vertrauensverständnisses wurden die Vertrauenseinstellungen gegenüber Gesundheitsinformationen aus dem Internet und ÄrztInnen in das PRISM nach Kahlor (2010) integriert und als Einflussfaktor der Intention zur Informationssuche im Internet modelliert. Dabei sollte in Form der Vertrauenseinstellung gegenüber Gesundheitsinformationen aus dem Internet der Einfluss des Vertrauens als Selektionskriterium auf die Zuwendung geprüft werden, während die zusätzliche Berücksichtigung der Vertrauenseinstellung gegenüber ÄrztInnen Rückschlüsse auf die kombinierte Nutzung zulässt. Für beide Schritte des unsicherheitsbezogenen Prozesses des Informationshandelns (siehe Kapitel 2, 5 und 6) wurde zudem analysiert, inwiefern sich die Rolle der Vertrauenseinstellungen im Gesundheits- und Krankheitskontext unterscheidet.

Die Beantwortung des beschriebenen Forschungsinteresses (siehe Kapitel 7.3) basiert auf einer repräsentativen Befragung der deutschen InternetnutzerInnen (siehe Kapitel 7.4). Sie ermöglicht es, Aussagen darüber zu treffen, inwieweit die auf Basis der qualitativen Modellspezifikation abgeleitete Rolle der Vertrauenseinstellungen bestätigt werden kann und von empirischer Relevanz ist. Zudem können belastbare Aussagen über die Verteilungen, beispielsweise der Vertrauenseinstellungen, getroffen werden, oder es kann eine Bedeutungszuschreibung zu den explorierten Phänomenen erfolgen. Dies stellt eine wichtige Ergänzung zu der qualitativen Exploration und Modellspezifikation der ersten Studie dar (siehe Kapitel 6).

Die Ergebnisse auf deskriptiver Ebene zeigen, dass **ÄrztInnen die vertrauenswürdigsten RatgeberInnen** für den Umgang mit gesundheitsbezogenen Herausforderungen darstellen. Nur 12 Prozent der Befragten stehen dem eigenen ärztlichen Fachpersonal generell kritisch gegenüber. Die Mehrheit (88 Prozent) hat eher hohes Vertrauen. An zweiter Stelle folgen **Angehörige**, die ähnlich hohes Vertrauen genießen wie der Arzt oder die Ärztin. Die Vertrauenseinstellung gegenüber **Gesundheitsinformationen aus dem Internet** fällt im Vergleich dazu etwas geringer aus. Das Internet wird deutlich ambivalenter eingeschätzt. Ein größerer Anteil der Befragten (32 Prozent) bewertet die Gesundheitsinformationen aus dem Internet eher kritisch, während mehr als die Hälfte (52 Prozent) eher positiv eingestellt sind. Die Verteilung bestätigt die in der explorativen Studie berichtete Bewertungstendenz der Betroffenen (siehe Kapitel 6.3.2.2). Unter Rückbezug auf diese Erkenntnisse soll darauf verwiesen werden, dass die ambivalente Bewertung auch mit der Vielfalt der gesundheitsbezogenen Online-Angebote verbunden sein kann (Lankes, 2008; Metzger, 2007; siehe Kapitel 4.3.1).

In Bezug auf die **Überprüfung der relevanten Einflussfaktoren der Vertrauenseinstellung** (Forschungsfrage 1a und 1b) bestätigt sich in Übereinstimmung mit den Erkenntnissen der explorativen Studie (siehe Kapitel 6.3), dass für die einzelnen Vertrauensinstanzen unterschiedliche Faktoren von Bedeutung sind. Die gemeinsame Basis stellt die **Vertrauensfähigkeit** dar. Sie ist somit als fester Bestand der Vertrauensgenese zu deuten (Mayer et al., 1995; Kee & Knox, 1970). Zudem zeigt sich, dass soziodemografische Faktoren wie das **Alter und Geschlecht** entgegen theoretischer Annahmen (Eastin, 2001; Hall et al., 2001; Kiousis, 2001; siehe Kapitel 4.2.3.2, 4.3.3.2) keinen Einfluss auf die Stärke der Vertrauenseinstellung haben. Es kann aber nicht ausgeschlossen werden, dass in Abhängigkeit von diesen Merkmalen andere Gründe der Vertrauenswürdigkeit Einfluss auf die Vertrauenseinstellung nehmen. Auch ein Einfluss des **Gesundheitszustandes** kann nicht nachgewiesen werden (Mechanic & Meyer, 2000; Meyer, 1998a; siehe auch Kapitel 4.2.3.2 und 4.3.3.2). Dies scheint verwunderlich und soll daher mit Blick auf das Sample gedeutet werden, das sich durch einen relativ guten Gesundheitszustand auszeichnet. Mehr als 77 Prozent der Befragten geben an, dass ihr Gesundheitszustand gut, sehr gut oder exzellent ist. So wird angenommen, dass bei einer umfassenderen Abbildung verschiedener Gesundheitszustände oder dem Vergleich verschiedener Krankheitsbilder ein Einfluss des Gesundheitszustandes sichtbar wird.

In Übereinstimmung mit den explorierten Einflussfaktoren der Vertrauenseinstellungen bestätigt sich die hohe Bedeutung gesundheitsbezogener Einflussfaktoren, die auch als Determinanten des Informationshandelns bekannt sind (siehe Kapitel 2.2.2). Bei ÄrztInnen handelt es sich in Form der **Informationspräferenz** und der **Tendenz zur Delegation** von Entscheidungen um Faktoren, die bestimmte Erwartungen und Rollenvorstellungen hinsichtlich der Arzt-Patienten-Beziehung widerspiegeln. Bei Gesundheitsinformationen aus dem Internet spielen die Rollenvorstellungen eine etwas geringere Rolle. Im Gegensatz dazu gewinnen **internalisierte Kontrollüberzeugungen** (Internal Health Locus of Control) an Bedeutung. Wie in der explorativen Studie (siehe Kapitel 6.3.2.3) angenommen, resultieren die Kontrollüberzeugungen in einer aktiveren Auseinandersetzung und stärker wahrgenommenen Handlungspotenzialen des Patienten oder der Patientin.

Zudem beeinflusst die Erfahrung mit der Informationssuche im Internet die Vertrauenseinstellung gegenüber ärztlichem Fachpersonal schwach negativ und die Vertrauenseinstellung gegenüber Gesundheitsinformationen aus dem Internet positiv. Dies verweist bereits darauf, dass die Vertrauensinstanzen nicht isoliert voneinander betrachtet werden sollten. So kann das Internet entweder als Vertrauensvermittler für ÄrztInnen (Carpenter et al., 2011; siehe Kapitel 3.2.1) verstanden werden oder aufgrund des geringen Vertrauens in ärztliches Fachpersonal häufiger genutzt werden und als Kontrollinstanz dienen (siehe Kapitel 2.4.3 und 5.1.5). Beide Funktionszuschreibungen belegen auch die Leitfadengespräche mit Arthrose-PatientInnen (siehe Kapitel 6). Die Betroffenen berichteten beispielsweise, dass sie durch die Informationen aus dem Internet verunsichert wurden; ebenso hat sich in den Interviews gezeigt, dass bei Zweifeln an dem ärztlichen Fachpersonal oder ärztlichen Empfehlungen das Internet als ergänzende Informationsquelle herangezogen wurde. Demnach kann auch angenommen werden, dass die Internetnutzung durchaus zu einer Belastung der Arzt-Patienten-Beziehung führen kann; allerdings ist das nicht gleichbedeutend mit einem negativen Einfluss auf die Gesundheitsversorgung.

Gerade die eigene Suche nach Gesundheitsinformationen kann die Beteiligung und Verantwortung des oder der Einzelnen für die eigene Gesundheit stärken und sich positiv auf die Gesundheitsversorgung auswirken. Zudem wurde hinsichtlich der Funktionen von Vertrauen (siehe Kapitel 4.2.2) deutlich, dass blindes Vertrauen zu einer Barriere für ein adäquates Behandlungsergebnis und eine informierte Entscheidung werden kann. So erscheint es wichtig, dass PatientInnen ärztliche Empfehlungen und medizinische Entscheidungen hinterfragen und sich kritisch mit Gesundheitsinformationen auseinandersetzen (Anderson & Dedrick, 1990, S. 1092; Kraetschmer et al., 2004, S. 318; Thom et al., 2004, S. 128).

In diesem Kontext soll auch auf die Rolle der **Selbstwirksamkeit** verwiesen werden, die sich nur als sehr schwache, aber relevante Determinante der Vertrauenseinstellung gegenüber ÄrztInnen bestätigt und einen positiven Einfluss auf sie nimmt. Es kann angenommen werden, dass die eigene wahrgenommene Befähigung zur Informationssuche im Internet negative Effekte wie die Verunsicherung verringern und positive Effekte des aktiven Informationshandelns im Internet stärken kann.

Allgemein soll für die Forschungsfrage 1 festgehalten werden, dass es einen deutlichen Mehrwert darstellt Kontextfaktoren der Vertrauensgenese zu berücksichtigen, da sie zum Verständnis des Konstruktes und seiner Entstehungsbedingungen beitragen. Die Kenntnis der Faktoren erweitert die bisherigen theoretischen Annahmen und den Forschungsstand zur Vertrauensgenese.

Von dem verbesserten Verständnis der Entstehung von Vertrauenseinstellungen ausgehend, fragte die zweite Forschungsfrage nach der **Beziehung zwischen der Vertrauenseinstellung gegenüber ÄrztInnen und Online-Gesundheitsinformationen.** Insgesamt sind die Zusammenhänge eher gering und von negativer Richtung. Stärkere Zusammenhänge zeigen sich für die Messungen der Gesamturteile über beide Instanzen und der Handlungsrelevanz der Gesundheitsinformationen aus dem Internet im Vergleich zu den einzelnen Gründen der Vertrauenswürdigkeit. Die Einflussmuster könnten darauf hindeuten, dass die Gründe der Vertrauenswürdigkeit instanz- und erfahrungsbezogen bewertet werden, während für das Gesamturteil sowie die Handlungsrelevanz auch das psychologische Bedürfnis, vertrauen zu können, eine Rolle spielt (Malmsheimer, 1988; Trachtenberg et al., 2005). Dies würde auf ein Instrumentalisieren des Vertrauensurteils aufgrund von wahrgenommenen erfüllten oder unerfüllten Bedürfnissen hinweisen (Tustin, 2010; siehe Kapitel 5.1.4). Allgemein wird die negative Beziehung im Sinne des defizitorientierten Ansatzes (u.a. Tustin, 2010) gedeutet, sodass das Vertrauen in eine Instanz zu den möglichen Auslösern der Zuwendung zu einer anderen Quelle zählen kann.

Inwiefern die Vertrauenseinstellungen zu Online-Gesundheitsinformationen und ärztlichem Fachpersonal zur Zuwendung zu Gesundheitsinformationen im Internet motivieren, wurde im Zuge der Forschungsfragen 3 bis 6 analysiert. Hierfür wurde das PRISM nach Kahlor (2010) als Grundlage gewählt. Es zeigt sich, dass das Modell in seiner Original-Form auch im vorliegenden repräsentativen Sample einen guten Fit aufweist. Allerdings besitzt das in dem vorliegenden Sample getestete Grundmodell des PRISM eine deutlich geringere Erklärleistung und geringere Zusammenhänge zwischen einzelnen Modellbestandteilen als der vorherige Modelltest von Kahlor (2010) oder Hovick et al. (2014). Hierfür können sowohl Unterschiede in der Sample-Zusammensetzung, die Fokussierung auf die Informationssuche im Internet, eine kulturell bedingte geringere Bedeutung sozialer Informationsnormen als auch die gewählte Form der Operationalisierung der Normen verantwortlich sein.

Im Vergleich mit dem um die Vertrauenseinstellung gegenüber Gesundheitsinformationen aus dem Internet ergänzten PRISM-Modell (Forschungsfragen 3 und 4), das die **Vertrauenseinstellung als Kriterium der Zuwendung** versteht und überprüft, zeigt sich zunächst, dass das Grundmodell einen signifikant besseren Fit mit den Daten aufweist. Jedoch ist nicht der Modelltest das Ziel dieser Arbeit, sondern es wird angestrebt, zu einem besseren Verständnis der Rolle der Vertrauenseinstellung für das Informationshandeln beizutragen.

Es wird deutlich, dass die Vertrauenseinstellung gegenüber Online-Gesundheitsinformationen keinen direkten Einfluss auf die Intention zur Informationssuche hat. Es handelt sich um einen nur näherungsweisen signifikanten Einfluss. Dabei kann auch darauf verwiesen werden, dass die geringe Varianz in der Einstellung zu schwachen Effekten geführt haben kann. Dennoch zeigt sich, dass die Vertrauenseinstellung die **zentrale erklärende Variable der Einstellung zur Suche** ist und darüber vermittelt auch die Intention zur Suche im Internet positiv beeinflusst. Sie beschreibt somit die Erwartung an die zukünftige Bedürfnisgerechtigkeit einer Informationssuche im Internet.

Zudem ist die Vertrauenseinstellung auch mit der **Risikowahrnehmung** assoziiert. Der Zusammenhang zwischen den Konstrukten wird vor allem im **Gruppenvergleich zwischen Gesunden und Erkrankten** deutlich, der nachweist, welche Rolle die Vertrauenseinstellung gegenüber Gesundheitsinformationen aus dem Internet im Gesundheits- und Krankheitskontext spielt. Der Vergleich deutet darauf hin, dass das PRISM deutlich besser geeignet ist, die Intention zur Informationssuche im Internet im Krankheitskontext zu erklären. Es zeigen sich deutliche Unterschiede zwischen den Erklärmodellen für Gesunde und Erkrankte. Die Differenzen beziehen sich mit Blick auf die Rolle des Vertrauens vor allem auf die Risikowahrnehmung, die bei Erkrankten einen deutlich höheren Zusammenhang mit der Vertrauenseinstellung besitzt. Dies deutet darauf hin, dass die Rolle der Vertrauenseinstellung abhängig von einer konkreten Betroffenheit, wahrgenommenen Risiken/Unsicherheiten und Informationsbedürfnissen ist und über diese Einfluss auf die Intention zur Informationssuche nimmt.

Zudem wird im Vergleich der Gesunden und Erkrankten deutlich, dass die **Selbstwirksamkeit und die sozialen Informationsnormen** eine situationsabhängige Bedeutung besitzen. Für Erkrankte nimmt die Selbstwirksamkeit direkt Einfluss auf die Intention, während sie bei Gesunden eher die Einstellung zur Suche beeinflusst. Es wird angenommen, dass die konkrete Betroffenheit Informationsbedürfnisse salient macht und der Selbstwirksamkeit (wie auch der Vertrauenseinstellung) Handlungsrelevanz verleiht.

Bezüglich der **sozialen Informationsnormen** zeigt sich, dass die Intention zur Informationssuche bei Gesunden stärker durch wahrgenommene Forderungen des sozialen Umfeldes zu einem entsprechenden Informationshandeln geprägt wird. Bei Erkrankten spielen deskriptive Normen und somit die wahrgenommenen Verhaltensnormen des eigenen Umfeldes eine größere Rolle. Dies könnte daran liegen, dass solche Verhaltensweisen im Krankheitskontext stärker präsent sind und die eigene Gesundheit oder vielmehr die Erkrankung ein bedeutendes Thema in der Interaktion mit Angehörigen darstellt. Zudem sollte für die Rolle sozialer Informationsnormen beachtet werden, dass injunktive und deskriptive Normen auch aufeinander Einfluss nehmen können und ihre Beziehung zueinander spezifiziert werden muss. Beispielsweise zeigen Rimal und Real (2007) im Kontext der Peer-Kommunikation, dass deskriptive über injunktive Normen vermittelt bestimmte Handlungsweisen beeinflussen. Als **Kernergebnis des Vergleichs** kann festgehalten werden, dass die Differenzierung zwischen der Informationssuche im Gesundheits- und Krankheitskontext einen wichtigen Mehrwert darstellt und zum Verständnis des Informationshandelns beiträgt.

Bei der Überprüfung des Einflusses der **Vertrauenseinstellung zu ÄrztInnen** auf die Intention zur Informationssuche im Internet (Forschungsfragen 5 und 6) zeigt sich erneut, dass das Originalmodell des PRISM als überlegen bewertet werden kann; allerdings steigt die erklärte Varianz der Intention zur Informationssuche des erweiterten Modells um 2,9 Prozent. Dies kann als Mehrwert der zusätzlichen Berücksichtigung der Vertrauenseinstellung gegenüber ärztlichem Fachpersonal verstanden werden.

Als zentrales Ergebnis wird deutlich, dass eine stärker ausgeprägte Vertrauenseinstellung gegenüber ÄrztInnen die Intention zur Informationssuche reduziert. Dies stützt die Annahme der qualitativen Modellspezifikation (siehe Kapitel 6.4.2), dass Vertrauen als **Strategie des Umgangs mit Unsicherheiten** (in diesem Fall Risiken) fungiert. Hohes Vertrauen in den Arzt oder die Ärztin führt dazu, dass Risiken geringer wahrgenommen werden, die affektive Reaktion geringer ausfällt und eine weiterführende Auseinandersetzung mit Gesundheitsinformationen weniger notwendig erscheint.

Umgekehrt bestätigt dieser Zusammenhang, dass eine geringe Vertrauenseinstellung gegenüber ÄrztInnen im Sinne des **defizitorientierten Ansatzes** der kombinierten Nutzung als Auslöser einer Zuwendung zu Gesundheitsinformationen im Internet fungiert (Lee & Hawkins, 2010; Lee & Hornik, 2009; Tustin, 2010; siehe Kapitel 2.4.3 und 5.1.5). In diesem Fall liegt eine höhere Risikowahrnehmung wie auch eine stärkere affektive Risikoreaktion vor.

Insgesamt veranschaulicht der beschriebene Zusammenhang die Bedeutung des Vertrauens für die **Unsicherheits- und Risikoreduktion**. Bleibt die Bewältigung von Unsicherheiten oder Risiken aufgrund einer geringeren Vertrauenseinstellung gegenüber dem Arzt oder der Ärztin aus, wird nach alternativen Quellen für die Bewältigung der als bedrohlich wahrgenommenen Herausforderung gesucht, und es entsteht eine höhere Intention, im Internet nach Gesundheitsinformationen zu suchen.

Im **Gruppenvergleich** (Forschungsfrage 6) bestätigt sich, dass das Erklärmodell für Erkrankte eine deutlich höhere Erklärleistung erzielt. Allerdings bleibt der Einfluss der Vertrauenseinstellung gegenüber ÄrztInnen im Vergleich zwischen Gesunden und Erkrankten weitgehend stabil. Dies verdeutlicht, dass die Interaktion mit dem Arzt oder der Ärztin sowohl im Gesundheits- als auch Krankheitskontext bedeutsam ist und der Zuwendung zu Gesundheitsinformationen im Internet einen kleineren oder größeren Stellenwert im Informationsrepertoire verleiht. Zudem zeigen diese Erkenntnisse, die Relevanz die einzelnen Vertrauensinstanzen nicht isoliert voneinander zu betrachten, sondern unter Berücksichtigung des Ausmaßes des Vertrauens miteinander in Bezug zu setzen.

Die Erkenntnisse der Forschungsfragen 3 bis 6 zur Rolle des Vertrauens im unsicherheitsbezogenen Prozess des Informationshandelns sollen abschließend zusammengeführt werden (siehe Abbildung 32).

**Abbildung 32:   Spezifizierung der empirischen Verortung des Vertrauens in Online-Gesundheitsinformationen und ärztliches Fachpersonal im Prozess des unsicherheitsbezogenen Informationshandelns**

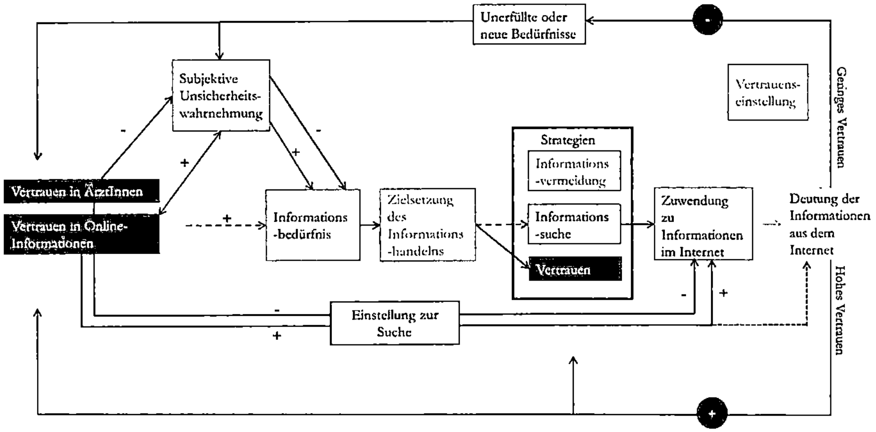

Quelle: Eigene Darstellung auf der Basis der empirischen Erkenntnisse

Die Weiterentwicklung des Modells auf Basis der quantitativen Studie soll verdeutlichen, welcher zusätzliche Erkenntnisgewinn mit der Modelltestung einhergeht. So konnte der Einfluss des Vertrauens auf die Auslöser des Informationshandelns näher bestimmt werden, die Auswahl verschiedener Strategien wurde in Abhängigkeit von den Vertrauenseinstellungen deutlich und die Bedingungen des Einflusses auf die Zuwendung spezifiziert. Zudem zeigt sich, wie zentral es ist, die kombinierte Nutzung bzw. die Einflüsse vorheriger Nutzungssequenzen als Erklärung vorherrschender Informationsbedürfnisse zu berücksichtigen.

*Grenzen der durchgeführten Studie*

Bei der Interpretation der Ergebnisse sollen auch die Limitationen der Studie beachtet werden. Hierfür findet eine kritische Reflexion statt, bei der zwei Bereiche besondere Beachtung finden sollen: zum einen methodische Kritikpunkte, zum anderen die Grenzen der aufgestellten Erklärmodelle und ihrer Aussagekraft.

Aus **methodischer Perspektive** soll die vorgenommene **Operationalisierung der Vertrauenseinstellungen** kritisch bewertet werden. In Bezug auf die Gesundheitsinformationen aus dem Internet bestehen bisher keine theoriebasierten Skalen (Kohring & Matthes, 2004). Im vorliegenden Fall wurde auf Basis der explorierten Gründe der Vertrauenswürdigkeit (siehe Kapitel 6.3) eine Ergänzung einer etablierten Skala (Flanagin & Metzger, 2000) vorgenommen. Dies ist ein Fortschritt, der mit einer höheren Validität der Messung einhergeht, aber zu kurz greift. Vielmehr ist eine theoretisch fundierte Skalenbildung sowie Validierung einer solchen Skala erforderlich (Kohring & Matthes, 2004).

Zusätzlich wurde auf Basis der explorativen Studie eine **eigene Operationalisierung** entwickelt, die im Sinne der Vertrauenshandlung darauf abzielt, die Deutung der Gesundheitsinformationen zu erfassen. Dies soll als Beitrag zu dem Diskurs über eine geeignete Messung von Vertrauen interpretiert werden. Als Versuch der externen Validierung und Qualitätskontrolle wurden beide Messungen mit dem Gesamturteil über Gesundheitsinformationen aus dem Internet in Bezug gesetzt. Die Korrelationen zwischen den einzelnen Vertrauensmaßen weisen darauf hin, dass die adjektiv-basierte Messung der Gründe der Vertrauenswürdigkeit das Konstrukt Vertrauen besser abbildet als die zugeschriebene Handlungsrelevanz. Kritisch kann dabei gesehen werden, ob das Gesamturteil als geeigneter Faktor für die Validierung gilt. Die genannten Fragen deuten erneut auf die hohe Relevanz einer theoriebasierten Skalenbildung und Validierung hin, die im Rahmen der vorliegenden Arbeit nicht geleistet werden konnte.

Bei der Skalenbildung sollte dabei auch berücksichtigt werden, dass der Sozial- und Sachbezug wichtige Dimensionen von Vertrauen (Sztompka, 1999, S. 56; siehe Kapitel 3.2.1) darstellen. Sowohl die vorliegende Messung der Vertrauenseinstellung gegenüber Online-Gesundheitsinformationen als auch gegenüber ÄrztInnen ist diesbezüglich zu abstrakt. So bleibt in der vorliegenden Studie unberücksichtigt, auf welche Art der Gesundheitsinformationen aus dem Internet sich die Befragten beziehen. Es wäre erforderlich, verschiedene Formen der privaten und öffentlichen Expertenkommunikation sowie der journalistischen Massenkommunikation zu unterscheiden (Hölig, 2014) oder sogar zu differenzieren, welche Angebote genutzt werden und inwiefern sich die Nutzertypen auf die Vertrauenseinstellung auswirken.

Analog wäre es in Bezug auf ÄrztInnen von Vorteil, wenn sich das Vertrauen auf einen konkreten Arzt oder eine Ärztin als Bezugsobjekt bezieht. Da im vorliegenden Fall keine konkrete Betroffenheit der Befragten vorlag, sondern es sich um potenzielle PatientInnen handelte, wurde eine breite Abfrage gewählt und die Bewertung und Erfahrungen mit der Gesamtheit des ärztlichen Fachpersonals erhoben. Der gewählte Differenzierungsgrad erscheint ungeeignet, um spezifische Formen der kombinierten Nutzung und einzelne Zuwendungsentscheidungen unterscheiden und erklären zu können.

Zu den methodischen Kritikpunkten zählt auch, dass sich über alle Konstrukte hinweg zeigt, dass **invers formulierte Items** die Bewertung beeinflussen. Auf die Problematik wurde bereits bei anderen faktoranalytischen Untersuchungen hingewiesen, die berichten, dass invertierte Items unabhängig von ihrer Aussage auf einen eigenen Faktor laden (siehe hierzu Miller & Cleary, 1993; Podsakoff et al., 2003; Schermelleh-Engel & Werner, 2008). Dies wird auf die mit der Formulierung einhergehende „systematische Methodenvarianz" zurückgeführt (Schermelleh-Engel & Werner, 2008, S. 128). Aufgrund dieses Methodeneffekts mussten die betroffenen Indikatoren für die weitere Analyse ausgeschlossen werden. Es ist grundsätzlich zu hinterfragen, welcher Mehrwert von invertierten Items z. B. mit Blick auf Antworttendenzen oder die Aufmerksamkeitssteigerung während der Beantwortung ausgeht (Mummendey & Grau, 2007; Petersen, 2014) und ob die Vorteile potenzielle Nachteile überwiegen. Zu diesem Thema scheint eine weiterführende **methodologische Diskussion** notwendig. Im vorliegenden Fall muss angenommen werden, dass der Ausschluss der invertierten Items zu einer inhaltlichen Verzerrung der Messmodelle führt, wichtige Aspekte der einzelnen Messungen unberücksichtigt blieben und sich dies auf die Aussagekraft der Analyse auswirkt.

Ebenso deuten die **Tests auf Invarianz** darauf hin, dass ein Teil der gewählten Messungen, z. B. die Risikowahrnehmung im Gesundheits- und Krankheitskontext, unterschiedliche Bedeutungen besitzt und eine eingeschränkte Äquivalenz aufweist. Die hohe Bedeutung der Äquivalenz macht deutlich, dass das Ziel eines Vergleichs zwischen Gesunden und Erkrankten bereits bei der Auswahl geeigneter Skalen Beachtung finden muss. Zudem weist es auch auf eine Schwäche des PRISM hin. Obwohl Aussagen getroffen werden sollen, die unabhängig von einem bestimmten Gesundheits- oder Krankheitskontext sind, sind die gewählten Operationalisierungen für solche Fälle nicht optimiert. Dies kann zu Verzerrungen der Erklärleistung führen und ist als blinder Fleck des Modells zu bewerten.

In Bezug auf den in der vorliegenden Studie vorgenommenen Gruppenvergleich soll kritisch reflektiert werden, dass die vorgenommene **Gruppierung** relativ unspezifisch ist. So werden leicht, schwer und auch chronisch Erkrankte zusammengefasst. Aufgrund der relativ geringen Fallzahl konnten verschiedene Schweregrade und Verläufe von Krankheiten nicht getrennt voneinander abgebildet werden, obwohl anzunehmen ist, dass in Abhängigkeit von verschiedenen Erkrankungen Vertrauen eine andere Bedeutung erhält und eine andere Form des Informationshandelns notwendig erscheint (Goldner, 2006; Mechanic & Meyer, 2000; Oh & Cho, 2015; Oh & Song, 2017; Shenolikar et al., 2004). Zudem ist zu beachten, dass die Gruppierungsvariable des Modellvergleichs eng mit der Risikowahrnehmung als Bestandteil des Modells verbunden ist. Der Gesundheitszustand bildet dabei den Ist-Zustand ab und kann als Prädiktor der auf die Zukunft gerichteten Risikowahrnehmung verstanden werden.

Zu weiteren methodischen Limitationen führt auch die Durchführung der Studie als Teil einer Omnibus-Befragung. Auf diesen Punkt wurde bereits im Zuge der Durchführung eingegangen (siehe Kapitel 7.4.3).

Als zweiter Gegenstand der kritischen Reflexion werden die **Potenziale und Grenzen der aufgestellten Erklärmodelle** herausgearbeitet. Zunächst soll auf die Wahl des PRISM (Kahlor, 2010) eingegangen werden. Das gewählte Modell zeichnet sich durch die Stärke aus, dass es **unabhängig von einer konkreten Betroffenheit** die Intention zur Informationssuche erklärt und eine Vielzahl verschiedener Theorien integriert. Als Schwäche kann angesehen werden, dass es im Gegensatz zu dem RISP (Giffin et al., 1999) oder CMIS (Johnson & Meischke, 1993) **keine personen- und gesundheitsbezogenen Merkmale** berücksichtigt. Im Gesundheits- wie auch Krankheitskontext erscheint es aus Sicht der Forscherin zentral, dass der Gesundheitszustand berücksichtigt wird (u. a. Oh & Song, 2017). Gerade beim Vorliegen gesundheitlicher Probleme ist anzunehmen, dass der Anwendungsbezug und die Relevanz der eigenen Recherche nach Gesundheitsinformationen deutlich steigen. Die reine Abbildung der abstrakten Risikowahrnehmung greift dabei zu kurz. Dies zeigt auch die eigene Analyse, bei der die Modelle im Gesundheits- und Krankheitskontext gegenübergestellt wurden. So stellt es einen wichtigen Mehrwert der vorgenommenen Analyse dar, den aktuellen **Gesundheitszustand** der Befragten zu berücksichtigen und zu überprüfen, ob in verschiedenen Gruppen andere Zusammenhänge vorherrschen. Weitere sinnvolle Ergänzungen können neben sozialen auch **subjektive Informations- und Entscheidungspräferenzen** darstellen, die in beiden vorliegenden Studien als wichtige Einflussfaktoren der Vertrauenseinstellung und des gesundheitsbezogenen Informationshandelns identifiziert wurden.

Hinsichtlich der Bewertung der theoretischen Basis der Studie ist auch darauf zu verweisen, dass das PRISM im vorliegenden Fall eine deutlich **geringere Erklärkraft** und teilweise **schwächere Effekte** aufweist als in US-amerikanischen Studien (Kahlor, 2010; Hovick et al., 2014). Die Diskrepanz kann unter anderem auf Unterschiede im Sample zurückgeführt werden und durch den Fokus auf das Internet, die empirische Untersuchungsanlage oder kulturelle Einflüsse bedingt sein. So ist beispielsweise in der vorliegenden Studie die Intention zur Internetnutzung als zentrale abhängige Variable gering ausgeprägt und weist eine relativ geringe Varianz auf. Dies scheint für eine repräsentative Stichprobe eine realistische Einschätzung darzustellen, die mit der im

PRISM anvisierten Zielsetzung nach Unabhängigkeit von einem bestimmten Krankheitskontext verbunden ist. Mit der deutlich geringeren Erklärkraft im vorliegenden Sample geht die Frage einher, welchen Mehrwert das Modell aufweist, inwieweit es wirklich den Annahmen des RISP (Griffin et al., 1999) oder der TPB (Ajzen, 1991) überlegen ist und welche weiteren Determinanten für das Informationshandeln zu berücksichtigen wären. Es soll dabei noch einmal darauf verwiesen werden, dass in der vorliegenden Arbeit gezeigt wurde, dass der Gesundheitszustand von hoher Bedeutung ist und eine deutlich höhere Eignung des Modells im Krankheitskontext belegt wurde.

Bezogen auf die **Rolle der Vertrauenseinstellungen** ist zu beachten, dass auch diese eine relativ geringe Varianz aufweisen. Begünstigt wird die geringe Varianz zum einen durch das gewählte Sample der potenziellen PatientInnen, zum anderen aber auch durch die Operationalisierung, die sich nicht auf eine konkrete Vertrauensinstanz bezieht, sondern relativ unspezifisch das Vertrauen in eigene ÄrztInnen bzw. Gesundheitsinformationen aus dem Internet erfragt. Die genannten Spezifika können sich in relativ geringen Effekten der Vertrauenseinstellungen niederschlagen, die jedoch als besonders stabil zu bewerten sind und das Ausgangsniveau des Einflusses von Vertrauen beschreiben. In spezifischen Erkrankungssituationen kann folglich von höheren Effekten ausgegangen werden.

Auf das Gesamtmodell bezogen stellt es eine weitere Grenze der vorliegenden Studie dar, dass die Studie aufgrund ihrer Anlage als Querschnitt keine Annahmen über **Kausalitäten** fällen kann und der Prozess sowie der zirkuläre Charakter des Informationshandelns nicht abgebildet wird. Auf dieses Problem wurde bereits bei der Interpretation einiger Zusammenhänge wie der Beziehung zwischen Vertrauenseinstellungen und Risikowahrnehmung hingewiesen. Im vorliegenden Ansatz kommt dies besonders zum Tragen, weil zum einen bestimmte Maße wie die Vertrauenseinstellung in ÄrztInnen in aggregierter Form abgefragt wurden, während davon auszugehen ist, dass die Risikowahrnehmung wie auch die Intention zur Informationssuche stark situativ geprägt sind. Folglich erscheint es notwendig, die Rolle der Vertrauenseinstellungen für das gesundheitsbezogene Informationshandeln aus **Prozessperspektive** zu beschreiben.

Zudem wurde die kombinierte Nutzung im Zuge der Modellspezifikation (siehe Kapitel 6.4.5) als spiralförmiger Prozess verstanden, der in Form **linearer Zusammenhänge** nicht abgebildet werden kann. Generell sollte hinterfragt werden, inwiefern es sich bei den Annahmen um lineare Beziehungen handelt. Dies begründet ebenfalls die hohe Relevanz einer längsschnittlichen, prozessbezogenen Analyse sowohl der Vertrauensgenese als auch der Rolle der Vertrauenseinstellungen für das gesundheitsbezogene Informationshandeln.

Eine weitere Grenze der vorliegenden Studie und des PRISM stellt es dar, dass nur die Intention zur Informationssuche abgebildet wird. Die vorgenommene Beschränkung auf eine Form des Informationshandelns wird der **Breite des gesundheitsbezogenen Informationshandelns** nicht gerecht. Vor allem die explorative Studie lässt darauf schließen, dass Vertrauenseinstellungen auch für die Informationsvermeidung oder die Nicht-Nutzung von Gesundheitsinformationen von Bedeutung sind. Aufgrund der notwendigen Fokussierung des Forschungsinteresses für die quantitative Prüfung der Rolle der Vertrauenseinstellung war es nicht möglich, die verschiedenen Arten des Informationshandelns zu berücksichtigen sowie die einzelnen Prozessschritte, bei denen ein Einfluss des Vertrauens nachgewiesen wurde (siehe Kapitel 6.4), abzubilden. Dies macht deutlich, dass die vorliegende Studie nur einen Einblick in die Rolle der Vertrauenseinstellungen bieten kann und dass weitere Studien benötigt werden, die andere Aspekte analysieren oder den gesamten Prozess des Informationshandelns in den Blick nehmen. Die qualitative Modellspezifikation bietet hierfür eine gute Ausgangslage.

Zudem zeigt sich sowohl in der explorativen Studie als auch der repräsentativen Befragung in Bezug auf die **relevanten Vertrauensinstanzen**, dass Angehörige einen hohen Stellenwert genießen. Im vorliegenden Fokus wurde dies nur verkürzt berücksichtigt. Zukünftige Studien sollten sich nicht nur auf das ärztliche Fachpersonal und Gesundheitsinformationen aus dem Internet beschränken. Vielmehr ist es aufgrund der Annahmen der kombinierten Nutzung erforderlich, die einzelnen Informations- und Unterstützungsquellen in Form eines **Netzwerkansatzes** miteinander in Beziehung zu setzen und die kombinierte Nutzung explizit als Gegenstand weiterer Forschung zu betrachten.

Die genannten Grenzen gehen somit mit der Forderung nach einem subjektzentrierten und kontextbezogenen Forschungsansatz einher, der die bestehenden Erkenntnisse aufgreift und weiter verortet.

# 8 Diskussion

Abschließend soll der Ertrag der vorliegenden Arbeit auf übergeordneter Ebene betrachtet und bewertet werden. Zunächst werden hierzu die zentralen Befunde der Arbeit zusammengefasst und mit Blick auf ihre Implikationen beschrieben (siehe Kapitel 8.1). Danach wird noch einmal spezifisch auf den programmatischen Ertrag der Arbeit eingegangen (siehe Kapitel 8.2), es wird eine methodische Reflektion der Untersuchungsanlage (siehe Kapitel 8.3) vorgenommen und im Rahmen des Ausblicks Anregungen für weitere Forschung gegeben (siehe Kapitel 8.4).

## 8.1 Zentrale Befunde und ihre konzeptionellen Implikationen

Ausgangspunkt der vorliegenden Arbeit war die Feststellung, dass subjektive Unsicherheiten, die von Betroffenen im Zuge der Diagnose einer Erkrankung wahrgenommen werden, durch Strategien des gesundheitsbezogenen Informationshandelns, bewältigt werden. Dies ist in Form der **Theorie des Unsicherheitsmanagements** (Brashers, 2001) eine etablierte Annahme der Gesundheitskommunikation. Obwohl Brashers (2001) die Bedeutung kommunikativer Beziehungen für den Erfolg der Unsicherheitsbewältigung betont, wurden diese Beziehungen bisher nicht mit Blick auf ihre Funktionen für das Unsicherheitsmanagement eingehender analysiert. Dabei ist davon auszugehen, dass es eine **Frage des Vertrauens** ist, welchen Informationsquellen sich jemand zuwendet und ob einer Quelle das Potenzial zugeschrieben wird, Unsicherheiten zu bewältigen. Vertrauen ist als Bereitschaft zu verstehen, Verantwortung an einen Dritten abzugeben, sich auf diesen zu verlassen und eine bedeutungsvolle Interaktion einzugehen (Mayer et al., 1995). Folglich ist **Vertrauen** ein konstituierendes Merkmal von Kommunikationsbeziehungen und wird in der Arbeit hinsichtlich seiner Bedeutung für interpersonale und mediale Kommunikation erforscht. Die vorliegende Arbeit verfolgt das Ziel die beiden theoretischen Perspektiven des Vertrauens und des gesundheitsbezogenen Informationshandelns zusammenzuführen. Das Forschungsinteresse war einerseits darauf gerichtet das Konstrukt Vertrauen und seine Entstehungsbedingungen näher zu bestimmen (1) und andererseits seine Rolle für das gesundheitsbezogene Informationshandeln zu identifizieren (2).

Für die Bearbeitung der beiden Zielsetzungen war eine umfassende **Theoriearbeit**, vor allem in Bezug auf das **Konstrukt Vertrauen**, erforderlich. So integriert die vorliegende Arbeit psychologische, soziologische und kommunikationswissenschaftliche Ansätze, um die Dimensionen und Entstehungsbedingungen von Vertrauen zu bestimmen und seine Rolle für das Informationshan-

© Springer Fachmedien Wiesbaden GmbH, ein Teil von Springer Nature 2019
E. Link, *Vertrauen und die Suche nach Gesundheitsinformationen,*
https://doi.org/10.1007/978-3-658-24911-3_8

deln zu identifizieren. Dies schafft die Basis, um theoriebasiert eine Skala für die Erfassung spezifischer Vertrauenseinstellungen zu entwickeln und Vertrauen in vorhandene Modelle des Informationshandelns zu integrieren.

Die der Arbeit zugrundeliegende **Untersuchungsanlage** kombiniert qualitative Leitfadengespräche im Krankheitskontext Arthrose mit einer repräsentativen Befragung der deutschen InternetnutzerInnen in ihrer Rolle als (potenzielle) PatientInnen. In Bezug auf die **Vertrauensgenese** — als erste Forschungsfrage — wurde deutlich, dass entsprechend des Sozial- und Sachbezugs von Vertrauenseinstellungen (Sztompka, 1999, S. 56; siehe Kapitel 3.2.1) andere Einflussfaktoren und Gründe der Vertrauenswürdigkeit die Einstellungen gegenüber ÄrztInnen und Gesundheitsinformationen aus dem Internet bedingen, aber auch gemeinsame Mechanismen der Vertrauensgenese bestehen.

Die explorative Studie zeigt hinsichtlich der **Vertrauensgenese zu ÄrztInnen**, dass die Vertrauenseinstellung auf einem Vertrauensvorschuss basiert und durch die wahrgenommene Ehrlichkeit, Redlichkeit, fachliche und interpersonale Kompetenzen sowie eine affektive Bindung zum ärztlichen Fachpersonal geprägt wird (siehe Abbildung 14; Kapitel 6.3.2.1). Die Wahrnehmung der Gründe der Vertrauenswürdigkeit ist dabei maßgeblich von Erwartungen und Ansprüchen an den Arzt oder die Ärztin abhängig. Dies bestätigt sich auch im Zuge der quantitativen Prüfung, die das individuelle Informationsinteresse und die Entscheidungspräferenz als wichtigste Einflussfaktoren der Vertrauenseinstellung gegenüber ärztlichem Fachpersonal identifiziert.

Vor dem Hintergrund der **veränderten Patientenrolle** und den damit einhergehenden Konsequenzen für die Arzt-Patienten-Interaktion (siehe Kapitel 1.2) kann der hohe Einfluss der individuellen Erwartungshaltung Betroffener zu einer Herausforderung für die Arzt-Patienten-Beziehung werden und das Vertrauensverhältnis belasten. So wird von den PatientInnen ein höheres Maß an Partizipation gefordert — auch wenn er oder sie die Verantwortung gerne delegieren würde. Sehr deutlich hat sich dies im Krankheitskontext Arthrose gezeigt, in dem die Betroffenen davon berichten, dass der Arzt oder die Ärztin ihnen nur beratend zur Seite steht. Auf solche **Diskrepanzen zwischen den Erwartungen** der Betroffenen und den sogar gesetzlich verankerten Richtlinien für die Arzt-Patienten-Beziehung (Patientenrechtegesetz, 2013) deuten aber auch die Ergebnisse der repräsentativen Befragung hin. Ein Großteil der Befragten präferiert selbst eine weniger aktive Rolle bei der medizinischen Entscheidungsfindung und sieht anstelle einer gemeinsamen Entscheidungsfindung eher das ärztliche Fachpersonal in der Pflicht.

Im Gegensatz zu dem Wunsch, Entscheidungen zu delegieren, besteht aber ein sehr hohes Informationsinteresse (siehe Kapitel 7.4.4). In Bezug auf die

Vertrauenseinstellung geht damit einher, dass den **Kommunikations- und Vermittlungskompetenzen** eines Arztes oder einer Ärztin ein hoher Stellenwert zukommt. Es ist bedeutsam, dass ÄrztInnen in der Lage sind, die individuellen Erwartungen der Betroffenen zu erkennen und darauf entsprechend zu reagieren. Dies unterstreicht die Bedeutung bestehender Bestrebungen die Vermittlung solcher Kompetenzen im Medizinstudium zu stärken.

Die **strukturellen Einflussfaktoren** des Zeitmangels und Kostendrucks stellen ebenfalls Herausforderungen für das Vertrauen in das ärztliche Fachpersonal dar. Die genannten Faktoren sind auf Systemebene bedeutende Stellschrauben, durch die Vertrauen gefördert und einem Vertrauensverlust entgegengewirkt werden kann.

Mit Blick auf das Vertrauen in ärztliches Fachpersonal soll festgehalten werden, dass Vertrauen als Strategie zur Unsicherheits- und Risikoreduktion bedeutsam für das Wohlbefinden des oder der Einzelnen ist und im Sinne des Placebo-Effekts sowie der Relevanzzuschreibung zu Hinweisen des Arztes oder der Ärztin die Behandlung und den Behandlungserfolg beeinflussen (Thom et al., 2004; siehe Kapitel 4.2). Die Funktionen legen nahe, Vertrauen als einen wichtigen Qualitätsmaßstab für das systematische Monitoring ärztlicher Leistungen einzuführen. Auf individueller Ebene können beispielsweise Arzt-Bewertungsportale wichtige Einblicke bieten, da sich dort Vertrauenseinstellungen manifestieren.

Für die **Vertrauenseinstellung gegenüber Gesundheitsinformationen aus dem Internet** verdeutlicht die explorative Studie, dass Vertrauen auf der wahrgenommenen Objektivität und Kompetenz des Kommunikators und den bereitgestellten Informationen basiert. Für die Bewertung der Vertrauenswürdigkeit spielen dabei auch Heuristiken, wie die Konsistenz-Heuristik eine wichtige Rolle und helfen, das eigene Wissensdefizit zu kompensieren (Abbildung 15; Kapitel 6.3.2.2). Es ist davon auszugehen, dass die genannten Kriterien auch in anderen Kontexten, wie beispielsweise der Thematisierung politischer Themen, von Bedeutung sind.

Als eine zentrale Erkenntnis in Bezug auf die Entstehung der Vertrauenseinstellung gegenüber Gesundheitsinformationen aus dem Internet zeigt sich, dass die **Medienkompetenz als Teil der Gesundheitskompetenz** für die Bewertung der Gründe der Vertrauenswürdigkeit eine entscheidende Rolle spielt und es diese zu fördern gilt. So wird Wikipedia von den Betroffenen als objektive Quelle für Gesundheitsinformationen wertgeschätzt und als eine der wenigen Quellen direkt aufgerufen. Ansonsten erfolgt die Suche in weiten Teilen über Google, und die jeweiligen Treffer werden relativ unreflektiert übernommen. Daraus können Fehleinschätzungen resultieren, die weitreichende Konsequenzen haben, wie beispielsweise die verspätete Konsultation von ÄrztInnen, eine Beeinträchtigung des Vertrauensverhältnisses zwischen ärztlichem Fachpersonal und PatientInnen oder die Befolgung gesundheitsschädlicher Handlungsempfehlungen und die Entscheidung für fragwürdige Therapieansätze. Dies verdeutlicht, wie notwendig es ist, die Medienkompetenz des oder der Einzelnen zu stärken. Sie sind von hoher Bedeutung, wenn es darum geht, dass die Betroffenen und ihre Gesundheitsversorgung von Gesundheitsinformationen aus dem Internet profitieren. Solche Kompetenzen sind auch unabhängig von Gesundheitsthemen bedeutsam, da Wikipedia und Google generell eine dominante Rolle für das Online-Informationshandeln spielen (Magnus, 2009; Menchen-Trevino & Hargittai, 2011; Wirth et al., 2007).

**Medienbezogene Informationskompetenzen** als Facette der Gesundheitskompetenz sind dabei nicht nur für Betroffene relevant. Vielmehr werden sie auch zu einer Kernkompetenz von ÄrztInnen (Bittner, 2016). Eine hohe Medienkompetenz ermöglicht es dem ärztlichen Fachpersonal, den Betroffenen Hinweise für die eigene Recherche nach Informationen zu geben und gemeinsam mit ihnen Informationen zu bewerten. Dies ist ein Ansatz, um trotz knapper Zeitressourcen den Patienten oder die Patientin mit ergänzenden Informationen zu versorgen und als Navigator die Betroffenen in ihrem Informationshandeln zu unterstützen. Eine höhere Medienkompetenz, die sich auf die Urteile über die Vertrauenswürdigkeit von Online-Angeboten auswirkt, ist dabei für alle gesellschaftlich relevanten Themen von hoher Bedeutung und vor allem aufgrund der Debatte um Fake News (Schultz et al., 2017) als Schlüsselkompetenz zu bewerten.

Als **relevante Einflussfaktoren der Vertrauenseinstellung gegenüber Gesundheitsinformationen aus dem Internet** werden von (potenziellen) PatientInnen sowohl in der explorativen als auch quantifizierenden Analyse die **Selbstwirksamkeit** und **internalisierte Kontrollüberzeugungen** identifiziert. Die Rolle der Selbstwirksamkeit bestätigt die Relevanz, entsprechende medienbezogene Informationskompetenzen zu fördern. So ist davon auszugehen, dass die Medienkompetenz potenziell negative Einflüsse, wie eine erhöhte Verunsicherung durch die Informationen aus dem Internet, auf die Arzt-Patienten-Beziehung reduziert. Beispielsweise zeigt sich in der quantitativen Studie, dass eine höhere internetbezogene Selbstwirksamkeit mit einer höheren Vertrauenseinstellung zu ärztlichem Fachpersonal assoziiert ist.

Zudem zeigen die relevanten Einflussfaktoren, dass der Anteil der PatientInnen dem Internet eine höhere Bedeutung zuschreibt, der eine hohe eigene Verantwortung für seine Gesundheitsversorgung wahrnimmt. Dies verdeutlicht, dass das Vertrauen in das Internet und die Zuwendung zu diesem nicht nur der

Ausdruck unbefriedigter Informationsbedürfnisse sind, sondern auch der Verantwortungsübernahme für die eigene Gesundheitsversorgung. Die Zuwendung zu Gesundheitsinformationen aus dem Internet ist folglich mit einer veränderten, stärker kommunikationsaktiven und partizipativen Rolle der PatientInnen assoziiert (Neverla et al., 2007).

Aufbauend auf den im ersten Schritt explorierten individuellen Entstehungsbedingungen und überprüften Einflussfaktoren von Vertrauenseinstellungen, widmet sich die zweite Zielsetzung der Arbeit der **Rolle des Vertrauens für das Informationshandeln**. Hierzu wurde Vertrauen zunächst in einer **qualitativen Modellspezifikation** (siehe Kapitel 6.4) in den unsicherheitsbezogenen Prozess des Informationshandelns von PatientInnen integriert. Es zeigte sich, dass Vertrauen als eigenständige Strategie des Unsicherheitsmanagements, als Einflussfaktor der Zuwendung zu und Deutung von Gesundheitsinformationen aus unterschiedlichen Quellen sowie als Anlass der kombinierten Nutzung verschiedener Informationsquellen fungiert: In Abhängigkeit von der Vertrauenseinstellung findet zusätzlich zum Arzt oder zur Ärztin eine mehr oder weniger stark ausgeprägt Zuwendung zu und Deutung vor allem von Gesundheitsinformationen aus dem Internet statt. Diese Formen der kombinierten Nutzung von Vertrauensinstanzen wurden in der ersten Studie mittels verschiedener Typen beschrieben (siehe Abbildung 17; Kapitel 6.4.5).

Die qualitativen Ergebnisse dienten als Ausgangspunkt der **quantitativen Prüfung der Rolle der Vertrauenseinstellungen** für das Informationshandeln. Hierzu wurden die Vertrauenseinstellungen gegenüber Gesundheitsinformationen aus dem Internet und gegenüber ÄrztInnen in das PRISM (Kahlor, 2010) integriert und anschließend überprüft, wie diese Einstellungen die Intention zur Informationssuche im Internet beeinflussen. Während die **Vertrauenseinstellung gegenüber Gesundheitsinformationen aus dem Internet** keinen direkten Einfluss auf die Intention zur Informationssuche hat, sondern diese vermittelt über eine positivere Einstellung erhöht, zeigt sich ein schwacher negativer, aber direkter Effekt der **Vertrauenseinstellung gegenüber ÄrztInnen auf die Intention zur Online-Informationssuche**. Geringer ausgeprägtes Vertrauen in ÄrztInnen ist ein Auslöser, der sowohl direkt als auch vermittelt über entsprechende Unsicherheits-/Risikowahrnehmungen, die Intention im Internet nach gesundheitsbezogenen Informationen zu suchen, erhöht. Zudem führt geringeres Vertrauen in den Arzt oder die Ärztin dazu, dass den Gesundheitsinformationen aus dem Internet eine höhere Handlungsrelevanz zugeschrieben wird (siehe Kapitel 7.5.2). Die Suche im Internet dient folglich auch der Kompensation unerfüllter Bedürfnisse und ist als Kontrolle des Arztes oder der Ärztin zu verstehen. Dies verweist auf den **defizitorientierten Ansatz der** kombinierten Nutzung (Lee & Hawkins, 2010; Tustin, 2010; siehe Kapitel 2.4.3.2).

Liegt bei einer solchen defizitorientierten Nutzung alternativer Informationsquellen eine mangelnde Medienkompetenz vor, kann die Zuwendung zu Online-Angeboten negative Folgen für die Gesundheitsversorgung haben und die Interaktion mit dem Arzt oder der Ärztin verkomplizieren. Liegen jedoch die notwendigen medienbezogenen Informationskompetenzen vor, ist davon auszugehen, dass die kombinierte Nutzung erhebliche Vorteile haben kann. Gemessen an dem Resultat der Gesundheitsversorgung kann die eigene aktive Auseinandersetzung mit Gesundheitsinformationen dazu beitragen, dem Arzt/der Ärztin gestärkt gegenüberzutreten, mit ihm oder ihr einen Dialog einzugehen, auf Basis der eigenen Informationen konkrete Nachfragen zu stellen und sich an der Entscheidungsfindung zu beteiligen (Lewis et al., 2009; Rains, 2008; Sundar et al., 2011; siehe Kapitel 2.4.3.2). Neben der Medienkompetenz der Betroffenen ist hierfür aber auch entscheidend, dass ÄrztInnen das eigenständige Informationshandeln ihrer PatientInnen nicht als Gefahr für ihre Expertenposition ansehen, sondern den Patienten oder die Patientin als PartnerIn akzeptieren (Bittner, 2016). Eine partnerschaftliche Beziehung kann wiederum dazu beitragen, dass die Betroffenen die selbst recherchierten Informationen in das Gespräch mit dem Arzt/der Ärztin einbringen, anstatt die Erkenntnisse aus der eigenen Recherche zu verschweigen (Marstedt, 2018). Aufgrund des erheblichen Zuwachses an Fachwissen, kann so der Patient oder die Patientin selbst Ideengeber sein und in Rücksprache mit dem behandelnden Arzt oder der behandelnden Ärztin einen wertvollen Beitrag für die eigene Gesundheitsversorgung, Prävention oder Heilung leisten.

In Form der Erkenntnisse zur Rolle von Vertrauenseinstellungen für das gesundheitsbezogene Informationshandeln liefert die Arbeit einen kommunikationswissenschaftlichen Beitrag, um Vertrauen in Theorien und Modelle der Medienselektion und des Informationshandelns zu integrieren. Die Befunde zeigen, dass Vertrauen nicht nur als Selektionskriterium Einfluss auf die Zuwendung zu Informationsquellen und Deutung von Gesundheitsinformationen nimmt. Es ist ein wichtiger erklärender Faktor der Einstellung zur Suche und damit der Erwartungshaltung der RezipientInnen und nimmt darüber Einfluss auf die Intention zur Informationssuche.

Zudem bestätigt die Arbeit die Bedeutung von theoretischen und empirischen Ansätzen, die nicht einzelne Nutzungssequenzen erklären, sondern das Zusammenspiel der Nutzung verschiedener Informationsquellen in den Fokus rücken (Ruppel & Rains, 2012; Scherer, 1997; Slater, 2007). Dabei machen beide Studien deutlich, dass das Informationsrepertoire Betroffener sowohl interpersonale als auch mediale Quellen enthält, die miteinander kombiniert werden. Dies macht es notwendig, die Perspektiven der interpersonalen Kommunikation und der Massenkommunikation stärker zu integrieren, anstatt sie als zwei getrennte Forschungsfelder zu behandeln. Dabei stellt Vertrauen ein Bindeglied dar, das eine den Arzt oder die Ärztin ergänzende Informationssuche in alternativen Quellen mehr oder weniger notwendig erscheinen lässt. Es ist folglich festzuhalten, dass es bei der Zielsetzung mediales Informationshandeln zu erklären, von hoher Bedeutung ist, unerfüllte Bedürfnisse aus vorherigen Nutzungssequenzen, v. a. mit Blick auf die Arzt-Patienten-Interaktion, zu beachten. Dafür eignet sich Vertrauen als Maß für den Erfüllungsgrad der Bedürfnisse, weil die Einstellung zwar durch Erfahrungen der Vergangenheit begründet ist, aber sich als Erwartung auf die zukünftige Bedürfniserfüllung durch eine Interaktion oder Nutzungssequenz bezieht.

Ein weiteres Kernergebnis ergibt sich aus der **differenzierten Betrachtung des Gesundheits- und Krankheitskontextes,** in dem je ein bestimmtes Informationshandeln notwendig wird oder stattfindet. Die Erkenntnisse der vorliegenden Arbeit verdeutlichen die hohe Bedeutung **situativer Einflussfaktoren** für das gesundheitsbezogene Informationshandeln. Der vorherrschende Gesundheitszustand (siehe hierzu auch Oh & Song, 2017) ist der zentrale Anlass für die Bewältigung von Unsicherheiten und führt zu einer höheren Intention zur Informationssuche. Dies geht mit der Forderung einher, dass gerade im Gesundheitskontext ein hoher Differenzierungsgrad der Kontexte des Informationshandelns notwendig erscheint. Zusätzlich zur Unterscheidung zwischen Gesunden und Kranken, sollten auch der Verlauf einer Krankheit (chronisch, akut) sowie individuelle Spezifika von Krankheiten berücksichtigt werden und verschiedene Gesundheitszustände miteinander verglichen werden. Diese situativen Merkmale und die verschiedenen **Gruppen der Vertrauenden** geben Aufschluss über die Bedürfnisse Betroffener sowie das Informationshandeln in diesen Kontexten.

Allgemein lässt sich festhalten, dass weniger Personenmerkmale als vielmehr der persönliche Bezug zu einem Thema, das Ausmaß des Involvements und die situativ empfundene Handlungsrelevanz das Informationshandeln prägen. Für das Targeting von Gesundheitsinformationen geht die hohe Relevanz der situativen Faktoren mit der Frage einher, ob der Einfluss soziodemografischer Faktoren überschätzt, während die Bedeutung situativer Merkmale unterschätzt wird.

## 8.2 Forschungsprogrammatische Reflexion

Anschließend an den Überblick über die zentralen Befunde und ihre konzeptionellen Implikationen, soll nochmals vertiefend auf den programmatischen Ansatz der Arbeit eingegangen werden. Es stellte das zentrale Interesse der Arbeit dar, die Bedeutung von Vertrauen für das Kommunikations- und Informationshandeln zu erforschen. Dabei wurde ein modellgetriebenes Vorgehen gewählt, das die Modellentwicklung und -überprüfung in das Zentrum stellt. Im Folgenden soll mit dem Fokus auf die Rolle von Vertrauen für das gesundheitsbezogene Informationshandeln der Erkenntnisgewinn und die Entwicklung der Modellannahmen schrittweise nachgezeichnet werden.

Den Ausgangspunkt für die Auseinandersetzung mit der Rolle des Vertrauens für das Informationshandeln bildet die Theorie des Unsicherheitsmanagements (Brashers, 2001). Sie geht davon aus, dass subjektive Unsicherheitswahrnehmungen einen Auslöser des gesundheitsbezogenen Informationshandelns darstellen und folglich am Anfang des Prozesses der Unsicherheitsbewältigung stehen (siehe Abbildung 33).

**Abbildung 33:** **Darstellung der theoretischen Annahmen über den Prozess des unsicherheitsbezogenen Informationshandelns**

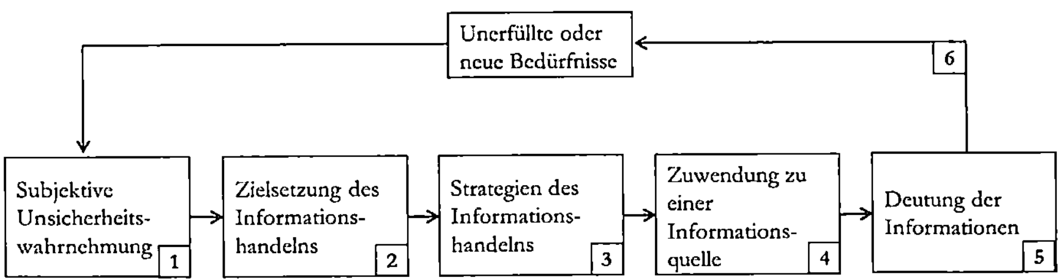


Quelle: Eigene Darstellung

Dieser Prozess umfasst die Schritte der Zielsetzung und Auswahl einer Strategie zur Zielerreichung, die sich in Form der Zuwendung zu und Deutung von Gesundheitsinformationen einer Informationsquelle manifestieren. Anschließend an die Deutung, die eine einzelne Nutzungssequenz abschließt, wird bewertet, inwiefern die subjektiv vorherrschenden Unsicherheiten bewältigt und Informationsbedürfnisse befriedigt werden konnten. Unerfüllte oder neue Bedürfnisse (Scherer, 1997; Slater, 2007) können erneut zu einem Auslöser des Informationshandelns werden und zu einer kombinierten Nutzung verschiedener Informationsquellen führen.

Auf dieser Basis diente die **theoretische Betrachtung** des Konstruktes Vertrauen zunächst dazu, Vertrauen als relevante Determinante in den Prozess des Informationshandelns zu integrieren (siehe Abbildung 34 sowie Kapitel 5) und eine Ausdifferenzierung und Ergänzung der Modellannahmen vorzunehmen. Es wurde theoretisch abgeleitet, dass Vertrauen

- die Unsicherheitswahrnehmung reduziert,
- die Auswahl der Strategien des Informationshandelns beeinflusst,
- selbst eine Strategie des Unsicherheitsmanagements darstellt,
- als Selektionskriterium die Zuwendung zu einer spezifischen vertrauenswürdigen Informationsquelle wahrscheinlicher macht,
- im Zuge der Deutung der Informationen die Nützlichkeit und den Erfolg des Unsicherheitsmanagements erhöht und
- durch diesen Einfluss auf die Bedürfniserfüllung die kombinierte Nutzung mehr oder weniger notwendig macht.

**Abbildung 34:** **Theoretische Ergänzung des Prozesses des Informationshandelns um Vertrauen**

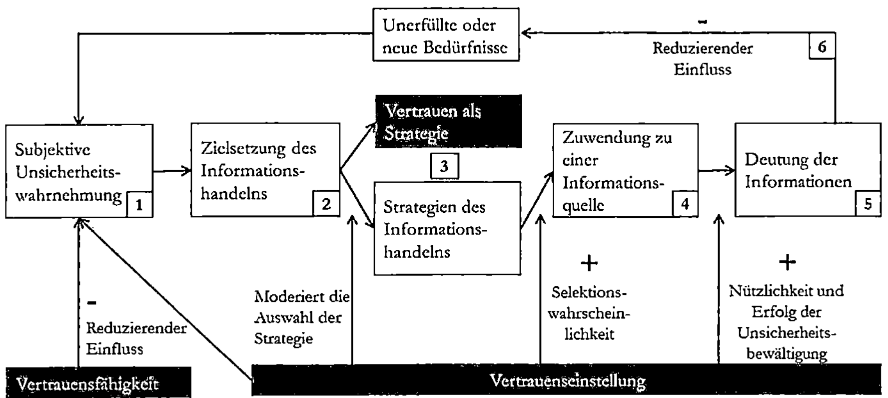


Quelle: Eigene Darstellung

Für die beschriebenen theoretischen Annahmen über die Rolle der Vertrauenseinstellung wurde im Zuge der **qualitativen Studie eine Modellspezifikation** angestrebt. Konkret für das Informationshandeln von Arthrose-Betroffenen wurde der Prozess des Informationshandelns unter Berücksichtigung ihrer Vertrauenseinstellungen zu ärztlichem Fachpersonal, zu medialen Gesundheitsinformationen und zu Angehörigen nachgezeichnet (Studie 1). Die Befunde der qualitativen Leitfadengespräche verdeutlichen die Beziehung zwischen Vertrauen und Unsicherheitswahrnehmungen und zeigen, dass Vertrauen selbst eine Strategie zu Reduktion von Unsicherheiten darstellt. Zudem beeinflusst Vertrauen die Zuwendung zu wie auch Deutung von Gesundheitsinformationen unterschiedlicher Vertrauensinstanzen (siehe Abbildung 35).

Mittels der explorativen Studie konnten somit die einzelnen Schritte des unsicherheitsbezogenen Informationshandelns auf Basis der Erfahrungen der Betroffenen tiefergehend beschrieben und Voraussetzungen (z. B. das Vorliegen von Informationsbedürfnissen) für den Einfluss des Vertrauens auf das Informationshandeln identifiziert werden. Dies führte zu einer weiteren Ausdifferenzierung der Modellannahmen. Einen besonderen Mehrwert der qualitativen Studie stellt es dar, dass verschiedene Typen der kombinierten Nutzung identifiziert werden konnten. Die Typen zeigen, dass, abhängig von der Vertrauenseinstellung zu dem ärztlichen Fachpersonal und dem Ausmaß wahrgenommener Defizite der Interaktion mit dem medizinischen Experten oder der Expertin, die Bedeutung des Internets steigt und dieses komplementäre oder kompensierende Funktionen für die Unsicherheitsbewältigung übernimmt.

**Abbildung 35:**   **Resultat der Modellspezifikation der explorativen Studie am Beispiel von Arthrose**

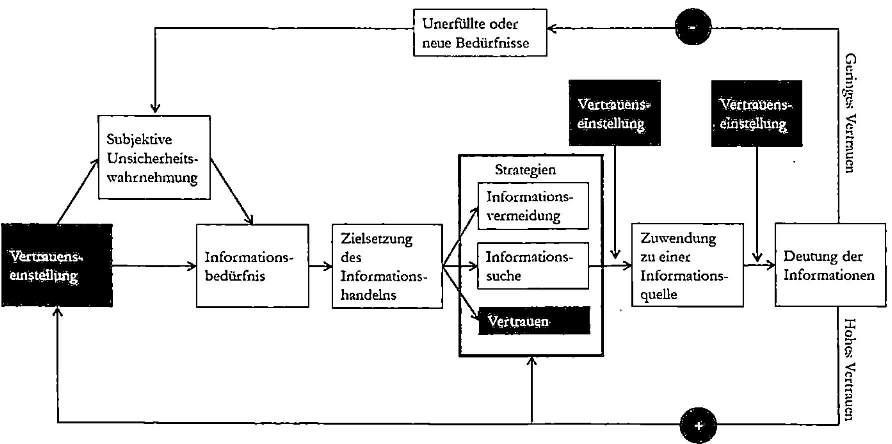


Quelle: Eigene Darstellung auf Basis der empirischen Erkenntnisse

Die repräsentative Studie (Studie 2) greift die Modellannahmen erneut auf und überprüft diese für den konkreten Anwendungsfall der Informationssuche im Internet. Folglich rückt die Strategie der Informationssuche in das Zentrum des

Interesses. Für die Gesamtheit der InternetnutzerInnen soll analysiert werden, welche Einflussfaktoren (insbesondere Vertrauenseinstellungen) die Intention zur Informationssuche im Internet erhöhen. Für die Modellannahmen bedeutet dies, dass sich die zweite Studie einerseits konkret den einzelnen Schritten bis zur Zuwendung zu Gesundheitsinformationen widmet und andererseits im Sinne einer Feedback-Schleife (Scherer, 1997) die Beziehung zwischen verschiedenen Informationsquellen fokussiert wird. Mit Blick auf die kombinierte Nutzung wurde überprüft, ob das Vertrauen in ÄrztInnen als Resultat vorangegangener Nutzungssequenzen einen Faktor der Informationssuche im Internet darstellt. Folglich wurde das Modell nicht umfassend geprüft, aber einzelne Schritte fokussiert und für diese analysiert, ob die Annahmen sich bewähren oder falsifiziert werden müssen.

In der strukturprüfenden Analyse zeigt sich, dass die theoretischen Annahmen in weiten Teilen bestätigt werden können, aber teilweise spezifiziert werden müssen (siehe Abbildung 36).

**Abbildung 36:** **Resultat der quantitativen Prüfung der Rolle des Vertrauens für die Zuwendung und kombinierte Nutzung**

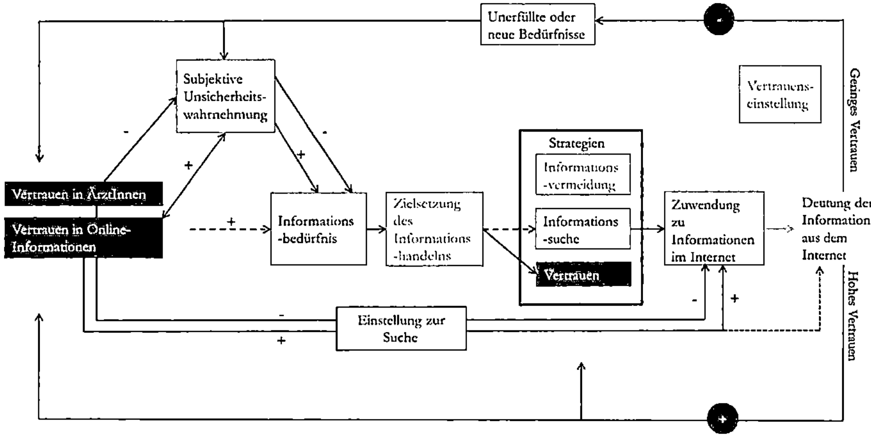

Quelle: Eigene Darstellung auf Basis der empirischen Erkenntnisse

Zunächst wird in diesem Schritt deutlich, wie zentral es ist, die verschiedenen Vertrauenseinstellungen zu relevanten Instanzen explizit in das Modell aufzunehmen. Das Vertrauen in **ärztliches Fachpersonal** ist als Faktor der Zuwendung zum Internet zu verstehen und stützt die aus der qualitativen Studie abgeleitete Annahme der kombinierten Nutzung, v. a. mit Blick auf den defizitorientierten Ansatz (Lee & Hawkins, 2010; siehe Kapitel 2.4.3.2). Zudem deutet sich in der zweiten Studie an, dass die Strategie zu vertrauen vor allem nach einer vorangegangenen Interaktion mit dem Arzt oder der Ärztin an Relevanz gewinnt. Bei hohem Vertrauen fällt die Unsicherheitswahrnehmung geringer aus, es liegen keine oder deutlich geringere Informationsbedürfnisse vor und der Prozess des Informationshandelns scheint nach diesem Modellschritt beendet zu sein. Die Bedingungen, die zu einem Einsatz dieser Strategie führen, gilt es noch weiterführender zu erörtern und für unterschiedliche Informationsquellen zu analysieren.

Ebenso zeigt sich, dass die Vertrauenseinstellung gegenüber **Gesundheitsinformationen aus dem Internet** keinen direkten Effekt auf die Intention zur Informationssuche bzw. die Zuwendung besitzt. Es besteht allerdings ein indirekter Einfluss über eine positivere Einstellung zur Informationssuche. Vertrauen prägt somit die Erwartung an die zukünftige Bedürfniserfüllung durch die Zuwendung zu einer Informationsquelle und ist als Hintergrundfaktor des Informationshandelns zu verstehen. Es ist davon auszugehen, dass die Einstellung auch für die Deutung von Gesundheitsinformationen von hoher Bedeutung ist, was künftige Studien zeigen sollen.

Zudem wird im Zuge der repräsentativen Befragung deutlich, dass es zentral ist, für diese Annahmen zwischen dem **Gesundheits- und Krankheitskontext** zu unterscheiden. Eine Betroffenheit von einer Erkrankung erhöht sowohl die Bedeutung zu vertrauen als auch die Notwendigkeit, sich mit Gesundheitsinformationen auseinanderzusetzen und eine Bewältigung von Unsicherheiten vorzunehmen. Die Modellannahmen sollten diese kontextbezogenen Faktoren und damit verbundene veränderte Wirkmechanismen noch stärker berücksichtigen.

Die Reflexion des forschungsprogrammatischen Ansatzes veranschaulicht, dass im Zuge des theoretischen und empirischen Ansatzes des gewählten Mixed-Model-Designs der unsicherheitsbezogene Prozess des Informationshandelns zunächst um Annahmen über Vertrauen ergänzt, diese auf empirischer Basis ausdifferenziert sowie spezifiziert und mit einzelnen Modifikationen bestätigt werden konnten. Die Entwicklung der Modellannahmen verdeutlicht einerseits, dass Vertrauen ein wichtiges Maß der Bedürfnisgerechtigkeit darstellt und als solches in Modelle des Informationshandelns integriert werden kann. Andererseits wird deutlich, welche künftigen theoretischen und empirischen Schritte notwendig erscheinen, um die Rolle der Vertrauenseinstellung weiterführend beschreiben zu können (siehe hierzu Kapitel 8.4).

## 8.3 Methodische Reflexion der Untersuchungsanlage

Nachfolgend wird zusammenfassend das methodische Vorgehen der Arbeit reflektiert. Dabei wird konkret auf die Vor- und Nachteile der Kombination von qualitativen und quantitativen Verfahren in Form eines sequenziellen Verallgemeinerungsdesigns (Kuckartz, 2014) eingegangen.

Die Kombination eines qualitativen Verfahrens zur Exploration der Vertrauensgenese und Modellspezifikation des gesundheitsbezogenen Informationshandelns mit einer quantitativen Überprüfung der Annahmen über die Rolle der Vertrauenseinstellungen für das Informationshandeln wird sowohl als methodische Bereicherung als auch als Herausforderung angesehen. Dabei bestand der Anspruch beide **Zugänge miteinander zu verknüpfen**, direkte Bezüge herzustellen und keinem Ansatz eine übergeordnete Bedeutung zuzuschreiben.

Dieser Anspruch wurde umgesetzt, indem die Erkenntnisse der qualitativen Studie in die **Konzeptionierung der quantitativen Studie** eingeflossen sind und in allen Phasen des Forschungsprozesses herangezogen wurden. Zunächst wurde auf der Grundlage der qualitativen Modellspezifikation die Konkretisierung des Forschungsinteresses der quantitativen Studie vorgenommen und es wurden die relevanten Phänomene ausgewählt, die weiterführend analysiert wurden. Im Zuge der methodischen Umsetzung dienten die explorierten Gründe der Vertrauenswürdigkeit als Grundlage der Operationalisierung der Vertrauenseinstellung gegenüber Gesundheitsinformationen aus dem Internet und wurden auch für die Messung der Vertrauenseinstellung gegenüber ärztlichem Fachpersonal ergänzend herangezogen. Zudem orientierte sich die Interpretation der statistischen Zusammenhänge an den explorativen Erkenntnissen. Diese dienten als Erklärungsansatz für die quantitative Überprüfung der Rolle der Vertrauenseinstellungen für das Informationshandeln.

Umgekehrt fand durch die quantitative Studie auch eine Ergänzung der qualitativen Erkenntnisse statt. Nachdem im ersten Schritt die Einflussfaktoren der Vertrauensgenese sowie des gesundheitsbezogenen Informationshandelns identifiziert und beschrieben wurden, konnten im zweiten Schritt auch Aussagen über die empirische Relevanz, also die Verteilung der identifizierten Einflussfaktoren und ihre Einflussstärke getroffen werden. Zudem war eine statistische Prüfung der Zusammenhänge beispielsweise zwischen den Vertrauenseinstellungen gegenüber Gesundheitsinformationen und ÄrztInnen und der Intention zur Informationssuche möglich, die auch in ihrem Ausmaß unterschieden werden konnten.

Die Kombination der beiden Schritte ermöglichte es, die jeweiligen **Stärken einer Methode** zu nutzen. Bei der **qualitativen Studie** handelt es sich um die tiefgehende, offene, kontextgebundene und subjektzentrierte Auseinandersetzung mit dem Konstrukt Vertrauen und den Einflüssen der Vertrauenseinstellungen auf den Prozess des unsicherheitsbezogenen Informationshandelns. Der Mehrwert des qualitativen Vorgehens besteht vor allem in der Exploration der bislang theoretisch wenig durchdrungenen Zusammenhänge zwischen Vertrauen und dem gesundheitsbezogenen Informationshandeln.

Zu den Stärken der **quantitativen Prüfung** zählt es, dass generalisierbare Aussagen über die Vertrauensgenese, über die Bedeutung und über die Art des Einflusses der Vertrauenseinstellungen gegenüber Gesundheitsinformationen aus dem Internet und ÄrztInnen auf die Intention zur Informationssuche getroffen werden können. So ist es möglich, die in der qualitativen Studie aufgestellten Existenz- und Einzelfallaussagen auf ihre statistische Reichweite zu überprüfen. Zudem kann die Bedeutung der Vertrauenseinstellung im Gruppenvergleich für den Gesundheits- und Krankheitskontext bestimmt werden.

Neben den Stärken der Methodenkombination soll allerdings auch auf **Diskrepanzen zwischen den Studien** auf verschiedenen Ebenen eingegangen werden. Als größte Diskrepanz ist auf den Forschungsgegenstand zu verweisen, der durch den Projektkontext bedingt war. Die qualitative Studie befasst sich mit einem konkreten Krankheitskontext (Arthrose), während sich die quantitative Studie an (potenzielle) PatientInnen wendet und damit eine andere Grundgesamtheit besitzt. Dies scheint aufgrund der Zielsetzung, eine Überprüfung der Rolle der Vertrauenseinstellung vorzunehmen und belastbare Aussagen zu treffen, von Vorteil zu sein. Als Nachteil kann jedoch angeführt werden, dass die Spezifika des Krankheitskontextes nicht weiter überprüft und generalisiert werden. Zudem geht mit der repräsentativen Befragung einher, dass der Großteil der Befragten angibt von guter Gesundheit zu sein und folglich die Erkenntnisse von einem sehr spezifischen Krankheitskontext auf den Gesundheitskontext übertragen werden. Dies muss besonders kritisch bewertet werden, da von erheblichen Unterschieden in Bezug auf die Bedeutung des Vertrauens sowie auf das Informationshandeln im Gesundheits- und Krankheitskontext ausgegangen wird. Dem Umstand wurde entgegengewirkt, indem in der qualitativen Prüfung ein Vergleich der Rolle der Vertrauenseinstellungen im Gesundheits- und Krankheitskontext stattfand. Dieser Vergleich ist ein wichtiges verbindendes Element der beiden Studien, unterstreicht die Unterschiede und liefert gleichzeitig einen wichtigen Beitrag zur Verallgemeinerung der Erkenntnisse.

Die beschriebene Diskrepanz des Gegenstandes hat auch Konsequenzen für die relevanten Zielsetzungen und den **thematischen Fokus** der zweiten Studie. So soll als weiterer Unterschied zwischen den Studien herausgestellt werden, dass die qualitative Studie den Prozess des Informationshandelns in seiner Breite abbildet, während die quantitative Studie einzelne Schritte des Prozesses fokussiert und die Intention zur Informationssuche im Internet als spezifische Form des Informationshandelns erklärt (siehe Kapitel 7.3; Abbildung 22). Der Fokus auf die Informationssuche im Internet wurde gewählt, da dieses von zunehmender Bedeutung im Gesundheitskontext ist (Baumann & Czerwinski, 2015; Marstedt, 2018). Hierzu wurde die theoretische Basis erweitert und das PRISM als Ausgangsbasis herangezogen. Aufgrund der Grundgesamtheit und des Umfangs war eine umfassende Überprüfung der Annahmen der Modellspezifikation nicht möglich. Diese sollte Gegenstand weiterer Studien sein (siehe Kapitel 8.2 und 8.4).

Vor dem Hintergrund der genannten Vor- und Nachteile ist die Kombination des qualitativen und quantitativen Vorgehens als insgesamt positiv zu bewerten. Beide Schritte des Mixed-Method-Designs werden aufgrund der ausgeführten Stärken und den zunächst tiefgehenden und anschließend verallgemeinernden Erkenntnissen als wertvolle Ergänzung voneinander angesehen. Es kann resümiert werden, dass die Arbeit von den Stärken und der Aussagekraft beider Methoden profitiert.

## 8.4  Ausblick

Aus den Ergebnissen der explorativen sowie der quantifizierenden Studie lassen sich wertvolle Anregungen für die zukünftige Beschäftigung mit dem Gegenstand der Arbeit ableiten. Zukünftige Forschung sollte sich sowohl mit dem Konstrukt Vertrauen als auch mit seiner Rolle für das gesundheitsbezogene Informationshandeln befassen. Zunächst soll anschließend an die Betrachtung der Modellevolution des unsicherheitsbezogenen Informationshandelns (siehe Kapitel 8.2) verdeutlicht werden, welche weiteren Modellschritte es zu überprüfen gilt.

Dabei ist noch einmal auf die Modellschritte einzugehen, für die sich in der qualitativen Studie ein Einfluss des Vertrauens angedeutet hat, die im Zuge der repräsentativen Befragung aufgrund der notwendigen Fokussierung (siehe Kapitel 7.2) aber keiner Überprüfung unterzogen wurden. So scheint es notwendig, die Rolle der Vertrauenseinstellung konkret mit Blick auf die Zielsetzung des Informationshandelns zu analysieren, Auslöser des Einsatzes der Strategie zu vertrauen zu bestimmen und die verschiedenen Strategien des Informationshandelns umfassend zu berücksichtigen. Dies bezieht sich beispielsweise auf die Analyse des Einflusses der Vertrauenseinstellungen auf die Informationsvermeidung oder Nicht-Nutzung bestimmter Vertrauensinstanzen. Zudem scheint es bedeutsam, den Einfluss von Vertrauen auf die Deutung im Sinne der Informationsverarbeitung als eigenen Schritt zu analysieren. Dabei stellen sich gerade im Kontext der informierten und partizipativen Entscheidung die Fragen, welche Vertrauensinstanzen welchen Einfluss auf die Entscheidungsfindung nehmen und wie Vertrauen die Verarbeitung der Gesundheitsinformationen prägt.

Zudem muss mit Blick auf die Erkenntnisse des Vergleichs des Gesundheits- und Krankheitskontextes darauf verwiesen werden, dass die Rolle der Vertrauenseinstellung für das Informationshandeln im Krankheitskontext einerseits an einem spezifischen Beispiel und andererseits losgelöst von einer spezifischen Erkrankung analysiert wurde. Es erscheint für eine differenzierte Beschreibung der Rolle von Vertrauenseinstellungen wichtig, dass die identifizierten Zusammenhänge auf **andere Krankheitskontexte übertragen** werden, die sich in ihrem Schweregrad, dem Ausmaß an wahrgenommenen Unsicherheiten und dem Krankheitsverlauf unterscheiden.

Darüber hinaus verfolgt die vorliegende Arbeit auch die Zielsetzung, die Vertrauensgenese näher zu beschreiben. Um diese Zielsetzung zukünftig weiter zu bearbeiten, besteht, wie in Kapitel 7.6 angeführt, die Notwendigkeit, theoriebasiert eine Skala für die Erfassung der Vertrauenseinstellung gegenüber Gesundheitsinformationen aus dem Internet zu entwickeln und diese auch zu validieren. Hierzu wurde in der vorliegenden Arbeit die theoretische Basis geschaffen und mittels der explorativen Analyse bestehende Operationalisierungen ergänzt sowie ein alternativer Ansatz zur Operationalisierung von Vertrauenseinstellungen gegenüber Gesundheitsinformationen erarbeitet. Dies ist als erster Schritt der Skalenentwicklung zu betrachten und schafft die Grundlage für weitere Studien.

Von dem Vertrauensverhältnis zwischen ärztlichem Fachpersonal und PatientInnen ausgehend, welches ein wichtiger Gegenstand der ersten Zielsetzung der Arbeit war, stellt sich aus **normativer Perspektive** die Frage, welche Auswirkungen die geforderte Partizipation und ein höheres Empowerment im Sinne der informierten Entscheidung auf das Vertrauensverhältnis des Patienten oder der Patientin zu unterschiedlichen Vertrauensinstanzen haben. Es ist davon auszugehen, dass sich dies direkt auf den Umgang mit Unsicherheiten und das gewählte Informationshandeln auswirkt. Ebenso können auch Einflüsse auf das Wohlbefinden und den Behandlungserfolg angenommen werden. Umgekehrt ist es auch von Bedeutung zu bestimmen, welchen Beitrag Vertrauen für die informierte und partizipative Entscheidung leisten kann.

Im Zuge der Prozesse der Vertrauensgenese (siehe Kapitel 6.3) wurde zudem deutlich, dass **Medienkompetenz** eine Schlüsselkompetenz darstellt, um eine adäquate Bewertung der Vertrauenswürdigkeit von Gesundheitsinformationen vorzunehmen. Nationale Strategien zur Förderung dieser Kompetenzen

(Schaeffer, Hurrelmann, Bauer, & Kolpatzik, 2018) und eine empirische Auseinandersetzung mit zielgruppengerechten Vermittlungsstrategien von Gesundheitsinformationen scheinen notwendig, um einen adäquaten Umgang mit den Informationen zu erleichtern.

Zudem liefert die vorliegende Arbeit neue Erkenntnisse über die Vertrauensgenese in Instanzen des Gesundheitskontextes und beschreibt die Einflussfaktoren subjektzentriert und kontextgebunden. Dabei bleibt jedoch die **Dynamik der Entwicklung von Vertrauenseinstellungen im Krankheitsverlauf** unberücksichtigt. Es stellt einen wichtigen Mehrwert dar, die Vertrauensdynamik in Abhängigkeit von bestimmten Schlüsselmomenten, Interaktionen mit ÄrztInnen oder Nutzungsvorgängen medialer Angebote im Krankheitsverlauf zu identifizieren. Anstelle einer retrospektiven (qualitativen) Studie wäre hierfür ein **Längsschnittdesign** hilfreich.

In einem solchen Design könnte nicht nur die Vertrauensgenese umfassend beschrieben werden, sondern auch das **gesundheitsbezogene Informationshandeln** unter Berücksichtigung von Vertrauenseinstellungen. Dies würde somit sowohl der dynamischen Entwicklung der Vertrauenseinstellungen, als auch dem situationsabhängigen Informationshandeln im Krankheitsverlauf gerecht werden und die bestehenden Annahmen über die Rolle der Vertrauenseinstellung für das Informationshandeln ergänzen und spezifizieren.

Wie in Kapitel 7.5.3.4 gefordert, bietet ein Längsschnittdesign auch die Grundlage, um kausale Beziehungen zwischen den Determinanten des Informationshandelns abzubilden. Die Analyse der Prozesse im Längsschnitt scheint beispielsweise erforderlich, um die Beziehung zwischen der Risikowahrnehmung und der Vertrauenseinstellung zu bestimmen und die Prozesshaftigkeit des Informationshandelns abzubilden.

Zudem sollten zukünftige Studien zum gesundheitsbezogenen Informationshandeln das **soziale und kommunikative Netzwerk der Betroffenen** stärker berücksichtigen. Zusätzlich zu den ÄrztInnen und Online-Angeboten als Vertrauensinstanzen, stellen auch Angehörige wichtige AnsprechpartnerInnen, RatgeberInnen sowie VertrauensvermittlerInnen dar und sollten in einem Repertoire der Vertrauensinstanzen berücksichtigt werden. Der umfassende Einbezug verschiedener Vertrauensinstanzen erscheint vor allem bedeutsam, um Anlässe und Arten der kombinierten Nutzung umfassend und situationsspezifisch abbilden zu können.

Für die beschriebenen Forschungsansätze bildet die vorliegende Arbeit durch ihre theoretische Konzeptionalisierung und ihre erste empirische Prüfung der Rolle des Vertrauens einen guten und tragfähigen Ausgangspunkt. Es bleibt zukünftiger Forschung überlassen, mittels weiterer Studien die Rolle des Vertrauens für das gesundheitsbezogene Informationshandeln zu spezifizieren und allgemeingültige Annahmen abzuleiten, die zur Theoriebildung herangezogen werden können.

# Literaturverzeichnis


Aaronson, L. S., Mural, C. M., & Pfoutz, S. K. (1988). Seeking information: where do pregnant women go? *Health education quarterly*, *15*(3), 335–345.

Afifi, W. A., & Weiner, J. L. (2004). Toward a Theory of Motivated Information Management. *Communication Theory*, *14*(2), 167–190. Doi: 10.1111/j.1468-2885.2004.tb00310.x

Afifi, W. A., & Weiner, J. L. (2006). Seeking information about sexual health: Applying the Theory of Motivated Information Management. *Human Communication Research*, *32*(1), 35–57. Doi: 10.1111/j.1468-2958.2006.00002.x

Ajzen, I. (1991). The Theory of Planned Behavior. *Organizational Behavior and Human Decision Processes*, *50*(2), 179–211. Doi: 10.1016/0749-5978(91)900 20-T

Ajzen, I. (2002). Construction a TPB questionnaire: Conceptual and methodological considerations. Verfügbar unter: https://people.umass.edu/aizen/pdf/tpb.measurement.pdf (29.04.2018).

Altice, F. L., Mostashari, F., & Friedland, G. H. (2001). Trust and the acceptance of and adherence to antiretroviral therapy. *Journal of Acquired Immune Deficiency Syndromes (JAIDS)*, *28*(1), 47–58. Doi: 10.1097/00042560-200109010-00008

Anderson, E. W., & Sullivan, M. W. (1993). The antecedents and consequences of customer satisfaction for firms. *Marketing Science*, *12*(2), 125–143. Doi: 10.1287/mksc.12.2.125

Anderson, L. A., & Dedrick, R. F. (1990). Development of the Trust in Physician Scale: A measure to assess interpersonal trust in patient-physician relationsships. *Psychological Reports*, *67*, 1091–1100.

Anker, A. E., Reinhart, A. M., & Feeley, T. H. (2011). Health information seeking: a review of measures and methods. *Patient education and counseling*, *82*(3), 346–354. Doi: 10.1016/j.pec.2010.12.008

Ankowitsch, E. (2013). Vertrauen über Jahrzehnte weggespart. *Deutsches Ärzteblatt*, *110*(42), 1940.

Apel, U. (2005). Vertrauen in Naturwissenschaft und Technik. In B. Dernbach & M. Meyer (Hrsg.), *Vertrauen und Glaubwürdigkeit: Interdisziplinäre Perspektiven* (S. 269–288). Wiesbaden: VS Verlag für Sozialwissenschaften.



© Springer Fachmedien Wiesbaden GmbH, ein Teil von Springer Nature 2019
E. Link, *Vertrauen und die Suche nach Gesundheitsinformationen*,
https://doi.org/10.1007/978-3-658-24911-3

Armitage, C. J., & Conner, M. (2000). Social cognition models and health behaviour: A structured review. *Psychology and Health*, *15*(2), 173–189. Doi: 10.1080/08870440008400299

Arora, N. K., & Gustafson, D. H. (2008). Perceived helpfulness of physicians' communication behavior and breast cancer patients' level of trust over time. *Journal of General Internal Medicine*, *24*(2), 252–255. Doi: 10.1007/s11606-008-0880-x

Atkin, C. (1973). Instrumental utility and information seeking. In P. Clarke (Ed.), *Sage annual reviews of communication research: Vol. 2. New models for mass communication research* (2. Aufl., S. 205–242). Beverly Hills, Calif.: Sage Publications.

Aven, T. (2011). On different types of uncertainties in the context of the precautionary principle. *Risk Analysis : an official publication of the Society for Risk Analysis*, *31*(10), 1515–1525. Doi: 10.1111/j.1539-6924.2011.01612.x

Babrow, A. S. (2001). Uncertainty, value, communication, and problematic integration. *Journal of Communication*, *51*(3), 553–573. Doi: 10.1111/j.1460-2466.2001.tb02896.x

Babrow, A. S., & Kline, K. N. (2000). From "reducing" to "coping with" uncertainty: Reconceptualizing the central challenge in breast self-exams. *Social science & medicine (1982)*, *51*(12), 1805–1816.

Babrow, A. S., Hines, S. C., & Kasch, C. R. (2000). Managing uncertainty in illness explanation: An application of problematic integration theory. In B. Whaley (Hrsg.), *Explaining illness: Research, theory, and strategies* (S. 41–67). Hillsdale, NJ: Erlbaum.

Babrow, A. S., Kasch, C. R., & Ford, L. A. (1998). The many meanings of uncertainty in illness: toward a systematic accounting. *Health Communication*, *10*(1), 1–23. Doi: 10.1207/s15327027hc1001_1

Baker, L., Wagner, T. H., Singer, S., & Bundorf, M. K. (2003). Use of the Internet and e-mail for health care information: results from a national survey. *JAMA*, *289*(18), 2400–2406. Doi: 10.1001/jama.289.18.2400

Balkrishnan, R., Dugan, E., Camacho, F., & Hall, M. A. (2003). Trust and satisfaction with physicians, insurers, and the medical Profession. *Medical Care*, *41*(9), 1058–1964.

Balliet, D., & van Lange, P. (2013). Trust, conflict, and cooperation: A meta-analysis. *Psychological Bulletin*, *139*(5), 1090–1112. Doi: 10.1037/a0030939

Bandura, A. (1986). *Social foundations of thought and action: A social cognitive theory.* Englewood Cliffs, NJ: Prentice-Hall.

Bandura, A. (1997). *Self-efficacy: The exercise of control.* New York, NY: Freeman.

Bandura, A. (2001). Social Cognitive Theory of mass communication. *Media Psychology, 3*(3), 265–299. Doi: 10.1207/S1532785XMEP0303_03

Barber, B. (1983). The logic and limits of trust. New Brunswick, N.J.: Rutgers University Press.

Barbour, J. B., Rintamaki, L. S., Ramsey, J. A., & Brashers, D. E. (2012). Avoiding health information. *Journal of Health Communication, 17*(2), 212–229. Doi: 10.1080/10810730.2011.585691

Barney, J. B., & Hansen, M. H. (1994). Trustworthiness as a source of competitive advantage. *Strategic Management Journal, 15*(S1), 175–190. Doi: 10.1002/smj.4250150912

Bass, S. B., Ruzek, S. B., Gordon, T. F., Fleisher, L., McKeown-Conn, N. & Moore, D. (2006). Relationship of Internet health information use with patient behavior and self-efficacy: Experiences of newly diagnosed cancer patients who contact the National Cancer Institute's Cancer Information Service. *Journal of Health Communication, 11*(2), 219-236. Doi: 10.1080/108 10730500526794

Baumann, E. (2006). Auf der Suche nach der Zielgruppe – Das Informationsverhalten über Gesundheit und Krankheit als Grundlage erfolgreicher Gesundheitskommunikation. In J. Böcken, B. Braun, R. Amhof, & M. Schnee (Hrsg.), *Gesundheitsmonitor 2006: Gesundheitsversorgung und Gestaltungsoptionen aus der Perspektive von Bevölkerung und Ärzten* (S. 117–153). Gütersloh: Bertelsmann Stiftung.

Baumann, E. (2009). *Die Symptomatik des Medienhandelns: Zur Rolle der Medien im Kontext der Entstehung, des Verlaufs und der Bewältigung eines gestörten Essverhaltens.* Köln: von Halem.

Baumann, E. (2018). Gesundheitskompetenz als Kommunikationsherausforderung. *G+G Wissenschaft, 18*(2), 23–30.

Baumann, E., & Czerwinski, F. (2015). Erst mal Doktor Google fragen? Nutzung neuer Medien zur Information und zum Austausch über Gesundheitsthemen. In J. Böcken, B. Braun, & R. Meierjürgen (Hrsg.), *Gesundheitsmonitor 2015. Bürgerorientierung im Gesundheitswesen* (S. 57–79). Gütersloh: Bertelsmann Stiftung.

Baumann, E., & Hastall, M. R. (2014). Nutzung von Gesundheitsinformationen. In K. Hurrelmann & E. Baumann (Hrsg.), *Handbuch Gesundheitskommunikation* (S. 451–466). Bern: Verlag Hans Huber.

Beaujean, A. A. (2014). *Latent variable modeling using R: A step by step guide.* New York: Routledge Taylor & Francis Group.

Becker, E., & Roblin, D. (2008). Translating primary care practice climate into patient activation. *Medical Care, 46*(8), 795–805. Doi: 10.1097/MLR.0b 013e31817919c0.

Beierlein, C., Kemper, C.J., Kovaleva, A., & Rammstedt, B. (2012). *Kurzskala zur Messung der zwischenmenschlichen Vertrauens: die Kurzskala Interpersonales Vertrauen (KUSIV3).* Verfügbar unter: http://nbn-resolving.de/urn:nbn:de: 0168-ssoar-312136 (22.04.2018)

Beldad, A., Jong, M. de, & Steehouder, M. (2010). How shall I trust the faceless and the intangible? A literature review on the antecedents of online trust. *Computers in Human Behavior, 26*(5), 857–869. Doi: 10.1016/j.chb.2010.03.013

Bennett, K., Frisby, B. N., Young, L. E., & Murray, D. (2014). Vitamin D: an examination of physician and patient management of health and uncertainty. *Qualitative Health Research, 24*(3), 375–386. Doi: 10.1177/1049732314523681

Bentele, G. (1988). Der Faktor Glaubwürdigkeit. Forschungsergebnisse und Fragen für die Sozialisationsperspektive. *Publizistik, 2*(3), 406–426.

Bentele, G. (1994). Öffentliches Vertrauen – normative und soziale Grundlage für Public Relations. In W. Armbrecht & U. Zabel (Hrsg.), *Normative Aspekte der Public Relations: Grundlegende Fragen und Perspektiven. Eine Einführung.* (S. 131–158). Opladen: Westdeutscher Verlag.

Bentele, G., & Seidenglanz, R. (2008). Vertrauen und Glaubwürdigkeit. In G. Bentele, R. Fröhlich, & P. Szyszka (Hrsg.), *Handbuch der Public Relations: Wissenschaftliche Grundlagen und berufliches Handeln. Mit Lexikon* (3. Aufl., S. 346–361). Wiesbaden: VS Verlag für Sozialwissenschaften.

Berry, L. L., & Bendapudi, N. (2016). Health Care: A fertile field for service research. *Journal of Service Research, 10*(2), 111–122. Doi: 10.1177/109 4670507306682

Bhattacharya, R., Devinney, T. M., & Pillutla, M. M. (1998). A formal model of trust based on outcomes. *Academy of Management Review, 23*(3), 459–472. Doi: 10.5465/AMR.1998.926621

Bittner, A. (2016). Erfahrungen, Einstellungen und Umgang von Ärzten mit informierten Patienten. In J. Böcken, B. Braun, & R. Meierjürgen (Hrsg.), *Gesundheitsmonitor 2016: Bürgerorientierung im Gesundheitswesen* (S. 141–159). Gütersloh: Bertelsmann Stiftung.

Blumler, J. G., & Katz, E. (Hrsg.). (1974). *The uses of mass communications: Current perspectives on gratifications research.* Beverly Hills, Calif.: Sage Publications.

Bollen, K. A., & Liang, J. (1988). Some properties of Hoelter's CN. *Sociological Methods & Research, 16*(4), 492–503.

Bonfadelli, H. (2004). *Medienwirkungsforschung 1: Grundlagen und theoretische Perspektiven.* Konstanz: UVK Verlagsgesellschaft.

Bonfadelli, H., & Friemel, T. N. (2011). *Medienwirkungsforschung* (4., völlig überarb. Aufl.). Stuttgart: UTB.

Bonfadelli, H., & Wirth, W. (2005). Medienwirkungsforschung. In H. Bonfadelli, O. Jarren, & G. Siegert (Hrsg.), *Einführung in die Publizistikwissenschaft* (2. Aufl., S. 561–602). Stuttgart: UTB.

Borch, S., & Wagner, S. J. (2009). Motive und Kontext der Suche nach Gesundheitsinformationen – Theoretische Überlegungen und empirische Befunde anhand des telefonischen Gesundheitssurveys. In R. Roski (Hrsg.), *Zielgruppengerechte Gesundheitskommunikation* (S. 59–87). Wiesbaden: VS Verlag für Sozialwissenschaften. Doi: 10.1007/978-3-531-91476-3_3

Boyd, J. (2003). The rhetorical construction of trust online. *Communication Theory, 13*(4), 392–410. Doi: 10.1093/ct/13.4.392

Bradac, J. J. (2001). Theory comparison: Uncertainty reduction, problematic integration, uncertainty management, and other curious constructs. *Journal of Communication, 51*(3), 456–476. Doi: 10.1111/j.1460-2466.2001.tb02891.x

Brashers, D. E. (2001). Communication and uncertainty Management. *Journal of Communication, 51*(3), 477–497. Doi: 10.1111/j.1460-2466.2001.tb02892.x

Brashers, D. E. (2007). A theory of communication and uncertainty management. In B. Whaley & W. Samter (Hrsg.), *Explaining communication theory* (S. 201–218). Mahwah, NJ: Erlbaum.

Brashers, D. E. (2014). Unsicherheitserfahrungen in der Gesundheitskommunikation. Beiträge aus der Forschung zum Unsicherheitsmanagement. In A. Schorr (Hrsg.), *Gesundheitskommunikation: Psychologische und interdisziplinäre Perspektiven* (S. 229–249). Baden-Baden: Nomos.

Brashers, D. E., & Hogan, T. P. (2013). The appraisal and management of uncertainty: Implications for information-retrieval systems. *Information Processing & Management, 49*(6), 1241–1249. Doi: 10.1016/j.ipm.2013.06.002

Brashers, D. E., Goldsmith, D. J., & Hsieh, E. (2002). Information seeking and avoiding in health contexts. *Human Communication Research, 28*(2), 258–271. Doi: 10.1111/j.1468-2958.2002.tb00807.x

Brashers, D. E., Neidig, J. L., Haas, S. M., Dobbs, L. K., Cardillo, L. W., & Russell, J. A. (2000). Communication in the management of uncertainty: The case of persons living with HIV or AIDS. *Communication Monographs, 67*(1), 63–84. Doi: 10.1080/03637750009376495

Brashers, D. E., Neidig, J. L., Reynolds, N. R., & Haas, S. M. (1998). Uncertainty in illness across the HIV/AIDS trajectory. *Journal of the Association of Nurses in AIDS Care, 9*(1), 66–77. Doi: 10.1016/S1055-3290(98)80078-2

Braun, B., & Marstedt, G. (2014). Partizipative Entscheidungsfindung beim Arzt: Anspruch und Wirklichkeit. In J. Böcken, B. Braun, & R. Meierjürgen (Hrsg.), *Gesundheitsmonitor 2015. Bürgerorientierung im Gesundheitswesen* (S. 107–131). Gütersloh: Bertelsmann Stiftung.

Brewer, N. T., & Rimer, B. K. (2008). Perspectives on health behavior theories that focus on individuals. In B. K. Rimer, K. Glanz, & K. Viswanath (Hrsg.), *Health behavior and health education: Theory, research, and practice* (4. Aufl., S. 149–165). San Francisco, CA: Jossey-Bass.

Brossard, D., & Nisbet, M. C. (2006). Deference to scientific authority among a low information public: Understanding U.S. opinion on agricultural biotechnology. *International Journal of Public Opinion Research, 19*(1). Doi: 10.1093/ijpor/edl003

Bruns, A. (2008). *Blogs, Wikipedia, Second Life, and Beyond. From production to produsage.* New York: Peter Lang.

Burkitt Wright, E., Holcombe, C., & Salmon, P. (2004). Doctors' communication of trust, care, and respect in breast cancer: Qualitative Study. *BMJ, 328*(7444), 864. Doi: 10.1136/bmj.38046.771308.7C

BVMed. (2014). Endoprothetik - eine Erfolgsgeschichte auch in Deutschland. Verfügbar unter: https://www.bvmed.de/de/technologien/bewegungsapparat/endoprothetik-eine-erfolgsgeschichte-auch-in-deutschland (22.04.2018)

Bylund, C. L., Gueguen, J. A., D'Agostino, T. A., Imes, R. S., & Sonet, E. (2009). Cancer patients' decisions about discussing Internet information with their doctors. *Psycho-Oncology, 18*(11), 1139–1146. Doi: 10.1002/pon.1511.

Cairns, G., Andrade, M. de, & MacDonald, L. (2013). Reputation, relationsship, risk commuication, and the role of trust in the prevention and control of communicable disease: A review. *Journal of Health Communication: International Perspectives, 18*(12), 1550–1565. Doi: 10.1080/10810730.2013.840696

Carlisle, J. E., Feezell, J. T., Michaud, K., Smith, E., & Smith, L. (2010). The public´s trust in scientific claims regarding offshore oil drilling. *Public Understanding of Science, 19*(5), 514–527. Doi: 10.1177/0963662510375663

Carpenter, D. M., DeVellis, R. F., Hogan, S. L., Fisher, E. B., DeVellis, B. M., & Jordan, J. M. (2011). Use and perceived credibility of medication information sources for patients with a rare illness: differences by gender. *Journal of Health Communication: International Perspectives, 16*(6), 629–642. Doi: 10.1080/10810730.2011.551995

Case, D. O. (2007). *Looking for information: A survey of research on information seeking, needs, and behavior* (2. Aufl.). Amsterdam [u. a.]: Elsevier.

Case, D. O., Andrews, J. E., Johnson, J. D., & Allard, S. L. (2005). Avoiding versus Seeking: The relationship of information seeking to avoidance, blunting, coping, dissonance, and related concepts. *Journal of the Medical Library Association, 93*(3), 353–362.

Cheung, G. W., & Rensvold, R. B. (2009). Evaluating Goodness-of-Fit Indexes for testing measurement invariance. *Structural Equation Modeling, 9*(2), 233–255.

Cho, S., Huh, J., & Faber, R. J. (2014). The influence of sender trust and adviser trust on multistage effects of viral advertising. *Journal of Advertising, 43*(1), 100–114.

Coleman, J. S. (1990). *Foundations of Social Theory.* Cambridge, Mass.: Harvard Univ. Press.

Cooper, D. E. (1985). Trust. *Journal of Medical Ethics, 11*(2), 92–93. Doi: 10.1136/jme.11.2.92

Coulter, A. (1997). Partnerships with patients: the pros and cons of shared clinical decision-making. *Journal of Health Services Research & Policy, 2*(2), 112–121.

Couper, M. P., Singer, E., Levin, C. A., Fowler, F. J., JR, Fagerlin, A., & Zikmund-Fisher, B. J. (2010). Use of the Internet and ratings of information sources for medical decisions: Results from the DECISIONS survey. *Medical Decision Making, 30*(5), 106–114. Doi: 10.1177/0272989X10377661

Critchley, C. (2008). Public Opinion and trust in science: the role of the research context, and the perceived motivation of stem cell researchers. *Public Understanding of Science, 17*, 309–327. Doi: 10.1177/0963662506070162

Cummings, L. (2014). The "trust" heuristic: arguments from authority in public health. *Health Communication, 29*(10), 1043–1056. Doi: 10.1080/10410236.2013.831685

Davison, B. J., Gleave, M. E., Goldenberg, S. L., Degner, L. F., Hoffart, D., & Berkowitz, J. (2002). Assessing information and decision preferences of men with prostate cancer and their partners. *Cancer Nursing, 25*(1), 42–49. Doi: 10.1097/00002820-200202000-00009

Dernbach, B. (2005a). Der Glaube an den Fortschritt: Vom Vertrauen in Wissenschaft. In B. Dernbach & M. Meyer (Hrsg.), *Vertrauen und Glaubwürdigkeit: Interdisziplinäre Perspektiven* (S. 27–46). Wiesbaden: VS Verlag für Sozialwissenschaften.

Dernbach, B. (2005b). Was schwarz auf weiß gedruckt ist … Vertrauen in Journalismus, Medien und Journalisten. In B. Dernbach & M. Meyer (Hrsg.), *Vertrauen und Glaubwürdigkeit: Interdisziplinäre Perspektiven* (S. 135–153). Wiesbaden: VS Verlag für Sozialwissenschaften.

Dernbach, B., & Meyer, M. (2005). Vertrauen und Glaubwürdigkeit. In B. Dernbach & M. Meyer (Hrsg.), *Vertrauen und Glaubwürdigkeit: Interdisziplinäre Perspektiven* (S. 11–25). Wiesbaden: VS Verlag für Sozialwissenschaften.

Dervin, B. (1977). Useful theory for librarianship: Communication, not Information. *Drexel Library Quarterly, 13*(3), 16–32.

Dervin, B. (1983). Information as a user construct: The relevance of perceived information needs to synthesis and interpretation. In S. A. Ward & L. J. Reed (Hrsg.), *Knowledge structure and use: Implications for synthesis and interpretation.* (S. 155–183). Philadelphia, Pa.: Temple University Press.

Dervin, B. (2003a). Audience as Listener and Learner, Teacher and Confidante: The Sense-Making Approach. In B. Dervin & L. Foreman-Wernet (Hrsg.), *Sense-making methodology reader: Selected writings of Brenda Dervin* (S. 215–232). Cresskill, N.J.: Hampton Press.

Dervin, B. (2003b). Chaos, order, and Sense-Making: A proposed theory for information design. In B. Dervin & L. Foreman-Wernet (Hrsg.), *Sense-Making methodology reader: Selected writings of Brenda Dervin* (S. 325–340). Cresskill, N.J.: Hampton Press.

Dervin, B. (2003c). Mass communicating: Changing conceptions of the audience. In B. Dervin & L. Foreman-Wernet (Hrsg.), *Sense-Making methodology reader: Selected writings of Brenda Dervin* (S. 197–214). Cresskill, N.J.: Hampton Press.

Dervin, B., & Foreman-Wernet, L. (Hrsg.). (2003). *Sense-Making methodology reader: Selected writings of Brenda Dervin.* Cresskill, N.J.: Hampton Press.

Dervin, B., & Frenette, M. (2003). Sense-Making methodology: Communicating communicatively with campaign audience. In B. Dervin & L. Foreman-Wernet (Hrsg.), *Sense-Making methodology reader: Selected writings of Brenda Dervin* (S. 233–250). Cresskill, N.J.: Hampton Press.

Deutsch, M. (1956). Trust and Suspicion. *Journal of Conflict Resolution, 2*(4), 265–279. Doi: 10.1177/002200275800200401

Deutsch, M. (1960). Trust, trustworthiness and the F-Scale. *Journal of Abnormal and Social Psychology, 61*(1), 138–140.

Dierks, M.-L., & Schwartz, F.-W. (2001). Nutzer und Kontrolleure von Gesundheitsinformationen. In K. Hurrelmann (Ed.), *Handbuch Gesundheitswissenschaften. Moderne Gesundheitskommunikation: Vom Aufklärungsgespräch zur E-Health* (1. Aufl., S. 290–306). Bern [u. a.]: Huber.

Dierks, M.-L., Schwartz, F.-W., & Walter, U. (2000). Patienten als Kunden. Informationsbedarf und Qualität von Patienteninformationen aus Sicht der Public Health Forschung. In D. Jazbinsek (Hrsg.), *Gesundheitskommunikation* (S. 150–163). Wiesbaden: Westdeutscher Verlag.

Dierks, M.-L., Seidel, G., Horch, K., & Schwartz, F.-W. (2006). Bürger- und Patientenorientierung im Gesundheitswesen. Verfügbar unter: http://edoc.rki.de/documents/rki_fv/ren4T3cctjHcA/PDF/22wKC7IPbmP4M_G38.pdf (22.04.2018)

Donsbach, W. (2009). Cognitive Dissonance Theory – A roller coaster career. In T. Hartmann (Hrsg.), *Media choice: A theoretical and empirical overview.* New York: Routledge.

Dugan, E., Trachtenberg, F., & Hall, M. A. (2005). Development of abbreviated measures to assess patient trust in a physician, a health insurer, and the medical profession. *BMC Health Services Research, 5,* 64–70. Doi: 10.1186/1472-6963-5-64

Dunn, J. R., & Schweitzer, M. E. (2005). Feeling and believing: The influence of emotion on trust. *Journal of Personality and Social Psychology, 88*(5), 736–748. Doi: 10.1037/0022-3514.88.5.736

Dunning, D., Anderson, J. E., Schlösser, T., Ehlebracht, D., & Fetchenhauer, D. (2014). Trust at zero acquaintance: More a matter of respect than expectation of reward. *Journal of Personality and Social Psychology*, *107*(1), 122–141. Doi: 10.1037/a0036673

Dutta-Bergman, M. J. (2003). Health communication on the web: The roles of web use motivation and information completeness. *Communication Monographs*, *70*(3), 264–274. Doi: 10.1080/0363775032000167433

Dutta-Bergman, M. J. (2004a). Interpersonal communication after 9/11 via telephone and internet: A theory of channel complementarity. *New Media & Society*, *6*(5), 659–673. Doi: 10.1177/1461444804047086

Dutta-Bergman, M. J. (2004b). Primary sources of health information: comparisons in the domain of health attitudes, health cognitions, and health behaviors. *Health Communication*, *16*(3), 273–288. Doi: 10.1207/S15327027HC 1603_1

Dutta-Bergman, M. J. (2004c). Complementarity in consumption of news types across traditional and new media. *Journal of Broadcasting & Electronic Media*, *48*(1), 41–60. Doi: 10.1207/s15506878jobem4801_3

Dutta-Bergman, M. J. (2004d). The impact of completeness and web use motivation on the credibility of e-Health information. *Journal of Communication*, *54*(2), 253–269. Doi: 10.1111/j.1460-2466.2004.tb02627.x

Dutta-Bergman, M. J. (2005). The Relation between health-orientation, provider-patient communication, and satisfaction: An individual-difference approach. *Health Communication*, *18*(3), 291–303.

Dzeyk, W. (2005). Vertrauen in Internetangebote. Eine empirische Untersuchung zum Einfluss von Glaubwürdigkeitsindikatoren bei der Nutzung von Online-Therapie- und Online-Beratungsangeboten. (Unveröffentliche Dissertation). Universität Köln. Verfügbar unter: http://kups.ub.uni-koeln.de/1606/ (22.04.2018).

Earle, T. C., & Cvetkovich, G. T. (1995). *Social trust: Toward a cosmopolitan society*. Westport, Conn.: Praeger.

Eastin, M. S. (2001). Credibility assessments of online health information: The effects of source expertise and knowledge of content. *Journal of Computer-Mediated Communication*, *6*(4). Verfügbar unter: https://onlinelibrary.wiley.com/doi/full/10.1111/j.1083-6101.2001.tb00126.x (22.04.2018)

Eastin, M. S., & LaRose, R. (2000). Internet self-efficacy and the psychology of the digital divide. *Journal of Computer-Mediated Communication*, *6*(1). Verfügbar unter: https://doi.org/10.1111/j.1083-6101.2000.tb00110.x (22.04.2018)

Egede, L., & Ellis, C. (2008). Development and testing of the multidimensional Trust in Health Care Systems Scale. *Journal of General Internal Medicine, 23*(6), 808–815. Doi: 10.1007/s11606-008-0613-1

Eilders, C. (1997). *Nachrichtenfaktoren und Rezeption: Eine empirische Analyse zur Auswahl und Verarbeitung politischer Information.* Wiesbaden: VS Verlag für Sozialwissenschaften.

Emanuel, E. J., & Emanuel, L. L. (1992). Four models of the physician-patient relationship. *JAMA, 267*(16), 2221–2226.

Emmers, T. M., & Canary, D. J. (1996). The effect of uncertainty reducing strategies on young couples' relational repair and intimacy. *Communication Quarterly, 44*(2), 166–182. Doi: 10.1080/01463379609370008

Ende, J., Kazis, L., Ash, A., & Moskowitz, M. A. (1989). Measuring patients' desire for autonomy: decision making and information-seeking preferences among medical patients. *Journal of General Internal Medicine, 4*(1), 23–30.

Engdahl, E., & Lidskog, R. (2012). Risk, communication and trust: Towards an emotional understanding of trust. *Public Understanding of Science, 23*(6), 703–717. Doi: 10.1177/0963662512460953

EPRD (2015). *Endoprothesenregister Deutschland: Jahresbericht 2015.* Verfügbar unter: https://www.eprd.de/fileadmin/user_upload/Dateien/Publikationen/ Berichte/EPRD-Jahresbericht_2015_FINAL_Web.pdf (22.04.2018)

EPRD (2016). *Endoprothesenregister Deutschland: Jahresbericht 2016.* Verfügbar unter: https://www.eprd.de/.../EPRD-Jahresbericht_2016_Einzelseiten_On line-Version.pdf (22.04.2018)

Erikson, E. H., & Hügel, K. (2015). *Identität und Lebenszyklus: Drei Aufsätze.* Frankfurt am Main: Suhrkamp.

Evans, M., Shaw, A., Thompson, E. A., Falk, S., Turton, P., Thompson, T., & Sharp, D. (2007). Decisions to use complementary and alternative medicine (CAM) by male cancer patients: Information-seeking roles and types of evidence used. *BMC Complementary and Alternative Medicine, 7*, 25–38. Doi: 10.1186/1472-6882-7-25

Eysenbach, G., & Köhler, C. (2002). How do consumers search for and appraise health information on the world wide web? Qualitative study using focus groups, usability tests, and in-depth interviews. *BMJ: British Medical Journal, 324*(7337), 573–577. Doi: 10.1136/bmj.324.7337.573

Eysenbach, G., Powell, J., Kuss, O., & Sa, E.-R. (2002). Empirical studies assessing the quality of health information for consumers on the World Wide Web: A systematic review. *The Journal of the American Medical Association (JAMA), 287*(20), 2691–2700.

Farin, E., Gramm, L., & Schmidt, E. (2013). The patient-physician relationship in patients with chronic low back pain as a predictor of outcomes after rehabilitation. *Journal of Behavioral Medicine, 36*(3), 246–258. Doi: 10.1007/s10865-012-9419-z

Festinger, L. (1957). *A Theory of Cognitive Dissonance.* Stanford: Stanford Univ. Press.

Fiscella, K., Meldrum, S., Franks, P., Shields, C. G., Duberstein, P., McDaniel, S. H., & Epstein, R. M. (2004). Patient trust: is it related to patient-centered behavior of primary care physicians? *Medical Care, 42*(11), 1049–1055.

Fischer, H.-D. (1992). Medizin und Journalismus - symbiotische und antagonistische Beziehungen? In H.-D. Fischer (Hrsg.), *Medizinjournalismus in Massenmedien: Ausbildung - Aufgaben - Ansätze.* Konstanz: Univ.-Verlag.

Fischer, P., Jonas, E., Frey, D., & Schulz-Hardt, S. (2005). Selective exposure to information: The impact of information limits. *European Journal of Social Psychology, 35*(4), 469–492. Doi: 10.1002/ejsp.264

Flanagin, A. J., & Metzger, M. J. (2000). Perceptions of Internet information credibility. *Journalism & Mass Communication Quarterly, 77*(3), 515–540. Doi: 10.1177/107769900007700304

Flanagin, A. J., & Metzger, M. J. (2008). Digital Media and Youth: Unparalleled opportunity and unprecedented responsibility. In M. J. Metzger & A. J. Flanagin (Hrsg.), *Digital media, youth, and credibility* (S. 1–27). Cambridge, Mass.: MIT Press.

Flynn, K. E., Smith, M. A., & Freese, J. (2006). When do older adults turn to the internet for health information? Findings from the Wisconsin Longitudinal Study. *Journal of General Internal Medicine, 21*(12), 1295–1301. Doi: 10.1111/j.1525-1497.2006.00622.x

Fogg, B. J., Soohoo, C., Danielson, Daniel, R., Marable, L., Stanford, J., & Tauber, E. R. (2003). *How do users evaluate credibilty of web sites? A study with over 2.500 participants.* New York, NY: ACM Press.

Fox, S. (2005). Health information online. Verfügbar unter: http://www.pewinternet.org/files/old-media//Files/Reports/2005/PIP_Healthtopics_May05.pdf.pdf (22.04.2018)

Fox, S., & Duggan, M. (2013). Health online 2013. Verfügbar unter: http://www.pewinternet.org/files/old-media/Files/Reports/PIP_HealthOnline.pdf (22.04.2018)

Freburger, J. K., Callahan, L. F., Currey, S. S., & Anderson, L. A. (2003). Use of the Trust in Physician Scale in patients with rheumatic disease: psychometric properties and correlates of trust in the rheumatologist. *Arthritis and Rheumatism, 49*(1), 51–58. Doi: 10.1002/art.10925

Freeman, K., & Spyridakis, J. H. (2004). An examination of factors that affect the credibility of online health information. *Technical Communication, 51*(2), 239–263.

Freimuth, V. S., Stein, J. A., & Kean, T. J. (1989). *Searching for health information: The Cancer Information Service model.* Philadelphia: University of Pennsylvania Press.

Freimuth, V., Musa, D., Hilyard, K., Crouse Quinn, S., & Kim, L. (2014). Trusting during the early stages of the 2009 H1N1 pandemic. *Journal of Health Communication: International Perspectives, 19*(3), 321–339.

Fromm, B., Lampert, C., & Baumann, E. (2011). *Gesundheitskommunikation und Medien: Ein Lehrbuch* (1. Aufl.). Stuttgart: Kohlhammer.

Früh, H. (2016). Unsicherheitsbewältigung durch nummerische Informationen? Bewertung abstrakter numerischer Informationen im Risikokontext. In G. Ruhrmann, S. H. Kessler, & L. Guenther (Hrsg.), *Wissenschaftskommunikation zwischen Risiko und (Un-)Sicherheit* (S. 212–235). Köln: von Halem.

Fukuyama, F. (2001). Social capital, civil society and development. *Third World Quarterly, 22*(1), 7–20.

Galarce, E. M., Ramanadhan, S., & Viswanath, K. (2011). Health Information Seeking. In T.L. Thompson, R. Parrott, & J.F. Nussbaum (Hrsg.), *The Routledge Handbook of Health Communication* (2. Aufl.). New York, NY: Routledge.

Gaziano, C., & McGrath, K. (1986). Measuring the concept of credibility. *Journalism & Mass Communication Quarterly, 63*(3), 451–462. Doi: 10.1177/107769908606300301

Gibson, C. H. (1991). A concept analysis of empowerment. *Journal of Advanced Nursing, 16*(3), 354–361.

Giddens, A. (1991). *Modernity and Self-Identity: Self and Society in the Late Modern Age.* New York, NY: John Wiley & Sons.

Giddens, A. (1996). *Konsequenzen der Moderne* (1. Aufl.). Frankfurt am Main: Suhrkamp.

Giffin, K. (1967). The contribution of studies of source credibility to a Theory of Interpersonal Trust in the community process. *Psychological Bulletin, 68*(2), 104–120.

Gitlow, S. (2000). The online community as a healthcare resource. In D. B. Nash, M. P. Manfredi, B. Bozarth, & S. Howell (Hrsg.), *Connecting with the new healthcare consumer: Defining your strategy* (S. 113–133). New York: Mc-Graw-Hill.

Glaser, B. G., & Strauss, A. L. (2010). *Grounded Theory: Strategien qualitativer Forschung* (3. Aufl.). Bern: Huber.

Gläser, J., & Laudel, G. (2009). *Experteninterviews und qualitative Inhaltsanalyse als Instrumente rekonstruierender Untersuchungen* (3. Aufl.). Wiesbaden: VS Verlag für Sozialwissenschaften.

Glattacker, M., Gülich, M., Farin, E., & Jäckel, W. (2007). Vertrauen in den Arzt („VIA") - Psychometrische Testung der deutschen Version der „Trust in Physician Scale". *Physikalische Medizin, Rehabilitationsmedizin, Kurortmedizin, 17*(3), 141–148. Doi: 10.1055/s-2007-940008

Golan, G. J. (2010). New perspectives on media credibility research. *American Behavioral Scientist, 54*(1), 3–7. Doi: 10.1177/0002764210376307

Goldner, M. (2006). How health status impacts the types of information consumers seek online. *Information, Communication & Society, 9*(6), 693–713. Doi: 10.1080/13691180601063982

Goldsmith, D. J. (2001). A normative approach to the study of uncertainty and communication. *Journal of Communication, 51*(3), 514–533. Doi: 10.1111/j.1460-2466.2001.tb02894.x

Gollop, C. J. (1997). Health information-seeking behavior and older African American women. *Bulletin of the Medical Library Association, 85*(2), 141–146.

Goodwin, J., & Dahlstrom, M. F. (2011). Good reasons for trusting climate science communication. Verfügbar unter: https://ams.confex.com/ams/91 Annual/webprogram/-Manuscript/Paper184847/GoodwinDahlstrom.pdf+ &cd=1&hl=de&ct=clnk&gl=de (22.04.2018)

Goold, S. D. (2001). Trust and the ethics of health care institutions. *Hastings Center Report, 31*(6), 26–33.

Götsch, K. (1994). *Riskantes Vertrauen: Theoretische und empirische Untersuchung zum Konstrukt Glaubwürdigkeit.* Münster: Lit.

Griffin, R. J., Dunwoody, S., & Neuwirth, K. (1999). Proposed model of the relationship of risk information seeking and processing to the development of preventive behaviors. *Environmental Research*, *80*(2), S. 230–245. Doi: 10.1006/enrs.1998.3940

Grimm, M., & Wahl, S. (2014). Qualität aus Patientensicht: Aspekte zur Bewertung der Medienberichterstattung über Komplementär- und Alternativmedizin in der Onkologie. In E. Baumann, M. R. Hastall, C. Rossmann, & A. Sowka (Hrsg.), *Gesundheitskommunikation als Forschungsfeld der Kommunikations- und Medienwissenschaft* (S. 177–192). Baden-Baden: Nomos.

Grünberg, P. (2014). *Vertrauen in das Gesundheitssystem*. Wiesbaden: Springer.

Hagendijk, R., & Meeus, J. (1993). Blind faith: fact, fiction and fraud in public controversy over science. *Public Understanding of Science*, *2*(4), 391–415. Doi: 10.1088/0963-6625/2/4/008

Hall, M. A., Camacho, F., Dugan, E., & Balkrishnan, R. (2002a). Trust in the medical profession: Conceptual and measurement issues. *Health Service Research*, *37*(5), 1419–1439. Doi: 10.1111/1475-6773.01070

Hall, M. A., Zheng, B., Dugan, E., Camacho, F., Kidd, K. E., Mishra, A. K., & Balkrishnan, R. (2002b). Measuring patients´ trust in their primary care providers. Medical Care Research and Review, 59, 293–318. Doi: 10.1177/1077 558702059003004

Hall, M. A., Dugan, E., Zheng, B., & Mishra, A. K. (2001). Trust in physicians and medical institutions: What is it, can it be measured, and does it matter? *The Milbank Quarterly*, *79*(4), 613–639.

Hamsher, J. H., Rotter, J. B., & Geller, J. D. (1968). Interpersonal trust, internal-external control, and the warren commission report. *Journal of Personality and Social Psychology*, *9*(3), 210–215.

Han, P. K. J., Klein, W. M. P., & Arora, N. K. (2011). Varieties of uncertainty in health care: A conceptual taxonomy. *Medical decision making*, *31*(6), 828–838. Doi: 10.1177/0272989X10393976

Han, P. K. J., Klein, W. M. P., Lehman, T. C., Massett, H., Lee, S. C., & Freedman, A. N. (2009). Laypersons' responses to the communication of uncertainty regarding cancer risk estimates. *Medical Decision Making*, *29*(3), 391–403. Doi: 10.1177/0272989X08327396

Hardin, R. (2001). *Trust and trustworthiness*. New York: Russell Sage Foundation.

Hartmann, T. (Ed.). (2009). *Media choice: A theoretical and empirical overview*. New York: Routledge.

Hasebrink, U. (2004). Konvergenz aus Nutzerperspektive: Das Konzept der Kommunikationsmodi. In U. Hasebrink, L. Mikos, & E. Prommer (Hrsg.), *Mediennutzung in konvergierenden Medienumgebungen* (S. 67–86). München: Fischer.

Haselhoff, V. (2010). *Patientenvertrauen in Krankenhäuser: Eine qualitative Analyse zur Bedeutung, Bildung und unterschiedlichen Vertrauensebenen.* Wiesbaden: Gabler Verlag.

Hastall, M. R. (2012). Abwehrreaktionen auf Gesundheitsappelle: Forschungsstand und Praxisempfehlungen. In S. Hoffmann, U. Schwarz, & R. Mai (Hrsg.), *Angewandtes Gesundheitsmarketing* (S. 281–296). Wiesbaden: Springer.

Hastall, M. R., & Knobloch-Westerwick, S. (2013). Severity, efficacy, and evidence type as determinants of health message exposure. *Health Communication, 28*(4), 378–388. Doi: 10.1080/10410236.2012.690175

Hauck, J. (2017). *Vertrauen in service-orientierten Online-Communitys.* Baden-Baden: Nomos.

Hawthorn, G. (1988). Three ironies in trust. In D. Gambetta (Ed.), *Trust: Making and breaking cooperative relations.* (S. 111–126). Oxford: Blackwell.

Heier, M., & Marstedt, G. (2012). Gesundheitsmonitor Newsletter: Das Ärzteimage in der Bevölkerung: Im Schatten von "IGeL" und "Zweiklassenmedizin". Verfügbar unter: https://www.barmer-gek.de/barmer/web/Portale/ Presseportal/Subportal/Presseinformationen/Archiv/2012/120704-Aerzte image/Newsletter-Gesundheitsmonitor-2-2012,property=Data.pdf (22.04.2018)

Heisig, S. R., Shedden-Mora, M. C., van Zuuren, F. & Nestoriuc Y. (2014). *Das Threatening Medical Situations Inventory (TMSI): Deutsche Übersetzung und Validierung an Patienten mit Brust- und Prostatakrebserkrankungen sowie gesunden Personen.* Posterbeitrag bei der Fachgruppentagung der Deutschen Gesellschaft für Psychologie, Braunschweig.

Henry, N. (2007). *American carnival: Journalism under Siege in an age of New Media.* Berkeley: University of California Press.

Hesse, B. W., Nelson, D. E., Kreps, G. L., Croyle, R. T., Arora, N. K., Rimer, B. K., & Viswanath, K. (2005). Trust and sources of health information. *Archives of Internal Medicine, 165*(22), 2618–2624. Doi: 10.1001/archinte. 165.22.2618

Hibbard, J. H., & Peters, E. (2003). Supporting informed consumer health care decisions: Data presentation approaches that facilitate the use of information in choice. *Annual Review of Public Health*, *24*(1), 413–433. Doi: 10.1146/annurev.publhealth.24.100901.141005

Higgins, O., Sixsmith, J., Barry, M. M., & Domegan, C. (2011). *A literature review on health information-seeking behavior on the Web: A health consumer and health professional perspective : insights into health communication* (ECDC technical report). Stockholm.

Hilligoss, B., & Rieh, S. Y. (2008). Developing a unifying framework of credibility assessment: Construct, heuristics, and interaction in context. *Information Processing & Management*, *44*(4), 1467–1484. Doi: 10.1016/j.ipm.2007.10.001

Hirschauer, S. (2001). Ethnografisches Schreiben und die Schweigsamkeit des Sozialen: Zu einer Methodologie der Beschreibung. *Zeitschrift für Soziologie*, *30*(6), 429–451.

hkk (2013). Knie- und Hüft-(Total-) Endoprothesen 2008 bis 2012: hkk-Gesundheitsreport. Verfügbar unter: https://lp.hkk.de/fileadmin/.../2013 1129_hkk_Gesundheitsreport_Knie-Hueft-Tep.pdf (22.04.2018).

Hmielowski, J. D., Feldman, L., Myers, T. A., Leiserowitz, A., & Maibach, E. (2014). An attack on science? Media use, trust in scientists, and perceptions of global warming. *Public Understanding of Science*, *23*(7), 866–883. Doi: 10.1177/0963662513480091

Ho, S. S., Scheufele, D. A., & Corley, E. A. (2011). Value predispositions, mass media, and attitudes towards nanotechnology: The interplay of public and experts. *Science Communication*, *33*(2), 167–200. Doi: 10.1177/107554701 0380386

Hoelter, J. W. (1983). The analysis of covariance structures: Goodness-of-Fit Indices. *Sociological Methods & Research*, *11*(3), 325–344. Doi: 10.1177/ 004912418301100303

Hölig, S. (2014). *Informationsorientierte Kommunikationsmodi zwischen Massen-- und interpersonaler Kommunikation*. Baden-Baden: Nomos.

Hong, T. (2006). Contributing factors to the use of health-related websites. *Journal of Health Communication*, *11*(2), 149–165. Doi: 10.1080/108107305005 26679

Hopf, C. (2008). Qualitative Interviews: Ein Überblick. In U. Flick, E. v. Kardorff, & I. Steinke (Hrsg.), *Qualitative Forschung: Ein Handbuch* (7. Aufl., S. 349–360). Reinbek bei Hamburg: Rowohlt Taschenbuch Verlag.

Hou, J., & Shim, M. (2010). The role of provider-patient communication and trust in online sources in Internet use of health-related activities. *Journal of Health Communication: International Perspectives, 15*(3), 186–199.

Houston, T. K., & Allison, J. J. (2002). Users of Internet health information: differences by health status. *Journal of Medical Internet Research, 4*(2), E7. Doi: 10.2196/jmir.4.2.e7

Hovick, S. R., Kahlor, L., & Liang, M.-C. (2014). Personal cancer knowledge and information seeking through PRISM: The Planned Risk Information Seeking Model. *Journal of Health Communication, 19*(4), 511–527. Doi: 10.1080/10810730.2013.821556

Hovland, C. I., Janis, I. L., & Kelly, H. (1959). *Communication and persuasion: Psychological studies of opinion change.* New Haven: Yale University Press.

Huh, J., DeLorme, D. E., & Reid, L. N. (2005). Factors affecting trust in online prescription drug information and impact of trust on behavior following exposure to DTC advertisements. *Journal of Health Communication: International Perspectives, 10*(8), 711–731. Doi: 10.1080/10810730500326716

Hurley, R. J., Kosenko, K. A., & Brashers, D. (2011). Uncertain terms: Message features of online cancer news. *Communication Monographs, 78*(3), 370–390. Doi: 10.1080/03637751.2011.565061

Hurrelmann, K., & Leppin, A. (2001). Moderne Gesundheitskommunikation – eine Einführung. In K. Hurrelmann (Hrsg.), *Handbuch Gesundheitswissenschaften. Moderne Gesundheitskommunikation: Vom Aufklärungsgespräch zur E-Health* (1. Aufl., S. 9–21). Bern [u. a.]: Huber.

Hwang, P., & Burgers, W. P. (1997). Properties of trust: An analytical view. *Organizational Behavior and Human Decision Processes, 69*(1), 67–73. Doi: 10.1006/obhd.1996.2673

Jäckel, M. (1992). Mediennutzung als Niedrigkostensituation. Anmerkungen zum Nutzen- und Belohnungsansatz. *Medienpsychologie, 4*(4), 246–266.

Jacobsen, H. K. (1969). Mass media believability: A study of receiver judgment. *Journalism Quarterly, 46*(1), 20–28.

Johns, J. L. (1996). A concept analysis of trust. *Journal of Advanced Nursing, 24*(1), 76–83.

Johnson, J. D., & Case, D. O. (2012). *Health information seeking. Health communication: Vol. 4.* New York, NY: Lang.

Johnson, J. D., & Meischke, H. (1991). Cancer information: Women's source and content preferences. *Journal of Health Care Marketing, 11*(1), 37–44.

Johnson, J. D., & Meischke, H. (1993). A Comprehensive Model of Cancer-Related Information Seeking applied to magazines. *Human Communication Research, 19*(3), 343–367. Doi: 10.1111/j.1468-2958.1993.tb00305.x

Johnson, J. D., & Meischke, H. (1994). Women's preferences for cancer-related information from specific types of mass media. *Health care for women international, 15*(1), 23–30. Doi: 10.1080/07399339409516091

Johnson, T. J., & Kaye, B. K. (1998). Cruising is Believing? Comparing Internet and traditional sources on media credibility measures. *Journalism & Mass Communication Quarterly, 75*(2), 325–340.

Johnson, T. J., & Kaye, B. K. (2000). Using is Believing: The influence of reliance on the credibility of online political information among politically interested internet Users. *Journalism & Mass Communication Quarterly, 77*(4), 865–879.

Johnson, T. J., & Kaye, B. K. (2010). Still Cruising and Believing? An analysis of online credibility across three presidential campaigns. *American Behavioral Scientist, 54*(1), 57–77. Doi: 10.1177/0002764210376311

Johnson-George, C., & Swap, W. C. (1982). Measurement of specific interpersonal trust: Construction and validation of a scale to assess trust in a specific other. *Journal of Personality and Social Psychology, 43*(6), 1306–1317. Doi: 10.1037/0022-3514.43.6.1306

Jungermann, H., Pfister, H.-R., & Fischer, K. (1996). Credibility, information preferences, and information interests. *Risk Analysis, 16*(2), 251–261.

Kahlor, L. A. (2010). PRISM: A Planned Risk Information Seeking Model. *Health Communication, 25*(4), 345–356. Doi: 10.1080/10410231003775172

Kahlor, L. A. (2007). An augmented Risk Information Seeking Model: The case of global warming. *Media Psychology, 10*(3), 414–435. Doi: 10.1080/15213260701532971

Kaiser, K., Rauscher, G. H., Jacobs, E. A., Strenski, T. A., Ferrans, C. E., & Warnecke, R. B. (2011). The import of trust in regular providers to trust in cancer physicians among White, African American, and Hispanic breast cancer patients. *Journal of General Internal Medicine, 26*(1), 51–57. Doi: 10.1007/s11606-010-1489-4

Kaltenborn, K.-F. (2001). Medizin- und gesundheitsrelevanter Wissenstransfer durch Medien. In K. Hurrelmann (Hrsg.), *Handbuch Gesundheitswissenschaften. Moderne Gesundheitskommunikation: Vom Aufklärungsgespräch zur E-Health* (S. 36–70). Bern [u. a.]: Huber.

Kannan, V. D., & Veazie, P. J. (2014). Who avoids going to the doctor and why? Audience segmentation analysis for application of message development. *Health Communication, 30*(7), 635–645. Doi: 10.1080/10410236. 2013.878967

Kao, A. C., Green, D. C., Davis, N. A., Koplan, J. P., & Cleary, P. D. (1998). Patients' trust in their physicians: Effects of choice, continuity, and payment method. *Journal of General Internal Medicine, 13*(10), 681–686.

Kasperson, R. E., Golding, D., & Tuler, S. (1992). Social distrust as a factor in siting hazardous facilities and communicating risks. *Journal of Social Issues, 48*(4), 161–187. Doi: 10.1111/j.1540-4560.1992.tb01950.x

Katz, E., Gurevitch, M., & Haas, H. (1973). On the use of the mass media for important things. *American Sociological Review, 38*(2), 164.181. Doi: 10.2307/ 2094393

Keating, N. L., Gandhi, T. K., Orav, E. J., Bates, D. W., & Ayanian, J. Z. (2004). Patient characteristics and experiences associated with trust in special physicians. *Arch Internal Medicine, 164*, 1015–1020.

Keating, N. L., Green, D. C., Kao, A. C., Gazmararian, J. A., Wu, V. Y., & Cleary, P. D. (2002). How are patients' specific ambulatory care experiences related to trust, satisfaction, and considering changing physicians? *Journal of General Internal Medicine, 17*(1), 29–39.

Kee, H. W., & Knox, R. E. (1970). Conceptual and methodological considerations in the study of trust and suspicion. *Journal of Conflict Resolution, 14*(3), 357–366. Doi: 10.1177/002200277001400307

Kelle, U., & Kluge, S. (2010). *Vom Einzelfall zum Typus: Fallvergleich und Fallkontrastierung in der qualitativen Sozialforschung* (2., überarb. Aufl.). Wiesbaden: VS Verlag für Sozialwissenschaften.

Kellermann, K., & Reynolds, R. (1990). When ignorance is bliss: The role of motivation to reduce uncertainty in uncertainty reduction theory. *Human Communication Research, 17*(1), 5–75. Doi. 10.1111/j.1468-2958.1990.tb00 226.x

Kelly, B. J., Niederdeppe, J., & Hornik, R. C. (2009). Validating measures of scanned information exposure in the context of cancer prevention and screening behaviors. *Journal of Health Communication, 14*(8), 721–740. Doi: 10.1080/10810730903295559

Kelly, M. J., Feeley, I. H., & O'Byrne, J. M. (2016). A qualitative and quantitative comparative analysis of commercial and independent online information for hip surgery: A bias in online information targeting patients? *The Journal of arthroplasty*, *31*(10), 2124–2129. Doi: 10.1016/j.arth.2016.03.011

Kiousis, S. (2001). Public trust or mistrust? Perceptions of media credibility in the information age. *Mass Communication and Society*, *4*(4), 381–403. Doi: 10.1207/S15327825MCS0404_4

Klemperer, D. (2006). Vom Paternalismus zur Partnerschaft: Der Arztberuf im Wandel. In J. Pundt (Hrsg.), *Programmbereich Gesundheit. Professionalisierung im Gesundheitswesen: Positionen, Potenziale, Perspektiven* (S. 61–75). Bern: Huber.

Klima, R., & Luhmann, N. (2011). Kontingenz, doppelte. In W. Fuchs-Heinritz, D. Klimke, R. Lautmann, O. Rammstedt, U. Stäheli, C. Weischer, & H. Wienold (Hrsg.), *Lexikon zur Soziologie* (5. Auflage, S. 371). Wiesbaden: VS Verlag für Sozialwissenschaften.

Klimmt, C., Link, E., Emde, K., & Schneider, B. (2016). Communication as integral element of biomedical implant innovation. *BioNanoMaterials*, *17*(1-2), 93-102. Doi: 10.1515/bnm-2016-0001

Klostermann, B. K., Slap, G. B., Nebrig, D. M., Tivorsak, T. L., & Britto, M. T. (2005). Earning trust and losing it: Adolescents´ view on trusting physicians. *The Journal of Family Practice*, *54*(8), 679–687.

Knobloch-Westerwick, S. (2015). *Choice and preference in media use: Advances in selective exposure theory and research*. New York: Routledge.

Knobloch-Westerwick, S., & Kleinman, S. B. (2012). Preelection Selective Exposure: Confirmation bias versus Informational Utility. *Communication Research*, *39*(2), 170–193. Doi: 10.1177/0093650211400597

Knobloch-Westerwick, S., & Meng, J. (2009). Looking the Other Way: Selective exposure to attitude-consistent and counter-attitudinal political information. *Communication Research*, *36*(3), 426–448. Doi: 10.1177/0093650209333030

Koch, W., & Frees, B. (2017). ARD/ZDF-Onlinestudie 2017: Neun von zehn Deutschen online. *Media Perspektiven*, *o.Jg.*(9), 434–446.

Köhnken, G. (1990). Glaubwürdigkeit: Untersuchungen zu einem psychologischen Konstrukt. München: Beltz.

Kohring, M. (2001). *Vertrauen in Medien - Vertrauen in Technologie*. Stuttgart: Akademie für Technikfolgenabschätzung in Baden-Württemberg.

Kohring, M. (2002). Fakten in Töpfchen, Fiktionen in Kröpfchen? Warum Vertrauen in Journalismus mehr ist als Glaubwürdigkeit. In A. Baum & S. J. Schmidt (Hrsg.), *Fakten und Fiktionen: Über den Umgang mit Medienwirklichkeiten* (S. 90–99). Konstanz: UVK.

Kohring, M. (2004). *Vertrauen in Journalismus: Theorie und Empirie. Kommunikationswissenschaft.* Konstanz: UVK.

Kohring, M., & Matthes, J. (2004). Revision und Validierung einer Skala zur Erfassung von Vertrauen in Journalismus. *Medien & Kommunikation, 52*(3), 377–385.

Kohring, M., & Matthes, J. (2007). Trust in News Media: Development and Validation of a Multidimensional Scale. *Communication Research, 34*(2), 231–252. Doi: 10.1177/0093650206298071

Kraetschmer, N., Sharpe, N., Urowitz, S., & Deber, R. B. (2004). How does trust affect patient preferences for participation in decision-making? *Health Expectations : An International Journal of Public Participation in Health Care and Health Policy, 7*(4), 317–326. Doi: 10.1111/j.1369-7625.2004.00296.x

Kramer, R. M. (1998). Paranoid cognition in social systems: Thinking and acting in the shadow of doubt. *Personality and Social Psychology Reviewc, 2*(4), 251–275. Doi: 10.1207/s15327957pspr0204_3

Krampen, G. (1997). Zur handlungs-, persönlichkeits- und entwicklungstheoretischen Einordnung des Konstrukts Vertrauen. In M. Schweer (Ed.), *Jugend, Erziehung, Gesellschaft. Vertrauen und soziales Handeln: Facetten eines alltäglichen Phänomens* (S. 16–61). Neuwied: Luchterhand.

Krantz, D. S., Baum, A., & Wideman, M. V. (1980). Assessment of preferences for self-treatment and information in health care. *Journal of Personality and Social Psychology, 39*(5), 977–990. Doi: 10.1037/0022-3514.39.5.977

Krause, M., & Wormer, H. (2014). Irgendwas mit Medizin? Versuch einer Klassifikation der gesundheitsjournalistischen Berichterstattung und erste empirische Überprüfung. In V. Lilienthal, D. Reineck, & T. Schnedler (Hrsg.), *Qualität im Gesundheitsjournalismus: Perspektiven aus Wissenschaft und Praxis* (S. 85–97). Wiesbaden: Springer VS.

Kuckartz, U. (2014). *Mixed Methods: Methodologie, Forschungsdesigns und Analyseverfahren. Lehrbuch.* Wiesbaden: Springer VS.

Küster-Rohde, F. (2010). *Die Wirkung von Glaubwürdigkeit in der Marketingkommunikation: Eine Analyse der kurz- und langfristigen Effekte.* Wiesbaden: Gabler Verlag. Doi: 10.1007/978-3-8349-8493-7

Lambert, S. D., & Loiselle, C. G. (2007). Health information seeking behavior. *Qualitative Health Research, 17*(8), 1006–1019. Doi: 10.1177/1049732307 305199

Lamnek, S. (1995). *Qualitative Sozialforschung: Band 2: Methoden und Techniken* (3. Aufl.). Weinheim: Beltz Verlag.

Lamnek, S. (2005). *Qualitative Sozialforschung: Lehrbuch* (4. Aufl.). Weinheim: Beltz PVU.

Lankes, R. D. (2008). Trusting the Internet: New approaches to credibility tools. In M. J. Metzger & A. J. Flanagin (Hrsg.), *Digital media, youth, and credibility* (S. 101–121). Cambridge, Mass.: MIT Press.

Lazarus, R. S., & Folkman, S. (1984). *Stress, appraisal, and coping.* New York: Springer.

Lee, C.-J. (2008). Does the internet displace health professionals? *Journal of Health Communication, 13*(5), 450–464. Doi: 10.1080/10810730802198839

Lee, C.-J., & Hornik, R. C. (2009). Physician trust moderates the Internet use and physician visit relationship. *Journal of Health Communication, 14*(1), 70–76. Doi: 10.1080/10810730802592262

Lee, C.-J., Scheufele, D.A., & Lewenstein, B. V. (2005). Public attitudes toward emerging technologies: Examining the interactive effects of cognitions and affect on public attitudes toward nanotechnology. *Science Communication, 27*(2), 240–267. Doi: 10.1177/1075547005281474

Lee, R. (1978). Credibility of newspapers and TV news. *Journalism Quarterly, 55*(2), 282–287.

Lee, S. Y., & Hawkins, R. (2010). Why do patients seek an alternative channel? The effects of unmet needs on patients' health-related Internet use. *Journal of Health Communication, 15*(2), 152–166. Doi: 10.1080/10810730903528033.

Lee, Y.-Y., & Lin, J. L. (2009). The effects of trust in physician on self-efficacy, adherence and diabetes outcomes. *Social Science & Medicine, 68*(6), 1060–1068. Doi: 10.1016/j.socscimed.2008.12.033

Lenz, E. R. (1984). Information seeking: a component of client decisions and health behavior. *Advances in Nursing Science, 6*(3), 59–72.

Lewis, J. D., & Weigert, A. (1985). Trust as a social reality. *Social Forces, 63*(4), 967-985. Doi: 10.2307/2578601

Lewis, N., Gray, S. W., Freres, D. R., & Hornik, R. C. (2009). Examining cross-source engagement with cancer-related information and its impact on doctor–patient relations. *Health Communication, 24*(8), 723–734. Doi: 10.1080/10410230903264030

Link, E. (2017). Gesundheitskommunikation mittels Gesundheitsportalen und Online-Communitys. In C. Rossmann & M. R. Hastall (Hrsg.), *Handbuch Gesundheitskommunikation: Kommunikationswissenschaftliche Perspektiven.* Wiesbaden: Springer.

Link, E., Scherer, H., & Schlütz, D. (2014). Unsicherheit behandeln: Kommunikation über Therapieentscheidungen in Onlineforen. In E. Baumann, M. R. Hastall, C. Rossmann, & A. Sowka (Hrsg.), *Gesundheitskommunikation als Forschungsfeld der Kommunikations- und Medienwissenschaft* (S. 208–223). Baden-Baden: Nomos.

Liu, H., & Priest, S. (2009). Understanding public support for stem cell research: media communication, interpersonal communication and trust in key actors. *Public Understanding of Science, 18*(6), 704–718. Doi: 10.1177/0963662508097625

Loiselle, C. G., Lambert, S. D., & Cooke, A. (2006). The searching, processing, and sharing of breast cancer information by women diagnosed with the illness. *The Canadian Journal of Nursing Research, 38*(3), 82–104.

Loiselle, C. G., Lambert, S. D., & Dubois, S. (2006). Beyond the mere dichotomy of active search versus avoidance of information about the self. *Journal of the Medical Library Association, 94*(4), 375.

Longo, D. R. (2005). Understanding health information, communication, and information seeking of patients and cosumers: a comprehensive and integrated model. *Health Expectations, 8*(3), 189–194.

Lount, R. B. (2010). The impact of positive mood on trust in interpersonal and intergroup interactions. *Journal of Personality and Social Psychology, 98*(3), 420–433. Doi: 10.1037/a0017344

Lowrey, W., & Anderson, W. B. (2006). The impact of Internet use on the public perception of physicians: A perspective from the sociology of professions literature. *Health Communication, 19*(2), 125–131. Doi: 10.1207/s15327027hc1902_4

Luhmann, N. (1988). Familiarity, confidence, trust: Problems and alternatives. In D. Gambetta (Hrsg.), *Trust: Making and breaking cooperative relations* (S. 94–107). Oxford, UK: Blackwell.

Luhmann, N. (1989). *Vertrauen: Ein Mechanismus der Reduktion sozialer Komplexität* (3. Aufl.). Stuttgart: Enke.

Macy, M. W., & Skvoretz, H. (1998). The evolution of trust and cooperation between strangers: A computational model. *American Sociological Review, 63*(5), 638–660.

Magnus, P. D. (2009). On trusting wikipedia. *Episteme, 6*(01), 74–90. Doi: 10.3366/E1742360008000555

Major, L. H., & Coleman, R. (2012). Source credibility and evidence format: examining the effectiveness of HIV/AIDS messages for young African Americans. *Journal of Health Communication: International Perspectives, 17*(5), 515–531. Doi: 10.1080/10810730.2011.635771

Malmsheimer, R. (1988). *Doctors only: The evolving image of the American physician.* New York: Greenwood Press.

Marstedt, G. (2003). Auf der Suche nach gesundheitliche Information und Beratung: Befunde zum Wandel der Patientenrolle. In J. Böcken, B. Braun, & M. Schnee (Hrsg.), *Gesundheitsmonitor 2003: Die ambulante Versorgung aus Sicht von Bevölkerung und Ärzteschaft* (S. 117–135). Güterloh: Bertelsmann Stiftung.

Marstedt, G. (2018). *Das Internet: Auch Ihr Ratgeber für Gesundheitsfragen?* Gütersloh: Bertelsmann Stiftung. Doi: 10.11586/2017052

Matthes, J., & Kohring, M. (2003). Operationalisierung von Vertrauen in Journalismus. *Medien & Kommunikation, 51*(1), 5–23.

Mayer, R. C., & Davis, J. H. (1999). The effect of the performance appraisal system on trust for management: A field quasi-experiment. *Journal of Applied Psychology, 84*(1), 123–136.

Mayer, R. C., Davis, J. H., & Schoorman, F. D. (1995). An integrative model of organizational trust. *The Academy of Management Review, 20*(3), 709–734.

Mayring, P. (2002). *Einführung in die qualitative Sozialforschung: Eine Anleitung zu qualitativem Denken* (5. Aufl.). Weinheim: Beltz.

Mayring, P. (2010). *Qualitative Inhaltsanalyse: Grundlagen und Techniken* (11. Aufl.). Weinheim: Beltz.

McAllister, D. J. (1995). Affect- and cognition-based trust as foundations for interpersonal cooperation on organizations. *Academy of Management Journal, 38*(1), 24–59. Doi: 10.2307/256727

McCombs, M. (1972). Mass media in the marketplace. *Journalism Monographs, 24,* 1–104.

McDonald, M., Townsend, A., Cox, S. M., Paterson, N. D., & Lafreniere, D. (2008). Trust in health research relationships: Accounts of human subjects. *Journal of Empirical Research on Human Research Ethics (JERHRE)*, *3*(4), 35–47. Doi: 10.1525/jer.2008.3.4.35

McMillan, S. J., & Macias, W. (2008). Strengthening the safety net for online seniors: factors influencing differences in health information seeking among older internet users. *Journal of Health Communication*, *13*(8), 778–792. Doi: 10.1080/10810730802487448

Mechanic, D. (1998a). The functions and limitations of trust in the provision of medical care. *Journal of Health Politics, Policy and Law*, *23*(4), 661–686.

Mechanic, D. (1998b). Public trust and initiatives for new health care partnerships. *The Milbank Quarterly*, *76*(2), 281–302.

Mechanic, D., & Meyer, S. (2000). Concepts of trust among patients with serious illness. *Social Science & Medicine*, *51*(5), 657–668.

Mechanic, D., & Schlesinger, M. (1996). The impact of managed care on patients´ trust in medical care and their Physicians. *The Journal of the American Medical Association (JAMA)*, *275*(21), 1693–1697. Doi: 10.1001/jama.280.19.1708

Menchen-Trevino, E., & Hargittai, E. (2011). Young adults`credibility assessment of wikipedia. *Information, Communication & Society*, *14*(1), 24–51. Doi: 10.1080/13691181003695173

Meredith, L. S., Eisenman, D. P., Rhodes, H., Ryan, G., & Long, A. (2007). Trust influences response to public health messages during a bioterrorist event. *Journal of Health Communication: International Perspectives*, *12*(3), 217–232. Doi: 10.1080/10810730701265978

Merten, M. (2005). Der Patient als Partner: Einen Schritt weiter. *Deutsches Ärzteblatt*, *102*(22), 254. Verfügbar unter: https://www.aerzteblatt.de/pdf.asp?id=47237 (22.04.2018)

Metzger, M. J. (2007). Making sense of credibility on the Web: Models for evaluating online information and recommendations for future research. *Journal of the American Society for Information Science and Technology*, *58*(13), 2078–2091. Doi: 10.1002/asi.20672

Metzger, M. J., Flanagin, A. J., & Medders, R. B. (2010). Social and heuristic approaches to credibility evaluation online. *Journal of Communication*, *60*(3), 413–439. Doi: 10.1111/j.1460-2466.2010.01488.x

Metzger, M. J., Flanagin, A. J., Eyal, K., Lemus, D. R., & Mccann, R. M. (2003). Credibility for the 21st century: Integrating perspectives on source, message, and media credibility in the contemporary media environment. *Annals of the International Communication Association, 27*(1), 293–335. Doi: 10.1080/2380 8985.2003.11679029

Meyer, M. (2005). Wissen und Macht: Der amerikanische Krieg um Massenvernichtungs- und Massenverwirrungswaffen. In B. Dernbach & M. Meyer (Hrsg.), *Vertrauen und Glaubwürdigkeit: Interdisziplinäre Perspektiven* (S. 214–245). Wiesbaden: VS Verlag für Sozialwissenschaften.

Meyer, P. (2016). Defining and measuring credibility of newspapers: Developing an index. *Journalism Quarterly, 65*(3), 567–574. Doi: 10.1177/107769908806 500301

Miller, L. M. S., & Bell, R. A. (2012). Online health information seeking: the influence of age, information trustworthiness, and search challenges. *Journal of Aging and Health, 24*(3), 525–541. Doi: 10.1177/0898264311428167

Miller, S. M. (1987). Monitoring and Blunting: Validation of a questionnaire to assess styles of information seeking under threat. *Journal of Personality and Social Psychology, 52*(2), 345–353.

Miller, S. M. (1995). Monitoring versus blunting styles of coping with cancer influence the information patients want and need about their disease. *Cancer, 76*(2), 167–177.

Miller, T. R., & Cleary, T. A. (1993). Direction of wording effects in balanced scales. *Educational and Psychological Measurement, 53*(1), 51–60.

Mishel, M. H. (1988). Uncertainty in Illness. *Journal of Nursing Scholarship, 20*(4), 225–232. Doi: 10.1111/j.1547-5069.1988.tb00082.x

Mishel, M. H. (1990). Reconceptualization of the uncertainty in illness theory. *Journal of Nursing Scholarship, 22*(4), 256–262.

Mohr, S. (2007). Informations- und Kommunikationstechnologien in privaten Haushalten. Ergebnisse der Erhebung 2006. *Wirtschaft und Statistik, o.Jg.*(6), 545–555.

Möhring, W., & Schlütz, D. (2010). *Die Befragung in der Medien- und Kommunikationswissenschaft: Eine praxisorientierte Einführung* (2. Aufl.). Wiesbaden: VS Verlag für Sozialwissenschaften.

Möllering, G. (2007). Grundlagen des Vertrauens: Wissenschaftliche Fundierung eines Alltagproblems. In Max-Planck-Gesellschaft (Hrsg.), *Jahrbuch 2007-2008* (S. 73–88).

Montano, D. E., & Kasprzyk, D. (2008). Theory of Reasoned Action, Theory of Planned Behavior, and the Integrated Behavioral Model. In B. K. Rimer, K. Glanz, & K. Viswanath (Hrsg.), *Health behavior and health education: Theory, research, and practice* (4. Aufl., S. 67–96). San Francisco, CA: Jossey-Bass.

Morrone, A., Tontoranelli, N., & Ranuzzi, G. (2009). *OECD Statistics Working Papers: How Good is Trust? Measuring Trust and its Role for the Progress of Science* (2009/03).

Müller, E.-M., Zill, J. M., Dirmaier, J., Härter, M., & Scholl, I. (2014). Assessment of trust in physician: A systematic review of measures. *PLoS One, 9*(9), 1–9. Doi: 10.1371/journal.pone.0106844.t001

Mummendey, H. D., & Grau, I. (2007). *Die Fragebogen-Methode* (5., überarb. und erw. Aufl.). Göttingen: Hogrefe.

Muris, P., van Zuuren, F. J., Merckelbach, H., Stoffels, E.-J., & Kindt, M. (1994). Coping with ego-threat: Monitoring and blunting during an intelligence test. *European Journal of Personality, 8*(1), 213–221.

Naab, T., Beekmann, A., & Klimmt, C. (2009). Die Glaubwürdigkeit von Corporate Weblogs aus der Sicht der Blogger-Community. *M&K Medien- und Kommunikationswissenschaft, 57*(3), 336–352. Doi: 10.5771/1615-634x-2009-3-336

Nan, X., Underhill, J., Jiang, H., Shen, H., & Kuch, B. (2012). Risk, efficacy, and seeking of general, breast, and prostate cancer information. *Journal of Health Communication, 17*(2), 199–211. Doi: 10.1080/10810730.2011.585690

Nan, X., Zhao, X., & Briones, R. (2014). Parental cancer beliefs and trust in health information from medical authorities as predictors of HPV vaccine acceptability. *Journal of Health Communication: International Perspectives, 19*(1), 100–114. Doi: 10.1080/10810730.2013.811319

Napoli, P. M. (2001). Consumer use of medical information from electronic and paper media: A literature review. In J. E. Katz & R. E. Rice (Hrsg.), *The Internet and health communication: Experiences and expectations* (S. 79–98). Thousand Oaks, Calif: Sage Publications.

National Cancer Institut. (2007). The health information national trends survey 2007 dataset. Verfügbar unter: https://hints.cancer.gov/default.aspx (22.04.2018)

Nawratil, U. (1999). Glaubwürdigkeit als Faktor im Prozess medialer Kommunikation. In P. Rössler & W. Wirth (Hrsg.), *Glaubwürdigkeit im Internet: Fragestellungen, Modelle, empirische Befunde* (S. 15–31). München: R. Fischer.

Neverla, I., Brichta, M., Kamp, C., & Lüdecke, D. K. (2007). *Wer krank ist, geht ins Netz: Eine empirische Untersuchung zur Medien- und Internetnutzung im Krankheitsverlauf.* Baden-Baden: Nomos.

Newhagen, J., & Nass, C. (1989). Differential criteria for evaluating credibility of newspapers and TV news. *Journalism Quarterly, 66*(2), 277–284. Doi: 10.1177/107769908906600202

Niederdeppe, J., Hornik, R. C., Kelly, B. J., Frosch, D. L., Romantan, A., Stevens, R. S.,. . . Schwartz, J. S. (2007). Examining the dimensions of cancer-related information seeking and scanning behavior. *Health Communication, 22*(2), 153–167. Doi: 10.1080/10410230701454189

Niemann, J. (2016). *Risiken und Nutzen der Kommunikation auf Social Networking Sites: Theoretische Modellierung und empirische Befunde auf Basis der 'Theory of Reasoned Action'.* Köln: von Halem.

Nussbaum, J. F., Grant, J., Folwell, A., & Pecchioni. L. (2014). Wie man älteren Menschen Krankheit erklärt: Probleme der Behandler-Patient-Interaktion im Alter. In A. Schorr (Hrsg.), *Gesundheitskommunikation: Psychologische und interdisziplinäre Perspektiven* (S. 203–225). Baden-Baden: Nomos.

Nutbeam, D. (2008). The evolving concept of health literacy. *Social science & medicine (1982), 67*(12), 2072–2078. Doi: 10.1016/j.socscimed.2008.09.050

OECD (2016). *Health at a Glance: Europe 2016 - State of Health in the EU Cycle.* Paris: OECD Publishing. Doi: 10.1787/9789264265592-en

Oh, Y. S., & Cho, Y. (2015). Examining the relationships between resources and online health information seeking among patients with chronic diseases and healthy people. *Social Work in Health Care, 54*(2), 83–100. Doi: 10.1080/00981389.2014.987940.

Oh, Y. S., & Song, N. K. (2017). Investigating relationships between health-related problems and online health information seeking. *Computers, Informatics, Nursing : CIN, 35*(1), 29–35. Doi: 10.1097/CIN.0000000000000234

Ommen, O., Janssen, C., Neugebauer, E., & Pfaff, H. (2007). Einflussfaktoren auf das Vertrauen schwerverletzter Patienten in den Krankenhausarzt. *Der Chirurg; Zeitschrift für alle Gebiete der operativen Medizen, 78*(1), 52–61. Doi: 10.1007/s00104-006-1229-9

Ong, L. M., Visser, M. R., van Zuuren, F. J., Rietbroek, R. C., Lammes, F. B., & Haes, J. C. de. (1999). Cancer patients' coping styles and doctor-patient communication. *Psycho-Oncology, 8*(1), 155–166.

Oyedeji, T. A. (2010). The Credible Brand Model: The effects of ideological congruency and customer-based brand equity on news credibility. *American Behavioral Scientist*, *54*(2), 83–99. Doi: 10.1177/0002764210376312

Pearson, S. D., & Raeke, L. H. (2000). Patients' trust in physicians: Many theories, few measures, and little data. *Journal of General Internal Medicine*, *15*(7), 509–513. Doi: 10.1046/j.1525-1497.2000.11002.x

Pecchioni, L. L., & Keeley, M. R. (2011). Insights about health from family communication theories. In T.L. Thompson, R. Parrott, J.F. Nussbaum (Hrsg.), *The Routledge Handbook of Health Communication* (2. Aufl., S. 363–377). New York, NY: Routledge.

Petersen, T. (2014). *Der Fragebogen in der Sozialforschung*. Konstanz: UTB; UVK.

Podsakoff, P. M., MacKenzie, S. B., Lee, J.-Y., & Podsakoff, N. P. (2003). Common method biases in behavioral research: A critical review of the literature and recommended remedies. *The Journal of Applied Psychology*, *88*(5), 879–903. Doi: 10.1037/0021-9010.88.5.879

Politi, M. C., Han, P. K. J., & Col, N. F. (2007). Communicating the uncertainty of harms and benefits of medical interventions. *Medical Decision Making : An International Journal of the Society for Medical Decision Making*, *27*(5), 681–695. Doi: 10.1177/0272989X07307270

Poortinga, W., & Pidgeon, N. F. (2003). Exploring the dimensionality of trust in risk regulation. *Risk Analysis*, *23*(5), 961–972. Doi: 10.1111/1539-6924.00373

Poortinga, W., & Pidgeon, N. F. (2004). Trust, the asymmetry principle, and the role of prior beliefs. *Risk analysis*, *24*(6), 1475–1486. Doi: 10.1111/j.0272-4332.2004.00543.x

Posten, A.-C., & Mussweiler, T. (2013). When distrust frees your mind: The stereotype-reducing effects of distrust. *Journal of Personality and Social Psychology*, *105*(4), 567–584. Doi: 10.1037/a0033170

Powell, J., Inglis, N., Ronnie, J., & Large, S. (2011). The characteristics and motivations of online health information seekers: Cross-sectional survey and qualitative interview study. *Journal of Medical Internet Research*, *13*(1), e20. Doi: 10.2196/jmir.1600.

Promberger, M., & Baron, J. (2006). Do patients trust computers? *Journal of Behavioral Decision Making*, *19*(5), 455–468. Doi: 10.1002/bdm.542

Prommer, E. (2005). Protokollierung. In L. Mikos & C. Wegener (Hrsg.), *Qualitative Medienforschung: Ein Handbuch* (S. 372–376). Konstanz: UVK.

Prpic, K. (2011). Science, the public, and social elites: How the general public, scientists, top politicians and managers perceive science. *Public Understanding of Science*, *20*(6), 733–750. Doi: 10.1177/0963662510366363

Query, J. L., & Kreps, G. L. (2014). Ein Beziehungsmodell zur gesundheitsbezogenen Kommunikationskompetenz bei pflegenden Angehörigen von Alzheimer-Patienten. In A. Schorr (Hrsg.), *Gesundheitskommunikation: Psychologische und interdisziplinäre Perspektiven* (S. 265–287). Baden-Baden: Nomos.

Rabenberg, M. (2013). *Arthrose: Gesundheitsberichterstattung des Bundes* (No. 54). Robert Koch Institut. Verfügbar unter: https://www.rki.de/DE/Content/ Gesundheitsmonitoring/-Gesundheitsberichterstattung/GBEDownloadsT/ arthrose.pdf?__blob=publicationFile (22.04.2018).

Rains, S. A. (2008). Seeking health information in the information age: The role of internet self-efficacy. *Western Journal of Communication*, *72*(1), 1–18. Doi: 10.1080/10570310701827612

Rains, S. A., & Donnerstein Karmikel, C. (2009). Health information-seeking and perceptions of website credibility: Examining Web-use orientation, message characteristics, and structural features of websites. *Computers in Human Behavior*, *25*(2), 544–553. Doi: 10.1016/j.chb.2008.11.005

Rains, S. A., & Ruppel, E. K. (2016). Channel complementarity theory and the health information-seeking process: Further investigating the implications of source characteristic complementarity. *Communication Research*, *43*(2), 232–252. Doi: 10.1177/0093650213510939

Rains, S. A., & Tukachinsky, R. (2015). An examination of the relationships among uncertainty, appraisal, and information-seeking behavior proposed in uncertainty management theory. *Health Communication*, *30*(4), 339–349. Doi: 10.1080/10410236.2013.858285

Real, K., & Rimal, R. N. (2007). Friends talk to friends about drinking: Exploring the role of peer communication in the theory of normative social behavior. *Health Communication*, *22*(2), 169–180. Doi: 10.1080/10410230701454254

Reifegerste, D., Bachl, M., & Baumann, E. (2017a). Surrogate health information seeking in Europe: Influence of source type and social network variables. *International Journal of Medical Informatics*, *103*, 7–14. Doi: 10.1016/ j.ijmedinf.2017.04.006

Reifegerste, D., Bachl, M., & Baumann, E. (2017b). Wer sind die „Surrogate Seeker"? Demografische, motivationale und sozio-kulturelle Faktoren der Suche nach Gesundheitsinformationen für andere Personen. In C. Lampert & M. Grimm (Hrsg.), *Gesundheitskommunikation als transdisziplinäres Forschungsfeld* (S. 119–131). Baden-Baden: Nomos.

Reinecke, J. (2014). *Strukturgleichungsmodelle in den Sozialwissenschaften* (2., aktual. und erw. Auflage). München: De Gruyter.

Renn, O., & Kastenholz, H. (2008). Vertrauensverlust in Institutionen: Herausforderung für die Risikokommunikation. In D. Klumpp, H. Kubicek, A. Roßnagel, & W. Schulz (Hrsg.), *Informationelles Vertrauen für die Informationsgesellschaft* (S. 103–120). Berlin [u. a.]: Springer.

Righetti, F., & Finkenauer, C. (2011). If you are able to control yourself, I will trust you: The role of rerceived self-control in interpersonal trust. *Journal of Personality and Social Psychology, 100*(5), 874–886. Doi: 10.1037/a0021827

Rimal, R. N. (2001). Perceived risk and self-efficacy as motivators: Understanding individuals´ long term use of health information. *Journal of Communication, 51*(4), 633–654. Doi: 10.1111/j.1460-2466.2001.tb02900.x

Rimal, R. N., & Real, K. (2003). Perceived risk and efficacy beliefs as motivators of change: Use of the Risk Perception Attitude (RPA) Framework to understand health behaviors. *Human Communication Research, 29*(3), 370–399. Doi: 10.1111/j.1468-2958.2003.tb00844.x

Rimer, B. K., Glanz, K., & Viswanath, K. (Hrsg.). (2008). *Health behavior and health education: Theory, research, and practice* (4. Aufl.). San Francisco, CA: Jossey-Bass.

Rimmer, T., & Weaver, D. (1987). Different questions, different answers? Media use and media credibility? *Journalism & Mass Communication Quarterly, 64*(1), 28–44. Doi: 10.1177/107769908706400104

Ripperger, T. (1998). *Ökonomik des Vertrauens: Analyse eines Organisationsprinzips.* Tübingen: Mohr Siebeck.

Roberts, C. (2010). Correlations among variables in message and messenger credibility scales. *American Behavioral Scientist, 54*(1), 43–56. Doi: 10.1177/0002764210376310

Roberts, M. R., Reid, G., Schroeder, M., & Norris, S. P. (2013). Causal or spurious? The relationship of knowledge and attitudes to trust in science and technology. *Public Understanding of Science, 22*(5), 624–641. Doi: 10.1177/0963662511420511

Roper, B. W. (1985). *Public attitudes toward television and other media in a time of change*. New York: Television Information Office.

Rosen, N. O., & Knäuper, B. (2009). A little uncertainty goes a long way: State and trait differences in uncertainty interact to increase information seeking but also increase worry. *Health Communication*, *24*(3), 228–238. Doi: 10.1080/10410230902804125

Rossmann, C. (2003). Zu Risiken und Nebenwirkungen fragen Sie die Patienten: Eine Studie zur Darstellung von Ärzten in Krankenhausserien und ihrem Einfluss auf das Arztbild von Patienten. *Medien & Kommunikation*, *51*(3-4), 497–522.

Rossmann, C. (2010). Gesundheitskommunikation im Internet. Erscheinungsformen, Potenziale, Grenzen. In W. Schweiger & K. Beck (Hrsg.), *Handbuch Online-Kommunikation* (S. 338–363). Wiesbaden: VS Verlag für Sozialwissenschaften. Doi: 10.1007/978-3-531-92437-3_14

Rossmann, C., & Karnowski, V. (2014). eHealth & mHealth: Gesundheitskommunikation online und mobil. In K. Hurrelmann & E. Baumann (Hrsg.), *Handbuch Gesundheitskommunikation* (S. 271–285). Bern: Verlag Hans Huber.

Rotter, J. B. (1967). A new scale for the measurement of interpersonal trust. *Journal of Personality*, *35*(4), 651–665. Doi: 10.1111/j.1467-6494.1967.tb 01454.x

Rousseau, D. M., Sitkin, S. B., Burt, R. S., & Camerer, C. (1998). Not so different after all: A cross-discipline view of trust. *Academy of Management Review*, *23*(3), 393–404. Doi: 10.5465/AMR.1998.926617

Roussi, P., & Miller, S. M. (2014). Monitoring style of coping with cancer related threats: A review of the literature. *Journal of Behavioral Medicine*, *37*(5), 931–954. Doi: 10.1007/s10865-014-9553-x

Rowe, R., & Calnan, M. (2006). Trust relations in health care—the new agenda. *European Journal of Public Health*, *16*(1), 4–6. Doi: 10.1093/eurpub/ckl004

Rubin, A. M. (1986). Uses, gratifications, and media effects research. In J. Bryant & D. Zillmann (Hrsg.), *Perspectives on media effects* (S. 281–301). Hillsdale, NJ: Lawrence Erlbaum.

Rummer, A., & Scheibler, F. (2016). Patientenrechte. Informierte Entscheidung als patientenrelevanter Endpunkt. *Deutsches Ärzteblatt*, *113*(8), 322–324. Verfügbar unter: https://www.aerzteblatt.de/pdf.asp?id=175052 (22.04.2018)

Ruppel, E. K., & Rains, S. A. (2012). Information sources and the health information-seeking process: An application and extension of channel complementarity theory. *Communication Monographs, 79*(3), 385–405. Doi: 10.1080/03637751.2012.697627

Safran, D. G., Kosinski, M., Tarlov, A. R., Rogers, W. H., Taira, D. H., Lieberman, N., & Ware, J. E. (1998). The primary care assessment survey: Tests of data quality and measurement performance. *Medical Care, 36*(5), 728–739.

Safran, D. G., Montgomery, J. E., Chang, H., Murphy, J., & Rogers, W. H. (2001). Switching doctors: predictors of voluntary disenrollment from a primary physician's practice. *The Journal of Family Practice, 50*(2), 130–136.

Sarason, I. G., & Sarason, B. R. (1985). *Social support: Theory, research and applications.* Dordrecht: Springer Netherlands.

Sbaffi, L., & Rowley, J. (2017). Trust and credibility in web-based health information: A review and agenda for future research. *Journal of Medical Internet Research, 19*(6), e218. Doi: 10.2196/jmir.7579

Schaeffer, D., Hurrelmann, K., Bauer, U., & Kolpatzik, K. (Eds.). (2018). *Nationaler Aktionsplan Gesundheitskompetenz - Die Gesundheitskompetenz in Deutschland stärken.* Berlin: KomPart.

Schaeffer, D., Vogt, D., Berens, E.-M., Messer, M., Quenzel, G., & Hurrelmann, K. (2017). Health Literacy in Deutschland. In D. Schaeffer & J. M. Pelikan (Hrsg.), *Health Literacy: Forschungsstand und Perspektiven* (S. 129–144). Bern: Hogrefe.

Scheiber, A., & Gründel, M. (2000). Virtuelle Gemeinschaften? In D. Jazbinsek (Hrsg.), *Gesundheitskommunikation* (S. 164–182). Wiesbaden: VS Verlag für Sozialwissenschaften. Doi: 10.1007/978-3-663-08098-5_9

Scheibler, F., Kasper, J., Turjalei, A., Moisl, D., Ommen, O., Janssen, C., & Pfaff, H. (2011). Entwicklung und Validierung der Skala „Vertrauen in den Arzt" im Kölner Patientenfragebogen. *Klinische Diagnostik und Evaluation, 4*(1), 63–77.

Schenk, M., Jers, C., & Gölz-Weis, H. (2013). *Die Nutzung des Web 2.0 in Deutschland: Verbreitung, Determinanten und Auswirkungen.* Baden-Baden: Nomos.

Scherer, H. (1997). *Medienrealität und Rezipientenhandeln: Zur Entstehung handlungsleitender Vorstellungen.* Wiesbaden: Deutscher Universitätsverlag.

Scherer, H., & Link, E. (2017). Massenkommunikation über Gesundheit und Krankheit. In C. Rossmann & M. R. Hastall (Hrsg.), *Handbuch Gesundheitskommunikation: Kommunikationswissenschaftliche Perspektiven*. Wiesbaden: Springer Fachmedien.

Scherer, H., Link, E., Baumann, E., Emde-Lachmund, K., & Klimmt, C. (2016). Kommunikation in Krisenzeiten: Neue Perspektiven auf die Interaktion von Risikowahrnehmung und Gesundheitsinformationsverhalten am Beispiel der Ebola-Epidemie. In A.-L. Camerini, F. Rothenfluh, & R. Ludolph (Hrsg.), *Gesundheitskommunikation im Spannungsfeld zwischen Theorie und Praxis* (S. 196–210). Baden-Baden: Nomos.

Schermelleh-Engel, K., & Werner, C. (2008). Methoden der Reliabilitätsbestimmung. In H. Moosbrugger & A. Kelava (Hrsg.), *Testtheorie und Fragebogenkonstruktion* (S. 113–133). Berlin [u. a.]: Springer. Doi: 10.1007/978-3-540-71635-8_6

Schiavo, R. (2013). *Health communication: From theory to practice* (2. Aufl.). Hoboken, US: Wiley.

Schlenker, B. R., Helm, B., & Tedeschi, J. T. (1973). The effects of personality and situational variables on behavioral trust. *Journal of Personality and Social Psychology, 25*(3), 419–427.

Schmidt, J. H. (2010). Die Rolle der Onlinekommunikation bei der Herstellung von Vertrauen. In M. Kayser, J. Böhm, & A. Spiller (Hrsg.), *Die Ernährungswirtschaft in der Öffentlichkeit: Social Media als neue Herausforderung der PR* (S. 42–53). Göttingen: Cuvillier.

Schmidt-Kaehler, S. (2005). Patienteninformation und -beratung im Internet. Transfer medientheoretischer Überlegungen auf ein expandierendes Praxisfeld. *M&K Medien- und Kommunikationswissenschaft, 53*(4), 471–485.

Schnee, M. (2006). Vertrauen in die Gesundheitsversorgung. In J. Böcken, B. Braun, & R. Amhof (Hrsg.), *Gesundheitsmonitor 2006: Gesundheitsversorgung und Gestaltungsoptionen aus der Perspektive von Bevölkerung und Ärzten* (S. 171–186). Gütersloh: Bertelsmann Stiftung.

Scholl, A. (2003). *Die Befragung*. Konstanz: UVK.

Schoorman, F. D., Mayer, R. C., & Davis, J. H. (2007). An integrative model of organizational trust: Past, present and future. *The Academy of Management Review, 32*(2), 344–354.

Schultz, T., Jackob, N., Ziegele, M., Quiring, O., & Schemer, C. (2017). Erosion des Vertrauens zwischen Medien und Publikum? Ergebnisse einer repräsentativen Bevölkerungsumfrage. *Media Perspektiven, o.Jg.*(5), 246–272.

Schulz, P. J., & Nakamoto, K. (2013). Health literacy and patient empowerment in health communication: the importance of separating conjoined twins. *Patient Education and Counseling, 90*(1), 4–11. Doi: 10.1016/j.pec.2012.09.006

Schweer, M., & Thies, B. (2005). Vertrauen durch Glaubwürdigkeit - Möglichkeiten der (Wieder-) Gewinnung von Vertrauen aus psychologischer Perspektive. In B. Dernbach & M. Meyer (Hrsg.), *Vertrauen und Glaubwürdigkeit: Interdisziplinäre Perspektiven* (S. 47–63). Wiesbaden: VS Verlag für Sozialwissenschaften.

Schweiger, W. (2000). Media Credibility – experience or image? A survey on the credibility of the World Wide Web in Germany in comparison to other media. *European Journal of Communication, 15*(1), 37–59. Doi: 10.1177/0267 323100015001002

Schweiger, W. (2007). *Theorien der Mediennutzung: Eine Einführung* (1. Aufl.). *Lehrbuch*. Wiesbaden: VS Verlag für Sozialwissenschaften.

Schweiger, W. (2010). Informationsnutzung online: Informationssuche, Selektion, Rezeption und Usability von Online-Medien. In W. Schweiger & K. Beck (Hrsg.), *Handbuch Online-Kommunikation* (S. 184–210). Wiesbaden: VS Verlag für Sozialwissenschaften. Doi: 10.1007/978-3-531-92437-3_8

Seidenglanz, R. (2008). Aspekte der Medienglaubwürdigkeit. In G. Bentele & S. Wehmeier (Hrsg.), *Objektivität und Glaubwürdigkeit: Medienrealität rekonstruiert* (35–61). Wiesbaden: VS Verlag für Sozialwissenschaften.

Self, C. C. (2009). Credibility. In D. W. Stacks & M. B. Salwen (Hrsg.), *Communication theory and methodology. An integrated approach to communication theory and research* (2. Aufl., S. 435–456). New York: Routledge.

Serong, J., Anhäuser, M., & Wormer, H. (2016). Qualitätsveränderungen der Wissenschaftskommunikation am Beispiel medizinischer Themen. In G. Ruhrmann, S. H. Kessler, & L. Guenther (Hrsg.), *Wissenschaftskommunikation zwischen Risiko und (Un-)Sicherheit* (S. 92–121). Köln: Herbert von Halem Verlag.

Shenolikar, R. A., Balkrishnan, R., & Hall, M. A. (2004). How patient-physician encounters in critical medical situations affect trust: Results of a national survey. *BMC Health Services Research, 4*(1), 24. Doi: 10.1186/1472-6963-4-24

Shepperd, S., Charnock, D., & Gann, B. (1999). Helping patients access high quality health information. *BMJ, 319*(7212), 764–766. Doi: 10.1136/ bmj.319.7212.764

Shore, D. A. (2003). Communicating in times of uncertainty: The need for trust. *Journal of Health Communication: International Perspectives*, *8*(1), 13–14. Doi: 10.1080/713851977

Siegrist, J. (1995). *Medizinische Soziologie* (5. Auflage). München [u. a.]: Urban & Fischer.

Siles, I., & Boczkowski, P. J. (2012). Making sense of the newspaper crisis: A critical assessment of existing research and an agenda for future work. *New Media & Society*, *14*(8), 1375–1394. Doi: 10.1177/1461444812455148

Simmel, G. (1999). *Soziologie: Untersuchungen über die Formen der Vergesellschaftung* (Vol. 811). Frankfurt am Main: Otthein Rammstedt.

Simons, H. W., Berkowitz, N. N., & Moyer, R. J. (1970). Similarity, credibility, and attitude change: A review and a theory. *Psychological Bulletin*, *73*(1), 1–16. Doi: 10.1037/h0028429

Simpson, J. A. (2007). Psychological foundations of Ttrust. *Current Directions in Psychological Science*, *16*(5), 264–268. Doi: 10.1111/j.1467-8721.2007.00517.x

Sitkin, S. B., & Roth, N. L. (1993). Explaining the limited effectiveness of legalistic "remedies" for trust/distrust. *Organization Science*, *4*(3), 367–392. Doi: 10.1287/orsc.4.3.367

Slater, M. D. (2007). Reinforcing spirals: The mutual influence of media selectivity and media effects and their impact on individual behavior and social identity. *Communication Theory*, *17*(3), 281–303. Doi: 10.1111/j.1468-2885.2007.00296.x

Slovic, P. (1993). Perceived risk, trust, and democracy. *Risk Analysis*, *13*(6), 675–682. Doi: 10.1111/j.1539-6924.1993.tb01329.x

Solomon, M. R., Surprenant, C., Czepiel, J. A., & Gutman, E. G. (1985). A role theory perspective on dyadic interactions: The service encounter. *Journal of Marketing*, *49*(1), 99–111. Doi: 10.2307/1251180

Sorrentino, R. M., Holmes, J. G., Hanna, S. E., & Sharp, A. (1995). Uncertainty orientation and trust in close relationships: Individual differences in cognitive style. *Journal of Personality and Social Psychology*, *68*(2), 314–327. Doi: 10.1037/0022-3514.68.2.314

Sorrentino, R. M., Raso-Knott, P. A., & Hewitt, E. C. (1992). Risk-taking in games of chance and skill: Informational and affective influences on choice behavior. *Journal of Personality and Social Psychology*, *62*(3), 522–533. Doi: 10.1037/0022-3514.62.3.522

Stake, C. E., Talbert, P. Y., Hopkinson, W. J., Daley, R. J., Alden, K. J., & Domb, B. G. (2015). Hip arthroplasty or medical management: A challenging treatment decision for younger patients. *The Journal of Arthroplasty, 30*(6), 950–954. Doi: 10.1016/j.arth.2015.01.032

Statistisches Bundesamt. (2016). Laufende Bevölkerungsstatistiken 2016. Verfügbar unter: https://www.destatis.de/DE/ZahlenFakten/Gesellschaft Staat/Bevoelkerung/Bevoelkerung.html (29.04.2018)

Stewart, M. A. (1995). Effective physician-patient communication and health outcomes: A review. *Canadian Medical Association Journal (CMAJ), 152*(9), 1423–1433.

Stirling, A., & Gee, D. (2002). Science, precaution, and practice. *Public Health Reports, 117*(6), 521–533. Doi: 10.1093/phr/117.6.521

Stryker, J. E., Moriarty, C. M., & Jensen, J. D. (2008). Effects of newspaper coverage on public knowledge about modifiable cancer risks. *Health Communication, 23*(4), 380–390. Doi: 10.1080/10410230802229894

Sundar, S. S. (2008). The MAIN Model: A heuristic approach to understanding technology effects on credibility. In M. J. Metzger & A. J. Flanagin (Hrsg.), *Digital media, youth, and credibility* (S. 73–100). Cambridge, Mass.: MIT Press.

Sundar, S. S., Rice, R. E., Kim, H. S., & Sciamanna, C. N. (2011). Online health information: Conceptual challenges and theoretical opportunities. In T.L. Thompson, R. Parrott, & J.F. Nussbaum (Hrsg.), *The Routledge Handbook of Health Communication* (2. Aufl., S. 181–202). New York, NY: Routledge.

Sztompka, P. (1999). *Trust: A sociological theory.* Cambridge, UK: Cambridge University Press.

Szwajcer, E. M., Hiddink, G. J., Koelen, M. A., & van Woerkum, C M J. (2005). Nutrition-related information-seeking behaviours before and throughout the course of pregnancy: Consequences for nutrition communication. *European Journal of Clinical Nutrition, 59*(1), 57-65. Doi: 10.1038/sj.ejcn.1602175

Tan, A. (2015). *An analysis of prevalence and predictors of health media trust.* International Communication Association, Puerto Rico.

Terry, D. J., & O'Leary, J. E. (1995). The Theory of Planned Behaviour: The effects of perceived behavioural control and self-efficacy. *The British Journal of Social Psychology, 34*(2), 199–220.

Thiedeke, U. (2007). *Trust, but test! Das Vertrauen in virtuellen Gemeinschaften.* Konstanz: UVK Verlagsgesellschaft.

Thielscher, C., & Schulte-Sutrum, B. (2016). Die Entwicklung der Arzt-Patienten-Beziehung in Deutschland in den letzten Jahren aus Sicht von Vertretern der Ärztekammern und der Kassenärztlichen Vereinigungen. *Gesundheitswesen, 78*(1), 8–13. Doi: 10.1055/s-0034-1384567

Thies, B. (2011). Anmerkungen zum Stellenwert von Vertrauen als Kernkonstrukt für den Umgang mit gesellschaftlichen Risiken. *Erwägen Wissen Ethik, 22*(2), 307–309.

Thom, D. H. (2001). Physician behaviors that predict patient trust. *The Journal of Family Practice, 50*(4), 323–328.

Thom, D. H., Bloch, D. A., & Segal, E. S. (1999). An intervention to increase patients´ trust in their physicians. *Academic Medicine, 74*(2), 195–198. Doi: 10.1097/00001888-199902000-00019

Thom, D. H., & Campbell, B. (1997). Patient-physician trust: an exploratory study. *The Journal of Family Practice, 44*, 169–176.

Thom, D. H., Hall, M. A., & Pawlson, L. G. (2004). Measuring patients´ trust in physicians when assessing quality of care. *Health Affairs, 23*(4), 124–132. Doi: 10.1377/hlthaff.23.4.124

Thom, D. H., Ribisl, K. M., Stewart, A. L., & Luke, D. A. (1999). Further validation and reliability testing of the Trust in Physician Scale. The Stanford Trust Study Physicians. *Medical Care, 37*(5), 510–517.

Thorne, S. E., & Robinson, C. A. (1988). Reciprocal trust in health care relationships. *Journal of Advanced Nursing, 13*(6), 782–789. Doi: 10.1111/j.1365-2648.1988.tb00570.x

Tian, Y., & Robinson, J. D. (2008). Media use and health information seeking: An empirical test of complementarity theory. *Health Communication, 23*(2), 184–190. Doi: 10.1080/10410230801968260

Timmermans, L. M., van Zuuren, F. J., van der Maazen, R. W., Leer, J. W., & Kraaimaat, F. W. (2007). Monitoring and blunting in palliative and curative radiotherapy consultations. *Psycho-Oncology, 16*(12), 1111–1120. Doi: 10. 1002/pon.1177

Trachtenberg, F., Dugan, E., & Hall, M. A. (2005). How patients' trust relates to their involvement in medical care. *The Journal of Family Practice, 54*(4), 344–352.

Trepte, S., Reinecke, L., & Behr, K.-M. (2008). Qualitätserwartungen und ethischer Anspruch bei der Lektüre von Blogs und von Tageszeitungen. *Publizistik, 53*(4), 509–534.

Tsfati, Y. (2010). Online news exposure and trust in the mainstream media: Exploring possible associations. *American Behavioral Scientist, 54*(1), 22–42. Doi: 10.1177/0002764210376309

Tsfati, Y., & Cappella, J. N. (2003). Do people watch what they do not trust? Exploring the association between news media skepticism and exposure. *Communication Research, 30*(5), 504–529. Doi: 10.1177/0093650203253371

Tsfati, Y., & Cappella, J. N. (2005). Why do people watch news they do not trust? The need for cognition as a moderator in the association between news media sceptism and exposure. *Media Psychology, 7*(1), 251–271. Doi: 10.1207/S1532785XMEP0703_2

Tustin, N. (2010). Patient satisfaction online health info seeking. *Journal of Health Communication, 15*(1), 3–17.

Urban, D., & Mayerl, J. (2014). *Strukturgleichungsmodellierung.* Wiesbaden: Springer.

Van de Velde, L., Verbeke, W., Popp, M., & van Huylenbroeck, G. (2011). Trust and perception related to information about biofuels in Belgium. *Public Understanding of Science, 20*(5), 595–608. Doi: 10.1177/0963662509358641

van der Rijt, G. A. J. (2000). Health complaints and the search for health information. *Communications, 25*(2), 143-160. Doi: https://doi.org/10.1515/comm.2000.25.2.143

van Zuuren, F. J., & Wolfs, H. M. (1991). Styles of information seeking under threat: personal a situational aspects of monitoring and blunting. *Personality and Individual Differences, 12*(2), 141–149. Doi: 10.1016/0191-8869(91)90097-U

van Zuuren, F. J., Groot, K. I. de, Mulder, N. L., & Muris, P. (1996). Coping with medical threat: An evaluation of the threatening medical situations inventory (TMSI). *Personality and Individual Differences, 21*(1), 21–31.

Wallenfels, M. (2015, March 12). Schwindendes Vertrauen in Hausärzte. *Ärzte Zeitung Online.* Verfügbar unter: http://www.aerztezeitung.de/praxis_wirtschaft/special-arzt-patient/article/881287/jungen-patienten-schwindendes-vertrauen-hausaerzte.html (22.04.2018)

Wallston, B. S., Wallston, K. A., Kaplan, G. D., & Maides, S. A. (1976). Development and validation of the Health Locus of Control (HLC) Scale. *Journal of Consulting and Clinical Psychology, 44*(4), 580–585.

Wallston, K. A., Wallston, B. S., & DeVellis, R. (1978). Development of the Multidimensional Health Locus of Control (MHLC) Scales. *Health Education Monographs*, *6*(2), 160–170.

Walsh, M. C., Trentham-Dietz, A., Schroepfer, T. A., Reding, D. J., Campbell, B., Foote, M. L.,. . . Cleary, J. F. (2010). Cancer information sources used by patients to inform and influence treatment decisions. *Journal of Health Communication*, *15*(4), 445–463. Doi: 10.1080/10810731003753109.

Wang, Z., Walther, J. B., Pingree, S., & Hawkins, R. P. (2008). Health information, credibility, homophily, and influence via the Internet: Web sites versus discussion groups. *Health Communication*, *23*(4), 358–368. Doi: 10.1080/10410230802229738

Warner, D., & Procaccino, J. D. (2004). Toward wellness: Women seeking health information. *Journal of the American Society for Information Science and Technology*, *55*(8), 709–730. Doi: 10.1002/asi.20016

Wathen, C. N., & Burkell, J. (2002). Believe it or not: Factors influencing credibility on the Web. *Journal of the American Society for Information Science and Technology*, *53*(2), 134–144. Doi: 10.1002/asi.10016

Weaver, J. B. 3., Mays, D., Lindner, G., Eroglu, D., Fridinger, F., & Bernhardt, J. M. (2009). Profiling characteristics of internet medical information users. *Journal of the American Medical Informatics Association : JAMIA*, *16*(5), 714–722. Doi: 10.1197/jamia.M3150

Weiber, R., & Mühlhaus, D. (2010). *Strukturgleichungsmodellierung: Eine anwendungsorientierte Einführung in die Kausalanalyse mit Hilfe von AMOS, SmartPLS und SPSS*. Heidelberg: Springer.

Wengler, A., Nimptsch, U., & Mansky, T. (2014). Hüft- und Kniegelenkersatz in Deutschland und den USA: Auswertung deutscher und US-amerikanischer Krankenhauseinzelfalldaten von 2005 bis 2011. *Deutsches Ärzteblatt*, *111*(23-24), 407–416. Doi: 10.3238/arztebl.2014.0407

West, M. D. (1994). Validating a scale for the measurement of credibility: A covariance structure modeling approach. *Journalism & Mass Communication Quarterly*, *71*(1), 159–168. Doi: 10.1177/107769909407100115

West, S. G., Finch, J. F., & Curran, P. (1995). Structural equation models with nonnormal variables: Problems and remedies. In R. H. Hoyle (Hrsg.), *Structural Equation Modeling: Concepts, issues, and applications* (S. 56–75). Thousand Oaks, Calif: Sage Publications.

Williams, D. (2006). On and off the 'Net: Scales for Social Capital in an online era. *Journal of Computer-Mediated Communication*, *11*(2), 593–628. Doi: 10.1111/j.1083-6101.2006.00029.x

Winter, S., & Krämer, N. C. (2014). A question of credibility – Effects of source cues and recommendations on information selection on news sites and blogs. *Communications*, *39*(4), 435–456. Doi: 10.1515/commun-2014-0020

Wirth, W. (1999). Methodologische und konzeptionelle Aspekte der Glaubwürdigkeitsforschung. In P. Rössler & W. Wirth (Hrsg.), *Glaubwürdigkeit im Internet: Fragestellungen, Modelle, empirische Befunde* (S. 47–66). München: R. Fischer.

Wirth, W., Böcking, T., Karnowski, V., & Pape, T. von. (2007). Heuristic and systematic use of search engines. *Journal of Computer-Mediated Communication*, *12*(3), 778–800. Doi: 10.1111/j.1083-6101.2007.00350.x

Witte, K. (1992). Putting the fear back into fear appeals: The Extended Parallel Process Model. *Communication Monographs*, *59*(4), 329–349. Doi: 10.1080/03637759209376276

Wong, N. C. H. (2012). Interaction of comparative cancer risk and cancer efficacy perceptions on cancer-related information seeking and scanning behaviors. *Communication Research Reports*, *29*(3), 193–203. Doi: 10.1080/08824 096.2012.684808

Wormer, H. (2014). Medizin- und Gesundheitsjournalismus. In K. Hurrelmann & E. Baumann (Hrsg.), *Handbuch Gesundheitskommunikation* (S. 195–213). Bern: Verlag Hans Huber.

Wright, K. B., & Rains, S. A. (2014). Weak tie support preference and preferred coping styles as predictors of perceived credibility within health-related computer-mediated support groups. *Health Communication*, *29*(3), 281–287. Doi: 10.1080/10410236.2012.751084

Yang, Z. J., Aloe, A. M., & Feeley, T. H. (2014). Risk Information Seeking and Processing Model: A meta-analysis. *Journal of Communication*, *64*(1), 20–41. Doi: 10.1111/jcom.12071

Ye, Y. (2010a). A path analysis on correlates of consumer trust in online health information: Evidence from the Health Information National Trends Survey. *Journal of Health Communication: International Perspectives*, *15*(3), 200–215. Doi: 10.1080/10810730.2010.522687

Ye, Y. (2010b). Correlates of consumer trust in online health information: Findings from the Health Information National Trends Survey. *Journal of Health Communication: International Perspectives*, *16*(1), 34–49. Doi: 10.1080/1081 0730.2010.529491

Yuki, M., Maddux, W. W., Brewer, M. B., & Takemura, K. (2005). Cross-cultural differences in relationship- and group-based trust. *Personality & Social Psychology Bulletin, 31*(1), 48–62. Doi: 10.1177/0146167204271305

Zhao, X., & Cai, X. (2009). The role of risk, efficacy, and anxiety in smokers' cancer information seeking. *Health Communication, 24*(3), 259–269. Doi: 10.1080/10410230902805932

Zillien, N., & Lenz, T. (2008). Gesundheitsinformationen in der Wissensgesellschaft. Empirische Befunde zur gesundheitlichen Internetnutzung. In C. Stegbauer & M. Jäckel (Hrsg.), *Social Software* (S. 155–173). Wiesbaden: VS Verlag für Sozialwissenschaften. Doi: 10.1007/978-3-531-90802-1_9

Zok, K. (2014). Unterschiede bei der Gesundheitskompetenz: Ergebnisse einer bundesweiten Repräsentativ-Befragung unter gesetzlich Versicherten. *WIdO-monitor, 11*(2), 1–12.

# Anhang

A) Erhebungsinstrumente

B) Tabellenanhang

## A) Erhebungsinstrumente

## 1. Leitfaden der qualitativen Interviews

### Begrüßung und Organisatorisches
- für die Gesprächsbereitschaft bedanken
- eigene Vorstellung
- Studienhintergrund: Informationen über den Ablauf und die Inhalte des Gespräches — kurze Angabe des Themas „Woher bekommen Sie guten Rat?"
  - „In unserem Gespräch soll es um Ihre Erfahrungen im Zuge der Operation gehen und wie Sie sich betreut gefühlt haben. Zudem interessiere ich mich auch dafür von wem oder wo Sie wichtige Ratschläge erhalten haben und welche Informationen und Unterstützung für Sie wertvoll waren."
- Ganz wichtig für Sie: Es gibt keine richtigen und falschen Antworten — es geht mir nur um Ihre persönliche Meinung, Ihre Einschätzung und Erfahrungen.
- Aufzeichnung und Datenschutz
  - „Haben Sie etwas dagegen, wenn wir das Gespräch aufzeichnen? Ihre Antworten und Angaben werden selbstverständlich anonym und nur im Rahmen dieser Studie eingesetzt."
  - (Nur auf expliziten Wunsch Freigabe des Transkripts — bitte vermerken)

© Springer Fachmedien Wiesbaden GmbH, ein Teil von Springer Nature 2019
E. Link, *Vertrauen und die Suche nach Gesundheitsinformationen*,
https://doi.org/10.1007/978-3-658-24911-3

## Gesprächseinstieg

**Wie geht's Ihnen denn heute?**
Mich interessiert zu Beginn, welche Erlebnisse und Erfahrungen Sie vor und
nach der Operation gemacht haben. Bitte denken Sie einmal an die Zeit, in der
Sie die ersten Beschwerden bemerkt haben. **Was haben Sie seitdem erlebt?**

— Wann haben Sie sich das erste Mal damit auseinandergesetzt, dass Sie
  sich operieren lassen sollten? Wie lief das ab?

— Wann haben Sie sich dafür entschieden, sich operieren zu lassen? Warum?

  ▪ Was hat Sie zuvor bestärkt oder auch gehindert etwas zu unterneh-
    men?

## Wahrgenommene Unsicherheit

**Wie haben Sie sich in diesem Prozess gefühlt? Inwiefern?**

**Gab es in dieser Zeit Momente, in denen Sie sich besonders unsicher
gefühlt haben? Inwiefern?**

**Was hat Sie in diesen Momenten verunsichert und besorgt?**

— Wie haben Sie sich beispielsweise gefühlt, und welche Fragen haben Sie
  sich gestellt, …

  ▪ als die ersten Beschwerden aufgetaucht sind?

  ▪ als Sie die Empfehlung erhalten haben, sich operieren zu lassen?

  ▪ als Sie die Entscheidung treffen mussten, sich operieren zu lassen?

**Wie sind Sie mit dieser Unsicherheit umgegangen?**

**Im Vergleich dazu: Gab es auch Momente in denen Sie sich sicher ge-
fühlt haben und Ihnen klar war was Sie jetzt tun sollen? Welche Momente waren das?**

**Informationshandeln: Prozesse und Dynamik der Informationsbeschaffung**

**Daran anschließend würde ich gerne wissen, wie Sie sich seit den ersten Beschwerden über ihre Krankheit, das Implantat oder die OP selbst informiert haben.**

- In welchen Momenten hatten Sie denn das Bedürfnis nach weiteren Informationen?
- Zu welchen Themen wollten Sie mehr wissen?
- Bei wem oder wo haben Sie hilfreiche Informationen und Antworten auf Ihre Fragen bekommen?
- Gab es Dinge, über die Sie eigentlich gar nichts Genaueres wissen wollten?
    - Welche waren dies, und warum wollten Sie sich hierüber nicht eingehender informieren?
- Welche Informationen und Quellen waren denn
    - bei den ersten Beschwerden
    - bei der Auseinandersetzung mit dem Implantat und der OP
    - für die OP-Entscheidung
    - nach der OP
  besonders nützlich? Warum? Wo haben Sie diese Informationen gefunden?
- Haben Sie bestimmte Informationen als belastend empfunden? Warum?

**ARZT**
**Verhältnis zum Arzt (Arzt-Patienten-Kommunikation)**

Ich würde gerne noch etwas näher auf Ihre Erfahrungen und Erlebnisse mit Ihrem behandelnden Arzt eingehen.

**Wie würden Sie die Beziehung zwischen Ihnen und Ihrem Arzt beschreiben?**
**Vertrauen Sie Ihrem behandelnden Arzt?**

- Woran machen Sie fest/wie entscheiden Sie, ob Sie einem Arzt vertrauen können? (z. B. Eigenschaften, Verhaltensweisen, Erfahrungen)

**Wie würden Sie den Austausch mit dem Arzt beschreiben? Wie sah so ein typischer Arztbesuch während der Behandlung aus?**

— Wie hat Sie der Arzt über die Krankheit, die Operation und das Implantat aufgeklärt?

■ Haben Sie dem Implantat von Anfang an vertraut? Warum hatten Sie (kein) Vertrauen?

■ Wovon machen Sie Ihre Einschätzung abhängig?

■ Hatten Sie das Gefühl, gut informiert zu sein?

■ Hatten Sie nach dem Besuch noch offene Fragen? Wie sind Sie damit umgegangen?

— Wie lief denn der Prozess der Therapieentscheidung ab?

■ Welche Rolle hat dabei der Arzt gespielt?

— Waren Sie mit der Betreuung durch den Arzt zufrieden? Und warum waren Sie zufrieden oder vielleicht auch unzufrieden? (z. B. Zeitaufwand, Kenntnis der eigenen Krankengeschichte, Verständlichkeit der Informationen)

## MEDIEN
### Verhältnis zu medialen Gesundheitsinformationen

Eine weitere Informationsquelle können auch Zeitungen, Zeitschriften, das Fernsehen, das Internet oder Internet-Foren darstellen.

**Informieren Sie sich zu Gesundheitsthemen auch über Medien?**

**Wie wichtig waren Informationen aus den Medien ganz konkret bei dieser Erkrankung bzw. für diese Operation?**

**Wo haben Sie besonders wertvolle Informationen gefunden bzw. welche Medien waren für Sie überflüssig? Und warum?**

— Aus welchen Gründen haben Sie Informationen aus Zeitungen/Zeitschriften/Internet/Foren genutzt?

■ Haben diese andere Funktionen als beispielsweise der Arzt?

— Welche Rolle haben die Medien oder spezielle Informationen aus den Medien bei der OP-Entscheidung gespielt?

**Waren die Informationen aus den Medien aus Ihrer Sicht verlässlich und vertrauenswürdig?**
- Woran machen Sie fest/wie entscheiden Sie, ob eine Information aus den Medien vertrauenswürdig ist bzw. dass eine Information verlässlich zu sein scheint? Und warum?
- Welche der genutzten Medien haben Sie (nicht) als besonders vertrauenswürdig empfunden und warum?

## Verhältnis und Wahrnehmung des Austausches mit FAMILIE/FREUNDEN

Ich würde gerne auch mehr darüber erfahren, ob Sie sich mit Ihrer Familie oder Freunden über die Erkrankung ausgetauscht haben.

**Inwiefern haben Sie mit Personen aus Ihrem Umfeld über Ihre Krankheit, die Operation und das Implantat gesprochen?**

**Inwiefern hat Sie Ihr Umfeld bei der Suche nach Informationen unterstützt?**
- Wie haben Sie dies empfunden?
- Wie wichtig waren Ihnen diese Informationen?
- Haben Sie sich mit der Familie und mit Freunden auch über Informationen des Arztes und der Medien ausgetauscht? Warum?
- Welche Rolle hat Ihr Umfeld bei der OP-Entscheidung gespielt?

## Verhältnisse zwischen Arzt- und Medienbotschaften

**Rückblickend würde mich interessieren, was für Sie wichtige Personen und Informationen waren, denen Sie vertraut haben? Und warum?**
- Wenn Sie die verschiedenen Informationen und Ansprechpartner (wie Familie, Arzt, aber auch mediale Quellen) miteinander vergleichen: Wie schätzen Sie deren Vertrauenswürdigkeit ein?
- Auf wen haben sie sich wie sehr bei der Entscheidung verlassen?
- Wenn sie unterschiedliche Informationen zu bestimmten Fragen erhalten haben, wie haben Sie diese bewertet und sind mit diesen Widersprüchen umgegangen?

Unabhängig von der jetzigen Situation: Auf wen oder was verlassen Sie sich normalerweise bei Entscheidungen medizinischer Art? Warum? Ganz grundsätzlich: Was macht für Sie Vertrauen aus?

Gesprächsabschluss

**Wenn Sie alles zusammenfassen: Was würde Sie anderen Patienten raten?**

## Verabschiedung

Ich bin jetzt am Ende meiner Fragen angekommen. Vielen Dank für das Gespräch und die Einsichten in Ihre Erlebnisse und Erfahrungen. Gibt es noch etwas wichtiges, was ich vergessen habe und was Sie gerne ansprechen möchten?

## 2. Fragebogen der quantitativen Befragung

**V. MAIN QUESTIONNAIRE**

Im Folgenden soll es um Ihre Gesundheit gehen sowie darum, wie Sie sich über gesundheitsbezogene Themen informieren. Zunächst möchte ich dabei näher auf das Internet als eine mögliche Quelle für solche Informationen eingehen.

### A01 [S]

*INT.: Befragte(n) mit auf den Bildschirm sehen und mitlesen lassen!*
Nutzen Sie ganz allgemein das Internet?
1.  Ja
2.  Nein

### A02 [S]

*INT.: Befragte(n) mit auf den Bildschirm sehen und mitlesen lassen!*
Haben Sie jemals Seiten im Internet genutzt, um sich über Ihre Gesundheit, Krankheit oder gesundheitsbezogene Themen zu informieren oder auszutauschen?
1.  Ja
2.  Nein

### A03 [S]

*INT.: Befragte(n) mit auf den Bildschirm sehen und mitlesen lassen!*
Wie häufig haben Sie in den letzten 30 Tagen aktiv nach Informationen über ein bestimmtes medizinisches Problem, Ihre Gesundheit oder Krankheit allgemein oder ein gesundheitsbezogenes Thema im Internet gesucht?
Sie können die Häufigkeit von nie über selten, gelegentlich, häufig bis sehr häufig abstufen.

| Nie | selten | gelegentlich | häufig | sehr häufig |
|-----|--------|--------------|--------|-------------|
| 1 | 2 | 3 | 4 | 5 |

## A04 [S]

*INT.: Befragte(n) mit auf den Bildschirm sehen und mitlesen lassen!*
Kommen wir zu speziellen Angeboten im Internet: Welche der folgenden Internet-Angebote rund um das Thema Gesundheit und Krankheit nutzen Sie generell wie häufig? Bitte geben Sie für jedes Online-Angebot an, ob Sie dieses noch nie, selten, gelegentlich, häufig oder sehr häufig nutzen.

|  | nie | selten | gelegentlich | häufig | sehr häufig |
|---|---|---|---|---|---|
| Suchmaschinen (z. B. Google, Yahoo) | 1 | 2 | 3 | 4 | 5 |
| Gesundheits-Infos bei Wikipedia und anderen Online-Lexika | 1 | 2 | 3 | 4 | 5 |
| Internetseiten von Krankenkassen | 1 | 2 | 3 | 4 | 5 |
| Gesundheitsportale (z. B. Netdoktor, onmeda, gesundheit.de) | 1 | 2 | 3 | 4 | 5 |
| Allgemeine Ratgeber-Communities (z. B. gutefrage.de, wer-weiss-was.de) | 1 | 2 | 3 | 4 | 5 |
| Soziale Netzwerke (z. B. Facebook) | 1 | 2 | 3 | 4 | 5 |
| Gesundheitsforen und Communities speziell zu Gesundheits- und Krankheitsthemen | 1 | 2 | 3 | 4 | 5 |
| Webseiten von Ärzten, Krankenhäusern, Reha- oder Pflegeeinrichtungen | 1 | 2 | 3 | 4 | 5 |
| Webseiten gemeinnütziger Gesundheitsorganisationen, unabhängiger Patienten- oder Selbsthilfeorganisationen | 1 | 2 | 3 | 4 | 5 |
| Blogs zu Gesundheitsthemen | 1 | 2 | 3 | 4 | 5 |
| Medizinische Online-Beratung (eines Facharztes) | 1 | 2 | 3 | 4 | 5 |
| Vergleichs-Portale zur Suche und Bewertung von Ärzten, Krankenkassen und Pflegeheimen | 1 | 2 | 3 | 4 | 5 |
| Sonstiges, und zwar: | 1 | 2 | 3 | 4 | 5 |

## A05 [S]

*INT.: Befragte(n) mit auf den Bildschirm sehen und mitlesen lassen!*

Wenn Sie nun einmal an die Situationen denken, in denen Sie in Gesundheits-
und Krankheitsfragen das Internet genutzt haben, wie häufig haben Sie dabei
die folgenden Ziele verfolgt?

| | nie | selten | gelegentlich | häufig | sehr häufig |
|---|---|---|---|---|---|
| **Ich wollte …** | | | | | |
| … über gesundheitliche Risiken und Krankheiten allgemein besser informiert sein. | 1 | 2 | 3 | 4 | 5 |
| … mir selbst bei einem akuten Gesundheitsproblem helfen. | 1 | 2 | 3 | 4 | 5 |
| … die qualitativ besten Behandlungsmöglichkeiten oder medizinischen Einrichtungen finden. | 1 | 2 | 3 | 4 | 5 |
| … meine Familie oder Freunde bei gesundheitlichen Problemen beraten. | 1 | 2 | 3 | 4 | 5 |
| … Tipps und Hilfen für eine gesündere Lebensweise finden. | 1 | 2 | 3 | 4 | 5 |
| … auf das Gespräch mit einem Arzt oder Therapeuten besser vorbereitet sein. | 1 | 2 | 3 | 4 | 5 |
| … Behandlungs- und Verhaltensempfehlungen meines Arztes oder Therapeuten überprüfen. | 1 | 2 | 3 | 4 | 5 |
| … Erfahrungen und Meinungen zu Gesundheitsfragen mit anderen austauschen. | 1 | 2 | 3 | 4 | 5 |
| … die Informationen eines Arztes oder Therapeuten nachträglich klären und besser verstehen. | 1 | 2 | 3 | 4 | 5 |
| … Behandlungsmöglichkeiten zusätzlich zu ärztlichen Empfehlungen finden. | 1 | 2 | 3 | 4 | 5 |
| … mit meinen Problemen nicht allein sein und persönliche Unterstützung von anderen bekommen. | 1 | 2 | 3 | 4 | 5 |
| … konkrete Informationen zur medizinischen Versorgung, zu Krankenkassen usw. finden. | 1 | 2 | 3 | 4 | 5 |
| Sonstiges, und zwar: | 1 | 2 | 3 | 4 | 5 |

## A06 [S]

*INT.: Befragte(n) mit auf den Bildschirm sehen und mitlesen lassen!*

Nachdem es bei den ersten Fragen um Ihr bisheriges Verhalten ging, beschreiben die folgenden Aussagen Ihre Bereitschaft und Ihren Willen, das Internet in Zukunft für Gesundheitsthemen zu nutzen: Wie wahrscheinlich ist es, dass Sie in Zukunft das Internet nutzen, um Informationen über gesundheitsbezogene Themen zu suchen oder sich darüber auszutauschen?

Bitte geben Sie bei jeder Aussage an, inwieweit Sie dieser zustimmen. Sie können Ihre Meinung zwischen „stimme ganz und gar nicht zu" (= 1) bis „stimme voll und ganz zu" (= 5) abstufen.

| | stimme ganz und gar nicht zu | | | stimme voll und ganz zu |
|---|---|---|---|---|
| Ich beabsichtige, in der nahen Zukunft im Internet nach gesundheitsbezogenen Informationen zu suchen. | 1 | 2 | 3 | 4 5 |
| Ich werde in Zukunft im Internet nach Informationen bezogen auf meine eigene Gesundheit und Gesundheitsrisiken suchen. | 1 | 2 | 3 | 4 5 |
| Ich beabsichtige, in Zukunft häufiger im Internet nach gesundheitsbezogenen Informationen und Risiken zu suchen. | 1 | 2 | 3 | 4 5 |

## A07a [S]

*INT.: Befragte(n) mit auf den Bildschirm sehen und mitlesen lassen!*

Sie haben bereits angegeben, welche gesundheitsbezogenen Angebote und Informationen Sie nutzen oder zumindest schon einmal genutzt haben: Wenn Sie noch einmal genau an diese Angebote, Informationen und Inhalte denken, wie würden Sie diese bewerten?

| | stimme ganz und gar nicht zu | | | | stimme voll und ganz zu |
|---|---|---|---|---|---|
| Gesundheitsinformationen im Internet sind… | | | | | |
| … glaubwürdig. | 1 | 2 | 3 | 4 | 5 |
| … korrekt. | 1 | 2 | 3 | 4 | 5 |
| … vertrauenswürdig. | 1 | 2 | 3 | 4 | 5 |
| … unausgewogen. | 1 | 2 | 3 | 4 | 5 |
| … vollständig. | 1 | 2 | 3 | 4 | 5 |
| … verständlich. | 1 | 2 | 3 | 4 | 5 |
| … aktuell. | 1 | 2 | 3 | 4 | 5 |
| … professionell. | 1 | 2 | 3 | 4 | 5 |
| … widersprüchlich. | 1 | 2 | 3 | 4 | 5 |
| … von wirtschaftlichen Interessen beeinflusst. | 1 | 2 | 3 | 4 | 5 |
| … verunsichernd. | 1 | 2 | 3 | 4 | 5 |
| … belastend. | 1 | 2 | 3 | 4 | 5 |

## A07b [S]

*INT.: Befragte(n) mit auf den Bildschirm sehen und mitlesen lassen!*

Unabhängig davon, ob Sie selbst das Internet schon zur Recherche über gesundheitsbezogene Themen genutzt haben, haben Sie sicherlich eine Meinung zu solchen Internetangeboten im Generellen: Wie würden Sie ganz allgemein gesundheitsbezogene Angebote, Inhalte und Informationen im Internet bewerten?

| | stimme ganz und gar nicht zu | | | stimme voll und ganz zu |
|---|---|---|---|---|
| **Gesundheitsinformationen im Internet sind...** | | | | |
| ... glaubwürdig. | 1---------2---------3---------4---------5 | | | |
| ... korrekt. | 1---------2---------3---------4---------5 | | | |
| ... vertrauenswürdig. | 1---------2---------3---------4---------5 | | | |
| ... unausgewogen. | 1---------2---------3---------4---------5 | | | |
| ... vollständig. | 1---------2---------3---------4---------5 | | | |
| ... verständlich. | 1---------2---------3---------4---------5 | | | |
| ... aktuell. | 1---------2---------3---------4---------5 | | | |
| ... professionell. | 1---------2---------3---------4---------5 | | | |
| ... widersprüchlich. | 1---------2---------3---------4---------5 | | | |
| ... von wirtschaftlichen Interessen beeinflusst. | 1---------2---------3---------4---------5 | | | |
| ... verunsichernd. | 1---------2---------3---------4---------5 | | | |
| ... belastend. | 1---------2---------3---------4---------5 | | | |

## A08 [S]

*INT.: Befragte(n) mit auf den Bildschirm sehen und mitlesen lassen!*
Nachdem es um die Bewertung der Informationen im Internet ging, möchte ich
Sie nun bitten, an Eigenschaften zu denken, die Ihrer Meinung nach die Suche
nach Gesundheitsinformationen im Internet näher beschreiben. Was denken
Sie: Welche der folgenden Eigenschaften trifft auf die Informationssuche zu
Gesundheitsthemen im Internet zu? Ordnen Sie sich bitte jeweils zwischen den
beiden gegenüberstehenden Begriffen an der Position ein, die Ihrer Meinung
am ehesten entspricht.
Nach Informationen über gesundheitsbezogene Themen im Internet zu suchen
ist …

| | | | | | | |
|---|---|---|---|---|---|---|
| … nicht nützlich. | ☐ | ☐ | ☐ | ☐ | ☐ | … nützlich. |
| … unklug. | ☐ | ☐ | ☐ | ☐ | ☐ | … klug. |
| … unergiebig. | ☐ | ☐ | ☐ | ☐ | ☐ | … ergiebig. |
| … nicht hilfreich. | ☐ | ☐ | ☐ | ☐ | ☐ | … hilfreich. |
| … schädlich. | ☐ | ☐ | ☐ | ☐ | ☐ | … förderlich. |
| … schlecht. | ☐ | ☐ | ☐ | ☐ | ☐ | … gut. |
| … wertlos. | ☐ | ☐ | ☐ | ☐ | ☐ | … wertvoll. |

## A09 [S]

*INT.: Befragte(n) mit auf den Bildschirm sehen und mitlesen lassen!*

Den gesundheitsbezogenen Informationen aus dem Internet sowie der Informationssuche selbst kann man prinzipiell eine unterschiedliche Bedeutung zumessen. Stellen Sie sich vor, Sie finden dort Informationen, die Sie vorher noch nicht kannten oder die Ihrem bisherigen Wissensstand sogar widersprechen. Inwiefern können Sie sich vorstellen, folgende Dinge aufgrund von solchen gesundheitsbezogenen Informationen aus dem Internet zu tun? Bitte geben Sie jeweils auf einer Skala von „sehr unwahrscheinlich" (= 1) bis „sehr wahrscheinlich" (= 5) an, wie wahrscheinlich es ist, dass Sie sich wie beschrieben verhalten.

| | sehr unwahrscheinlich | sehr wahrscheinlich |
|---|---|---|
| **Ich würde…** | | |
| … einen Arztbesuch vereinbaren, um über die Informationen aus dem Internet zu sprechen. | 1----------2----------3----------4----------5 | |
| … meine Therapie eigenständig anpassen. | 1----------2----------3----------4----------5 | |
| … mit einer neuen Therapie beginnen. | 1----------2----------3----------4----------5 | |
| … aufhören, bestimmte Medikamente einzunehmen. | 1----------2----------3----------4----------5 | |
| … meinen Arzt wechseln. | 1----------2----------3----------4----------5 | |
| … die Informationen aus dem Internet beim nächsten Arztbesuch ansprechen. | 1----------2----------3----------4----------5 | |
| … einen Arzttermin vereinbaren, um mich untersuchen zu lassen. | 1----------2----------3----------4----------5 | |
| … einen Arzttermin vereinbaren, um über meine Besorgnis in Bezug auf meine Gesundheit zu sprechen. | 1----------2----------3----------4----------5 | |
| … eine zweite Meinung einholen. | 1----------2----------3----------4----------5 | |
| … eine bevorstehende Behandlung absagen oder diese verschieben. | 1----------2----------3----------4----------5 | |
| … mit meinen Angehörigen über die Informationen sprechen. | 1----------2----------3----------4----------5 | |
| … mich verunsichert fühlen und wäre besorgt. | 1----------2----------3----------4----------5 | |

## A10 [S]

*INT.: Befragte(n) mit auf den Bildschirm sehen und mitlesen lassen!*

Um die Fragen zur Ihrer Internetnutzung abzuschließen, möchte ich im Folgenden gerne wissen, wie gut Sie sich mit dem Internet auskennen und wie vertraut Sie im Umgang mit dem Internet sind. Die folgenden Aussagen können mehr oder weniger auf Sie und Ihren Umgang mit dem Internet zutreffen. Bitte geben Sie daher bei jeder Aussage an, inwieweit Sie dieser zustimmen. Sie können Ihre Meinung erneut auf einer Skala von „stimme ganz und gar nicht zu" (= 1) bis „stimme voll und ganz zu" (= 5) abstufen.

| | stimme ganz und gar nicht zu | | | | stimme voll und ganz zu |
|---|---|---|---|---|---|
| Ich verstehe die verschiedenen Vorgehensweisen, mit denen man gesundheitsbezogene Informationen im Internet suchen kann. | 1 | 2 | 3 | 4 | 5 |
| Ich traue es mir zu, Suchmaschinen zu nutzen, um gesundheitsbezogene Informationen zu recherchieren. | 1 | 2 | 3 | 4 | 5 |
| Ich traue es mir zu, die Qualität von verschiedenen gesundheitsbezogenen Websites zu beurteilen. | 1 | 2 | 3 | 4 | 5 |
| Ich glaube, dass ich in der Lage bin, im Internet zu einem bestimmten gesundheitsbezogenen Thema die verschiedenen Perspektiven zu finden. | 1 | 2 | 3 | 4 | 5 |
| Ich traue es mir zu, qualitativ hochwertige Informationen zu Gesundheitsfragen im Internet zu finden. | 1 | 2 | 3 | 4 | 5 |
| Ich glaube, ich verstehe, wie Suchmaschinen funktionieren. | 1 | 2 | 3 | 4 | 5 |
| Ich traue es mir zu qualitativ hochwertige gesundheitsbezogene Websites zu finden. | 1 | 2 | 3 | 4 | 5 |
| Ich glaube zu wissen, wie man das Internet erfolgreich nutzt, um gesundheitsbezogene Informationen zu recherchieren. | 1 | 2 | 3 | 4 | 5 |

*Zwischenbildschirm:*
*Kommen wir nun wieder zurück zum Thema "Gesundheit".*

## A11 [S]

*INT.: Befragte(n) mit auf den Bildschirm sehen und mitlesen lassen!*

Prinzipiell steht einem nicht nur das Internet als Quelle für gesundheitsbezoge-ne Informationen zur Verfügung, sondern ebenso auch Ärzte und die eigene Familie oder Freunde. Für wie vertrauenswürdig halten Sie die folgenden Quel-len oder Personen ganz generell? Bitte geben Sie für jede Aussage an, wie sehr Sie dieser auf einer Skala von „stimme ganz und gar nicht zu" (= 1) bis „stimme voll und ganz zu" (= 5) zustimmen.

| | stimme<br>ganz<br>und gar<br>nicht zu | stimme<br>voll und<br>ganz zu |
|---|---|---|
| Ich vertraue den Gesundheitsinformationen, die ich von meinem Arzt bekomme. | 1---------2---------3---------4---------5 | |
| Ich vertraue Gesundheitsinformationen aus dem Internet. | 1---------2---------3---------4---------5 | |
| Ich vertraue den Gesundheitsinformationen, die ich von meiner Familie, Freunden und Bekann-ten bekomme. | 1---------2---------3---------4---------5 | |

## A12 [S]

*INT.: Befragte(n) mit auf den Bildschirm sehen und mitlesen lassen!*

Wenn Sie einmal an Ihre bisherigen Erfahrungen mit Ärzten denken: Welche Aussagen beschreiben den Kontakt mit Ihren Ärztinnen und Ärzten besonders gut? Bitte geben Sie für jede Aussage an, wie sehr Sie dieser auf einer Skala von „stimme ganz und gar nicht zu" (= 1) bis „stimme voll und ganz zu" (= 5) zu-stimmen. Mit den Kästchen dazwischen können Sie Ihre Zustimmung abstufen.

| | stimme<br>ganz<br>und gar<br>nicht zu | stimme<br>voll und<br>ganz zu |
|---|---|---|
| Meine Ärzte werden alles ihnen Mögliche tun, damit ich die Art der Betreuung erhalte, die ich brauche. | 1---------2---------3---------4---------5 | |
| Manchmal interessierten sich meine Ärzte mehr dafür, was für sie zweckdienlich und bequem erscheint als für meine medizinische Versorgung. | 1---------2---------3---------4---------5 | |

| | stimme ganz und gar nicht zu | | | | stimme voll und ganz zu |
|---|---|---|---|---|---|
| Die medizinische Kompetenz meiner Ärzte ist nicht so gut, wie sie es sein sollte. | 1 | 2 | 3 | 4 | 5 |
| Meine Ärzte sind sehr sorgfältig und vorsichtig. | 1 | 2 | 3 | 4 | 5 |
| Meine Ärzte widmen manchmal mir und dem was ich ihnen zu sagen versuche, nicht ihre volle Aufmerksamkeit. | 1 | 2 | 3 | 4 | 5 |
| Meine Ärzte sind vollkommen ehrlich zu mir bezüglich der verschiedenen Behandlungsmethoden, die für mich zur Verfügung stehen. | 1 | 2 | 3 | 4 | 5 |
| Meine Ärzte sind generell offen und ehrlich zu mir. | 1 | 2 | 3 | 4 | 5 |
| Ich kann darauf vertrauen, dass meine Ärzte es mir sagen, wenn in meiner Behandlung ein Fehler gemacht wurde. | 1 | 2 | 3 | 4 | 5 |
| Ich vertraue vollkommen auf die Entscheidungen meiner Ärzte, welche Behandlung für mich die beste ist. | 1 | 2 | 3 | 4 | 5 |
| Meine Ärzte denken nur daran, was das Beste für mich ist. | 1 | 2 | 3 | 4 | 5 |
| Ich habe keine Bedenken dabei, mein Leben in die Hände meiner Ärzte zu legen. | 1 | 2 | 3 | 4 | 5 |
| Alles in allem vertraue ich meinen Ärzten vollkommen. | 1 | 2 | 3 | 4 | 5 |
| Meine Ärzte sorgen sich um mich und mein Wohlergehen. | 1 | 2 | 3 | 4 | 5 |
| Ich fühle mich bei meinen Ärzten gut aufgehoben. | 1 | 2 | 3 | 4 | 5 |
| Meine Ärzte geben mir ein gutes Gefühl, dass alles für meine Gesundheit getan wird. | 1 | 2 | 3 | 4 | 5 |
| Meine Ärzte nehmen sich Zeit, mir alles genau und verständlich zu erklären. | 1 | 2 | 3 | 4 | 5 |

## A13 [S]

*INT.: Befragte(n) mit auf den Bildschirm sehen und mitlesen lassen!*

Wie möchten Sie im Fall einer Erkrankung von Ihrem Arzt oder Ihrer Ärztin informiert werden und welche Bedeutung hätte es generell für Sie, über Ihren Gesundheitszustand gut informiert zu sein?

Bitte geben Sie jeweils an, wie sehr Sie den folgenden Aussagen zustimmen.

| | stimme ganz und gar nicht zu | | | | stimme voll und ganz zu |
|---|---|---|---|---|---|
| Wenn sich mein Gesundheitszustand verschlechtert, sollte ich auch mehr über die Krankheit erfahren. | 1 | 2 | 3 | 4 | 5 |
| Ich möchte verstehen, was die Krankheit in meinem Körper auslöst. | 1 | 2 | 3 | 4 | 5 |
| Auch wenn es sich um schlechte oder belastende Nachrichten und Informationen handelt, sollte ich darüber informiert werden. | 1 | 2 | 3 | 4 | 5 |
| Der Arzt sollte mir erklären, welchen Zweck bestimmte Tests und Behandlungen haben. | 1 | 2 | 3 | 4 | 5 |
| Ich möchte nur die Informationen vom Arzt erhalten, nach denen ich selbst gefragt habe. | 1 | 2 | 3 | 4 | 5 |
| Es ist für mich wichtig, dass ich alles über die Nebenwirkungen einer Behandlung weiß. | 1 | 2 | 3 | 4 | 5 |
| Informationen über die Krankheit zu haben, ist für mich ebenso wichtig wie die Behandlung selbst. | 1 | 2 | 3 | 4 | 5 |
| Wenn es mehr als eine Möglichkeit zur Behandlung gibt, möchte ich über alle Optionen aufgeklärt werden. | 1 | 2 | 3 | 4 | 5 |

## A14 [S]

*INT.: Befragte(n) mit auf den Bildschirm sehen und mitlesen lassen!*
Im Folgenden werden zwei Situationen beschrieben, die Sie vielleicht schon
erlebt haben oder in die Sie sich zumindest hineinversetzen können. Versuchen
Sie sich vorzustellen, dass Sie sich in einer solchen Situation befinden. Geben
Sie jeweils an, inwieweit die Aussagen über die Gedanken und Vorstellungen in
einer solchen Situation auf Sie zutreffen.

### Situation 1:

Stellen Sie sich vor, Sie leiden bereits seit einiger Zeit unter Kopfschmerzen und
Schwindelgefühlen. Sie sind bei Ihrem Hausarzt, und dieser sagt Ihnen, dass er
der Sache nicht ganz traut und Sie für eine ziemlich unangenehme Untersuchung zu einem Spezialisten müssen.
Geben Sie für jede Aussage an, inwiefern diese auf Sie zutrifft. Sie können Ihre
Meinung auf einer Skala von „trifft ganz und gar nicht zu" (= 1) bis „trifft voll
und ganz zu" (= 5) abstufen.

|  | trifft ganz und gar nicht zu | trifft voll und ganz zu |
|---|---|---|
| **Beispielitems** | | |
| Ich nehme mir vor, dem Spezialisten so viele Fragen wie möglich zu stellen. | 1---------2---------3---------4--------5 | |
| Ich versuche, erst einmal so wenig wie möglich an diese unangenehme Untersuchung zu denken. | 1---------2---------3---------4--------5 | |

Aufgrund der Nutzungsbedingungen der deutschen Fassung der TMSI wird diese nicht vollständig
abgedruckt. Bei Nachfragen wenden Sie sich bitte an: © Dipl.-Psych. Sarah Heisig; Abteilung
Klinische Psychologie und Psychotherapie, Institut für Psychologie, Fakultät für Psychologie und
Bewegungswissenschaften, Universität Hamburg

## Situation 2:

Stellen Sie sich vor, Sie leiden unter Herzbeschwerden. Sie sind bei einem Facharzt, und er rät Ihnen zu einer Operation. Er sagt Ihnen, dass Sie vier Monate auf diese Operation warten müssen und es nicht sicher ist, ob Ihnen die Operation helfen wird.

Geben Sie für jede Aussage an, inwiefern diese auf Sie zutrifft.

|  | trifft ganz und gar nicht zu | trifft voll und ganz zu |
|---|---|---|
| **Beispielitems** | | |
| Ich gehe davon aus, dass mir die Operation helfen wird. | 1---------2---------3---------4---------5 | |
| Ich beschließe, mich so umfassend wie möglich über Herzoperationen zu informieren. | 1---------2---------3---------4---------5 | |

Aufgrund der Nutzungsbedingungen der deutschen Fassung der TMSI wird diese nicht vollständig abgedruckt. Bei Nachfragen wenden Sie sich bitte an: © Dipl.-Psych. Sarah Heisig; Abteilung Klinische Psychologie und Psychotherapie, Institut für Psychologie, Fakultät für Psychologie und Bewegungswissenschaften, Universität Hamburg

## A16 [O]

*INT.: Befragte(n) mit auf den Bildschirm sehen und mitlesen lassen!*

Was würden Sie sagen: Wie gut sind Sie derzeit über für Sie wichtige gesundheitsbezogene Themen informiert? Bitte schätzen Sie Ihren Wissenstand auf einer Skala von 0 bis 100 ein. 0 bedeutet dabei, dass Sie meinen, nichts über diese Themen zu wissen, während 100 angibt, dass Sie denken, alles zu wissen, was Sie in Bezug auf Ihre Gesundheit, Risiken und gesundheitsbezogene Themen wissen können und damit einen expertenähnlichen Wissenstand besitzen.

.......

## A17 [O]

*INT.: Befragte(n) mit auf den Bildschirm sehen und mitlesen lassen!*

Denken Sie erneut an die eben verwendete Skala von 0 bis 100. Dieses Mal geben Sie bitte an, wie viel Wissen Ihrer Meinung nach notwendig wäre, um angemessen mit gesundheitsbezogenen Themen und Risiken umgehen zu können. Wie viele Informationen wären für Sie ganz persönlich ausreichend oder angemessen?

.......

## A18 [S]

*INT.: Befragte(n) mit auf den Bildschirm sehen und mitlesen lassen!*

Kommen wir von Ihrem Wissensstand in Bezug auf gesundheitsbezogene Informationen zu dem Wunsch nach Beteiligung am Entscheidungsprozess über eine mögliche Behandlung – was erscheint Ihnen dabei im Falle einer Krankheit als wichtig? Geben Sie auch hier bei jeder Aussage an, inwieweit Sie dieser zustimmen. Sie können Ihre Meinung erneut auf einer Skala von „stimme ganz und gar nicht zu" (= 1) bis „stimme voll und ganz zu" (= 5) abstufen.

|  | stimme ganz und gar nicht zu | | | | stimme voll und ganz zu |
|---|---|---|---|---|---|
| Die wichtigen medizinischen Entscheidungen sollten nicht von mir, sondern von meinem Arzt getroffen werden. | 1 | 2 | 3 | 4 | 5 |
| Ich sollte mich nach den Hinweisen und Empfehlungen meines Arztes richten, auch wenn ich nicht der gleichen Meinung bin. | 1 | 2 | 3 | 4 | 5 |
| Wenn ich auf ärztliche Versorgung angewiesen bin, sollte ich nicht selbst die Entscheidung über meine Behandlung treffen. | 1 | 2 | 3 | 4 | 5 |
| Ich sollte selbst Entscheidungen über den Umgang mit alltäglichen medizinischen Problemen treffen. | 1 | 2 | 3 | 4 | 5 |
| Wenn ich krank wäre und sich meine Krankheit verschlimmert, möchte ich, dass der Arzt mehr Kontrolle und Verantwortung übernimmt. | 1 | 2 | 3 | 4 | 5 |
| Ich sollte selbst entscheiden, wie häufig ich mich von einem Arzt untersuchen lasse. | 1 | 2 | 3 | 4 | 5 |

## A19 [S]

*INT.: Befragte(n) mit auf den Bildschirm sehen und mitlesen lassen!*

Alles in allem, wer sollte die Entscheidung über die Art der Behandlung treffen, wenn mehr als eine Behandlungsmöglichkeit besteht? Stufen Sie Ihre Meinung zwischen den beiden Extremen ab, dass entweder Sie allein oder der Arzt allein die Entscheidung trifft.

| Ich will allein entscheiden. | ☐ ☐ ☐ ☐ ☐ ☐ ☐ ☐ ☐ | Der Arzt sollte allein entscheiden. |
|---|---|---|

## A20 [S]

*INT.: Befragte(n) mit auf den Bildschirm sehen und mitlesen lassen!*

Medizinische Entscheidungen sind nur ein Bereich der gesundheitlichen Versorgung, für den man selbst Verantwortung tragen kann, aber nicht muss. Allgemein kann man bezüglich der eigenen Verantwortung für Gesundheit und Krankheit sehr unterschiedlicher Meinung sein. Inwieweit treffen die folgenden Aussagen auf Sie zu? Wie zuvor können Sie Ihre Zustimmung auf einer Skala von „stimme ganz und gar nicht zu" (= 1) bis „stimme voll und ganz zu" (= 5) abstufen.

| | stimme ganz und gar nicht zu $\rightarrow$ stimme voll und ganz zu |
|---|---|
| Wenn ich krank werde, liegt es vor allem an mir selbst, wie schnell ich wieder gesund werde. | 1--------2--------3--------4--------5 |
| Ich habe meine Gesundheit in der eigenen Hand. | 1--------2--------3--------4--------5 |
| Wenn ich krank werde, so ist dies meine Schuld. | 1--------2--------3--------4--------5 |
| Meine Gesundheit wird in erster Linie dadurch bestimmt, was ich selbst tue. | 1--------2--------3--------4--------5 |
| Wenn ich richtig auf mich selbst achte, kann ich Krankheiten vermeiden. | 1--------2--------3--------4--------5 |
| Wenn ich mich richtig verhalte und auf mich achte, bleibe ich gesund. | 1--------2--------3--------4--------5 |
| Um Krankheiten zu vermeiden, ist es gut, sich regelmäßig von einem Arzt beraten zu lassen | 1--------2--------3--------4--------5 |
| Wann immer ich mich nicht gut fühle, konsultiere ich einen Arzt oder medizinisches Fachpersonal. | 1--------2--------3--------4--------5 |

|  | stimme<br>ganz und<br>gar nicht zu | | | | stimme<br>voll und<br>ganz zu |
|---|---|---|---|---|---|
| Meine Familie ist ausschlaggebend dafür, ob ich krank werde oder gesund bleibe. | 1 | 2 | 3 | 4 | 5 |
| Ärzte bestimmen meine Gesundheit. | 1 | 2 | 3 | 4 | 5 |
| Für die Erholung von einer Erkrankung ist meist die Fürsorge anderer (wie z. B. des Arztes, der Familie oder von Freunden) sehr wichtig. | 1 | 2 | 3 | 4 | 5 |
| Was meine Gesundheit anbetrifft, so kann ich nur tun, was der Arzt mir sagt. | 1 | 2 | 3 | 4 | 5 |

## A21 [S]

*INT.: Befragte(n) mit auf den Bildschirm sehen und mitlesen lassen!*

Wie wichtig ist Ihnen generell Ihre Gesundheit, und was tun Sie, um gesund zu bleiben?

|  | stimme<br>ganz und<br>gar nicht zu | | | | stimme<br>voll und<br>ganz zu |
|---|---|---|---|---|---|
| Für mich ist es sehr wichtig, mein Leben bei bestmöglicher Gesundheit zu genießen. | 1 | 2 | 3 | 4 | 5 |
| Eine gesunde Ernährung, körperliches Training und meine eigene Vorsorge halten mich gesund. | 1 | 2 | 3 | 4 | 5 |
| Ich achte auf mich, da meine Gesundheit davon abhängt. | 1 | 2 | 3 | 4 | 5 |
| Ich versuche aktiv Krankheiten vorzubeugen. | 1 | 2 | 3 | 4 | 5 |
| Ich tue alles mir Mögliche, um gesund zu bleiben. | 1 | 2 | 3 | 4 | 5 |

## A22 [S]

*INT.: Befragte(n) mit auf den Bildschirm sehen und mitlesen lassen!*

Für die eigene Gesundheit sind häufig auch Angehörige von großer Bedeutung. Bitte denken Sie einmal an die Personen aus Ihrem persönlichen Umfeld, z. B. an die Familie, den eigenen Partner, die Partnerin, Freunde, Bekannte, Verwandte oder Kollegen.
Wie sehr stimmen Sie den folgenden Aussagen zu?

| | stimme ganz und gar nicht zu | | | stimme voll und ganz zu |
|---|---|---|---|---|
| Wenn ich jemandem brauche, um über gesundheitsbezogene Themen zu sprechen, weiß ich, dass es jemanden gibt, der mir zuhört. | 1---------2---------3---------4---------5 | | | |
| Ich kenne jemanden, den ich bei wichtigen gesundheitsbezogenen Fragen und Entscheidungen um Rat fragen kann. | 1---------2---------3---------4---------5 | | | |
| Auch in gesundheitsbezogenen Fragen habe ich Vertrauen in Personen aus meinem persönlichen Umfeld. | 1---------2---------3---------4---------5 | | | |
| Meine Familie und Freunde sind in Bezug auf gesundheitsbezogene Themen immer offen und ehrlich zu mir. | 1---------2---------3---------4---------5 | | | |
| Meine Familie und Freunde sind für mich eine wichtige Informationsquelle für gesundheitsbezogene Themen. | 1---------2---------3---------4---------5 | | | |
| Die Meinung meines sozialen Umfeldes zu gesundheitsbezogenen Fragen ist mir wichtig. | 1---------2---------3---------4---------5 | | | |
| Mein soziales Umfeld unterstützt mich bei gesundheitsbezogenen Herausforderungen. | 1---------2---------3---------4---------5 | | | |
| Meine Familie und Freunde erwarten von mir, dass ich aktiv Informationen über gesundheitsbezogene Themen und Risiken suche. | 1---------2---------3---------4---------5 | | | |
| Menschen aus meinem Umfeld, deren Meinung ich sehr schätze, suchen selbst aktiv nach Informationen über gesundheitsbezogene Themen und Risiken. | 1---------2---------3---------4---------5 | | | |

## A23 [S]

*INT.: Befragte(n) mit auf den Bildschirm sehen und mitlesen lassen!*
Nun geht es noch einmal generell um Ihre Einstellung zu anderen Menschen.
Bitte geben Sie bei jeder Aussage an, inwieweit Sie dieser Aussage zustimmen
können.

|  | stimme ganz und gar nicht zu | stimme voll und ganz zu |
|---|---|---|
| Ich bin davon überzeugt, dass die meisten Menschen gute Absichten haben. | 1---------2---------3---------4---------5 | |
| Heutzutage kann man sich auf niemanden mehr verlassen. | 1---------2---------3---------4---------5 | |
| Im Allgemeinen kann man den Menschen vertrauen. | 1---------2---------3---------4---------5 | |

*Zwischenbildschirm:*
*Kommen wir noch einmal kurz zurück zum Thema "Gesundheit".*

*INT.: Bitte übergeben Sie das Gerät der/dem Befragten zum*
*Selbstausfüllen. Erklären Sie ggf. kurz die Handhabung!*

## A24 [S]

Im nächsten Abschnitt soll es nun um Ihren Gesundheitszustand gehen: Wie würden Sie Ihren Gesundheitszustand im Allgemeinen beschreiben?

| | |
|---|---|
| 1 | schlecht |
| 2 | weniger gut |
| 3 | gut |
| 4 | sehr gut |
| 5 | ausgezeichnet |
| | |
| 9 | weiß nicht / k.A. |

## A25 [S]

Wie würden Sie Ihren Gesundheitszustand im Vergleich zu anderen Personen aus Ihrer Altersgruppe beschreiben?

| | |
|---|---|
| 1 | schlechter |
| 2 | eher schlechter |
| 3 | gleich |
| 4 | eher besser |
| 5 | besser |
| | |
| 9 | weiß nicht / k.A. |

## A26 [S]

Was trifft zurzeit auf Sie zu?

| | |
|---|---|
| 1 | Ich bin gesund oder habe keine gesundheitlichen Probleme. |
| 2 | Ich bin akut leicht erkrank. |
| 3 | Ich bin akut schwer erkrankt. |
| 4 | Ich bin chronisch krank. |
| | |
| 9 | weiß nicht / k.A. |

## A27 [S]

Gibt es derzeit ernsthafte Bedrohungen für Ihre Gesundheit, und wie stark sind diese ausgeprägt? Bitte geben Sie dies auf der Skala von 1 (= überhaupt nicht stark) bis 10 (= extrem stark) an.

überhaupt nicht stark                                                     extrem stark
1---2---3---4---5---6---7---8---9---10


## A28 [S]

Für wie wahrscheinlich halten Sie es, dass Sie im nächsten Jahr krank werden?

überhaupt nicht wahrscheinlich                         extrem wahrscheinlich
1---2---3---4---5---6---7---8---9---10


## A29 [S]

Wenn Sie im nächsten Jahr krank werden würden, wie bedrohlich und ernst wäre diese Erkrankung Ihrer Meinung nach?

überhaupt nicht bedrohlich                              extrem bedrohlich
1---2---3---4---5---6---7---8---9---10

## A30 [S]

Wenn Sie einmal daran denken, wie Sie sich in Bezug auf Ihre Gesundheit und mögliche Gesundheitsrisiken fühlen: Wie sehr fühlen Sie sich besorgt, verängstigt oder unsicher?

| | | |
|---|---|---|
| nicht besorgt | ☐ ☐ ☐ ☐ ☐ ☐ ☐ ☐ ☐ ☐ | sehr besorgt |
| nicht verängstigt | ☐ ☐ ☐ ☐ ☐ ☐ ☐ ☐ ☐ ☐ | sehr verängstigt |
| nicht unsicher | ☐ ☐ ☐ ☐ ☐ ☐ ☐ ☐ ☐ ☐ | sehr unsicher |

**A38 [O]**
Welcher Art von Krankenversicherung gehören Sie an? Gemeint ist dabei nur
Ihre Hauptversicherung.

| | | | | |
|---|---|---|---|---|
| 1 | private Krankenversicherung | | | |
| 2 | gesetzliche Krankenversicherung | | | |
| 3 | Beihilfe | | | |
| 4 | Sonstiges, | | und | zwar: |

---

| | |
|---|---|
| 5 | weiß nicht |


**VI      DEMOGRAPHICS**

*CLASSIC BUS Standard*

**END OF QUESTIONNAIRE**

# B) Tabellenanhang

**Tabelle 35: Detaillierte Darstellung der Sample-Struktur der Teilnehmerinnen und Teilnehmer**

| ID | Geschlecht | Alter | Erkrankung | Bildung/ medizinischer Hintergrund | Versicherten-status |
|---|---|---|---|---|---|
| A01 | Männlich | 59 | nach Hüft-TEP | Hoch/nein | Privat |
| A02 | Weiblich | 67 | nach Hüft-TEP | Hoch/nein | Privat |
| A03 | Männlich | 59 | vor Hüft-TEP | Niedrig/nein | Gesetzlich |
| A05 | Weiblich | 56 | nach Hüft-TEP | Hoch/nein | Gesetzlich |
| A06 | Männlich | 79 | nach Knie-TEP | Niedrig/nein | Gesetzlich |
| A07 | Weiblich | 74 | nach Hüft-TEP | Hoch/nein | Gesetzlich |
| A09 | Weiblich | 60 | nach Hüft-TEP | Hoch/nein | Privat |
| A10 | Weiblich | 45 | vor Knie-TEP | Hoch/nein | Gesetzlich |
| A11 | Männlich | 66 | nach Hüft-TEP | Hoch/nein | Privat |
| A12 | Männlich | 69 | nach Hüft-TEP | Niedrig/nein | Gesetzlich |
| A13 | Weiblich | 47 | nach Hüft-TEP | Niedrig/ja | Gesetzlich |
| A14 | Weiblich | 61 | nach Hüft-TEP | Hoch/nein | Gesetzlich |
| A15 | Männlich | 70 | nach Hüft-TEP | Niedrig/nein | Gesetzlich |
| A16 | Weiblich | 53 | nach Hüft-TEP | Hoch/ja | Privat |
| A17 | Weiblich | 76 | nach Knie-TEP | Niedrig/nein | Wechsel (Privat → Gesetzlich) |
| A18 | Weiblich | 59 | nach Knie-TEP | Niedrig/nein | Gesetzlich |
| A19 | Weiblich | 42 | vor Knie-TEP | Hoch/nein | Gesetzlich |
| A20 | Weiblich | 80 | nach Knie-TEP | Niedrig/nein | Gesetzlich |
| A21 | Männlich | 45 | nach Hüft-TEP | Hoch/nein | Gesetzlich |
| A22 | Weiblich | 88 | nach Hüft-TEP | Niedrig/nein | Gesetzlich |
| E01 | Männlich | 70 | nach Hüft-TEP | Hoch/ja | Privat |
| E02 | Männlich | 55 | nach Hüft-TEP | Niedrig/ja | Gesetzlich |
| E03 | Weiblich | 67 | nach Hüft-TEP | Hoch/nein | Privat |
| E04 | Männlich | 65 | nach Hüft-TEP | Niedrig/nein | Gesetzlich |
| E05 | Männlich | 69 | nach Hüft-TEP | Hoch/nein | Privat |
| E06 | Männlich | 75 | nach Hüft-TEP | Niedrig/nein | Gesetzlich |
| E07 | Männlich | 66 | nach Hüft-TEP | Hoch/nein | Privat |
| E08 | Männlich | 80 | nach Hüft-TEP | Niedrig/nein | Gesetzlich |
| E09 | Männlich | 65 | nach Hüft-TEP | Hoch/nein | Gesetzlich |
| E10 | Weiblich | 59 | nach Hüft-TEP | Niedrig/nein | Gesetzlich |
| E11 | Weiblich | 60 | nach Hüft-TEP | Hoch/ja | Gesetzlich |
| E12 | Weiblich | 77 | nach Hüft-TEP | Hoch/nein | Privat |
| E13 | Weiblich | 67 | nach Hüft-TEP | Hoch/nein | Privat |
| E14 | Weiblich | 65 | nach Knie-TEP | Niedrig/ja | Gesetzlich |

TEP steht für einen endoprothetischen Ersatz des gesamten Hüftgelenks.

Quelle: Eigene Darstellung

**Tabelle 36: Operationalisierung der Vertrauenseinstellung gegenüber Angehörigen und Freunden**

|  |  | MW (SD) | Schiefe | Kurtosis |
|---|---|---|---|---|
| Wohlwollen | Wenn ich jemanden brauche, um über gesundheitsbezogene Themen zu sprechen, weiß ich, dass es jemanden gibt, der mir zuhört. | 3,97 (,937) | -,89 | ,74 |
|  | Mein soziales Umfeld unterstützt mich bei gesundheitsbezogenen Herausforderungen. | 3,57 (,966) | -,47 | ,07 |
| Kompetenz | Ich kenne jemanden, den ich bei wichtigen gesundheitsbezogenen Fragen und Entscheidungen um Rat fragen kann. | 3,63 (1,951) | -,54 | -,21 |
|  | Auch in gesundheitsbezogenen Fragen habe ich Vertrauen in Personen aus meinem persönlichen Umfeld. | 3,73 (,935) | -,50 | ,04 |
| Ehrlichkeit | Meine Familie und Freunde sind in Bezug auf gesundheitsbezogene Themen immer offen und ehrlich zu mir. | 3,89 (,871) | -,54 | ,21 |
| Relevanz-zuschreibung | Meine Familie und Freunde sind für mich eine wichtige Informationsquelle für gesundheitsbezogene Themen. | 3,38 (1,057) | -,39 | -,26 |
|  | Die Meinung meines sozialen Umfeldes zu gesundheitsbezoge-nen Fragen ist mir wichtig. | 3,49 (,990) | -,57 | ,16 |

N = 822, Angaben basieren auf den gewichteten Daten; Skala von „stimme ganz und gar nicht zu" (1) bis „stimme voll und ganz zu" (5)

Quelle: Eigene Darstellung

**Tabelle 37: Operationalisierung der Vertrauenseinstellungen als Gesamturteil**

|  | MW (SD) | Schiefe | Kurtosis |
|---|---|---|---|
| Ich vertraue den Gesundheitsinformationen, die ich von meinem Arzt bekomme. | 4,11 (,810) | -1,03 | 1,69 |
| Ich vertraue Gesundheitsinformationen aus dem Internet. | 2,74 (,973) | -0,13 | -0,37 |
| Ich vertraue den Gesundheitsinformationen, die ich von meiner Familie, Freunden und Bekannten bekomme. | 3,38 (,933) | -0,20 | -0,05 |

N = 822, Angaben basieren auf den gewichteten Daten; Skala von „stimme ganz und gar nicht zu" (1) bis „stimme voll und ganz zu" (5)

Quelle: Eigene Darstellung

**Tabelle 38: Operationalisierung der Vertrauensfähigkeit**

|  | MW (SD) | Schiefe | Kurtosis |
|---|---|---|---|
| Ich bin davon überzeugt, dass die meisten Menschen gute Absichten haben. | 3,63 (,882) | -,47 | ,28 |
| Heutzutage kann man sich auf niemanden mehr verlassen. (recodiert) | 3,47 (1,000) | -,21 | -,50 |
| Im Allgemeinen kann man den Menschen vertrauen. | 3,49 (,852) | -,49 | ,41 |

N = 822, Angaben basieren auf den gewichteten Daten; Skala von „stimme ganz und gar nicht zu" (1) bis „stimme voll und ganz zu" (5)

Quelle: Eigene Darstellung

**Tabelle 39: Operationalisierung der Intention zur Informationssuche im Internet**

|  | MW (SD) | Schiefe | Kurtosis |
|---|---|---|---|
| „Ich beabsichtige, in der nahen Zukunft im Internet nach gesundheitsbezogenen Informationen zu suchen." | 2,49 (1,236) | ,34 | -,85 |
| „Ich werde in Zukunft im Internet nach Informationen bezogen auf meine eigene Gesundheit und Gesundheitsrisiken suchen." | 2,61 (1,283) | ,23 | -1,00 |
| „Ich beabsichtige, in Zukunft häufiger im Internet nach gesundheitsbezogenen Informationen und Risiken zu suchen." | 2,27 (1,139) | ,51 | ,62 |

N = 822, Angaben basieren auf den gewichteten Daten; Skala von „stimme ganz und gar nicht zu" (1) bis „stimme voll und ganz zu" (5)

Quelle: Eigene Darstellung

**Tabelle 40: Operationalisierung der Häufigkeit der Nutzung unterschiedlicher gesundheitsbezogener Online-Angebote**

|  | MW(SD) | Schiefe | Kurtosis |
|---|---|---|---|
| Suchmaschinen (z. B.: Google, Yahoo) | 3,36 (,953) | -0,03 | -0,44 |
| Gesundheits-Infos bei Wikipedia und anderen Online-Lexika | 2,38 (1,027) | 0,17 | -0,71 |
| Internetseiten von Krankenkassen | 1,87 (,935) | 0,71 | -0,36 |
| Gesundheitsportale (z. B. Netdoktor, onmeda, gesundheit.de) | 2,04 (1,011) | 0,59 | -0,52 |
| Allgemeine Ratgeber-Communities (z. B.: gutefrage.de, wer-weiss-was.de) | 1,89 (,990) | 0,84 | -0,08 |
| Soziale Netzwerke (z. B.: Facebook) | 1,65 (1,020) | 1,50 | 1,31 |
| Gesundheitsforen und Communities speziell zu Gesundheits- und Krankheitsthemen | 1,68 (,950) | 1,23 | 0,60 |
| Webseiten von Ärzten, Krankenhäusern, Reha- und | 1,77 | 0,98 | 0,31 |

|  | MW(SD) | Schiefe | Kurtosis |
|---|---|---|---|
| Pflegeeinrichtungen | (,913) |  |  |
| Webseiten gemeinnütziger Gesundheitsorganisationen, unabhängiger Patienten- und Selbsthilfeorganisationen | 1,51 (,813) | 1,42 | 1,08 |
| Blogs zu Gesundheitsthemen | 1,64 (,890) | 1,28 | 0,97 |
| Medizinische Online-Beratung (eines Facharztes) | 1,31 (,738) | 2,64 | 6,92 |
| Vergleichs-Portale zur Suche und Bewertung von Ärzten, Krankenkassen und Pflegeheimen | 1,68 (,885) | 1,03 | 0,15 |

n = 455 (nur Gesundheits-Onliner), Angaben basieren auf den gewichteten Daten; Skala von „nie" (1) bis „sehr häufig" (5)

Quelle: Eigene Darstellung

**Tabelle 41: Operationalisierung der Einstellung zur Informationssuche im Internet**

| Nach Informationen über gesundheitsbezogene Themen im Internet zu suchen ist... | MW (SD) | Schiefe | Kurtosis |
|---|---|---|---|
| ... nützlich. | 3,40 (1,092) | -0,52 | -0,26 |
| ... klug. | 3,21 (1,019) | -0,25 | -0,08 |
| ... ergiebig. | 3,27 (1,029) | -0,28 | -0,25 |
| ... hilfreich. | 3,39 (1,083) | -0,46 | -0,31 |
| ... förderlich. | 3,26 (1,044) | -0,32 | -0,27 |
| ... gut. | 3,29 (1,003) | -0,28 | -0,13 |
| ... wertvoll. | 3,22 (,975) | -0,27 | -0,02 |

N = 822, Angaben basieren auf den gewichteten Daten; Skala von „stimme ganz und gar nicht zu" (1) bis „stimme voll und ganz zu" (5)

Quelle: Eigene Darstellung

**Tabelle 42: Operationalisierung der Informations- und Entscheidungspräferenz von PatientInnen**

| | MW/SD | Schiefe | Kurtosis |
|---|---|---|---|
| **Informationspräferenz** | | | |
| Wenn sich mein Gesundheitszustand verschlechtert, solle ich auch mehr über die Krankheit erfahren. | 4,40 (,780) | -1,41 | 2,31 |
| Ich möchte verstehen, was die Krankheit in meinem Körper auslöst. | 4,42 (,761) | -1,20 | 1,17 |
| Auch wenn es sich um schlechte und belastende Nachrichten und Informationen handelt, sollte ich darüber informiert werden. | 4,40 (,803) | -1,35 | 1,66 |
| Der Arzt sollte mir erklären, welchen Zweck bestimmte Tests und Behandlungen haben. | 4,45 (,776) | -1,48 | 2,33 |
| Ich möchte nur die Informationen vom Arzt erhalten, nach denen ich selbst gefragt habe. (recodiert) | 3,38 (1,234) | -0,40 | -0,76 |
| Es ist für mich wichtig, dass ich alles über die Nebenwirkungen einer Behandlung weiß. | 4,40 (,785) | -1,28 | 1,40 |
| Informationen über die Krankheit zu haben, ist für mich ebenso wichtig wie die Behandlung selbst. | 4,34 (,775) | -1,16 | 1,52 |
| Wenn es mehr als eine Möglichkeit zur Behandlung gibt, möchte ich über alle Optionen aufgeklärt werden. | 4,44 (,762) | -1,43 | 2,23 |
| **Entscheidungspräferenz** | | | |
| Die wichtigsten medizinischen Entscheidungen sollten nicht von mir, sondern von meinem Arzt getroffen werden. | 3,85 (1,086) | -0,84 | -0,84 |
| Ich sollte mich nach den Hinweisen und Empfehlungen meines Arztes richten, auch wenn ich nicht der gleichen Meinung bin. | 3,71 (,921) | -0,49 | -0,49 |
| Wenn ich auf ärztliche Versorgung angewiesen bin, sollte ich nicht selbst die Entscheidung über die Behandlung treffen. | 3,57 (1,145) | -0,56 | -0,56 |
| Ich sollte selbst Entscheidungen über den Umgang mit alltäglichen medizinischen Problemen treffen. (recodiert) | 2,69 (1,027) | 0,22 | 0,22 |
| Wenn ich krank wäre und sich meine Krankheit verschlimmert, möchte ich, dass der Arzt mehr Kontrolle und Verantwortung übernimmt. | 4,14 (,832) | -0,96 | -0,96 |
| Ich sollte selbst entscheiden, wie häufig ich mich von einem Arzt untersuchen lasse. (recodiert) | 2,48 (1,106) | 0,39 | 0,39 |

N = 822, Angaben basieren auf den gewichteten Daten; Skala von „stimme ganz und gar nicht zu" (1) bis „stimme voll und ganz zu" (5)

Quelle: Eigene Darstellung

**Tabelle 43: Operationalisierung des Gesundheitsbewusstseins**

| | MW(SD) | Schiefe | Kurtosis |
|---|---|---|---|
| Für mich ist es sehr wichtig, mein Leben bei bestmöglicher Gesundheit zu genießen. | 4,29 (,725) | -0,91 | 1,29 |
| Eine gesunde Ernährung, körperliches Training und meine eigene Vorsorge halten mich gesund. | 3,83 (,872) | -0,52 | 0,20 |
| Ich achte auf mich, da meine Gesundheit davon abhängt. | 3,90 (,861) | -0,54 | 0,13 |
| Ich versuche aktiv Krankheiten vorzubeugen. | 3,68 (,945) | -0,54 | 0,12 |
| Ich tue alles mir Mögliche, um gesund zu bleiben. | 3,81 (,913) | -0,59 | 0,18 |

N = 822, Angaben basieren auf den gewichteten Daten; Skala von „stimme ganz und gar nicht zu" (1) bis „stimme voll und ganz zu" (5)

Quelle: Eigene Darstellung

**Tabelle 44: Operationalisierung der Bewältigungsstrategien Monitoring und Blunting**

| Beispielitems | MW(SD) | Schiefe | Kurtosis |
|---|---|---|---|
| **Szenario 1: Kopfschmerzen und Schwindelgefühl** | | | |
| Ich nehme mir vor, dem Spezialisten so viele Fragen wie möglich zu stellen. (M) | 4,16 (,905) | -1,17 | 1,49 |
| Ich versuche, erst einmal so wenig wie möglich an diese unangenehme Untersuchung zu denken. (B) | 3,36 (1,169) | -,27 | -,67 |
| **Szenario 2: Herzbeschwerden und Operation** | | | |
| Ich beschließe, mich so umfassend wie möglich über Herzoperationen zu informieren. (M) | 4,09 (1,016) | -1,19 | 1,18 |
| Ich gehe davon aus, dass mir die Operation helfen wird. (B) | 4,07 (,865) | -,65 | ,06 |

N = 822, Angaben basieren auf den gewichteten Daten; Skala von „trifft ganz und gar nicht zu" (1) bis „trifft voll und ganz zu" (5)

Quelle: Eigene Darstellung

Aufgrund der Nutzungsbedingungen der deutschen Fassung der TMSI wird diese nicht vollständig abgedruckt. Bei Nachfragen wenden Sie sich bitte an: © Dipl.-Psych. Sarah Heisig; Abteilung Klinische Psychologie und Psychotherapie, Institut für Psychologie, Fakultät für Psychologie und Bewegungswissenschaften, Universität Hamburg

**Tabelle 45: Operationalisierung des Internal Health Locus of Control (Kontrollüberzeugungen)**

| | MW(SD) | Schiefe | Kurtosis |
|---|---|---|---|
| Wenn ich krank werde, liegt es vor allem an mir selbst, wie schnell ich wieder gesund werde. | 3,33 (,970) | -0,12 | -0,23 |
| Ich habe meine Gesundheit in der eigenen Hand. | 3,32 (,938) | -0,11 | -0,14 |
| Wenn ich krank werde, so ist dies meine Schuld. | 2,24 (,951) | 0,26 | -0,73 |
| Meine Gesundheit wird in erster Linie dadurch bestimmt, was ich selbst tue. | 3,63 (,864) | -0,35 | 0,03 |
| Wenn ich richtig auf mich selbst achte, kann ich Krankheiten vermeiden. | 3,60 (1,001) | -0,46 | -0,22 |
| Wenn ich mich richtig verhalte und auf mich achte, bleibe ich gesund. | 3,40 (,939) | -0,35 | -0,05 |

N = 822, Angaben basieren auf den gewichteten Daten; Skala von „stimme ganz und gar nicht zu" (1) bis „stimme voll und ganz zu" (5)

Quelle: Eigene Darstellung

**Tabelle 46: Operationalisierung der Selbstwirksamkeit in Bezug auf die gesundheitsbezogene Informationssuche im Internet**

| | MW(SD) | Schiefe | Kurtosis |
|---|---|---|---|
| Ich verstehe die verschiedenen Vorgehensweisen, mit denen man gesundheitsbezogene Informationen im Internet suchen kann. | 3,46 (1,136) | -0,45 | -0,42 |
| Ich traue es mir zu, Suchmaschinen zu nutzen, um gesundheitsbezogene Informationen zu recherchieren. | 3,74 (1,126) | -0,72 | -0,13 |
| Ich traue es mir zu, die Qualität von verschiedenen gesundheitsbezogenen Websites zu beurteilen. | 3,08 (1,165) | -0,08 | -0,78 |
| Ich glaube, dass ich in der Lage bin, im Internet zu einem bestimmten gesundheitsbezogenen Thema die verschiedenen Perspektiven zu finden. | 3,52 (1,141) | -0,52 | -0,45 |
| Ich traue es mir zu, qualitativ hochwertige Informationen zu Gesundheitsfragen im Internet zu finden. | 3,45 (1,124) | -0,40 | -0,53 |
| Ich glaube, ich verstehe, wie Suchmaschinen funktionieren. | 3,92 (1,064) | -0,75 | -0,13 |
| Ich traue es mir zu, qualitativ hochwertige gesundheitsbezogene Websites zu finden. | 3,44 (1,146) | -0,44 | -0,51 |
| Ich glaube zu wissen, wie man das Internet erfolgreich nutzt, um gesundheitsbezogene Informationen zu recherchieren. | 3,48 (1,160) | -0,49 | -0,47 |

N = 822, Angaben basieren auf den gewichteten Daten; Skala von „stimme ganz und gar nicht zu" (1) bis „stimme voll und ganz zu" (5)

Quelle: Eigene Darstellung

**Tabelle 47: Operationalisierung der Risikowahrnehmung**

| | MW(SD) | Schiefe | Kurtosis |
|---|---|---|---|
| Gibt es derzeit ernsthafte Bedrohungen und wie stark sind diese ausgeprägt? (überhaupt nicht stark – extrem stark) | 2,88 (2,104) | 1,04 | 0,03 |
| Für wie wahrscheinlich halten Sie es, dass Sie im nächsten Jahr krank werden? (überhaupt nicht wahrscheinlich – extrem wahrscheinlich) | 3,17 (2,115) | 0,85 | 0,05 |
| Wenn Sie im nächsten Jahr krank werden würden, wie bedrohlich und ernst wäre diese Erkrankung ihrer Meinung nach? (überhaupt nicht bedrohlich – extrem bedrohlich) | 3,38 (2,181) | 0,68 | -0,41 |

N = 822; Angaben basieren auf den gewichteten Daten; abgefragt auf einer 10er-Skala

Quelle: Eigene Darstellung

**Tabelle 48: Operationalisierung der affektiven Reaktion auf die Risikowahrnehmung**

| | MW(SD) | Schiefe | Kurtosis |
|---|---|---|---|
| Wenn Sie einmal daran denken, wie Sie sich in Bezug auf Ihre Gesundheit und mögliche Gesundheitsrisiken fühlen: Wie sehr fühlen Sie sich | | | |
| … sehr besorgt. | 3,51 (2,403) | 0,79 | -0,39 |
| … sehr verängstigt. | 3,17 (2,191) | 0,95 | 0,13 |
| … sehr unsicher. | 3,28 (2,272) | 0,95 | 0,08 |

N = 822; Angaben basieren auf den gewichteten Daten; abgefragt auf einer 10er-Skala

Quelle: Eigene Darstellung